Die Bibel
in Bildern

hänssler

Die Bibel in Bildern

240 Darstellungen

erfunden und auf Holz gezeichnet
von
JULIUS SCHNORR VON CAROLSFELD

Mit Bibeltexten
nach Martin Luthers deutscher Übersetzung

CIP-Titelaufnahme der Deutschen Bibliothek
Schnorr von Carolsfeld, Julius:
Die Bibel in Bildern : 240 Darstellungen / erfunden u. auf Holz gezeichn. von Julius Schnorr von Carolsfeld. Mit Bibeltexten nach Martin Luthers dt. Übers. – Neuhausen-Stuttgart : Hänssler, 1990
ISBN 3–7751–1550–1

Bestell-Nr. 391.550

Umschlaggestaltung: Daniel Dolmetsch
Printed in Germany

Vorwort

Es unterliegt keinem Zweifel, daß Kupfer- oder Stahlstich eine größere Durchbildung der Ausführung zuläßt, feinere Abtonungen, zartere Modellierung usw. gewährt als der Holzschnitt. Ich glaube aber nicht, daß es bei einem Werk wie bei dem von mir unternommenen hierauf so besonders ankommt. Was nicht in kräftigen, frischen Zügen gegeben werden kann, möge immerhin ungegeben bleiben. Das Werk will ein Volksbuch werden im wahren Sinn des Wortes und in kräftigen, frischen Zügen dem Volk die heilige Weltgeschichte vor die Augen halten. Für solche Mitteilungen gewährt der Holzschnitt gerade das rechte Organ. Weiß der Zeichner nur erst sich richtig und klar auszusprechen, immer den einfachsten Zug für den Ausdruck seiner Gedanken zu finden, bleibt er immer lebendig und sprechend in der Führung seiner Linien; so gibt der Holzschnitt, zumal mit den technischen Vorteilen, die er sich in der neueren Zeit errungen, in größerer Unmittelbarkeit als andere Vervielfältigungsmittel den künstlerischen Ausdruck wieder. Was in Beziehung auf Gemälde die Freskomalerei leistet, welche ebenfalls eine gewisse feinere Durchbildung der Ausführung in Farbe und Form zum Teil ausschließt, zum Teil erschwert, das leistet in Beziehung auf Zeichnung der Holzschnitt. Einem wahrhaft schöpferischen Künstlergeist wird das eine, wird das andere Darstellungsmittel nie ein Hindernis werden, seine bildlichen Gedanken auszudrücken. Anderer Eigenschaften des Holzschnitts, welche seine Anwendung empfehlen, will ich hier gar nicht, und der Vorteile, welche derselbe in Ansehung der Vervielfältigung gewährt, nur mit einem Wort gedenken. Das sei dieses: Die dem Holzschnitt eigentümliche Fähigkeit, fast ins Unendliche zu produzieren, setzt ganz allein in Stand, ein Volkswerk von solchem Umfang wie das von mir dargebotene dem Volk auch so annehmbar darbieten zu können, daß eine große Verbreitung desselben möglich wird und gehofft werden darf.

Dresden, im Dezember 1860 *Julius Schnorr von Carolsfeld*

Altes Testament

Inhaltsverzeichnis zum Alten Testament

11 Der erste Schöpfungstag
12 Der zweite Schöpfungstag
13 Der dritte Schöpfungstag
14 Der vierte Schöpfungstag
15 Der fünfte Schöpfungstag
16 Der sechste Schöpfungstag
17 Der Sabbath
18 Der Sündenfall
19 Adam und Eva verbergen sich vor dem Angesicht des Herrn
20 Die Verstoßung aus dem Paradies
21 Adam und Eva nach der Verstoßung
22 Die Opfer Kains und Abels
23 Der Brudermord
24 Die Auswanderung der Kainiten
25 Die Kinder Gottes vermischen sich mit den Kindern der Welt
26 Verkündigung der Sintflut und Bau der Arche
27 Die Sintflut
28 Auszug aus der Arche
29 Noahs Dankopfer
30 Der Spötter Ham wird von seinem Vater verflucht
31 Turmbau zu Babel und Sonderung der Stämme Sem, Ham und Japheth
32 Abraham erblickt das ihm verheißene Land
33 Abraham wird von Melchisedek gesegnet
34 Abraham empfängt die Verheißung, daß er ein Vater vieler Völker werden soll
35 Abraham empfängt die Verheißung, daß ihm ein Sohn geboren werden soll
36 Lot flieht aus Sodom
37 Austreibung Ismaels und seiner Mutter
38 Die Aufopferung Isaaks
39 Elieser wirbt für Isaak um Rebekka
40 Rebekka erblickt Isaak von ferne
41 Isaak segnet Jakob vor Esau
42 Jakob sieht im Traum die Himmelsleiter
43 Jakob und Rahel am Brunnen
44 Jakob wirbt um Rahel
45 Jakobs Flucht
46 Jakob ringt mit dem Engel des Herrn
47 Esau versöhnt sich mit Jakob
48 Joseph wird von seinen Brüdern verkauft
49 Josephs Keuschheit und der Potiphar Untreue
50 Joseph deutet Pharaos Träume
51 Josephs Erhöhung
52 Die Wiedererkennung Josephs
53 Israels Einzug in Ägypten
54 Der Israeliten Dienstbarkeit und Drangsale in Ägypten
55 Die Findung Moses
56 Moses rächt einen mißhandelten Stammesgenossen
57 Moses wird berufen, Israel aus Ägypten zu führen
58 Moses fordert von Pharao die Freilassung der Israeliten
59 Die Stiftung des Osterlamms
60 Erwürgung der Erstgeburt und Freilassung der Israeliten
61 Der Israeliten Rettung und der Ägypter Untergang im Roten Meer
62 Die Kinder Israel werden in der Wüste gespeist und getränkt
63 Moses im Gebet während der Schlacht gegen die Amalekiter
64 Moses empfängt die Gesetztafeln
65 Moses zertrümmert die Gesetztafeln
66 Der Herr straft durch Moses die Abgötterei des Volkes
67 Moses bringt dem Volke Israel die neuen Gesetztafeln
68 Die Kundschafter des Landes Kanaan
69 Die Strafe Korahs und seiner Rotte
70 Aarons Priestertum wird durch den grünenden Stab bestätigt
71 Die von giftigen Schlangen gebissenen Israeliten genesen beim Anblick der ehernen Schlange
72 Der Engel des Herrn tritt Bileam in den Weg
73 Josua wird zum Nachfolger Moses geweiht
74 Der Herr zeigt Moses das Land der Verheißung
75 Moses Tod
76 Rahab rettet zwei israelitische Kundschafter
77 Israel geht trockenen Fußes durch den Jordan
78 Josua und der Fürst über das Heer des Herrn
79 Jericho wird erobert und zerstört
80 Die Eroberung der Stadt Ai
81 Josuas wunderbarer Sieg über die Amoriter
82 Josua fängt fünf Könige in der Höhle zu Makkeda
83 Die Austeilung des verheißenen Landes
84 Der Feldhauptmann Sisera fällt durch Jaels Hand
85 Gideons Berufung zum Richter
86 Gideons Sieg wider die Midianiter
87 Des Brudermörders Abimelech Ende
88 Jephtha und seine Tochter
89 Simson tötet einen Löwen
90 Simson schlägt tausend Philister mit eines Esels Kinnbacken
91 Simsons Fall
92 Simsons Rache und Tod

Inhaltsverzeichnis zum Alten Testament

93 Der Stamm Benjamin erbaut sich wieder
94 Ruth zieht mit Naemi nach Bethlehem
95 Ruth auf dem Acker des Boas
96 Das Gebet der Hanna
97 Der Herr verkündet dem Knaben Samuel Elis Tod und seines Hauses Untergang
98 Eli stirbt vor Schrecken
99 Samuel salbt den Benjaminiten Saul zum König über Israel
100 Saul wird wegen seines Ungehorsams von Gott verworfen
101 Davids erste Salbung zum König
102 David überwindet Goliath im Zweikampf
103 Saul will David töten
104 Jonathans und Davids Freundschaft
105 David schont Sauls in der Höhle
106 David und Abigail
107 Saul bei der Wahrsagerin von Endor
108 Sauls Tod
109 David wird König über den Stamm Juda
110 David wird von seinem Weibe verachtet
111 David erblickt Bathseba vom Dache seines Hauses
112 Nathans Bußpredigt
113 Das Kind Davids und der Bathseba stirbt
114 David wird von Simei gelästert und mit Steinen beworfen
115 Absaloms Ende
116 David und seine Helden
117 Davids Volkszählung wird mit Pestilenz gestraft
118 David läßt Salomo zum König salben
119 Salomos Urteil
120 Salomo baut das Haus des Herrn
121 Die Königin aus Arabien huldigt Salomo
122 Salomo verfällt in Abgötterei
123 Zerteilung des Reiches unter Rehabeam und Jerobeam
124 Elias wird von Raben gespeist
125 Auferweckung des Sohnes der Witwe
126 Elias tötet die Baals-Priester
127 Der Herr erscheint dem Elia auf dem Berg Horeb
128 Ahabs Untergang
129 Elias Himmelfahrt
130 Elisa erweckt den Sohn der Sunamitin vom Tode
131 Das Ende der Isebel
132 Sanheribs Macht wird auf Hiskias Gebet gebrochen
133 Josias vernimmt des Herrn Wort aus dem Gesetzbuch
134 Die Zerstörung Jerusalems und Wegführung der Israliten nach Babel
135 Rückkehr aus der babylonischen Gefangenschaft
136 Die Gründung des neuen Tempels zu Jerusalem
137 Bau und Verteidigung der neuen Stadtmauer
138 Des Volkes Buße
139 Das Gebet des Tobias und der Sara
140 Tobias und Sara werden am Morgen nach der Brautnacht aufgefunden
141 Judith enthauptet des Holofernes
142 Judith kehrt unversehrt zu ihrem Volk zurück
143 Esther wird von Ahasveros zur Königin gewählt
144 Mardochai wird zu hohen Ehren erhoben
145 Antiochus verfolgt die gläubigen Israeliten
146 Der Priester Matathias flieht mit den Seinen
147 Judas, der Makkabäer, besiegt die Feinde und reinigt den Tempel
148 Simon wird von dem Volk zum Regenten und Hohenpriester gewählt
149 Der Tempelschatz wird wider Helidor vor Plünderung geschützt
150 Märtyertod der sieben Brüder und ihrer Mutter
151 Ein Engel des Herrn führt Israel gegen den Feind
152 Judas Makkabäus erblickt ein Gesicht
153 Hiobs Gelassenheit bei schweren Prüfungen
154 Der leidende Hiob und seine Freunde
155 Hiobs neuer Wohlstand
156 David der Psalmist – Anbetung
157 David der Psalmist – Buße
158 David der Psalmist – Bitte
159 David der Psalmist – Lob und Dank
160 Die Ruhe der Freundin unter dem Schutz des Freundes
161 Ruhm der Weisheit und Furcht Gottes
162 Lob guter Kinderzucht
163 Der Prophet Jesaia
164 Der Prophet Jeremia
165 Jeremiä Klage
166 Der Prophet Hesekiel
167 Der Prophet Daniel

Der erste Schöpfungstag

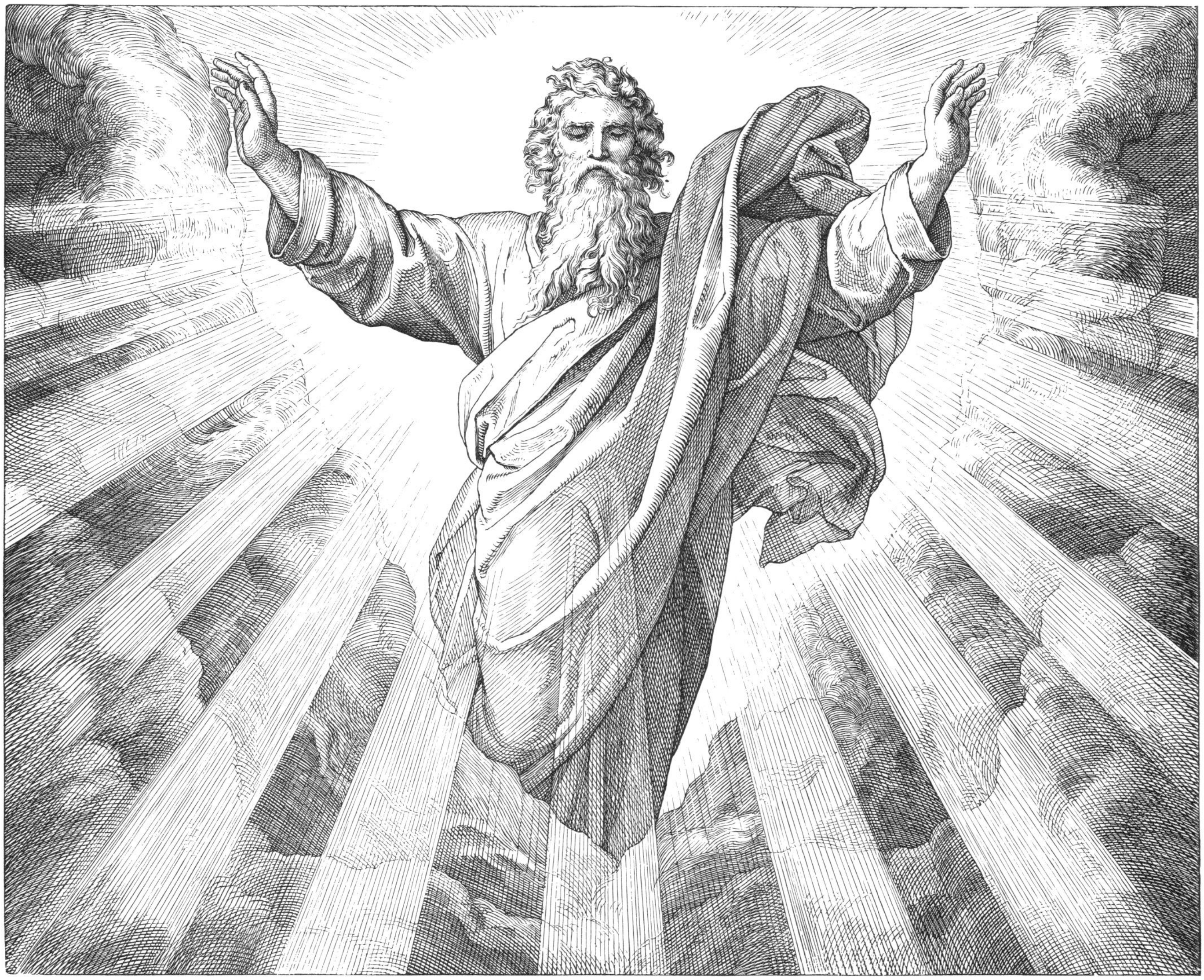

1. Mose 1. 1–5

Am Anfang schuf Gott Himmel und Erde.
Und die Erde war wüst und leer, und es war finster auf der Tiefe;
und der Geist Gottes schwebte auf dem Wasser.
Und Gott sprach: Es werde Licht! und es ward Licht.

Und Gott sah, daß das Licht gut war. Da schied Gott das Licht von der Finsternis
und nannte das Licht Tag und die Finsternis Nacht. Da ward aus Abend und Morgen der erste Tag.

Der zweite Schöpfungstag

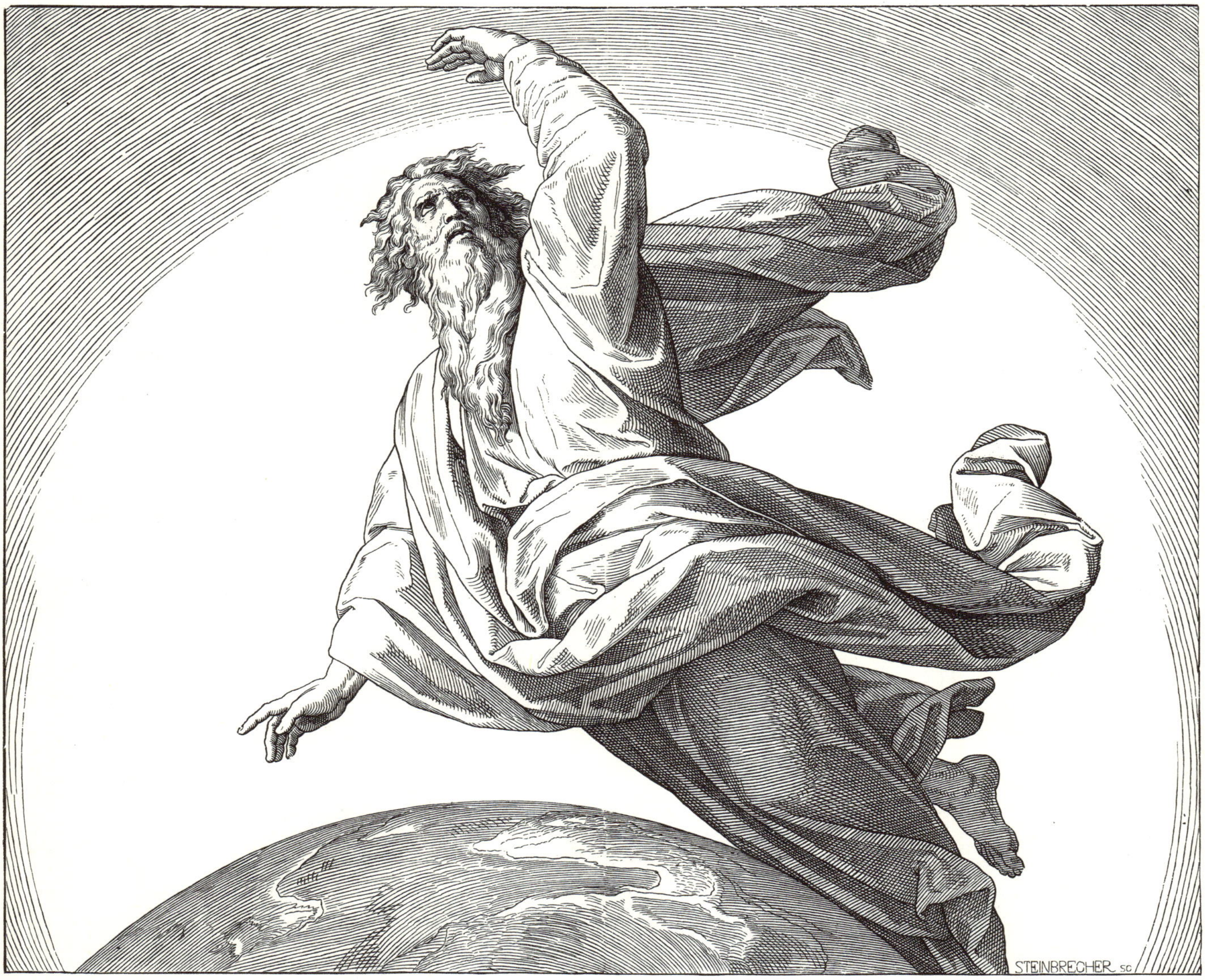

1. Mose 1. 6–10

Und Gott sprach: Es werde eine Feste zwischen den Wassern, und die sei ein Unterschied zwischen den Wassern.
Da machte Gott die Feste und schied das Wasser unter der Feste von dem Wasser über der Feste. Und es geschah also.
Und Gott nannte die Feste Himmel. Da ward aus Abend und Morgen der andere Tag.

Und Gott sprach: Es sammle sich das Wasser unter dem Himmel an besondere Örter, daß man das Trockene sehe. Und es geschah also.
Und Gott nannte das Trockene Erde, und die Sammlung der Wasser nannte er Meer. Und Gott sah, daß es gut war.

Der dritte Schöpfungstag

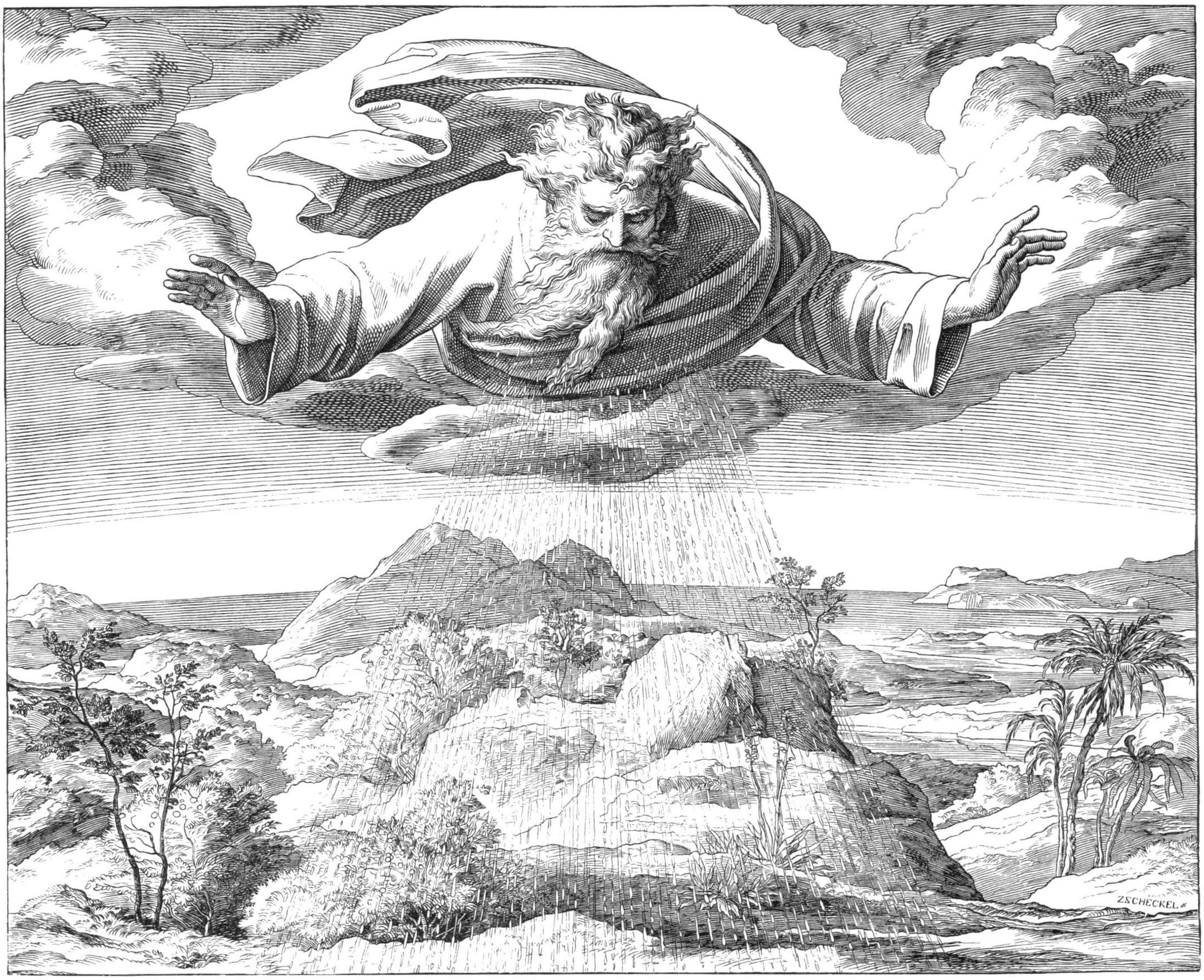

1. Mose 1. 11–13

Und Gott sprach: Es lasse die Erde aufgehen Gras und Kraut, das sich besame, und fruchtbare Bäume, da ein jeglicher nach seiner Art Frucht trage und habe seinen eigenen Samen bei sich selbst auf Erden. Und es geschah also.

Und die Erde ließ aufgehen Gras und Kraut, das sich besamte, ein jegliches nach seiner Art, und Bäume, die da Frucht trugen und ihren eigenen Samen bei sich selbst hatten, ein jeglicher nach seiner Art. Und Gott sah, daß es gut war.
Da ward aus Abend und Morgen der dritte Tag.

Der vierte Schöpfungstag

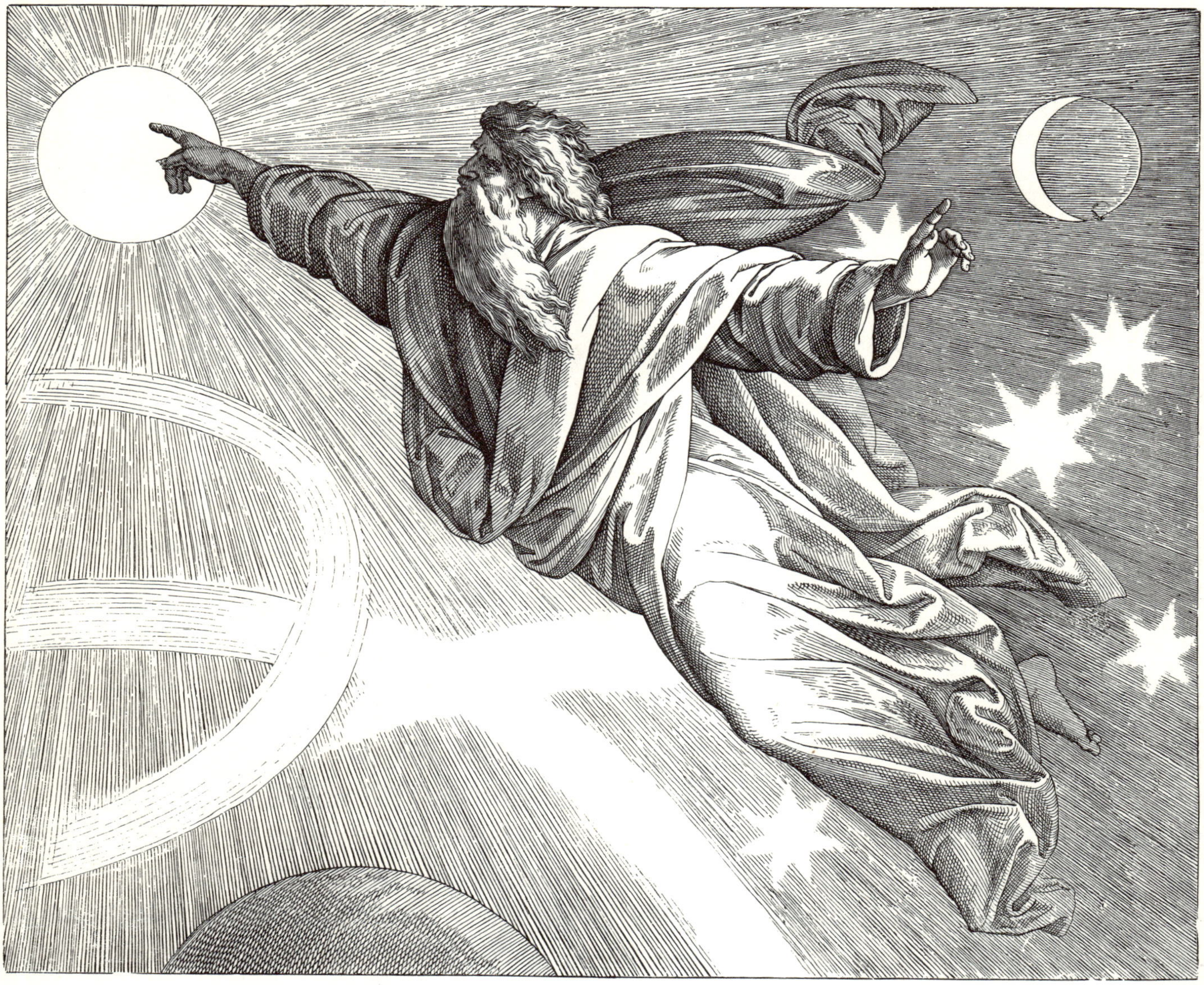

1. Mose 1. 14–19

Und Gott sprach: Es werden Lichter an der Feste des Himmels, die da scheiden Tag und Nacht und geben Zeichen, Zeiten, Tage und Jahre
und seien Lichter an der Feste des Himmels, daß sie scheinen auf Erden. Und es geschah also.

Und Gott machte zwei große Lichter: ein großes Licht, das den Tag regiere, und ein kleines Licht, das die Nacht regiere, dazu auch Sterne.
Und Gott setzte sie an die Feste des Himmels, daß sie schienen auf die Erde und den Tag und die Nacht regierten und schieden Licht und Finsternis. Und Gott sah, daß es gut war.
Da ward aus Abend und Morgen der vierte Tag.

Der fünfte Schöpfungstag

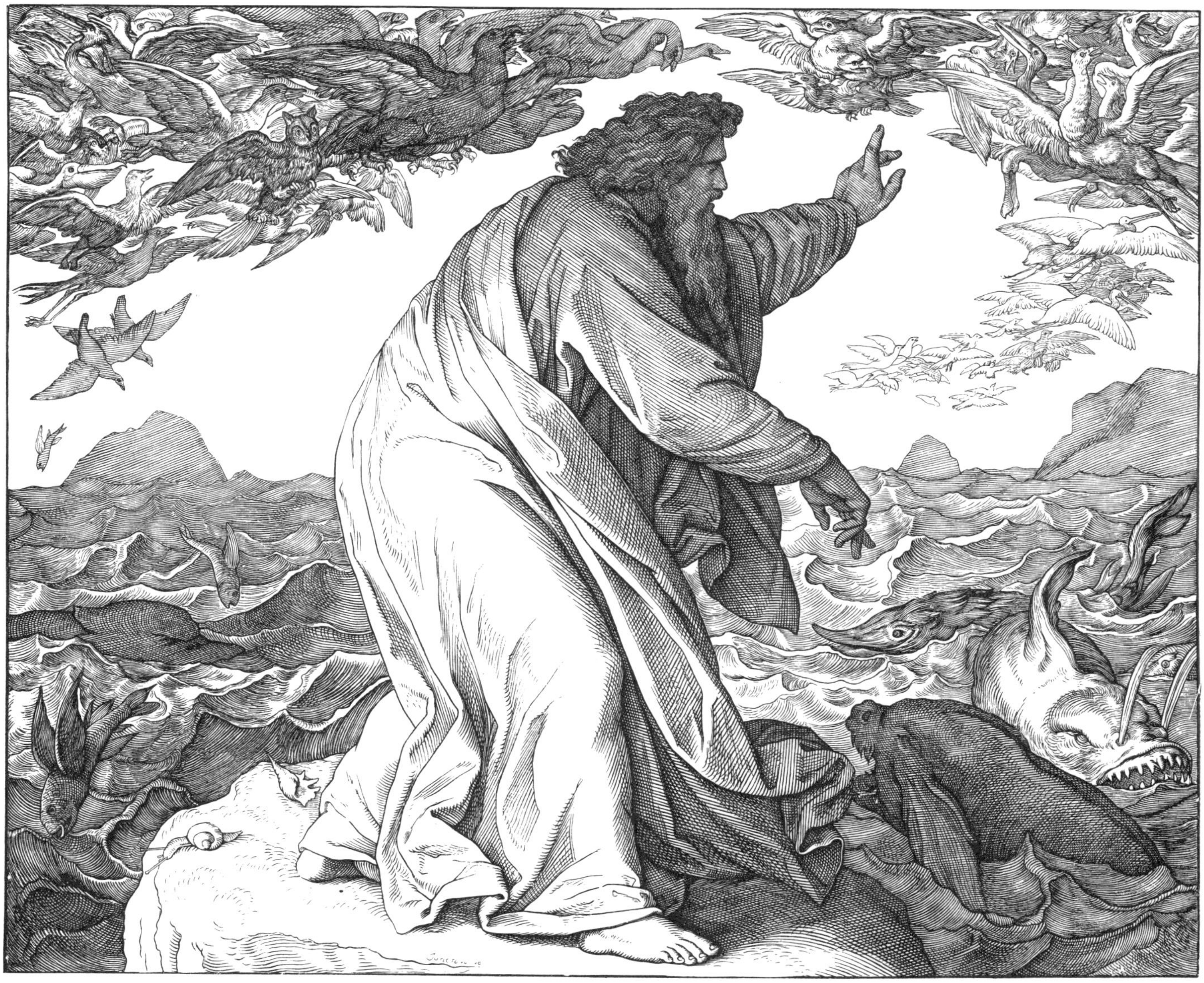

1. Mose 1. 20–23

Und Gott sprach: Es errege sich das Wasser mit webenden und lebendigen Tieren, und Gevögel fliege auf Erden unter der Feste des Himmels.
Und Gott schuf große Walfische und allerlei Getier, das da lebt und webt, davon das Wasser sich erregte, ein jegliches nach seiner Art, und allerlei gefiedertes Gevögel, ein jegliches nach seiner Art. Und Gott sah, daß es gut war.
Und Gott segnete sie und sprach: Seid fruchtbar und mehret euch und erfüllet das Wasser im Meer; und das Gefieder mehre sich auf Erden.
Da ward aus Abend und Morgen der fünfte Tag.

Der sechste Schöpfungstag

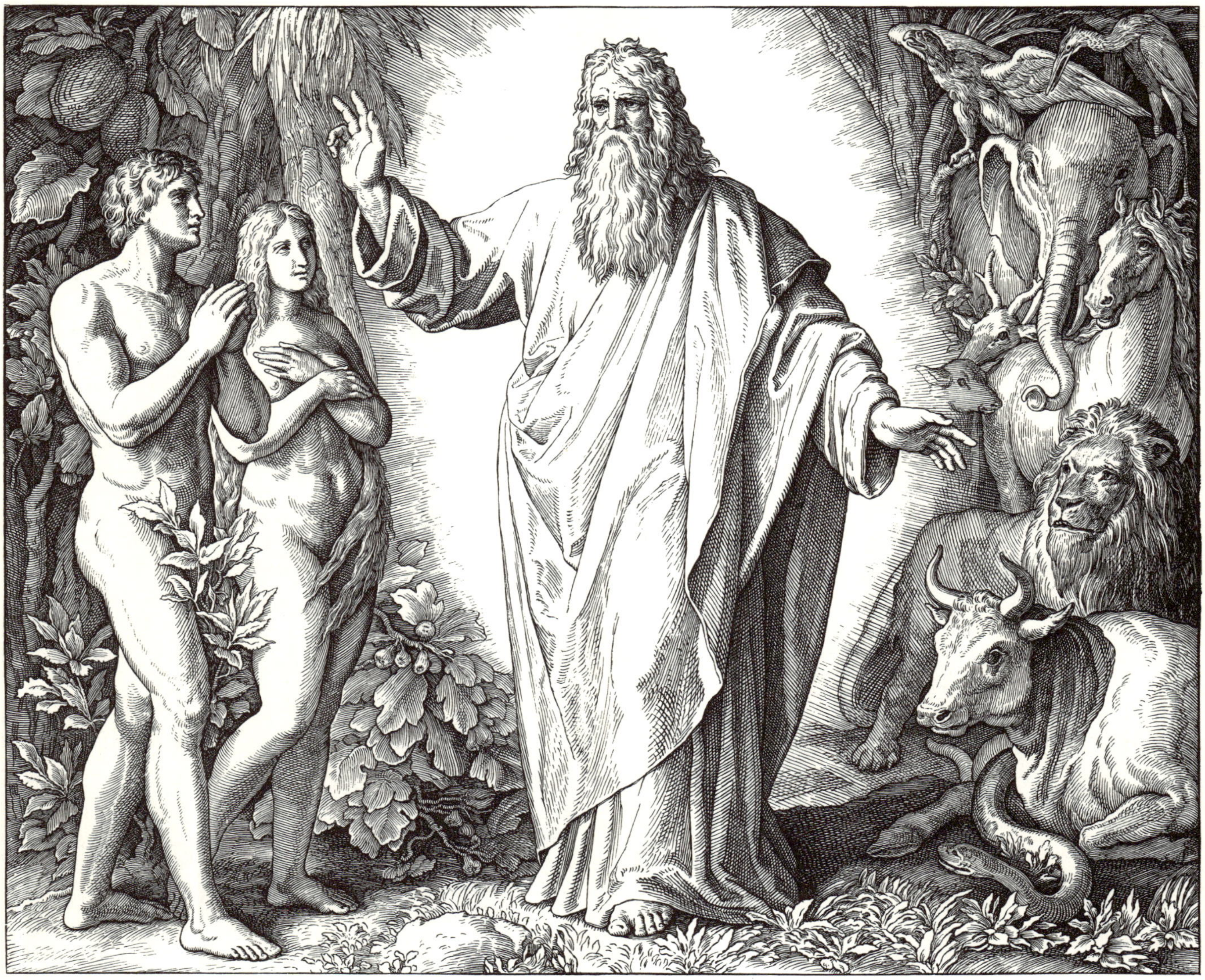

1. Mose 1. 24–28, 31

Und Gott sprach: Die Erde bringe hervor lebendige Tiere, ein jegliches nach seiner Art: Vieh, Gewürm und Tiere auf Erden, ein jegliches nach seiner Art. Und es geschah also.
Und Gott machte die Tiere auf Erden, ein jegliches nach seiner Art, und das Vieh nach seiner Art, und allerlei Gewürm auf Erden nach seiner Art. Und Gott sah, daß es gut war.
Und Gott sprach: Lasset uns Menschen machen, ein Bild, das uns gleich sei, die da herrschen über die Fische im Meer und über die Vögel unter dem Himmel und über das Vieh und über die ganze Erde und über alles Gewürm, das auf Erden kriecht.
Und Gott schuf den Menschen ihm zum Bilde, zum Bilde Gottes schuf er ihn; und schuf sie, einen Mann und ein Weib.
Und Gott segnete sie und sprach zu ihnen: Seid fruchtbar und mehret euch und füllet die Erde und machet sie euch untertan, und herrschet über die Fische im Meer und über die Vögel unter dem Himmel und über alles Getier, das auf Erden kriecht.
Und Gott sah an alles, was er gemacht hatte; und siehe da, es war sehr gut. Da ward aus Abend und Morgen der sechste Tag.

Der Sabbath

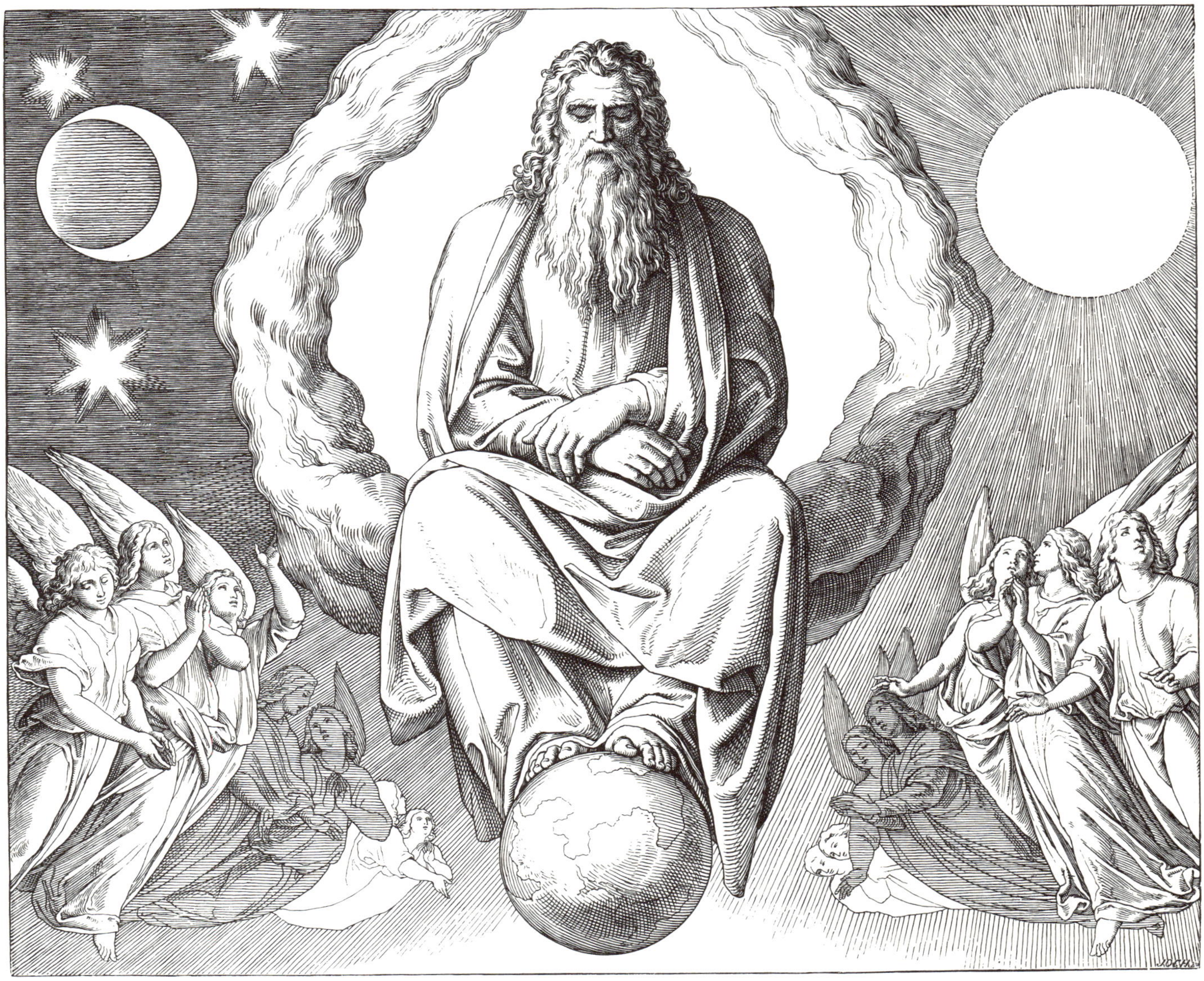

1. Mose 2. 1–3

Also ward vollendet Himmel und Erde mit ihrem ganzen Heer. Und also vollendete Gott am siebenten Tage seine Werke, die er machte, und ruhte am siebenten Tage von allen seinen Werken, die er machte.

Und Gott segnete den siebenten Tag und heiligte ihn, darum daß er an demselben geruht hatte von allen seinen Werken, die Gott schuf und machte.

Der Sündenfall

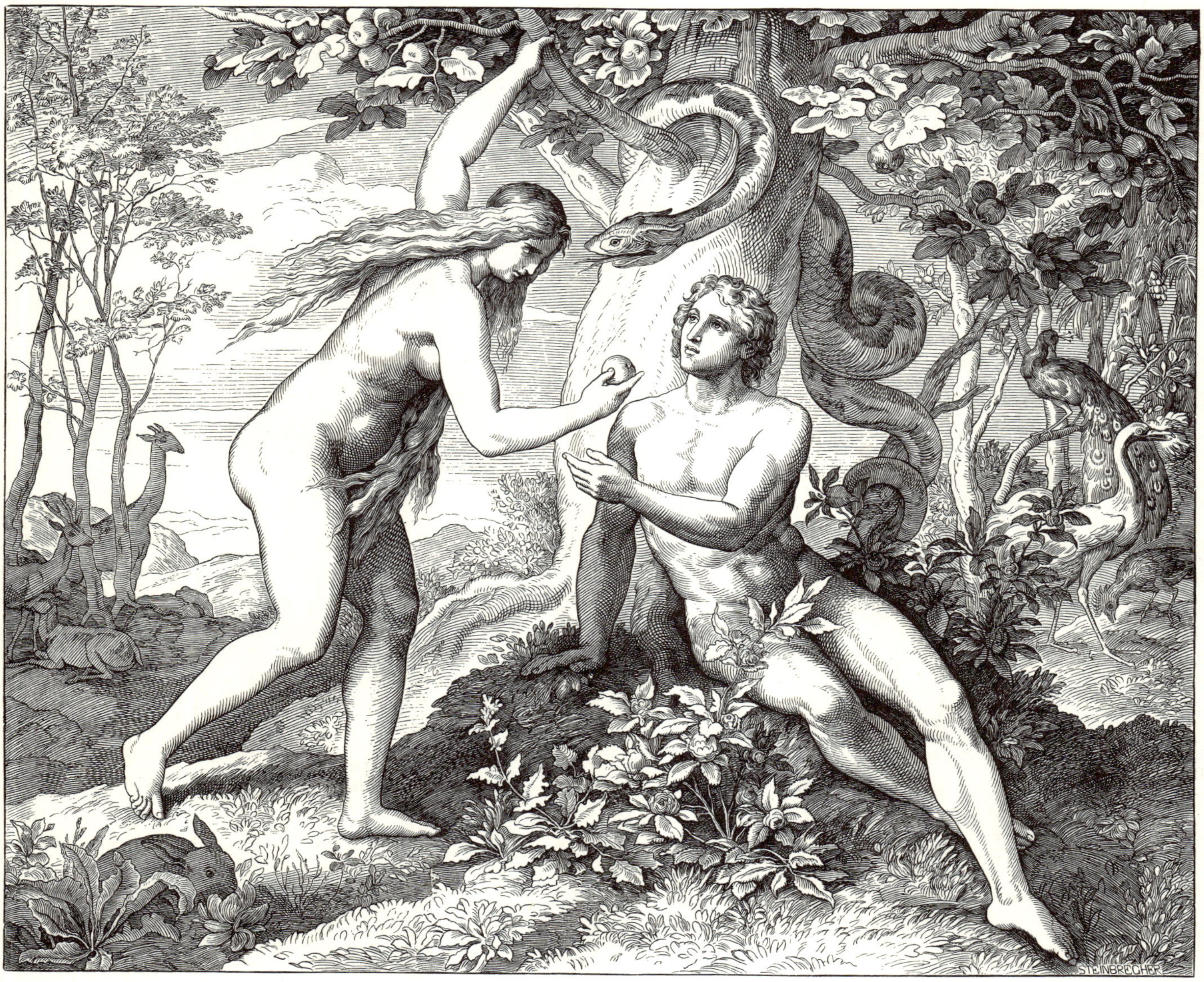

1. Mose 2. 16, 17; 3. 1–6

Und Gott der Herr gebot dem Menschen und sprach: Du sollst essen von allerlei Bäumen im Garten;
aber von dem Baum der Erkenntnis des Guten und Bösen sollst du nicht essen; denn welches Tages du davon issest, wirst du des Todes sterben.
Und die Schlange war listiger denn alle Tiere auf dem Felde, die Gott der Herr gemacht hatte, und sprach zu dem Weibe: Ja, sollte Gott gesagt haben: Ihr sollt nicht essen von allerlei Bäumen im Garten?
Da sprach das Weib zu der Schlange: Wir essen von den Früchten der Bäume im Garten;
aber von den Früchten des Baumes mitten im Garten hat Gott gesagt: Esset nicht davon, rühret's auch nicht an, daß ihr nicht sterbet.
Da sprach die Schlange zum Weibe: Ihr werdet mitnichten des Todes sterben;
sondern Gott weiß, daß, welches Tages ihr davon esset, so werden eure Augen aufgetan, und werdet sein wie Gott und wissen, was gut und böse ist.
Und das Weib schaute an, daß von dem Baum gut zu essen wäre und daß er lieblich anzusehen und ein lustiger Baum wäre, weil er klug machte; und sie nahm von der Frucht und aß und gab ihrem Mann auch davon, und er aß.

Adam und Eva verbergen sich vor dem Angesicht des Herrn

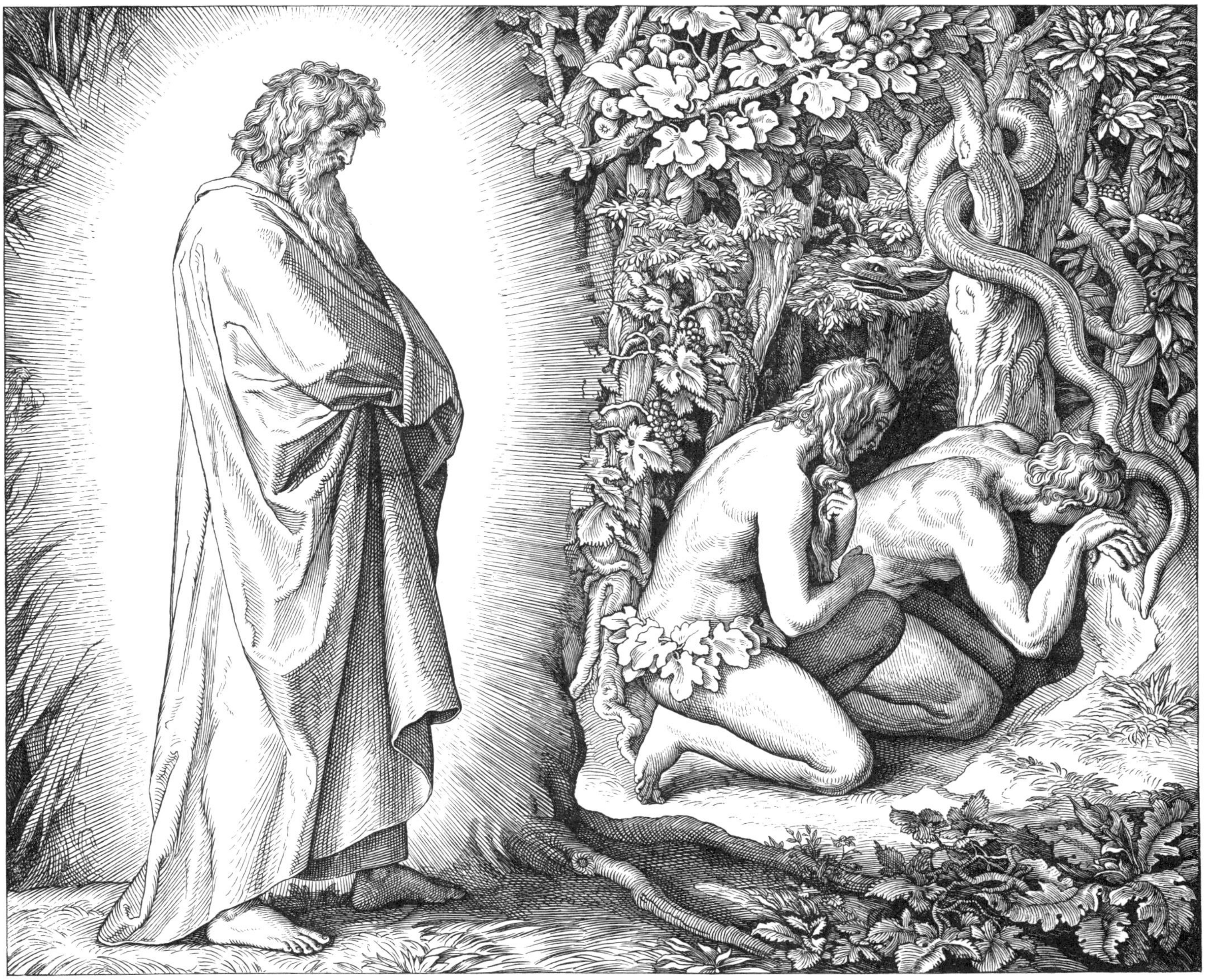

1. Mose 3. 8, 9

Und sie hörten die Stimme Gottes des Herrn, der im Garten ging, da der Tag kühl geworden war. Und Adam versteckte sich mit seinem Weibe vor dem Angesicht Gottes des Herrn unter die Bäume im Garten.

Und Gott der Herr rief Adam und sprach zu ihm: Wo bist du?

Die Verstoßung aus dem Paradies

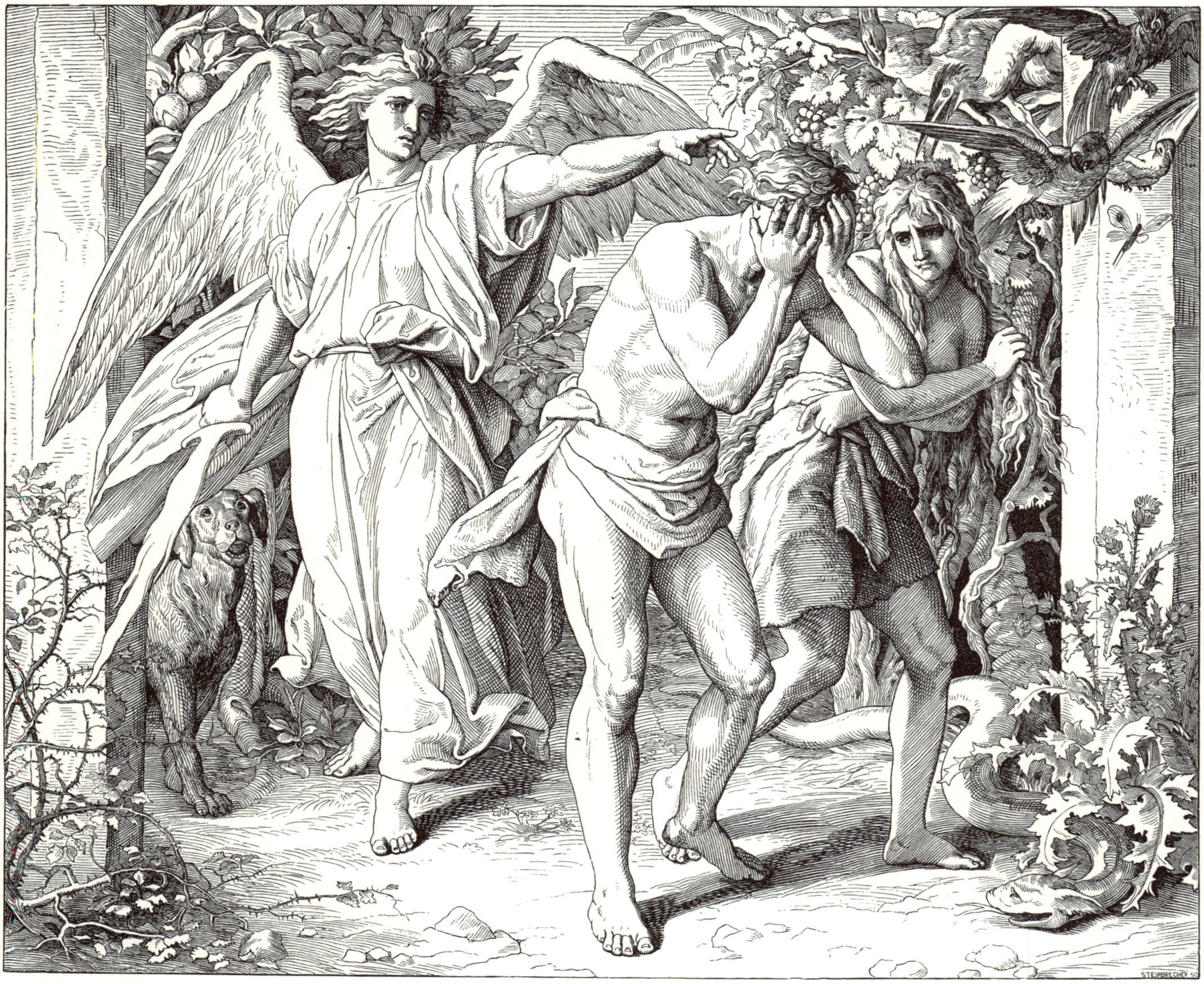

1. Mose 3. 23, 24

Da wies ihn Gott der Herr aus dem Garten Eden, daß er das Feld baute, davon er genommen ist,

und trieb Adam aus und lagerte vor den Garten Eden die Cherubim mit dem bloßen, hauenden Schwert, zu bewahren den Weg zu dem Baum des Lebens.

Adam und Eva nach der Verstoßung

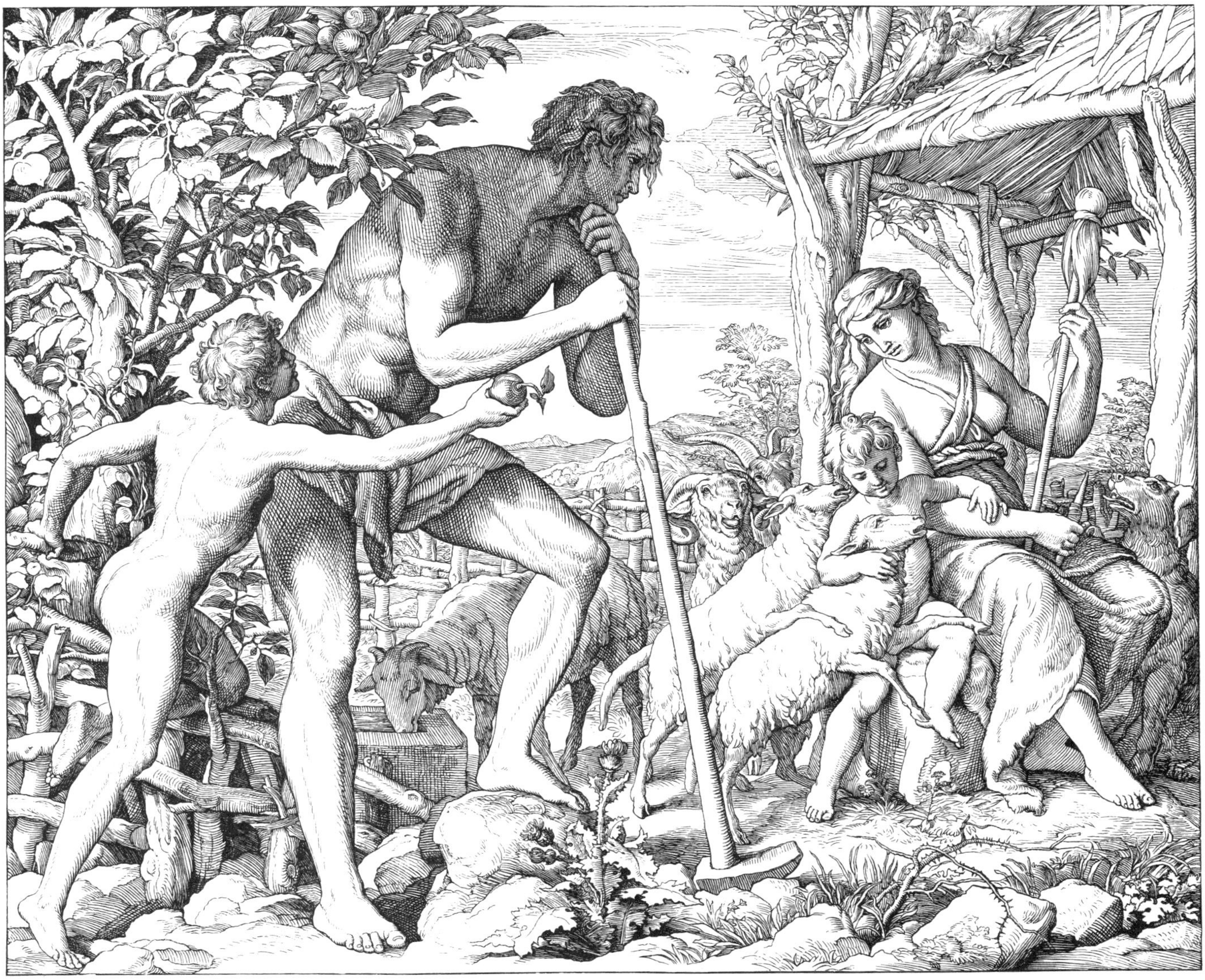

1. Mose 3. 17–19

Und zu Adam sprach er: Dieweil du hast gehorcht der Stimme deines Weibes und gegessen von dem Baum, davon ich dir gebot und sprach: Du sollst nicht davon essen – verflucht sei der Acker um deinetwillen; mit Kummer sollst du dich darauf nähren dein Leben lang.

Dornen und Disteln soll er dir tragen, und sollst das Kraut auf dem Felde essen.

Im Schweiße deines Angesichts sollst du dein Brot essen, bis daß du wieder zu Erde werdest, davon du genommen bist. Denn du bist Erde und sollst zu Erde werden.

Die Opfer Kains und Abels

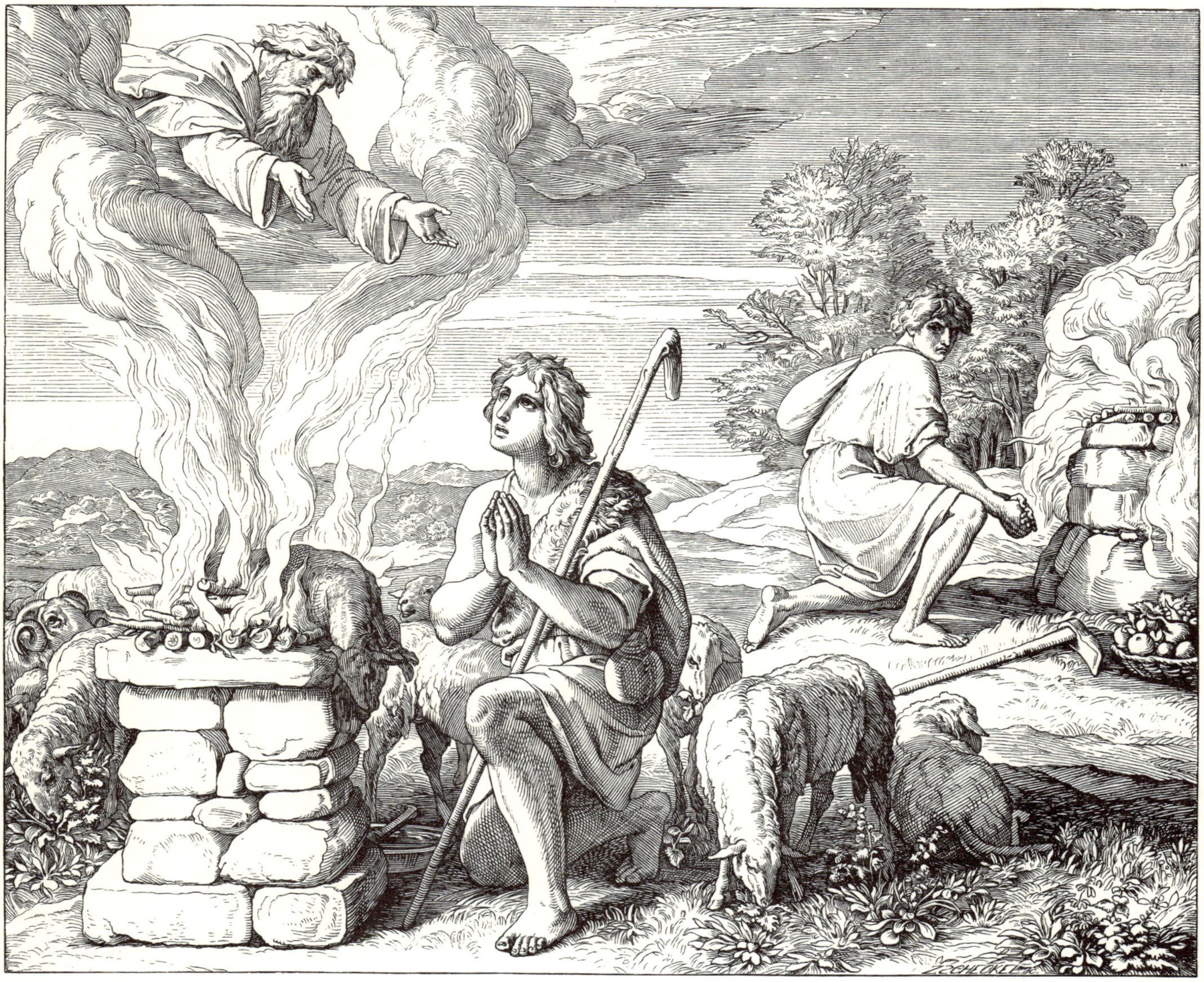

1. Mose 4. 2b–7

Abel ward ein Schäfer; Kain aber ward ein Ackermann.
Es begab sich aber nach etlicher Zeit, daß Kain dem Herrn Opfer brachte von den Früchten des Feldes;
und Abel brachte auch von den Erstlingen seiner Herde und von ihrem Fett. Und der Herr sah gnädig an Abel und sein Opfer; aber Kain und sein Opfer sah er nicht gnädig an. Da ergrimmte Kain sehr, und seine Gebärde verstellte sich.
Da sprach der Herr zu Kain: Warum ergrimmst du? und warum verstellt sich deine Gebärde?
Ist's nicht also? wenn du fromm bist, so bist du angenehm; bist du aber nicht fromm, so ruhet die Sünde vor der Tür, und nach dir hat sie Verlangen; du aber herrsche über sie.

Der Brudermord

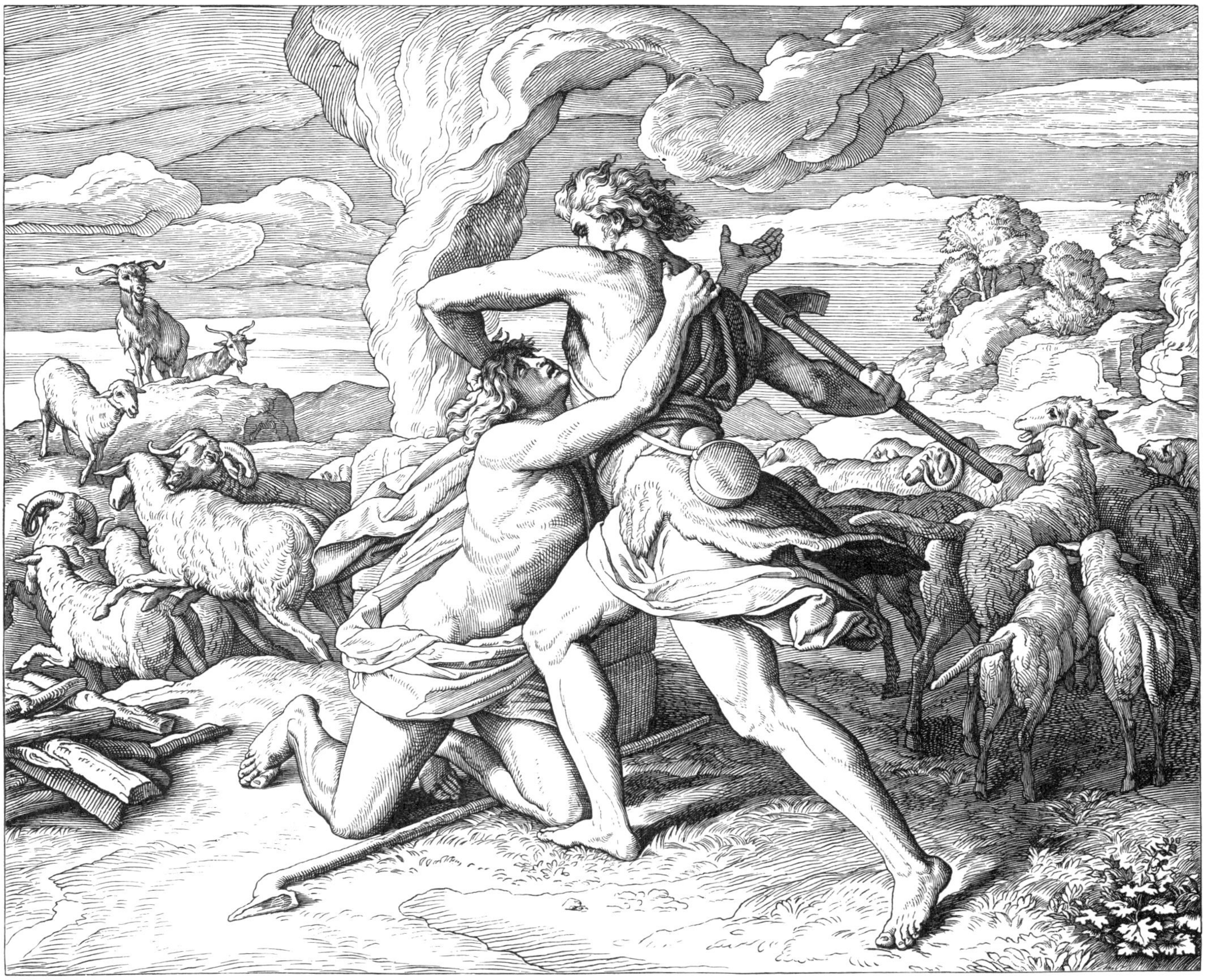

1. Mose 4. 8–13

Da redete Kain mit seinem Bruder Abel. Und es begab sich, da sie auf dem Felde waren, erhob sich Kain wider seinen Bruder Abel und schlug ihn tot.
Da sprach der Herr zu Kain: Wo ist dein Bruder Abel? Er sprach: Ich weiß nicht; soll ich meines Bruders Hüter sein?
Er aber sprach: Was hast du getan? Die Stimme des Bluts deines Bruders schreit zu mir von der Erde.

Und nun verflucht seist du auf der Erde, die ihr Maul hat aufgetan und deines Bruders Blut von deinen Händen empfangen. Wenn du den Acker bauen wirst, soll er dir hinfort sein Vermögen nicht geben. Unstet und flüchtig sollst du sein auf Erden.
Kain aber sprach zu dem Herrn: Meine Sünde ist größer, denn daß sie mir vergeben werden möge.

Die Auswanderung der Kainiten

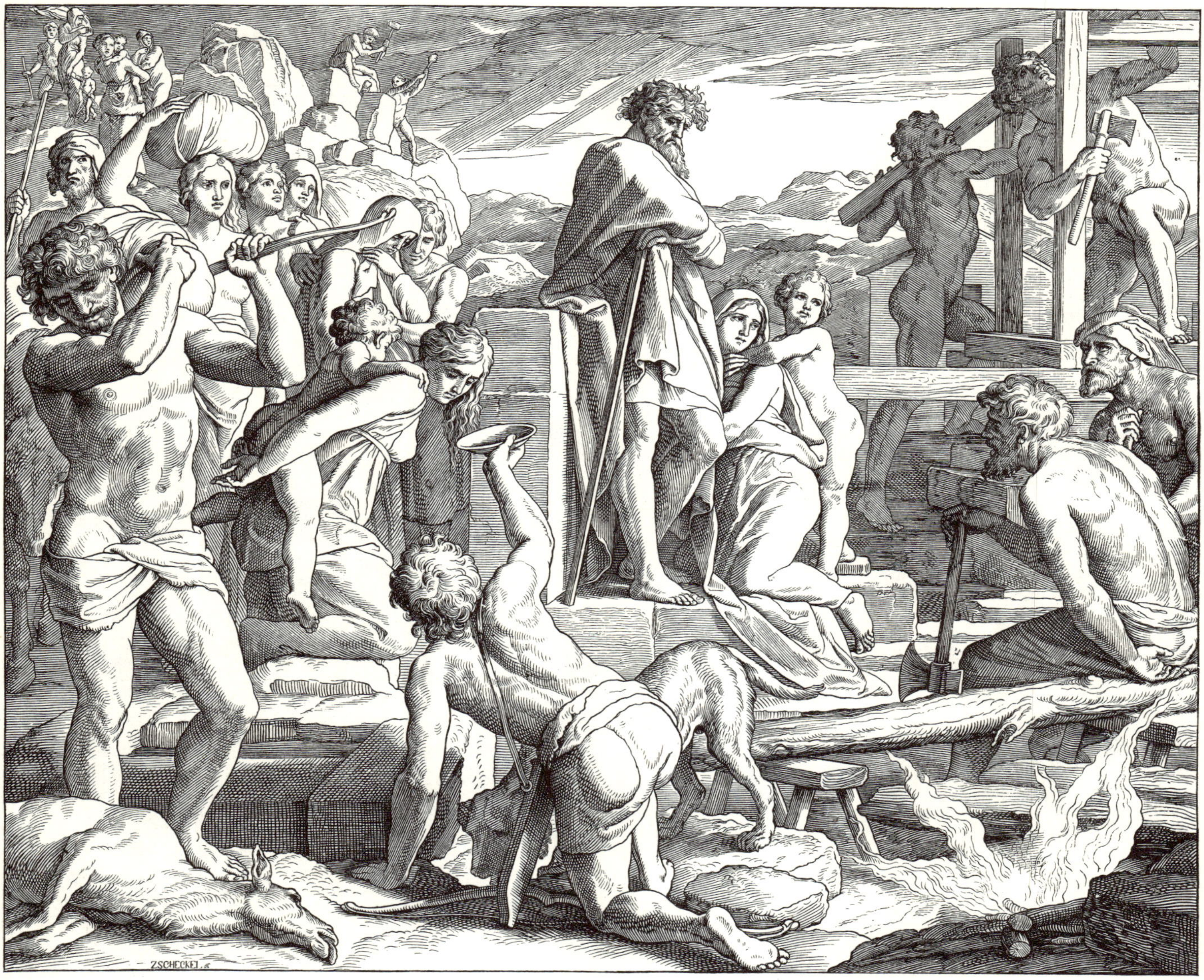

1. Mose 4. 16, 17b

Also ging Kain von dem Angesicht des Herrn und wohnte im Lande Nod, jenseit Eden, gegen Morgen.

Und er baute eine Stadt, die nannte er nach seines Sohnes Namen Henoch.

Die Kinder Gottes vermischen sich mit den Kindern der Welt

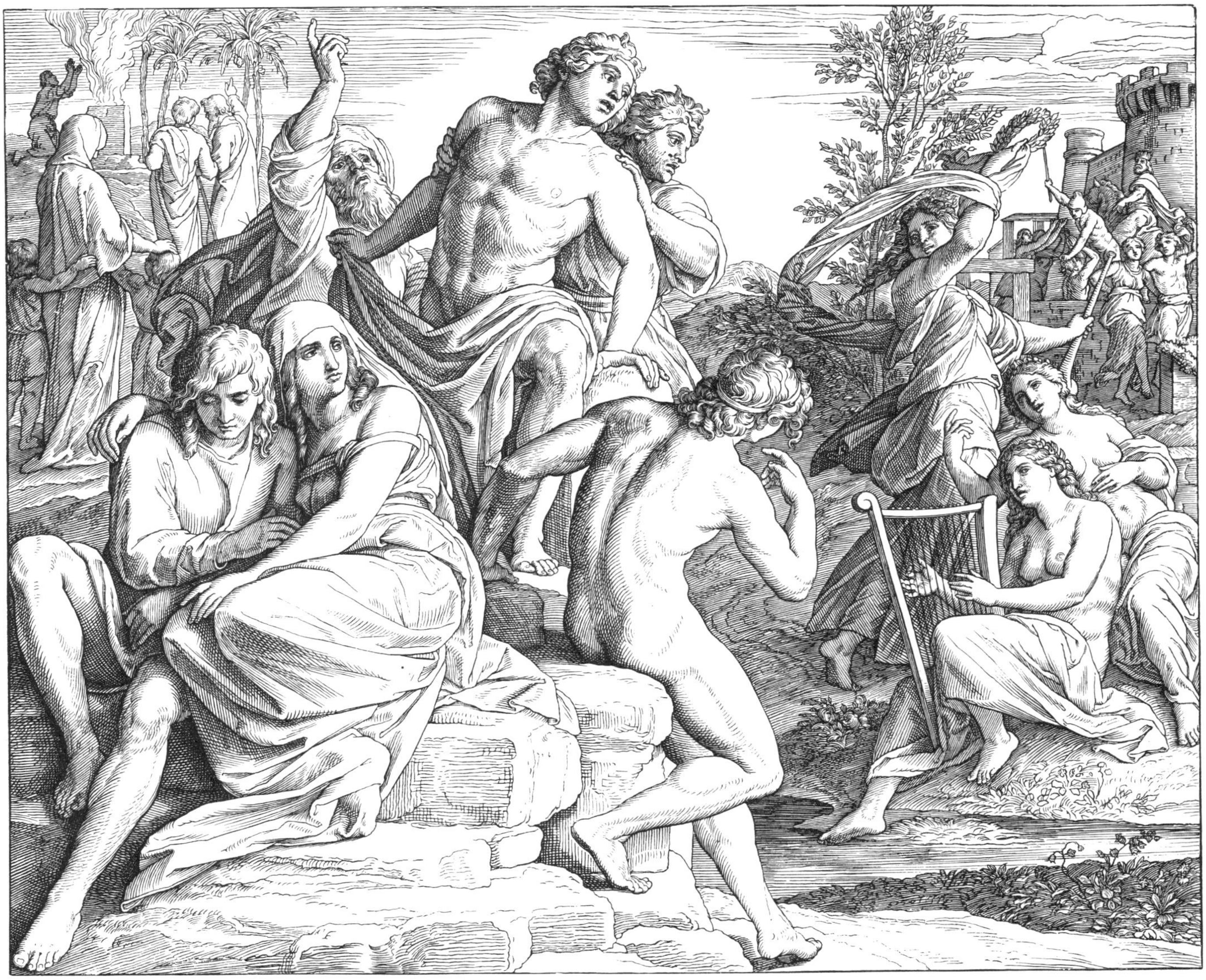

1. Mose 6. 2

Da sahen die Kinder Gottes nach den Töchtern der Menschen, wie sie schön waren, und nahmen zu Weibern, welche sie wollten.

Verkündigung der Sintflut und Bau der Arche

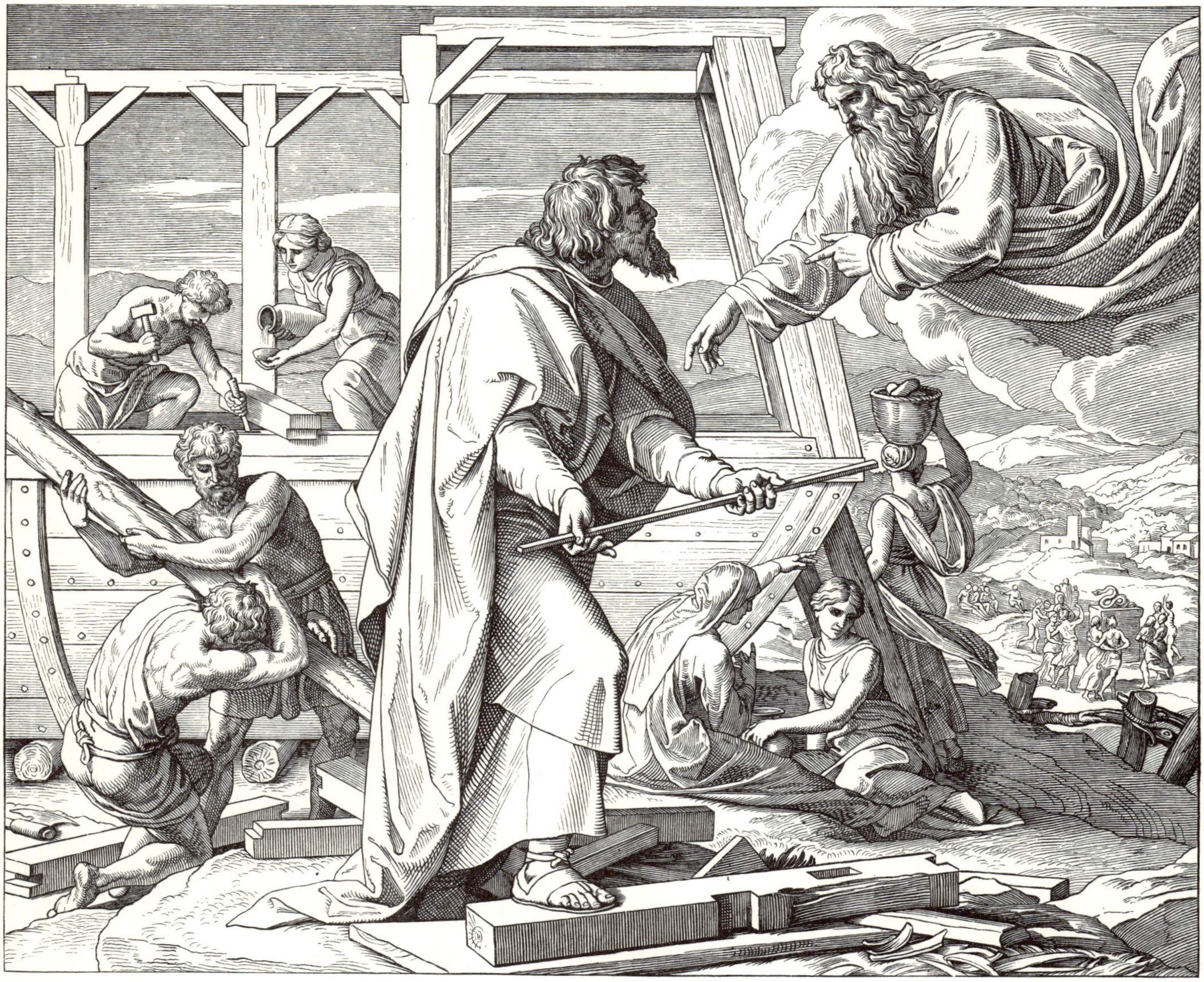

1. Mose 6. 13–15, 17–22

Da sprach Gott zu Noah: Alles Fleisches Ende ist vor mich gekommen; denn die Erde ist voll Frevels von ihnen; und siehe da, ich will sie verderben mit der Erde.
Mache dir einen Kasten von Tannenholz und mache Kammern darin und verpiche ihn mit Pech inwendig und auswendig.
Und mache ihn also: Dreihundert Ellen sei die Länge, fünfzig Ellen die Weite und dreißig Ellen die Höhe.
Denn siehe, ich will eine Sintflut mit Wasser kommen lassen auf Erden, zu verderben alles Fleisch, darin ein lebendiger Odem ist, unter dem Himmel. Alles, was auf Erden ist, soll untergehen.
Aber nicht mit dir will ich einen Bund aufrichten; und du sollst in den Kasten gehen mit deinen Söhnen, mit deinem Weibe und mit deiner Söhne Weibern.
Und du sollst in den Kasten tun allerlei Tiere von allem Fleisch, je ein Paar, Männlein und Weiblein, daß sie lebendig bleiben bei dir.
Von den Vögeln nach ihrer Art, von dem Vieh nach seiner Art und von allerlei Gewürm auf Erden nach seiner Art: von den allen soll je ein Paar zu dir hineingehen, daß sie leben bleiben.
Und du sollst allerlei Speise zu dir nehmen, die man ißt, und sollst sie bei dir sammeln, daß sie dir und ihnen zur Nahrung da sei.
Und Noah tat alles, was ihm Gott gebot.

Die Sintflut

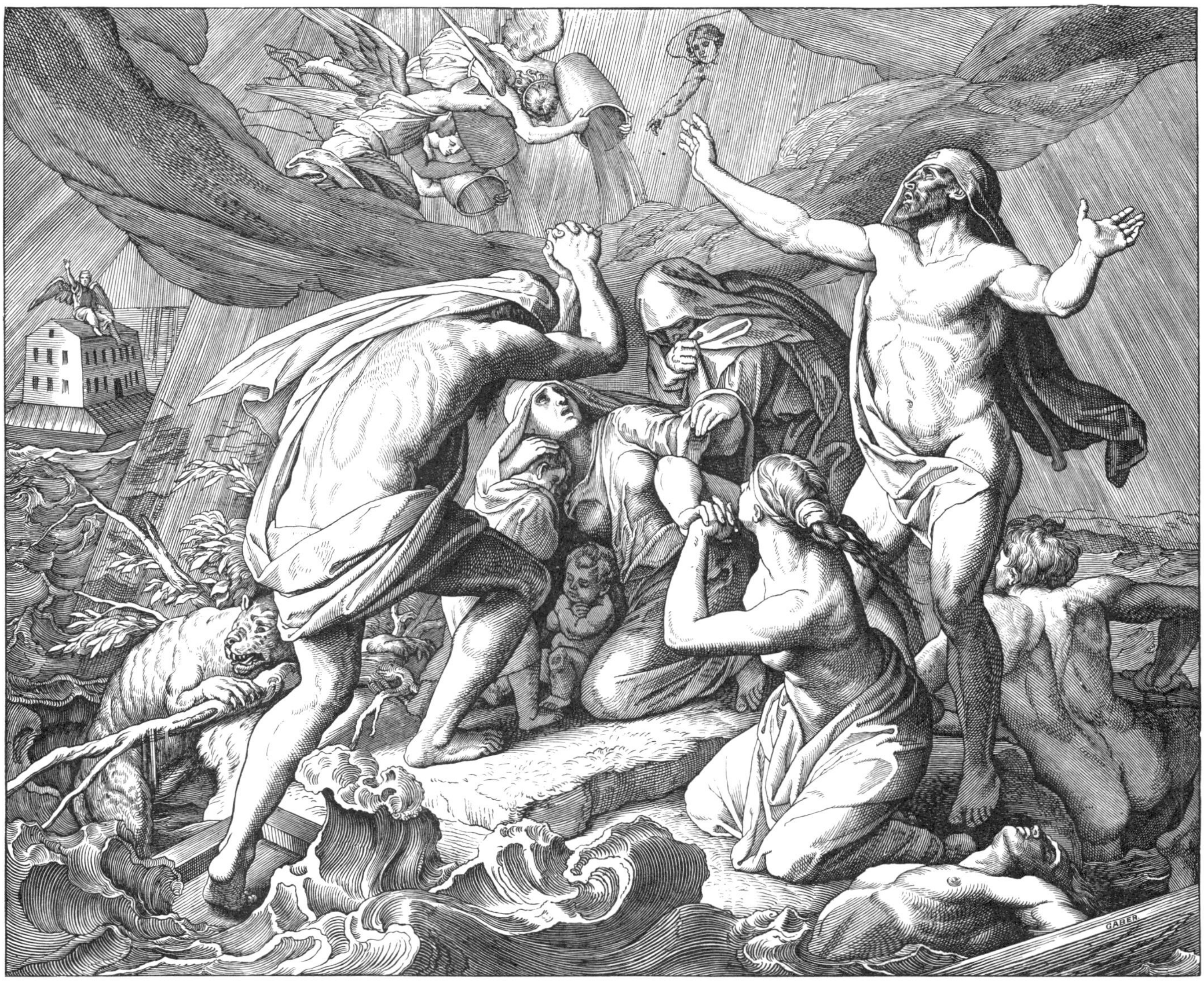

1. Mose 7. 17–24

Da kam die Sintflut vierzig Tage auf Erden, und die Wasser wuchsen und hoben den Kasten auf und trugen ihn empor über die Erde.
Also nahm das Gewässer überhand und wuchs sehr auf Erden, daß der Kasten auf dem Gewässer fuhr.
Und das Gewässer nahm überhand und wuchs so sehr auf Erden, daß alle hohen Berge unter dem ganzen Himmel bedeckt wurden.
Fünfzehn Ellen hoch ging das Gewässer über die Berge, die bedeckt wurden.
Da ging alles Fleisch unter, das auf Erden kriecht, an Vögeln, an Vieh, an Tieren und an allem, was sich regt auf Erden, und alle Menschen.
Alles, was einen lebendigen Odem hatte auf dem Trockenen, das starb.
Also ward vertilgt alles, was auf dem Erdboden war, vom Menschen an bis auf das Vieh und auf das Gewürm und auf die Vögel unter dem Himmel; das ward alles von der Erde vertilgt. Allein Noah blieb übrig und was mit ihm in dem Kasten war.
Und das Gewässer stand auf Erden hundertundfünfzig Tage.

Auszug aus der Arche

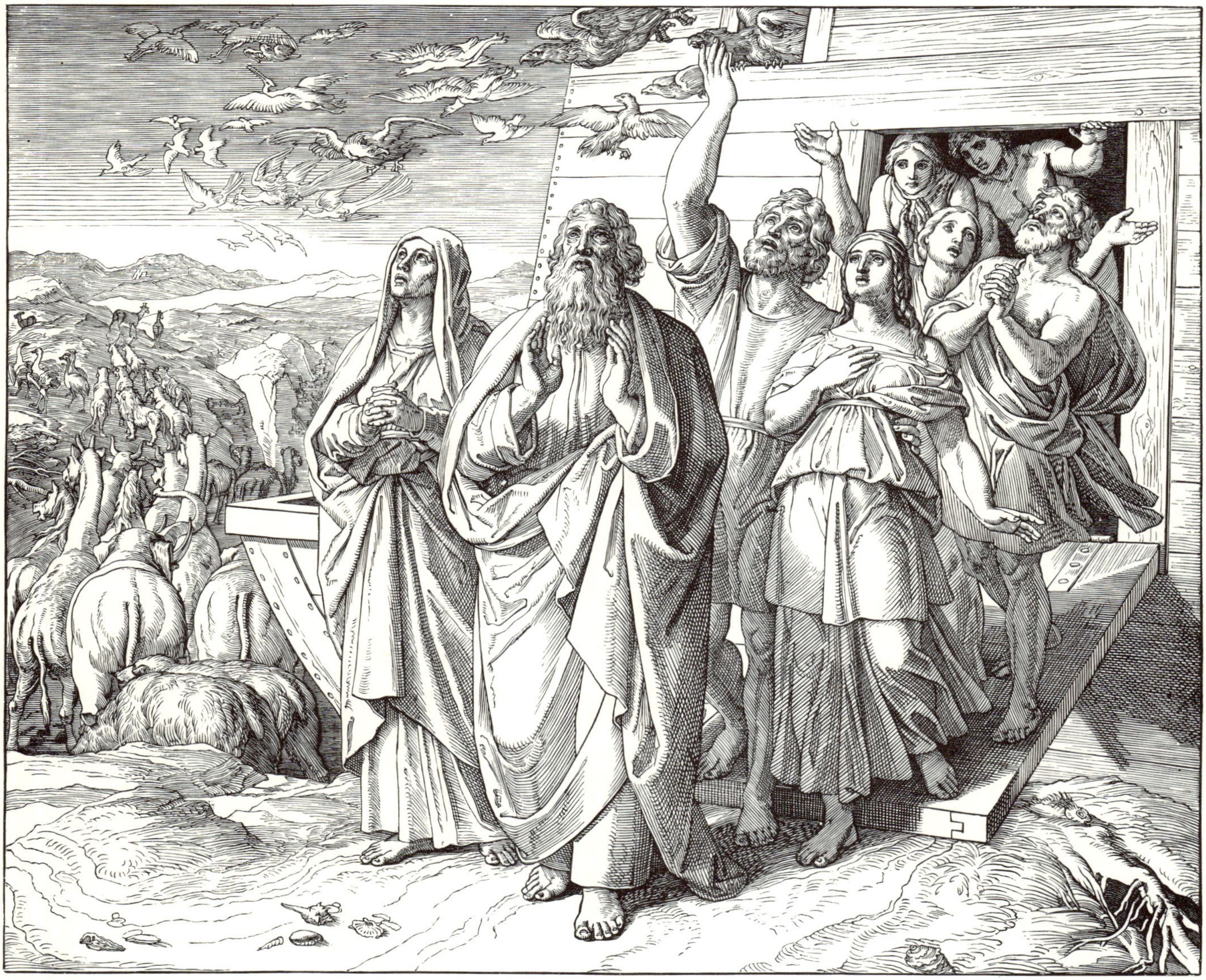

1. Mose 8. 5–19

Es nahm aber das Gewässer immer mehr ab bis auf den zehnten Monat. Am ersten Tage des zehnten Monats sahen der Berge Spitzen hervor.
Nach vierzig Tagen tat Noah das Fenster auf an dem Kasten, das er gemacht hatte,
und ließ einen Raben ausfliegen; der flog immer hin und wieder her, bis das Gewässer vertrocknete auf Erden.
Darnach ließ er eine Taube von sich ausfliegen, auf daß er erführe, ob das Gewässer gefallen wäre auf Erden.
Da aber die Taube nichts fand, da ihr Fuß ruhen konnte, kam sie wieder zu ihm in den Kasten; denn das Gewässer war noch auf dem ganzen Erdboden. Da tat er die Hand heraus und nahm sie zu sich in den Kasten.
Da harrte er noch weitere sieben Tage und ließ abermals eine Taube fliegen aus dem Kasten.
Die kam zu ihm zur Abendzeit, und siehe, ein Ölblatt hatte sie abgebrochen und trug's in ihrem Munde. Da merkte Noah, daß das Gewässer gefallen wäre auf Erden.
Aber er harrte noch weitere sieben Tage und ließ eine Taube ausfliegen; die kam nicht wieder zu ihm.
Da tat Noah das Dach von dem Kasten und sah, daß der Erdboden trocken war.
Da redete Gott mit Noah und sprach:
Gehe aus dem Kasten, du und dein Weib, deine Söhne und deiner Söhne Weiber mit dir.
Also ging Noah heraus mit seinen Söhnen und mit seinem Weibe und seiner Söhne Weibern,
dazu allerlei Getier, allerlei Gewürm, allerlei Vögel und alles, was auf Erden kriecht; das ging aus dem Kasten, ein jegliches mit seinesgleichen.

Noahs Dankopfer

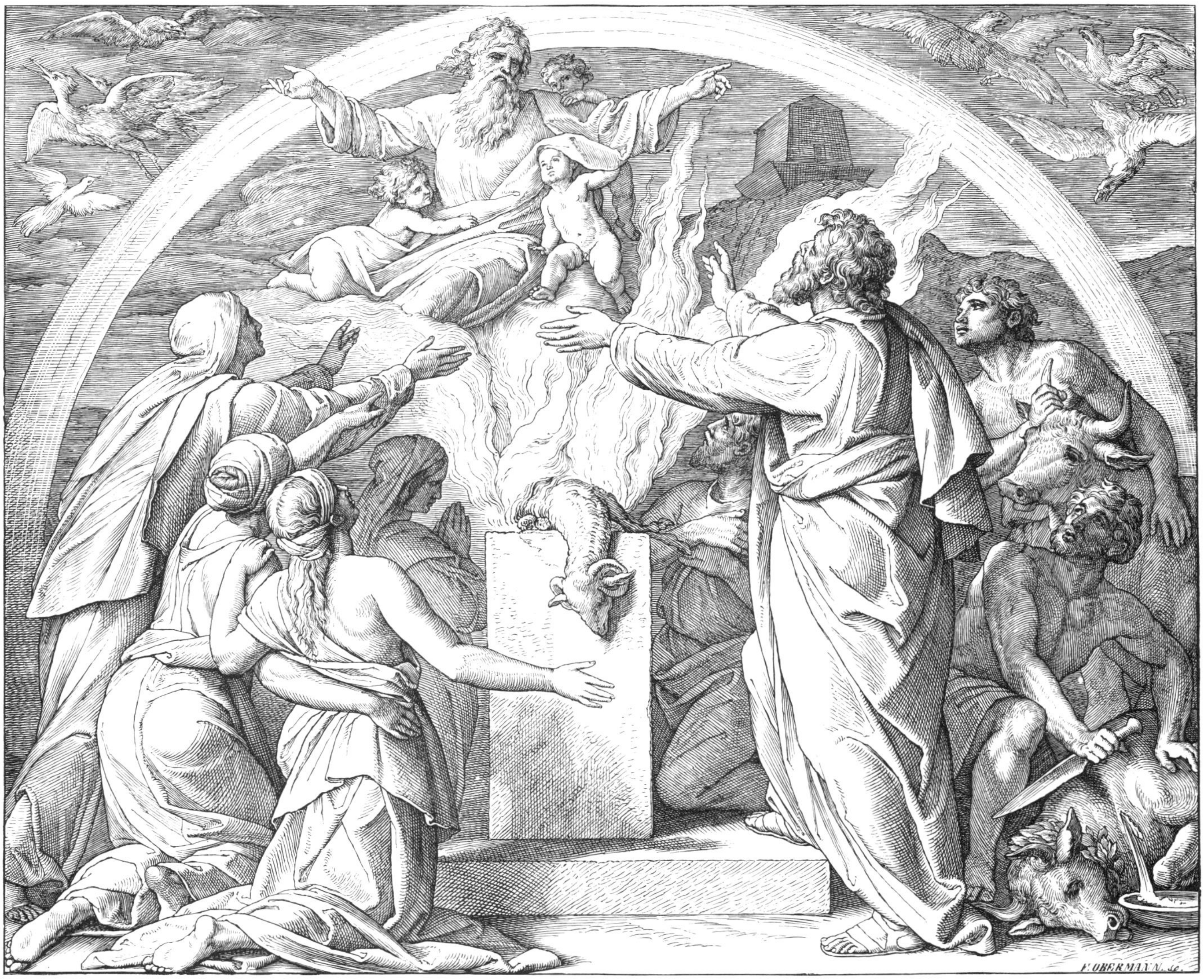

1. Mose 8. 20–22

Noah aber baute dem Herrn einen Altar und nahm von allerlei reinem Vieh und von allerlei reinem Geflügel und opferte Brandopfer auf dem Altar.
Und der Herr roch den lieblichen Geruch und sprach in seinem Herzen: Ich will hinfort nicht mehr die Erde verfluchen um der Menschen willen; denn das Dichten des menschlichen Herzens ist böse von Jugend auf. Und ich will hinfort nicht mehr schlagen alles, was da lebt, wie ich getan habe.
Solange die Erde steht, soll nicht aufhören Saat und Ernte, Frost und Hitze, Sommer und Winter, Tag und Nacht.

Der Spötter Ham wird von seinem Vater verflucht

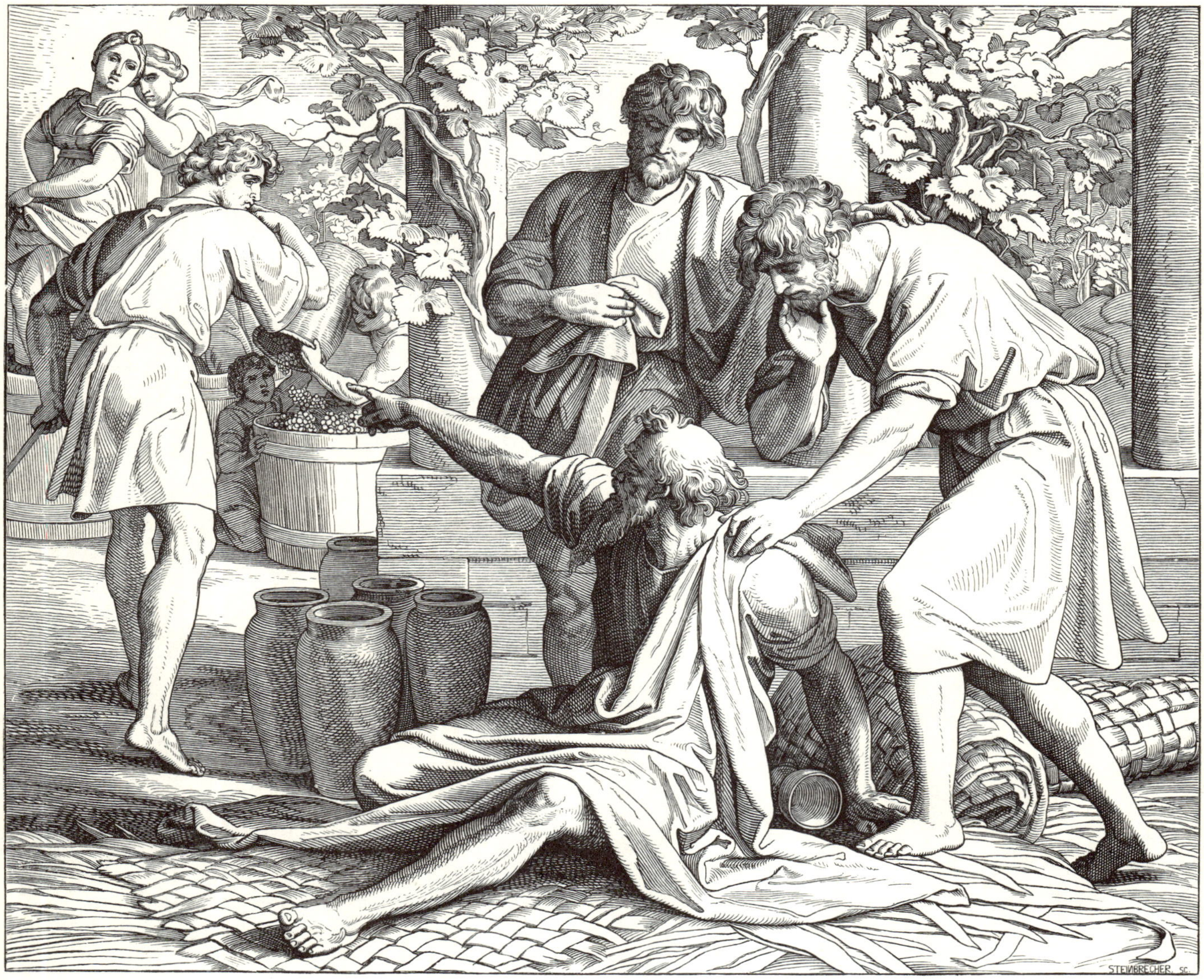

1. Mose 9. 24–27

Als nun Noah erwachte von seinem Wein und erfuhr, was ihm sein jüngster Sohn getan hatte,
sprach er: Verflucht sei Kanaan und sei ein Knecht aller Knechte unter seinen Brüdern!
und sprach weiter: Gelobt sei der Herr, der Gott Sems; und Kanaan sei sein Knecht!
Gott breite Japheth aus und lasse ihn wohnen in den Hütten des Sem; und Kanaan sei sein Knecht!

Turmbau zu Babel und Sonderung der Stämme Sem, Ham und Japheth

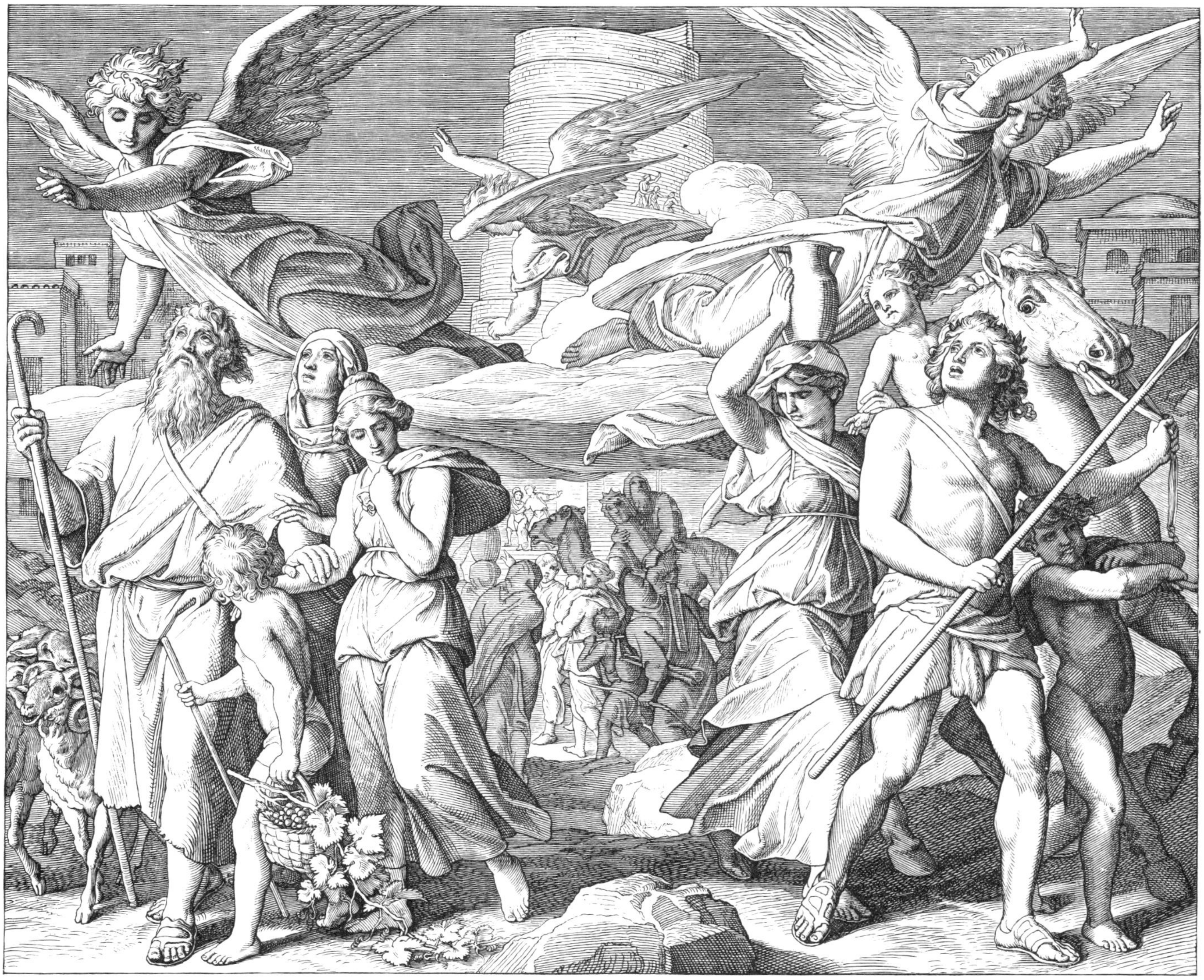

1. Mose 11. 1–9

Es hatte aber alle Welt einerlei Zunge und Sprache.
Da sie nun zogen gen Morgen, fanden sie ein ebenes Land im Lande Sinear, und wohnten daselbst.
Und sie sprachen untereinander: Wohlauf, laßt uns Ziegel streichen und brennen! und nahmen Ziegel zu Stein und Erdharz zu Kalk
und sprachen: Wohlauf, laßt uns eine Stadt und einen Turm bauen, des Spitze bis an den Himmel reiche, daß wir uns einen Namen machen! denn wir werden sonst zerstreut in alle Länder.
Da fuhr der Herr hernieder, daß er sähe die Stadt und den Turm, die die Menschenkinder bauten.
Und der Herr sprach: Siehe, es ist einerlei Volk und einerlei Sprache unter ihnen allen, und haben das angefangen zu tun; sie werden nicht ablassen von allem, was sie sich vorgenommen haben zu tun.
Wohlauf, lasset uns herniederfahren und ihre Sprache daselbst verwirren, daß keiner des andern Sprache verstehe!
Also zerstreute sie der Herr von dort in alle Länder, daß sie mußten aufhören die Stadt zu bauen.
Daher heißt ihr Name Babel, daß der Herr daselbst verwirrt hatte aller Länder Sprache und sie zerstreut von dort in alle Länder.

Abraham erblickt das ihm verheißene Land

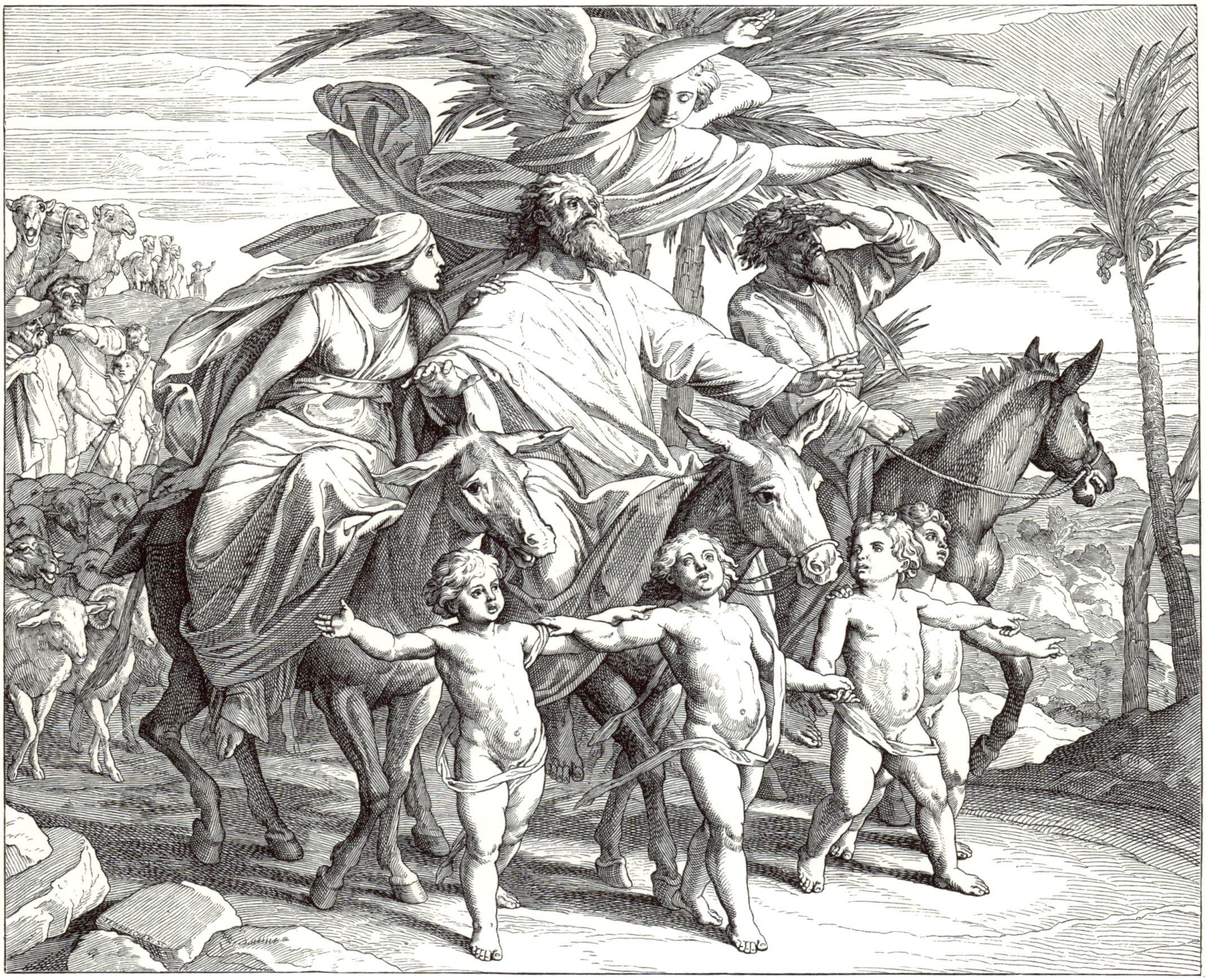

1. Mose 12. 1–7

Und der Herr sprach zu Abraham: Gehe aus deinem Vaterlande und von deiner Freundschaft und aus deines Vaters Hause in ein Land, das ich dir zeigen will.
Und ich will dich zum großen Volk machen und will dich segnen und dir einen großen Namen machen, und sollst ein Segen sein.
Ich will segnen, die dich segnen, und verfluchen, die dich verfluchen; und in dir sollen gesegnet werden alle Geschlechter auf Erden.
Da zog Abraham aus, wie der Herr zu ihm gesagt hatte, und Lot zog mit ihm. Abraham war aber fünfundsiebzig Jahre alt, als er aus Haran zog.
Also nahm Abraham sein Weib Sara und Lot, seines Bruders Sohn, mit aller ihrer Habe, die sie gewonnen hatten, und die Seelen, die sie erworben hatten in Haran; und zogen aus, zu reisen in das Land Kanaan. Und als sie gekommen waren in dasselbe Land,
zog Abraham durch bis an die Stätte Sichem und an den Hain More.
Da erschien der Herr dem Abraham und sprach: Deinem Samen will ich dies Land geben.

Abraham wird von Melchisedek gesegnet

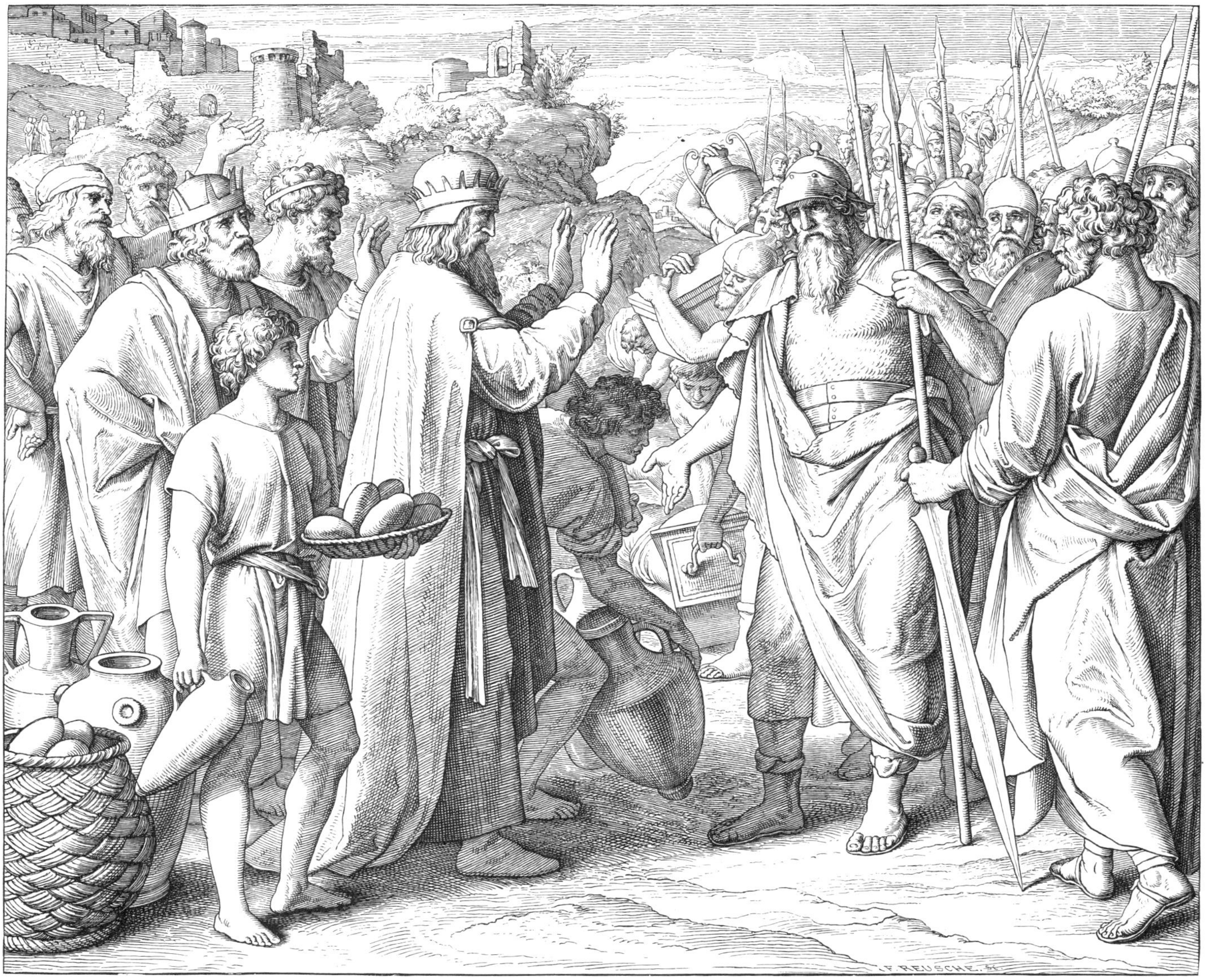

1. Mose 14. 17–20

Als Abraham nun wiederkam von der Schlacht des Kedor-Laomor und der Könige mit ihm, ging ihm entgegen der König von Sodom in das Feld, das Königstal heißt.
Aber Melchisedek, der König von Salem, trug Brot und Wein hervor. Und er war ein Priester Gottes des Höchsten.

Und segnete ihn und sprach: Gesegnet seist du, Abraham, dem höchsten Gott, der Himmel und Erde geschaffen hat;
und gelobt sei Gott der Höchste, der deine Feinde in deine Hand beschlossen hat. Und demselben gab Abraham den Zehnten von allem.

Abraham empfängt die Verheißung, daß er ein Vater vieler Völker werden soll

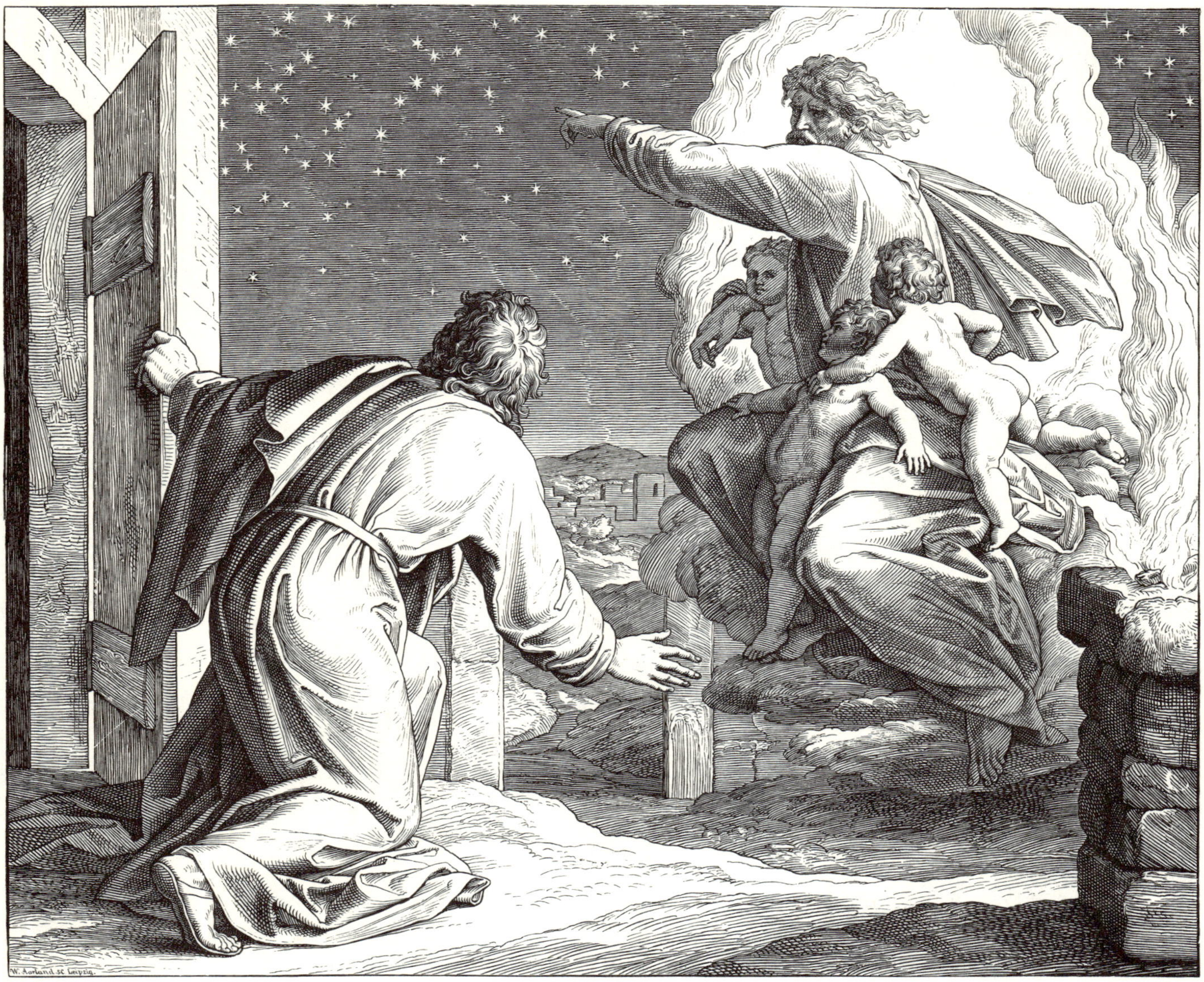

1. Mose 15. 1–6

Nach diesen Geschichten begab sich's, daß zu Abraham geschah das Wort des Herrn im Gesicht und sprach: Fürchte dich nicht, Abraham! Ich bin dein Schild und dein sehr großer Lohn.
Abraham sprach aber: Herr Herr, was willst du mir geben? Ich gehe dahin ohne Kinder; und dieser Elieser von Damaskus wird mein Haus besitzen.
Und Abraham sprach weiter: Mir hast du keinen Samen gegeben; und siehe, einer von meinem Gesinde soll mein Erbe sein.
Und siehe, der Herr sprach zu ihm: Er soll nicht dein Erbe sein; sondern der von deinem Leibe kommen wird, der soll dein Erbe sein.
Und er hieß ihn hinausgehen und sprach: Siehe gen Himmel und zähle die Sterne; kannst du sie zählen? und sprach zu ihm: Also soll dein Same werden.
Abraham glaubte dem Herrn, und das rechnete er ihm zur Gerechtigkeit.

Abraham empfängt die Verheißung, daß ihm ein Sohn geboren werden soll

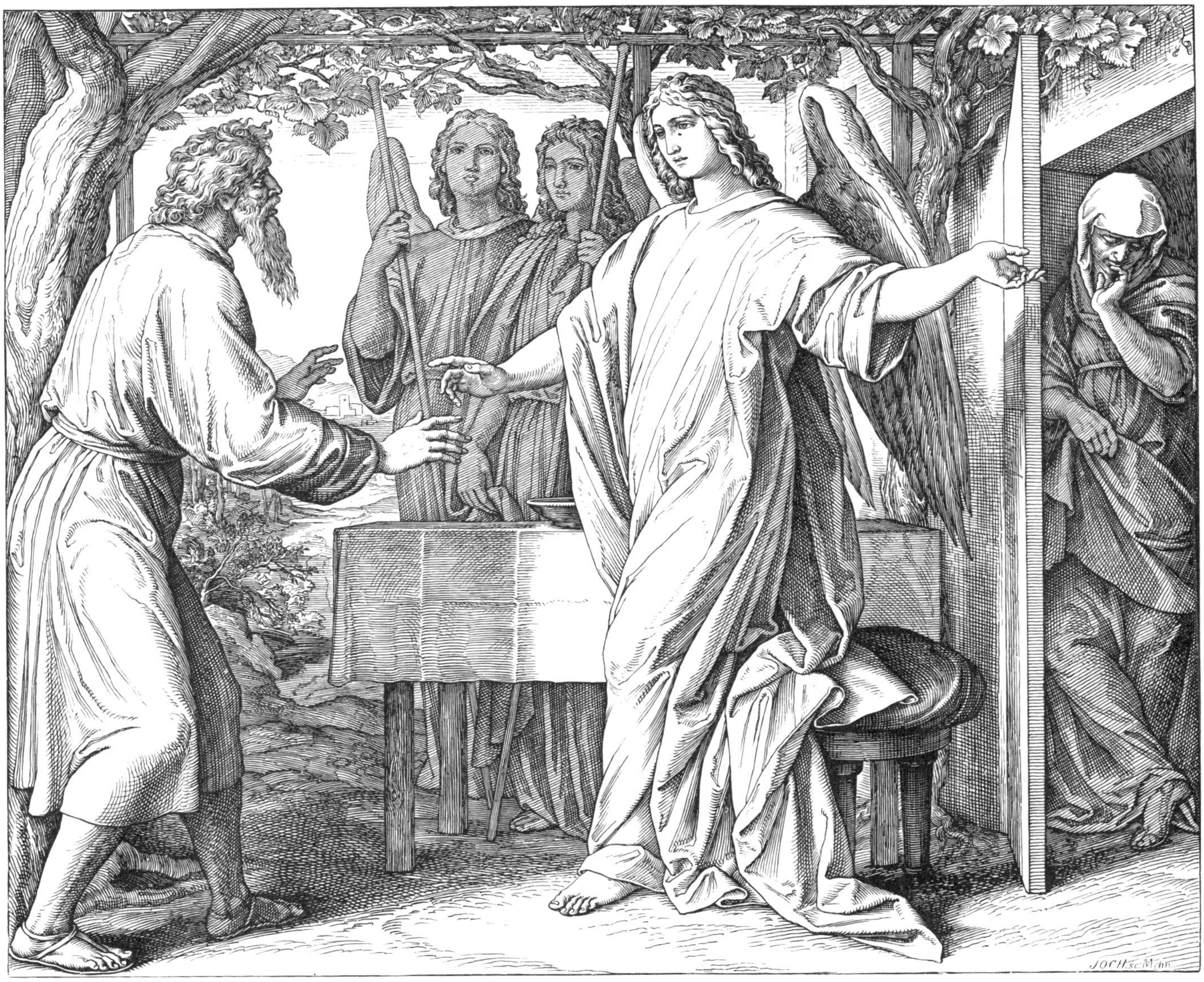

1. Mose 18. 1–10

Und der Herr erschien Abraham im Hain Mamre, da er saß an der Tür seiner Hütte, da der Tag am heißesten war.
Und als er seine Augen aufhob und sah, siehe, da standen drei Männer vor ihm. Und da er sie sah, lief er ihnen entgegen von der Tür seiner Hütte und bückte sich nieder auf die Erde
und sprach: Herr, habe ich Gnade gefunden vor deinen Augen, so gehe nicht an deinem Knecht vorüber.
Man soll euch ein wenig Wasser bringen und eure Füße waschen, und lehnet euch unter den Baum.
Und ich will euch einen Bissen Brot bringen, daß ihr euer Herz labet; darnach sollt ihr fortgehen. Denn darum seid ihr zu eurem Knecht gekommen. Sie sprachen: Tue, wie du gesagt hast.
Abraham eilte in die Hütte zu Sara und sprach: Eile und menge drei Maß Semmelmehl, knete und backe Kuchen.
Er aber lief zu den Rindern und holte ein zartes, gutes Kalb und gab's dem Knechte; der eilte und bereitete es zu.
Und er trug auf Butter und Milch und von dem Kalbe, das er zubereitet hatte, und setzte es ihnen vor und blieb stehen vor ihnen unter dem Baum, und sie aßen.
Da sprachen sie zu ihm: Wo ist dein Weib Sara? Er antwortete: Drinnen in der Hütte.
Da sprach er: Ich will wieder zu dir kommen über ein Jahr; siehe, so soll Sara, dein Weib, einen Sohn haben. Das hörte Sara hinter ihm, hinter der Tür der Hütte.

Lot flieht aus Sodom

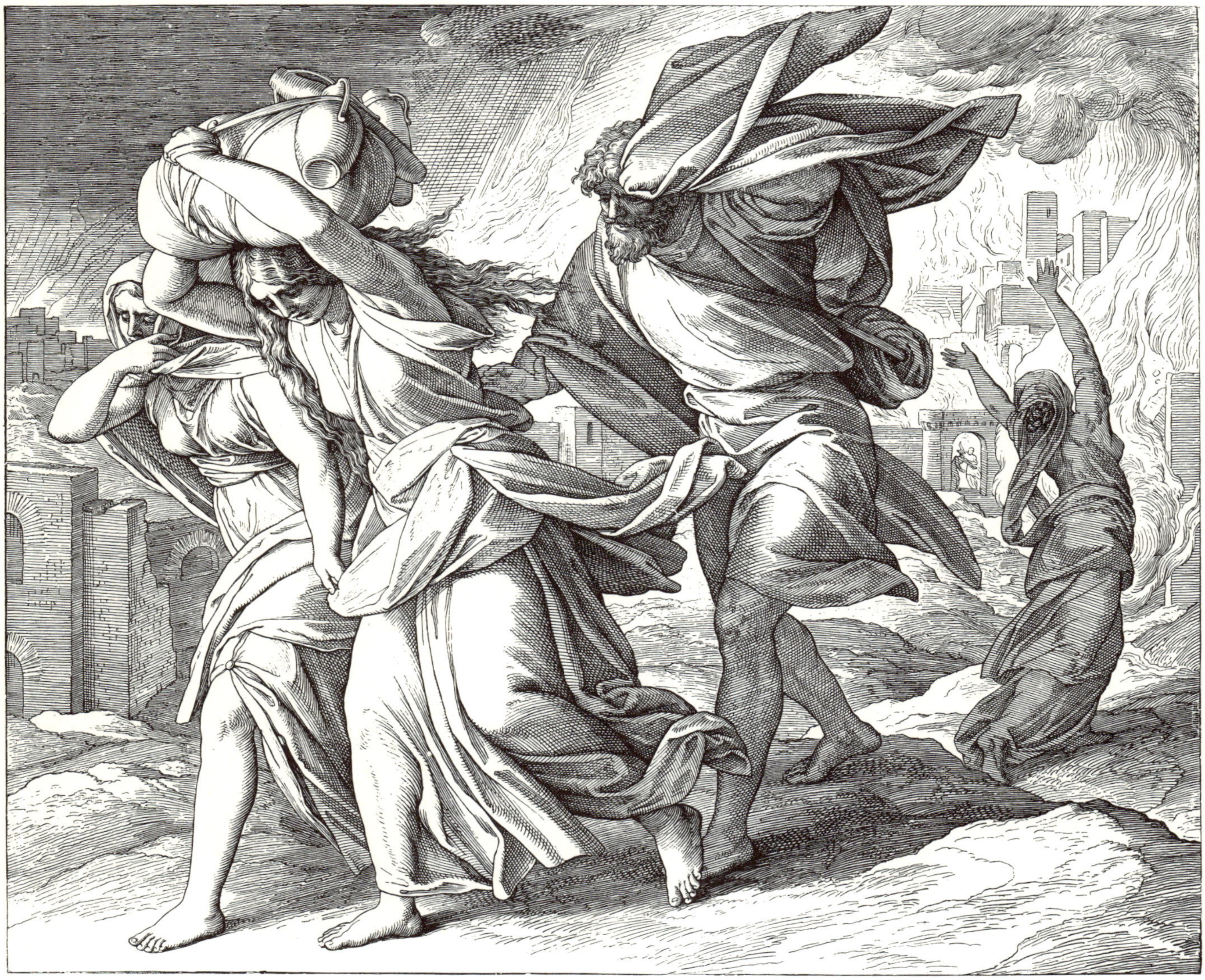

1. Mose 19. 15–17, 24–26

Da nun die Morgenröte aufging, hießen die Engel den Lot eilen und sprachen: Mache dich auf, nimm dein Weib und deine zwei Töchter, die vorhanden sind, daß du nicht auch umkommst in der Missetat dieser Stadt.
Da er aber verzog, ergriffen die Männer ihn und sein Weib und seine zwei Töchter bei der Hand, darum daß der Herr ihn verschonte, und führten ihn hinaus und ließen ihn draußen vor der Stadt.

Und als sie ihn hatten hinausgebracht, sprach er: Errette deine Seele und sieh nicht hinter dich; auch stehe nicht in dieser ganzen Gegend. Auf den Berg rette dich, daß du nicht umkommst.
Da ließ der Herr Schwefel und Feuer regnen vom Himmel herab auf Sodom und Gomorra
und kehrte die Städte um und die ganze Gegend und alle Einwohner der Städte und was auf dem Lande gewachsen war.
Und sein Weib sah hinter sich und ward zur Salzsäule.

Austreibung Ismaels und seiner Mutter

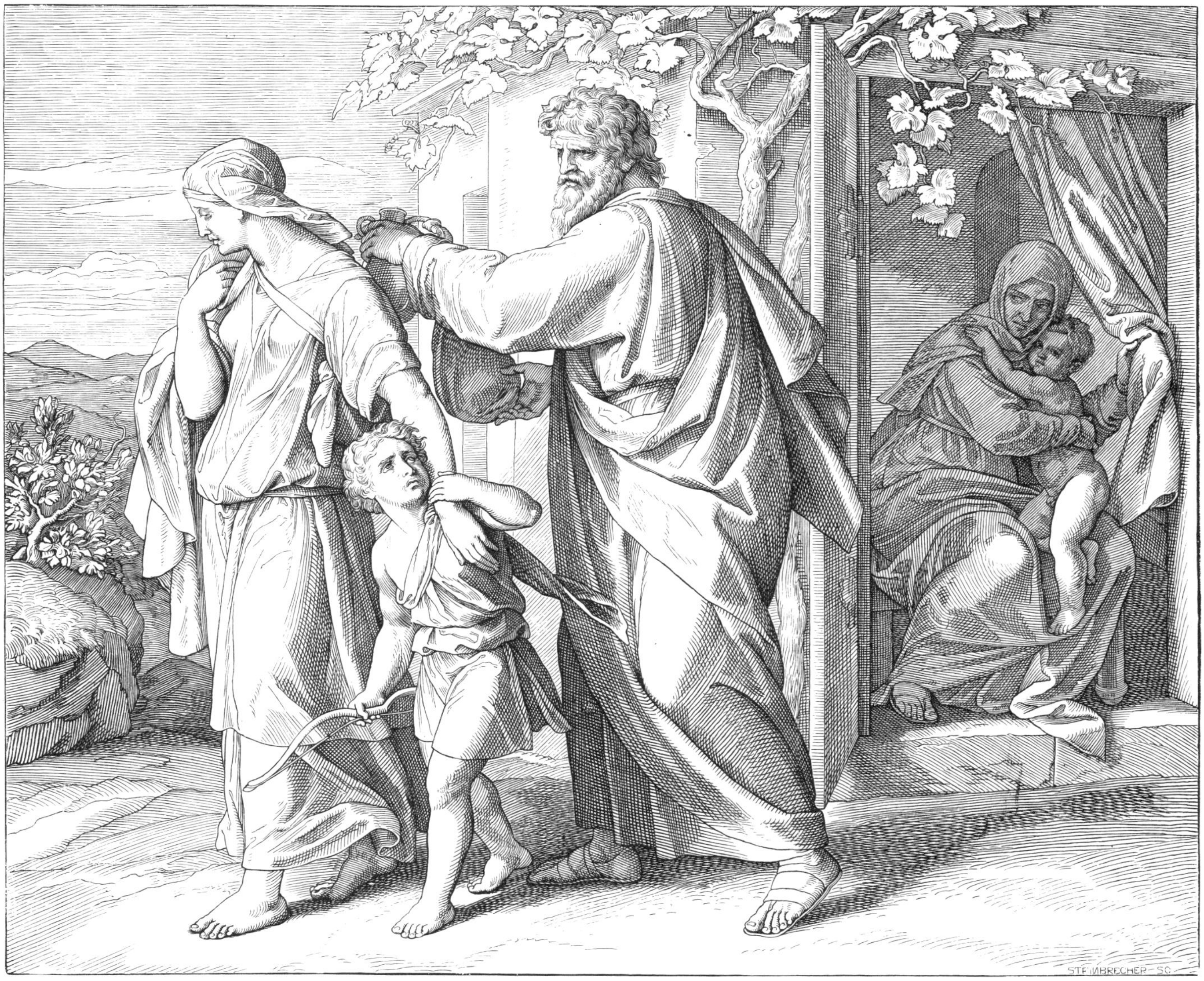

1. Mose 21. 14

Da stand Abraham des Morgens früh auf und nahm Brot und einen Schlauch mit Wasser und legte es Hagar auf ihre Schulter und den Knaben mit und ließ sie von sich.

Die Aufopferung Isaaks

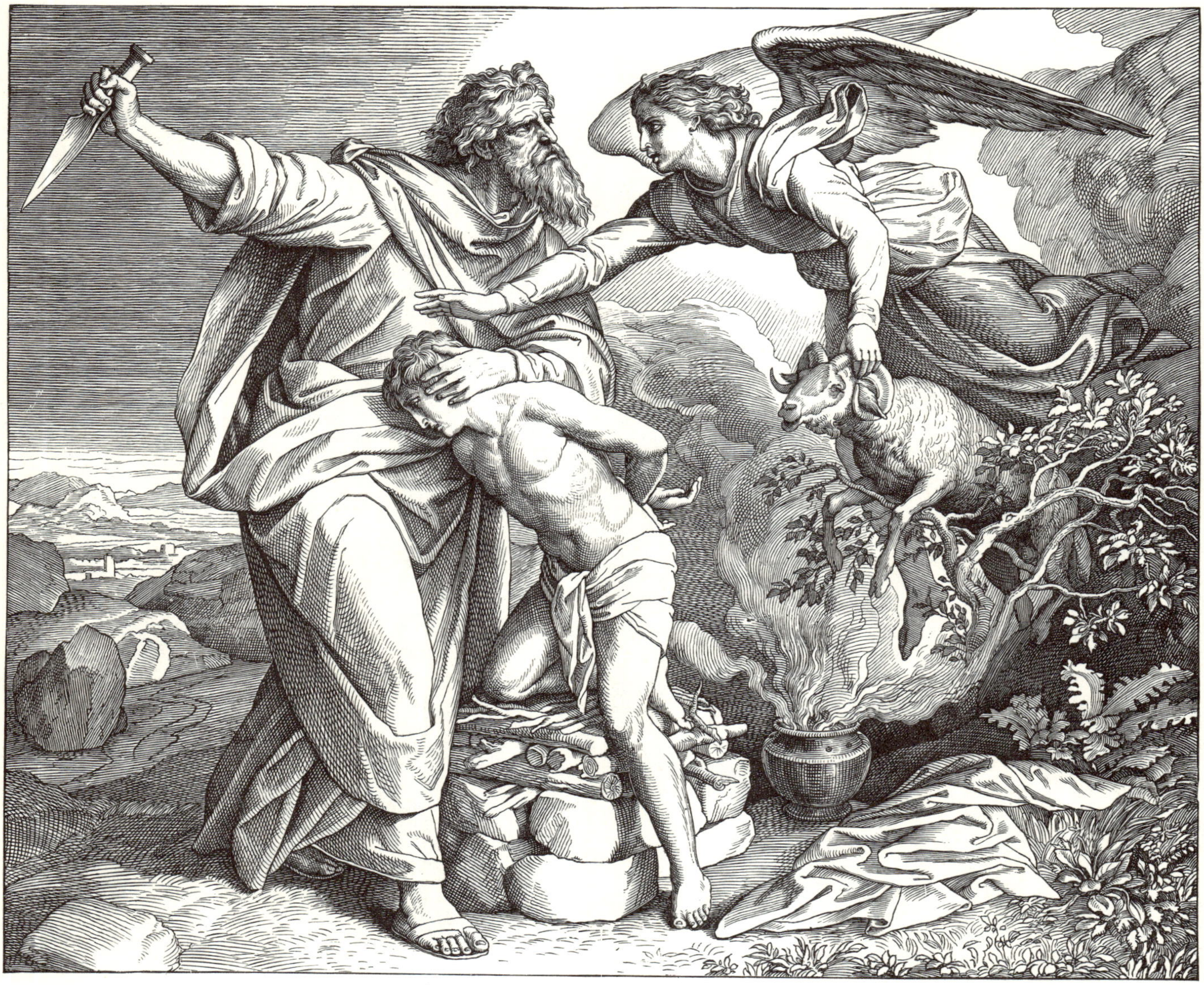

1. Mose 22. 1–13

Nach diesen Geschichten versuchte Gott Abraham und sprach zu ihm: Abraham! Und er antwortete: Hier bin ich.
Und er sprach: Nimm Isaak, deinen einzigen Sohn, den du liebhast, und gehe hin in das Land Morija und opfere ihn daselbst zum Brandopfer auf einem Berge, den ich dir sagen werde.
Da stand Abraham des Morgens früh auf und gürtete seinen Esel und nahm mit sich zwei Knechte und seinen Sohn Isaak und spaltete Holz zum Brandopfer, machte sich auf und ging hin an den Ort, davon ihm Gott gesagt hatte.
Am dritten Tage hob Abraham seine Augen auf und sah die Stätte von ferne und sprach zu seinen Knechten: Bleibet ihr hier mit dem Esel. Ich und der Knabe wollen dorthin gehen; und wenn wir angebetet haben, wollen wir wieder zu euch kommen.
Und Abraham nahm das Holz zum Brandopfer und legte es auf seinen Sohn Isaak; er aber nahm das Feuer und Messer in seine Hand, und gingen die beiden miteinander.
Da sprach Isaak zu seinem Vater Abraham: Mein Vater! Abraham antwortete: Hier bin ich, mein Sohn. Und er sprach: Siehe, hier ist Feuer und Holz; wo ist aber das Schaf zum Brandopfer?
Abraham antwortete: Mein Sohn, Gott wird sich ersehen ein Schaf zum Brandopfer. Und gingen die beiden miteinander.
Und als sie kamen an die Stätte, die ihm Gott gesagt hatte, baute Abraham daselbst einen Altar und legte das Holz darauf und band seinen Sohn Isaak, legte ihn auf den Altar oben auf das Holz
und reckte seine Hand aus und faßte das Messer, daß er seinen Sohn schlachtete.
Da rief ihm der Engel des Herrn vom Himmel und sprach: Abraham! Abraham! Er antwortete: Hier bin ich.
Er sprach: Lege deine Hand nicht an den Knaben und tu ihm nichts; denn nun weiß ich, daß du Gott fürchtest und hast deines einzigen Sohnes nicht verschont um meinetwillen.
Da hob Abraham seine Augen auf und sah einen Widder hinter sich in der Hecke mit seinen Hörnern hangen und ging hin und nahm den Widder und opferte ihn zum Brandopfer an seines Sohnes Statt.

Elieser wirbt für Isaak um Rebekka

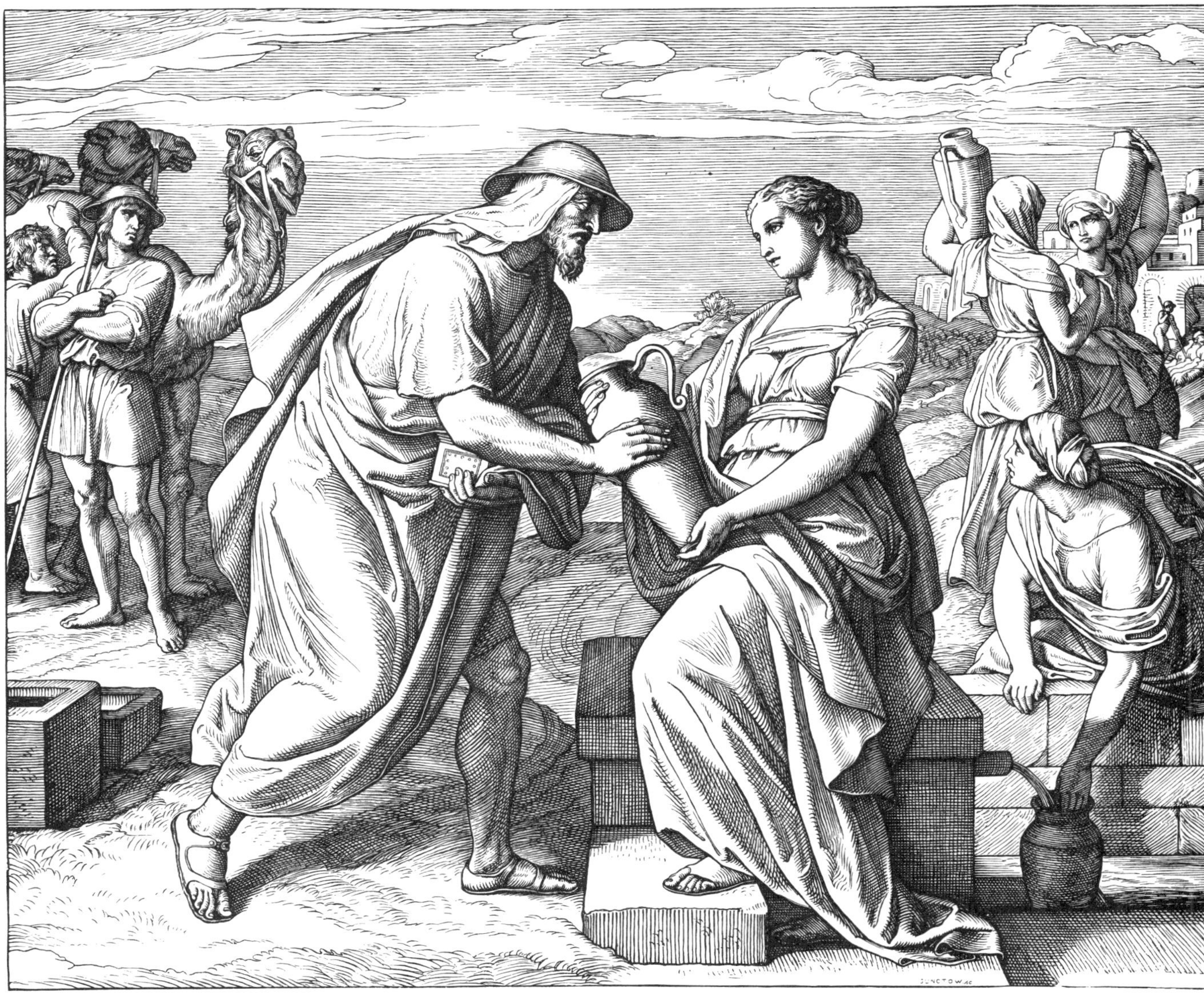

1. Mose 24. 11–20

Da ließ er die Kamele sich lagern draußen vor der Stadt bei einem Wasserbrunnen, des Abends um die Zeit, wo die Weiber pflegten herauszugehen und Wasser zu schöpfen,
und sprach: Herr, du Gott meines Herrn Abraham, begegne mir heute und tue Barmherzigkeit an meinem Herrn Abraham!
Siehe, ich stehe hier bei dem Wasserbrunnen, und der Leute Töchter in dieser Stadt werden herauskommen, Wasser zu schöpfen.
Wenn nun eine Dirne kommt, zu der ich spreche: Neige deinen Krug und laß mich trinken, und sie sprechen wird: Trinke, ich will deine Kamele auch tränken: – das sei die, die du deinem Diener Isaak beschert hast, und daran werde ich erkennen, daß du Barmherzigkeit an meinem Herrn getan habest.

Und ehe er ausgeredet hatte, siehe, da kam heraus Rebekka, Bethuels Tochter, der ein Sohn der Milka war, welche Nahors, Abrahams Bruders, Weib war, und trug einen Krug auf der Achsel.
Und sie war eine sehr schöne Dirne von Angesicht. Die stieg hinab zum Brunnen und füllte den Krug und stieg herauf.
Da lief ihr der Knecht entgegen und sprach: Laß mich ein wenig Wasser aus deinem Kruge trinken.
Und sie sprach: Trinke, mein Herr! Und eilend ließ sie den Krug hernieder auf ihre Hand und gab ihm zu trinken.
Und da sie ihm zu trinken gegeben hatte, sprach sie: Ich will deinen Kamelen auch schöpfen, bis sie alle getrunken haben.
Und eilte und goß den Krug aus in die Tränke und lief abermals zum Brunnen, zu schöpfen, und schöpfte allen seinen Kamelen.

Rebekka erblickt Isaak von ferne

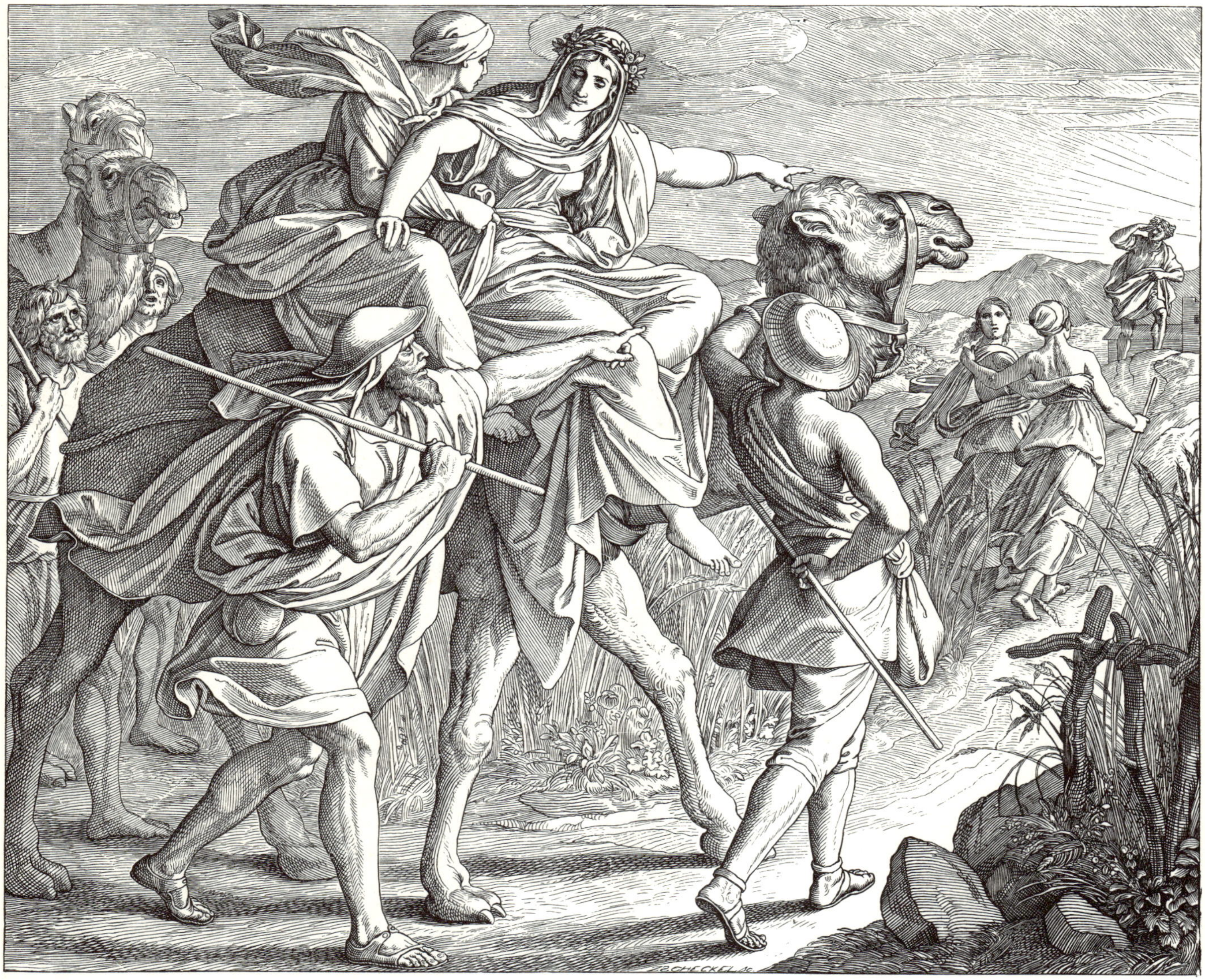

1. Mose 24. 61–67

Also machte sich Rebekka auf mit ihren Dirnen, und setzten sich auf die Kamele und zogen dem Manne nach. Und der Knecht nahm Rebekka und zog hin.
Isaak aber kam vom Brunnen des Lebendigen und Sehenden (denn er wohnte im Lande gegen Mittag)
und war ausgegangen, zu beten auf dem Felde um den Abend, und hob seine Augen auf und sah, daß Kamele daherkamen.
Und Rebekka hob ihre Augen auf und sah Isaak; da stieg sie eilend vom Kamel
und sprach zu dem Knecht: Wer ist der Mann, der uns entgegenkommt auf dem Felde? Der Knecht sprach: Das ist mein Herr. Da nahm sie den Mantel und verhüllte sich.
Und der Knecht erzählte Isaak alle Sachen, die er ausgerichtet hatte.
Da führte sie Isaak in die Hütte seiner Mutter Sara und nahm die Rebekka, und sie ward sein Weib, und er gewann sie lieb.

Isaak segnet Jakob vor Esau

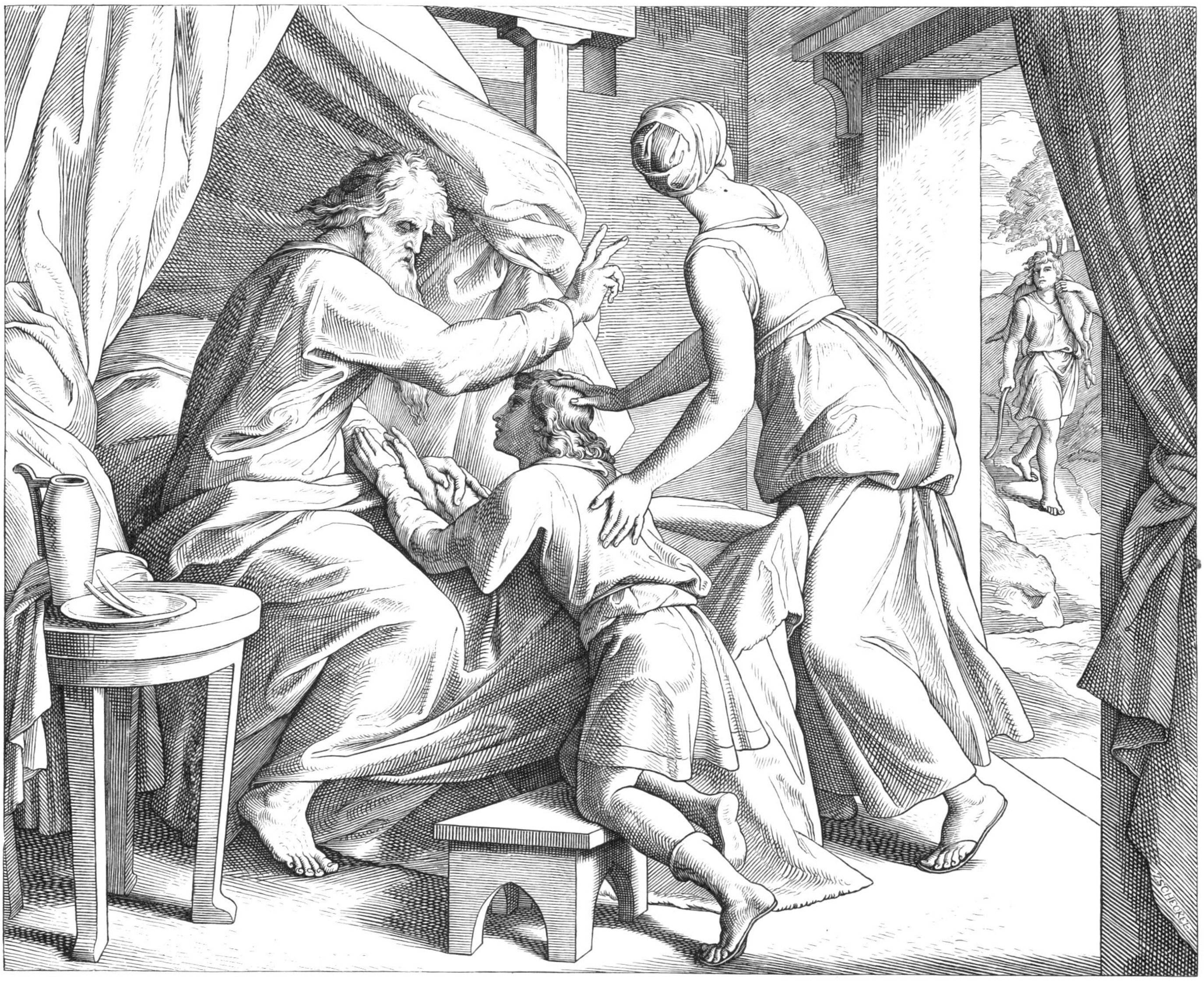

1. Mose 27. 21–30

Da sprach Isaak zu Jakob: Tritt herzu, mein Sohn, daß ich dich betaste, ob du mein Sohn Esau seist oder nicht.
Also trat Jakob zu seinem Vater Isaak; und da er ihn betastet hatte, sprach er: Die Stimme ist Jakobs Stimme, aber die Hände sind Esaus Hände.
Und er kannte ihn nicht; denn seine Hände waren rauh wie Esaus, seines Bruders, Hände. Und er segnete ihn
und sprach zu ihm: Bist du mein Sohn Esau? Er antwortete: Ja, ich bin's.
Da sprach er: So bringe mir her, mein Sohn, zu essen von deinem Wildbret, daß dich meine Seele segne. Da brachte er's ihm, und er aß, und trug ihm auch Wein hinein, und er trank.
Und Isaak, sein Vater, sprach zu ihm: Komm her und küsse mich, mein Sohn.
Er trat hinzu und küßte ihn. Da roch er den Geruch seiner Kleider und segnete ihn und sprach: Siehe, der Geruch meines Sohnes ist wie ein Geruch des Feldes, das der Herr gesegnet hat.
Gott gebe dir vom Tau des Himmels und von der Fettigkeit der Erde und Korn und Wein die Fülle.
Völker müssen dir dienen, und Leute müssen dir zu Fuße fallen. Sei ein Herr über deine Brüder, und deiner Mutter Kinder müssen dir zu Fuße fallen. Verflucht sei, wer dir flucht; gesegnet sei, wer dich segnet.
Als nun Isaak vollendet hatte den Segen über Jakob, und Jakob kaum hinausgegangen war von seinem Vater Isaak, da kam Esau, sein Bruder, von seiner Jagd.

Jakob sieht im Traum die Himmelsleiter

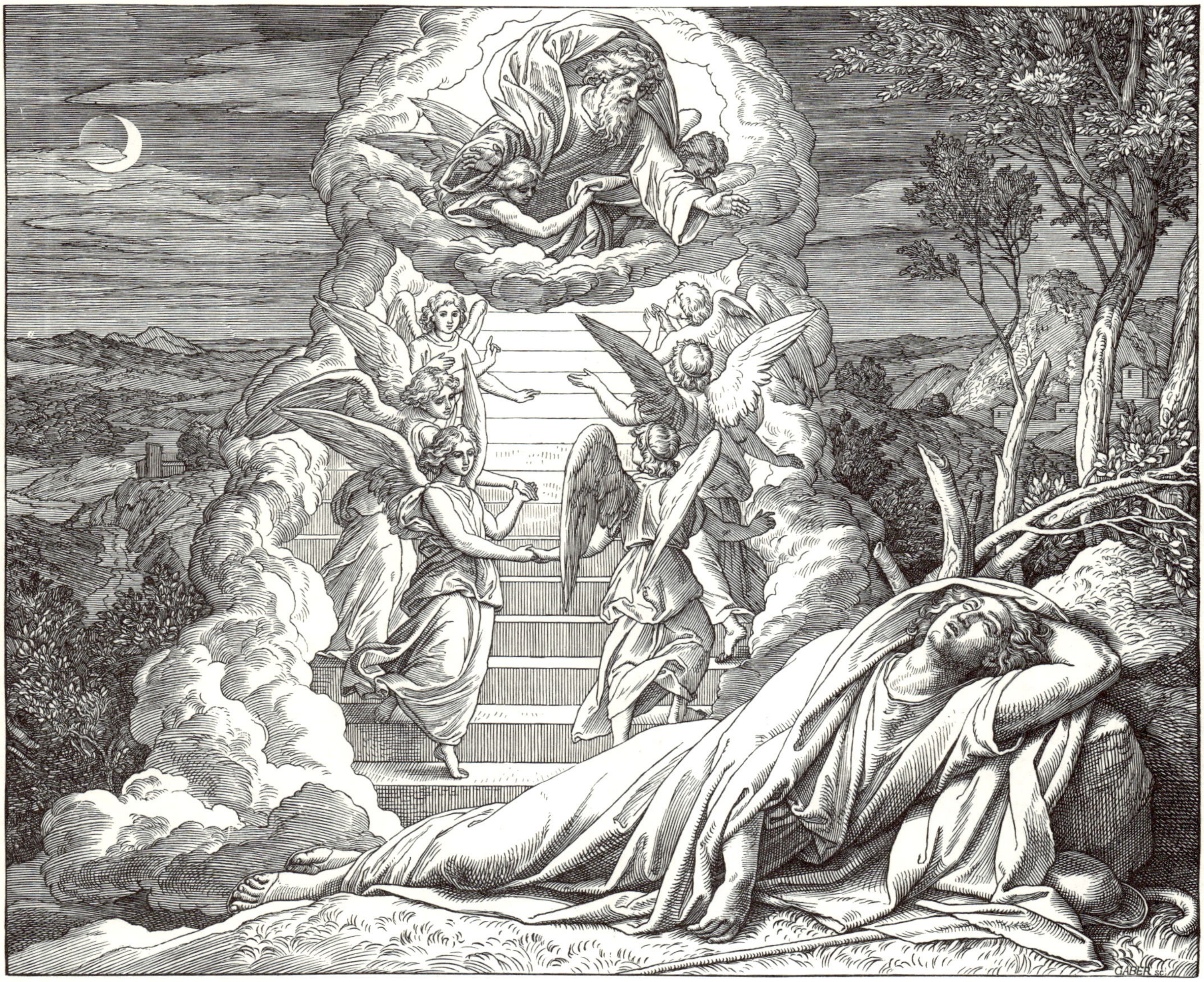

1. Mose 28. 10–17

Aber Jakob zog aus von Beer-Seba und reiste gen Haran und kam an einen Ort, da blieb er über Nacht; denn die Sonne war untergegangen. Und er nahm einen Stein des Orts und legte ihn zu seinen Häupten und legte sich an dem Ort schlafen.
Und ihm träumte; und siehe, eine Leiter stand auf der Erde, die rührte mit der Spitze an den Himmel, und siehe, die Engel Gottes stiegen daran auf und nieder;
und der Herr stand obendarauf und sprach: Ich bin der Herr, Abrahams, deines Vaters, Gott und Isaaks Gott; das Land, darauf du liegst, will ich dir und deinem Samen geben.
Und dein Same soll werden wie der Staub auf Erden, und du sollst ausgebreitet werden gegen Abend, Morgen, Mitternacht und Mittag; und durch dich und deinen Samen sollen alle Geschlechter auf Erden gesegnet werden.
Und siehe, ich bin mit dir und will dich behüten, wo du hinziehst, und will dich wieder herbringen in dies Land. Denn ich will dich nicht lassen, bis daß ich tue alles, was ich dir geredet habe.
Da nun Jakob von seinem Schlaf aufwachte, sprach er: Gewiß ist der Herr an diesem Ort, und ich wußte es nicht;
und fürchtete sich und sprach: Wie heilig ist diese Stätte! Hier ist nichts anderes denn Gottes Haus, und hier ist die Pforte des Himmels.

Jakob und Rahel am Brunnen

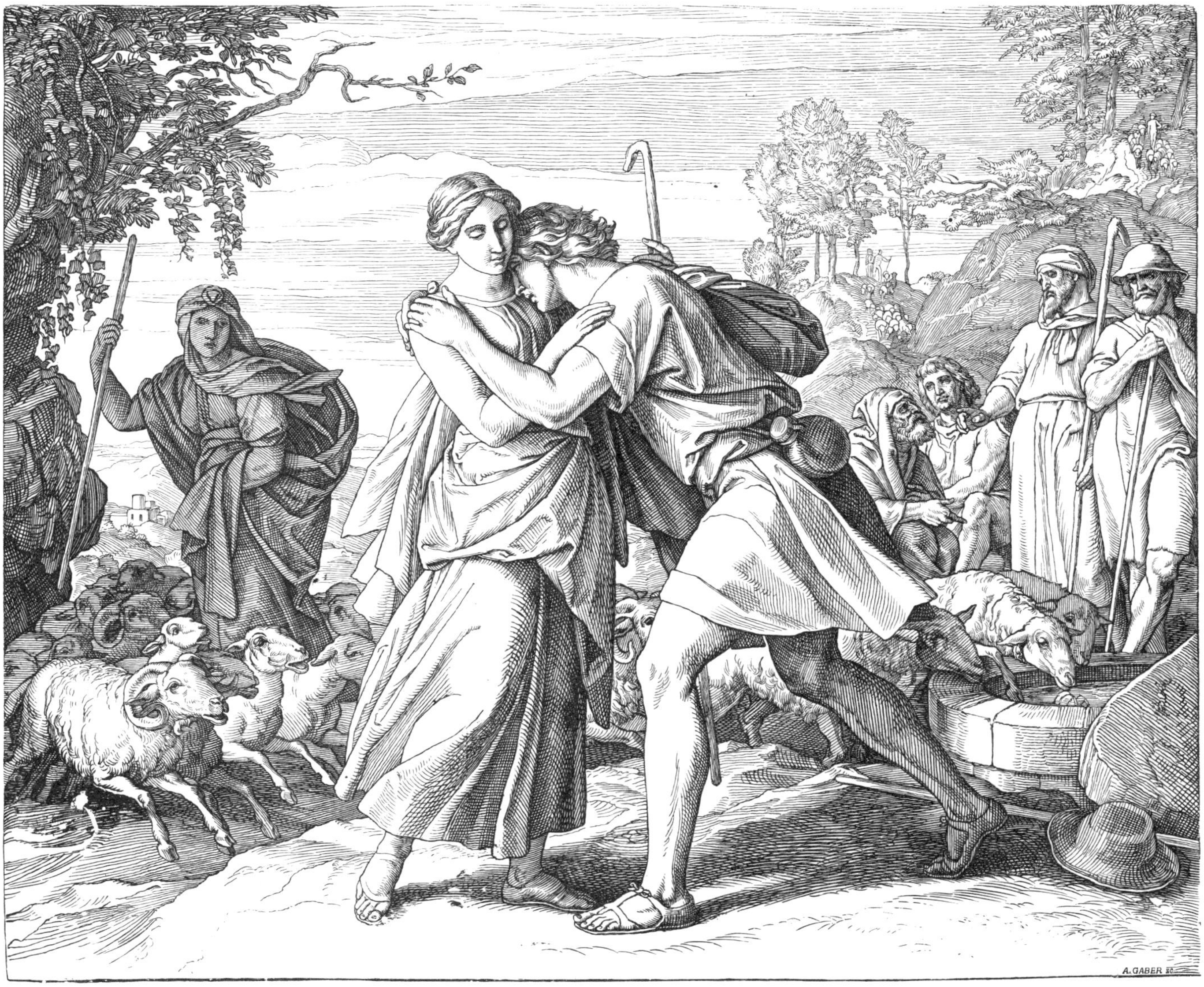

1. Mose 29. 1–12

Da hob Jakob seine Füße auf und ging in das Land, das gegen Morgen liegt,
und sah sich um, und siehe, da war ein Brunnen auf dem Felde, und siehe, drei Herden Schafe lagen dabei; denn von dem Brunnen pflegten sie die Herden zu tränken, und ein großer Stein lag vor dem Loch des Brunnens.
Und sie pflegten die Herden alle daselbst zu versammeln und den Stein von dem Brunnenloche zu wälzen und die Schafe zu tränken und taten alsdann den Stein wieder vor das Loch an seine Stätte.
Und Jakob sprach zu ihnen: Liebe Brüder, wo seid ihr her? Sie antworteten: Wir sind von Haran.
Er sprach zu ihnen: Kennt ihr auch Laban, den Sohn Nahors? Sie antworteten: Wir kennen ihn wohl.
Er sprach: Geht es ihm auch wohl? Sie antworteten: Es geht ihm wohl; und siehe, da kommt seine Tochter Rahel mit den Schafen.
Er sprach: Es ist noch hoher Tag und ist noch nicht Zeit, das Vieh einzutreiben; tränket die Schafe und gehet hin und weidet sie.
Sie antworteten: Wir können nicht, bis daß alle Herden zusammengebracht werden und wir den Stein von des Brunnens Loch wälzen und also die Schafe tränken.
Als er noch mit ihnen redete, kam Rahel mit den Schafen ihres Vaters; denn sie hütete die Schafe.
Da aber Jakob sah Rahel, die Tochter Labans, des Bruders seiner Mutter, und die Schafe Labans, des Bruders seiner Mutter, trat er hinzu und wälzte den Stein von dem Loch des Brunnens und tränkte die Schafe Labans, des Bruders seiner Mutter.
Und er küßte Rahel und weinte laut und sagte ihr an, daß er ihres Vaters Bruder wäre und Rebekkas Sohn.

Jakob wirbt um Rahel

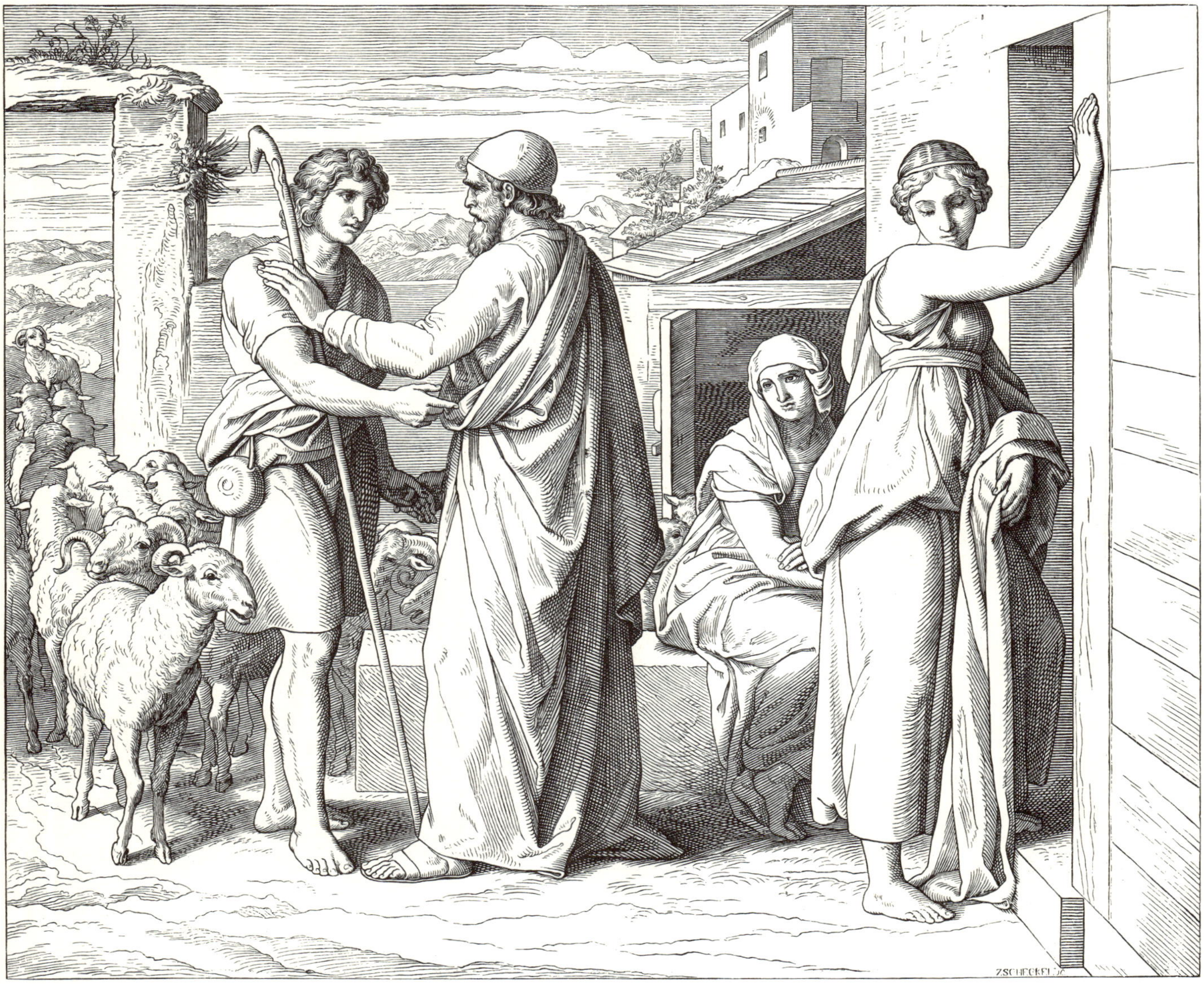

1. Mose 29. 16–20

Laban aber hatte zwei Töchter; die ältere hieß Lea und die jüngere Rahel.
Aber Lea hatte ein blödes Gesicht, Rahel war hübsch und schön.
Und Jakob gewann die Rahel lieb und sprach: Ich will dir sieben Jahre um Rahel, deine jüngere Tochter, dienen.

Laban antwortete: Es ist besser, ich gebe sie dir als einem andern; bleibe bei mir.
Also diente Jakob um Rahel sieben Jahre, und sie deuchten ihn, als wären's einzelne Tage, so lieb hatte er sie.

Jakobs Flucht

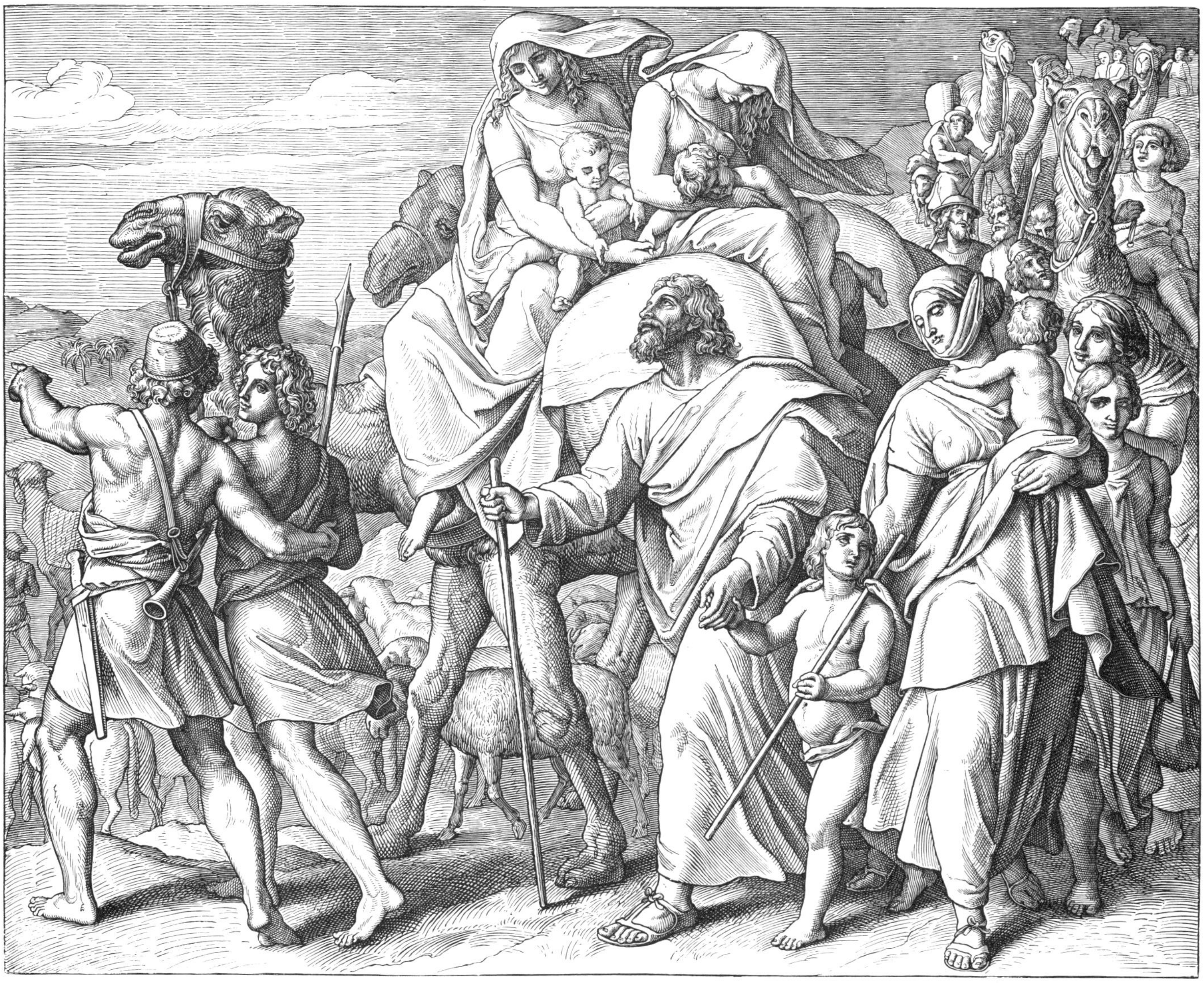

1. Mose 31. 17, 18

Also machte sich Jakob auf und lud seine Kinder und Weiber auf Kamele

und führte weg all sein Vieh und alle seine Habe, die er zu Mesopotamien erworben hatte, daß er käme zu Isaak, seinem Vater, ins Land Kanaan.

Jakob ringt mit dem Engel des Herrn

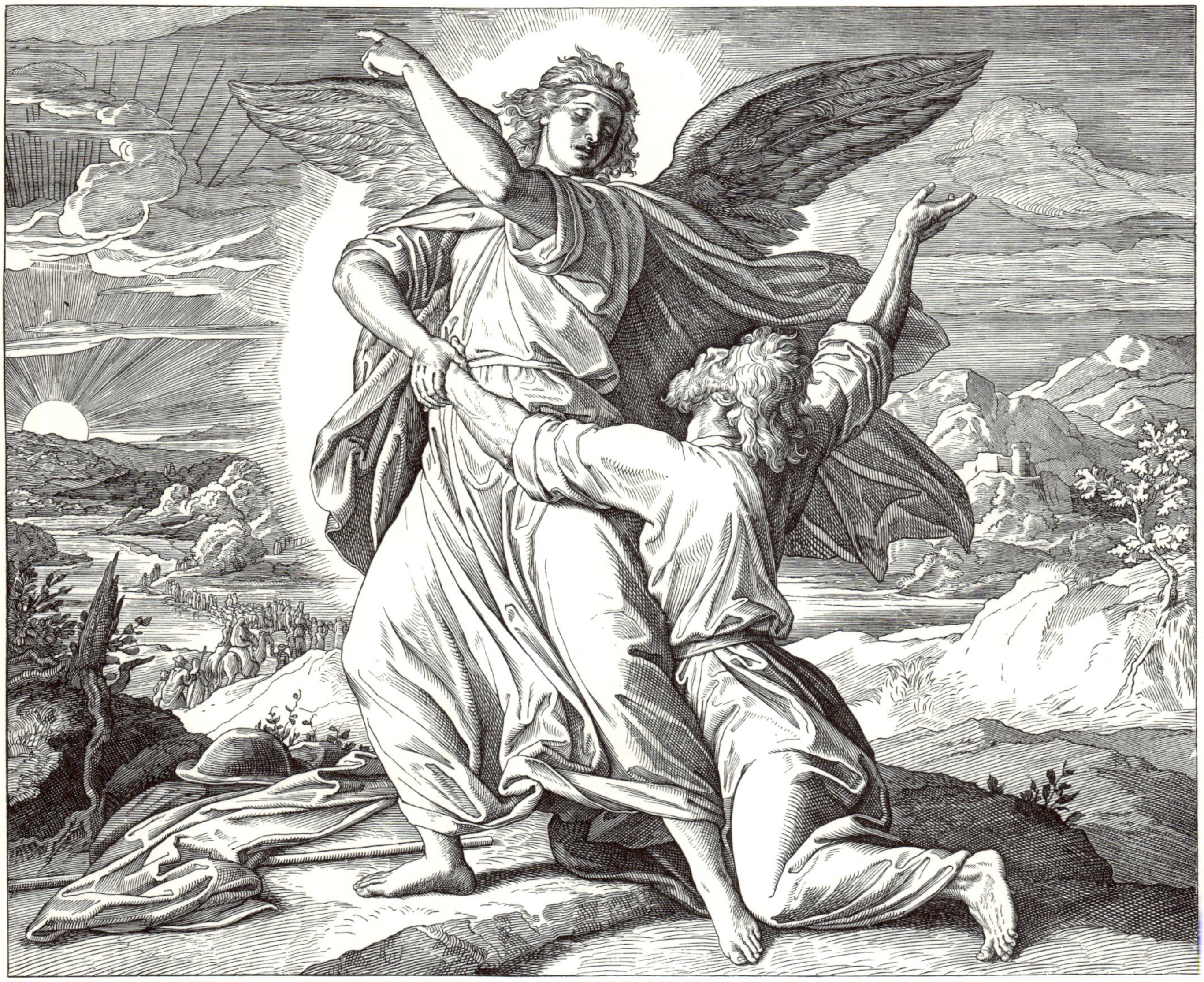

1. Mose 32. 25 (24)–31 (30)

Und Jakob blieb allein. Da rang ein Mann mit ihm, bis die Morgenröte anbrach.
Und da er sah, daß er ihn nicht übermochte, rührte er das Gelenk seiner Hüfte an; und das Gelenk der Hüfte Jakobs ward über dem Ringen mit ihm verrenkt.
Und er sprach: Laß mich gehen, denn die Morgenröte bricht an.
Aber er antwortete: Ich lasse dich nicht, du segnest mich denn.
Er sprach: Wie heißest du? Er antwortete: Jakob.
Er sprach: Du sollst nicht mehr Jakob heißen, sondern Israel; denn du hast mit Gott und mit Menschen gekämpft und bist obgelegen.
Und Jakob fragte ihn und sprach: Sage doch, wie heißest du? Er aber sprach: Warum fragst du, wie ich heiße? Und er segnete ihn daselbst.
Und Jakob hieß die Stätte Pniel; denn ich habe Gott von Angesicht gesehen, und meine Seele ist genesen.

Esau versöhnt sich mit Jakob

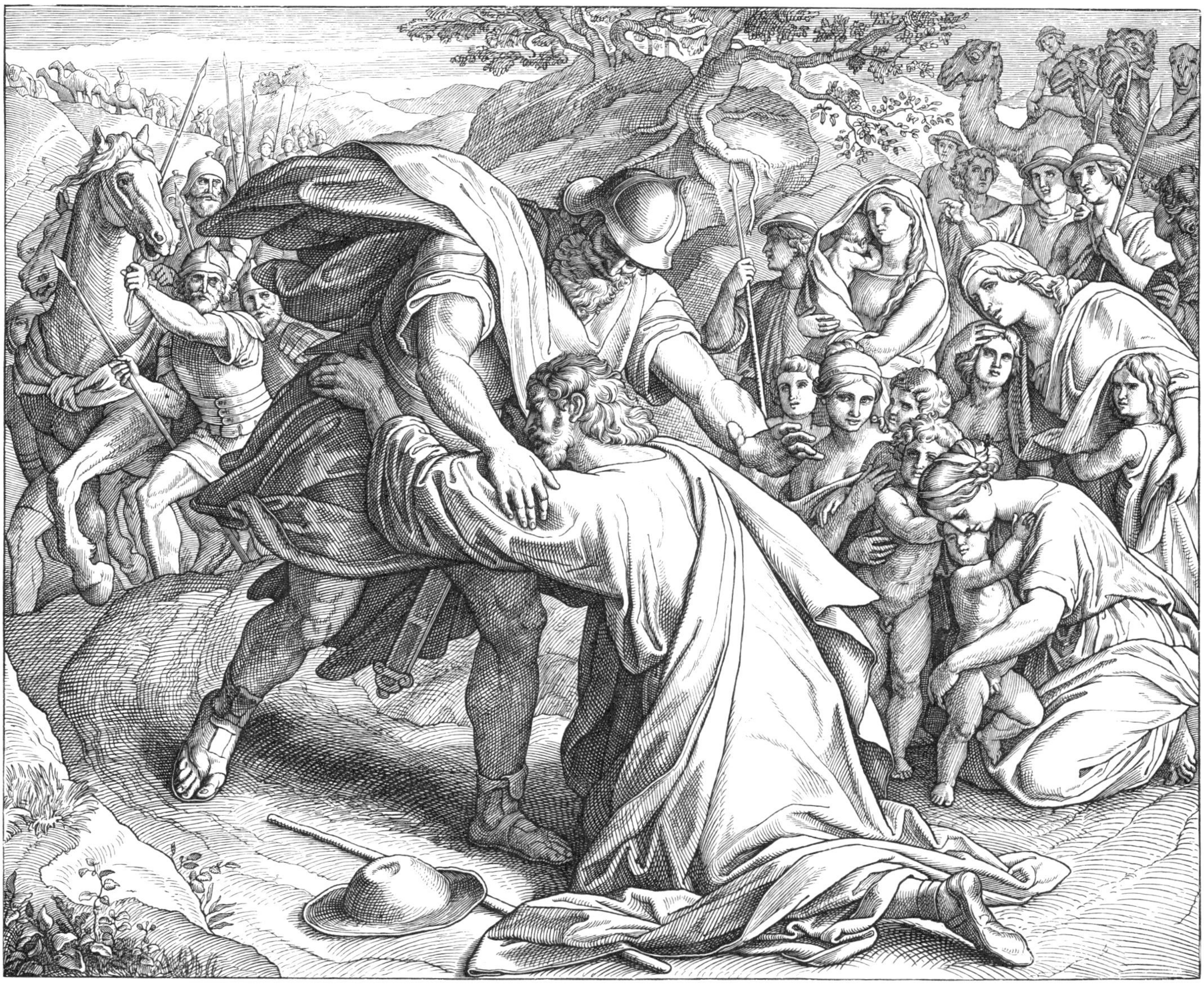

1. Mose 33. 1–4

Jakob hob seine Augen auf und sah seinen Bruder Esau kommen mit vierhundert Mann. Und er teilte seine Kinder zu Lea und Rahel und zu den beiden Mägden
und stellte die Mägde mit ihren Kindern vornean und Lea mit ihren Kindern hernach und Rahel mit Joseph zuletzt.

Und er ging vor ihnen her und neigte sich siebenmal auf die Erde, bis er zu seinem Bruder kam.
Esau aber lief ihm entgegen und herzte ihn und fiel ihm um den Hals und küßte ihn; und sie weinten.

Joseph wird von seinen Brüdern verkauft

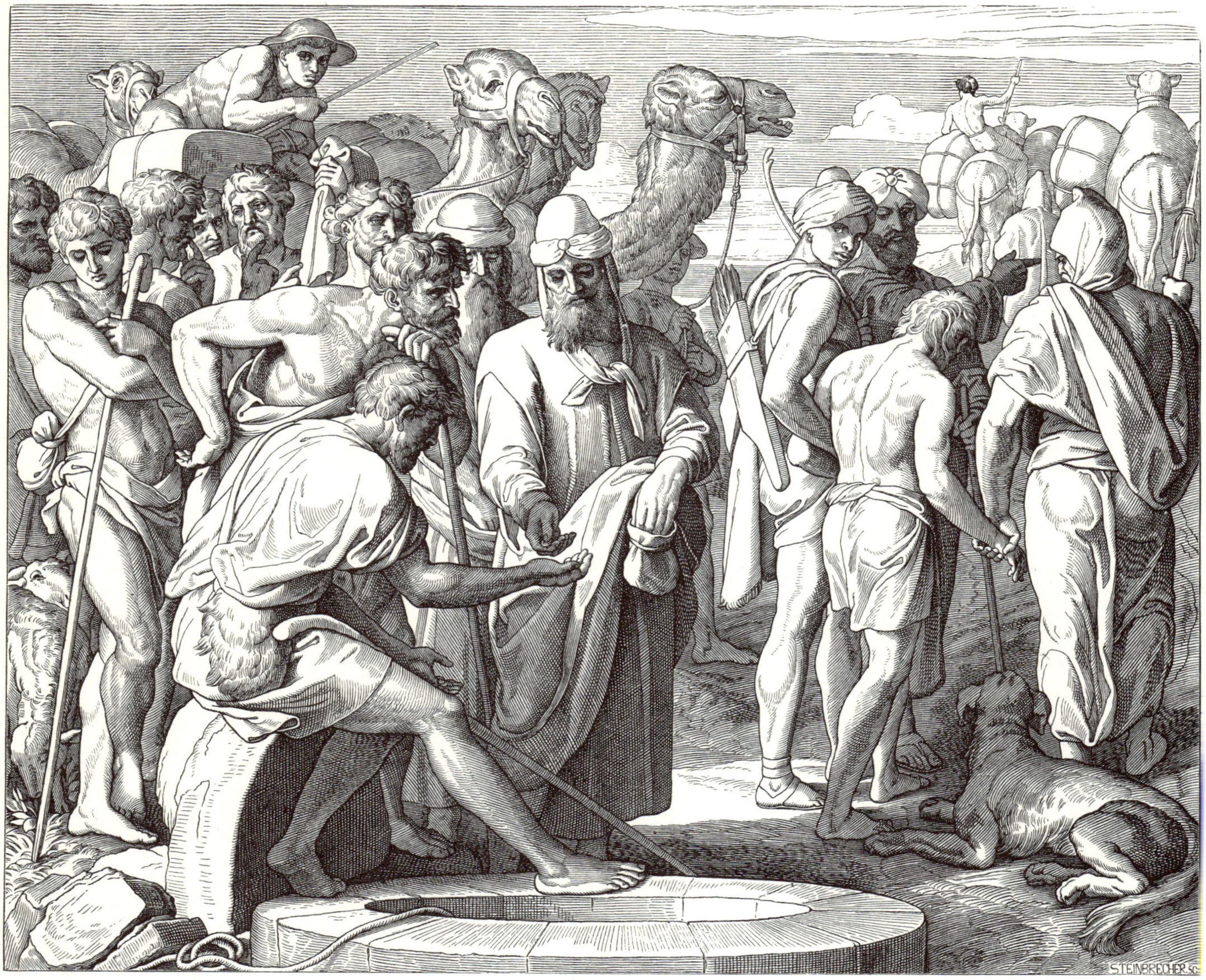

1. Mose 37. 23–28

Als nun Joseph zu seinen Brüdern kam, zogen sie ihm seinen Rock, den bunten Rock, aus, den er anhatte,
und nahmen ihn und warfen ihn in die Grube; aber die Grube war leer und kein Wasser darin.
Und setzten sich nieder, zu essen. Indes hoben sie ihre Augen auf und sahen einen Haufen Ismaeliter kommen von Gilead mit ihren Kamelen; die trugen Würze, Balsam und Myrrhe und zogen hinab nach Ägypten.

Da sprach Juda zu seinen Brüdern: Was hilft's uns, daß wir unsern Bruder erwürgen und sein Blut verbergen?
Kommt, laßt uns ihn den Ismaeliten verkaufen, daß sich unsre Hände nicht an ihm vergreifen; denn er ist unser Bruder, unser Fleisch und Blut. Und sie gehorchten ihm.
Und da die Midianiter, die Kaufleute, vorüberreisten, zogen sie ihn heraus aus der Grube und verkauften ihn den Ismaeliten um zwanzig Silberlinge; die brachten ihn nach Ägypten.

Josephs Keuschheit und der Potiphar Untreue

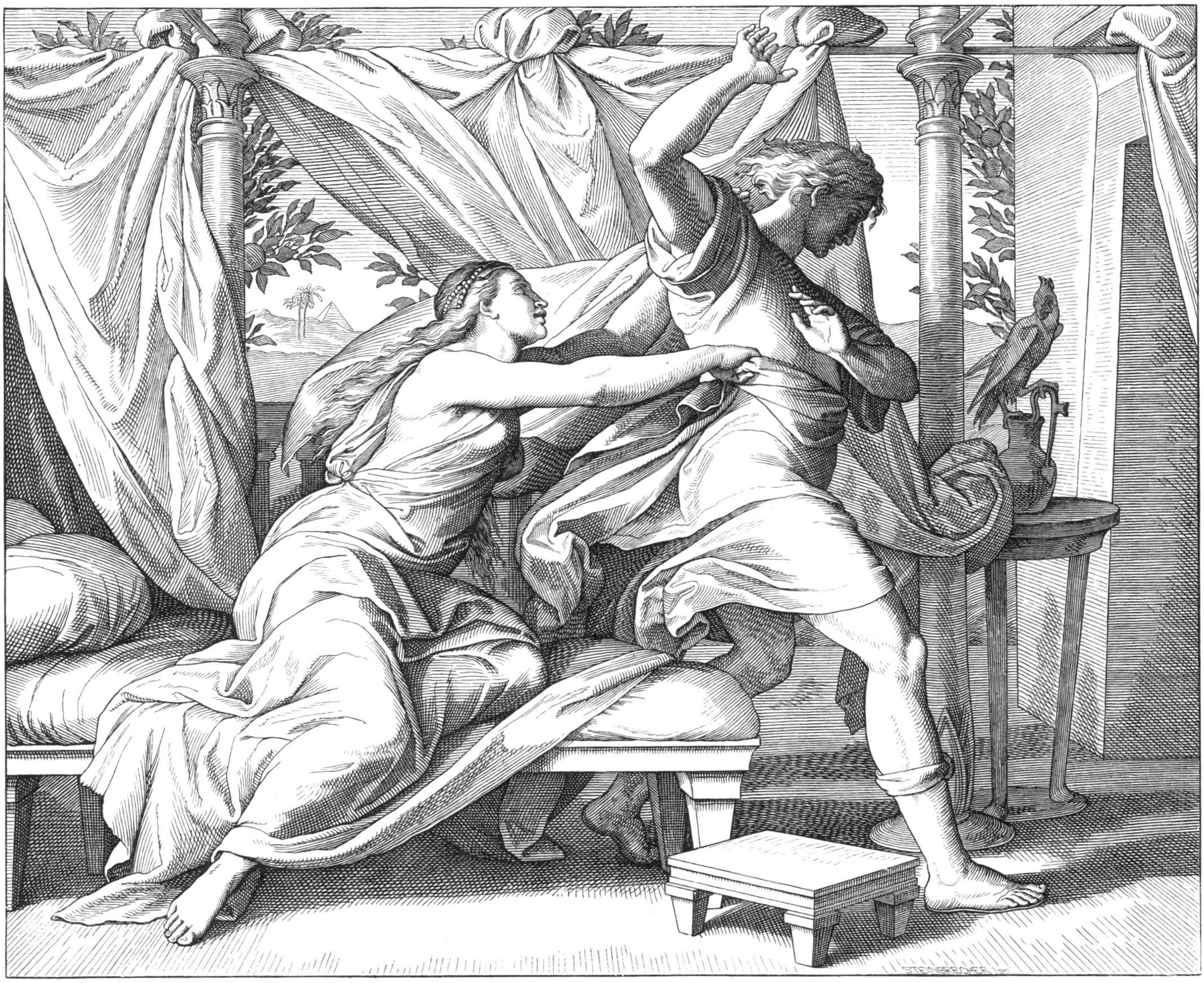

1. Mose 39. 7–17

Und es begab sich nach dieser Geschichte, daß seines Herrn Weib ihre Augen auf Joseph warf.
Er aber sprach zu ihr: Siehe, mein Herr nimmt sich keines Dinges an vor mir, was im Hause ist, und alles, was er hat, das hat er unter meine Hände getan,
und hat nichts so Großes in dem Hause, das er vor mir verhohlen habe, außer dir, indem du sein Weib bist. Wie sollte ich denn nun ein solch groß Übel tun und wider Gott sündigen?
Es begab sich eines Tages, daß Joseph in das Haus ging, sein Geschäft zu tun, und war kein Mensch vom Gesinde des Hauses dabei.
Und sie erwischte ihn bei seinem Kleid. Aber er ließ das Kleid in ihrer Hand und floh und lief zum Hause hinaus.
Da sie nun sah, daß er sein Kleid in ihrer Hand ließ und hinaus entfloh,
rief sie das Gesinde im Hause und sprach zu ihnen: Sehet, er hat uns den hebräischen Mann hereingebracht, daß er seinen Mutwillen mit uns treibe; ich rief aber mit lauter Stimme.
Und da er hörte, daß ich ein Geschrei machte und rief, da ließ er sein Kleid bei mir und floh und lief hinaus.
Und sie legte sein Kleid neben sich, bis sein Herr heimkam, und sagte zu ihm ebendieselben Worte.

Joseph deutet Pharaos Träume

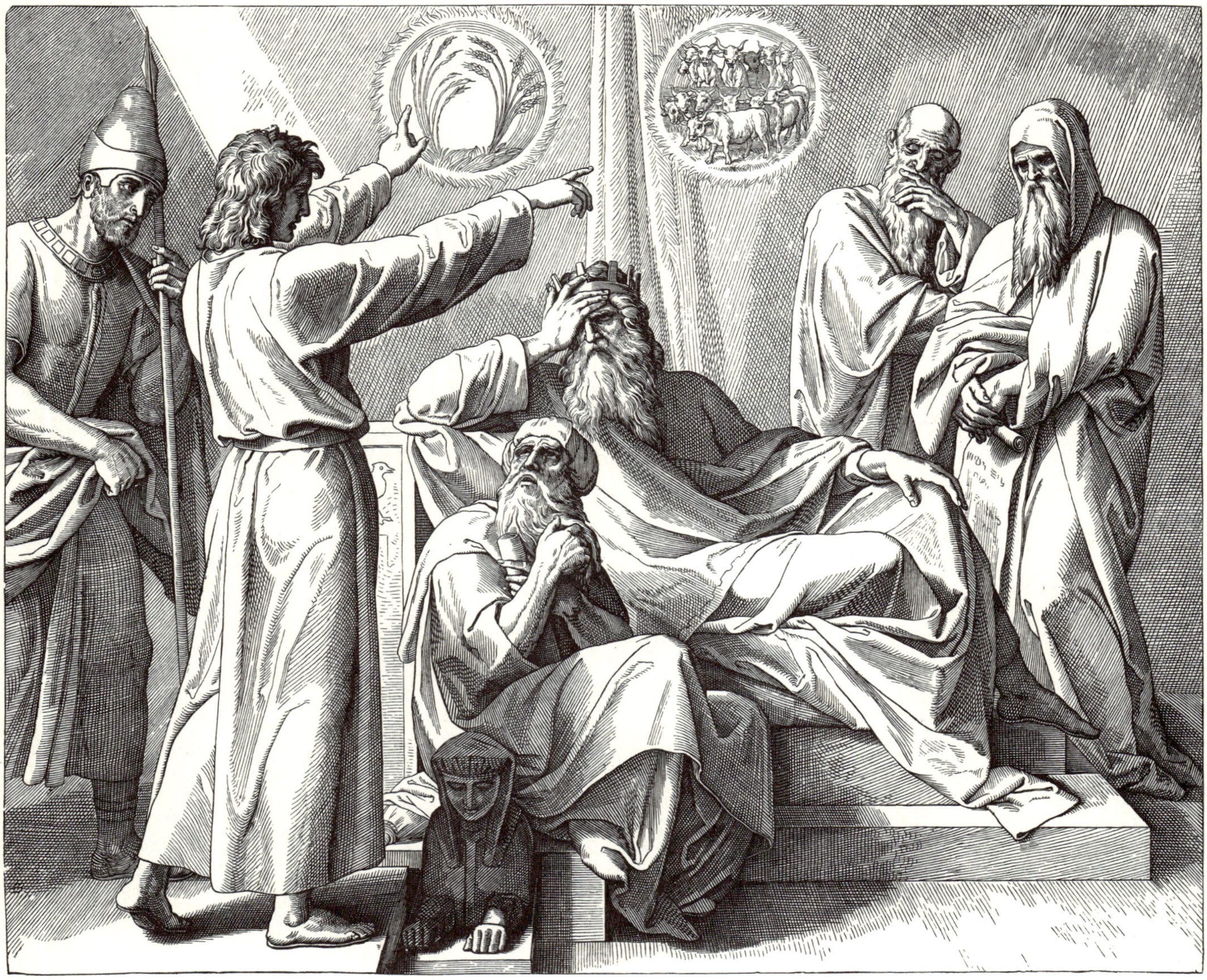

1. Mose 41. 14–32

Da sandte Pharao hin und ließ Joseph rufen; und sie ließen ihn eilend aus dem Gefängnis. Und er ließ sich scheren und zog andere Kleider an und kam hinein zu Pharao.
Da sprach Pharao zu ihm: Mir hat ein Traum geträumt, und ist niemand, der ihn deuten kann; ich habe aber gehört von dir sagen, wenn du einen Traum hörst, so kannst du ihn deuten.
Joseph antwortete Pharao und sprach: Das steht bei mir nicht; Gott wird doch Pharao Gutes weissagen.
Pharao sprach zu Joseph: Mir träumte, ich stand am Ufer bei dem Wasser
und sah aus dem Wasser steigen sieben schöne, fette Kühe; die gingen auf der Weide im Grase.
Und nach ihnen sah ich andere sieben, dürre, sehr häßliche und magere Kühe heraussteigen. Ich habe in ganz Ägyptenland nicht so häßliche gesehen.
Und die sieben mageren und häßlichen Kühe fraßen auf die sieben ersten, fetten Kühe.
Und da sie die hineingefressen hatten, merkte man's nicht an ihnen, daß sie die gefressen hatten, und waren häßlich gleich wie vorhin. Da wachte ich auf.
Und ich sah abermals in meinem Traum sieben Ähren auf einem Halm wachsen, voll und dick.
Darnach gingen auf sieben dürre Ähren, dünn und versengt.
Und die sieben dünnen Ähren verschlangen die sieben dicken Ähren. Und ich habe es den Wahrsagern gesagt; aber die können's mir nicht deuten.
Joseph antwortete Pharao: Beide Träume Pharaos sind einerlei. Gott verkündigt Pharao, was er vorhat.
Die sieben schönen Kühe sind sieben Jahre, und die sieben guten Ähren sind auch die sieben Jahre. Es ist einerlei Traum.
Die sieben mageren und häßlichen Kühe, die nach jenen aufgestiegen sind, das sind sieben Jahre; und die sieben mageren und versengten Ähren sind sieben Jahre teure Zeit.
Das ist nun, wie ich gesagt habe zu Pharao, daß Gott Pharao zeigt, was er vorhat.
Siehe, sieben reiche Jahre werden kommen in ganz Ägyptenland.
Und nach denselben werden sieben Jahre teure Zeit kommen, daß man vergessen wird aller solcher Fülle in Ägyptenland; und die teure Zeit wird das Land verzehren,
daß man nichts wissen wird von der Fülle im Lande vor der teuren Zeit, die hernach kommt; denn sie wird sehr schwer sein.
Daß aber dem Pharao zum andernmal geträumt hat, bedeutet, daß solches Gott gewiß und eilend tun wird.

Josephs Erhöhung

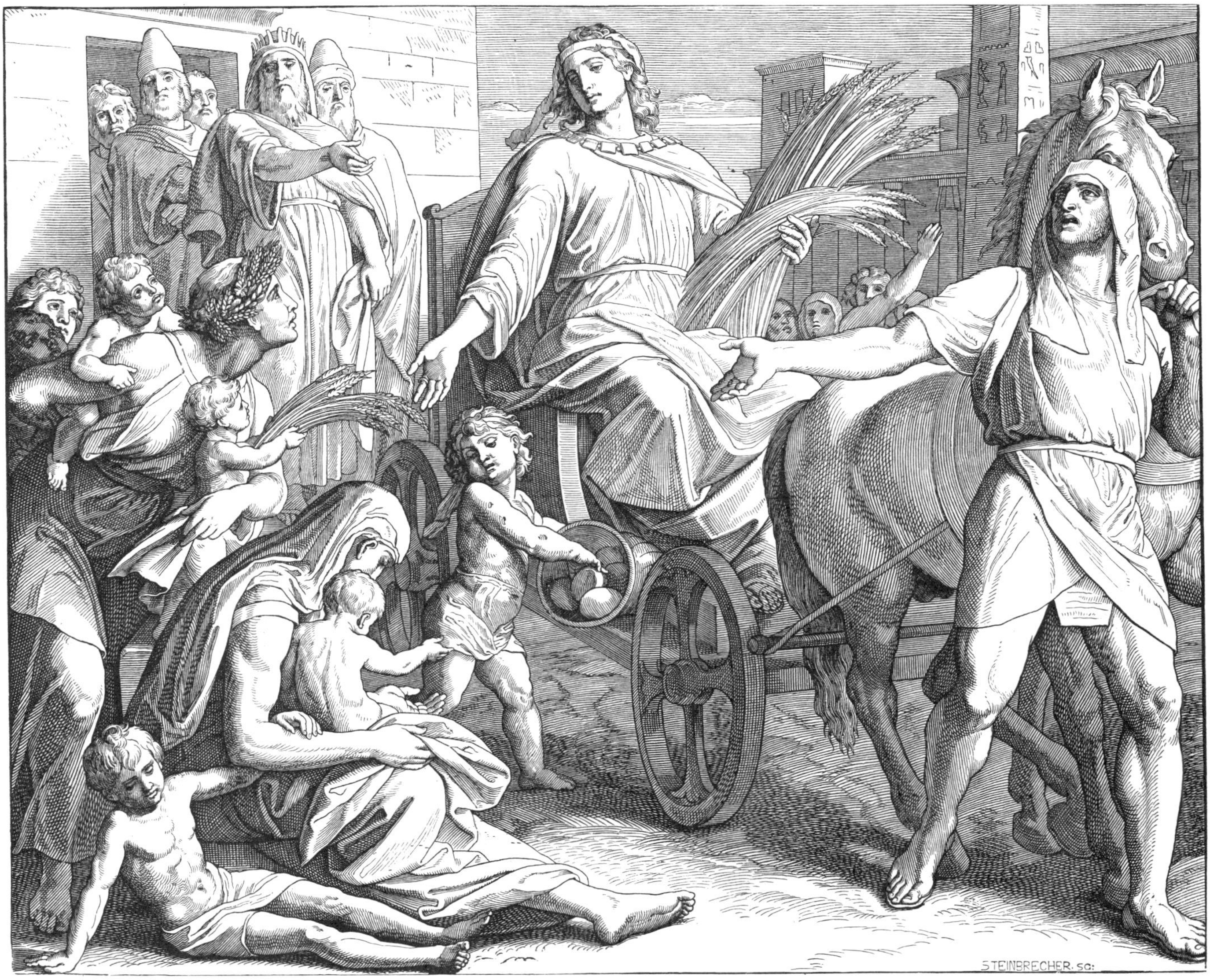

1. Mose 41, 39–43

Und Pharao sprach zu Joseph: Weil dir Gott solches alles hat kundgetan, ist keiner so verständig und weise wie du.
Du sollst über mein Haus sein, und deinem Wort soll all mein Volk gehorsam sein; allein um den königlichen Stuhl will ich höher sein als du.
Und weiter sprach Pharao zu Joseph: Siehe, ich habe dich über ganz Ägyptenland gesetzt.
Und er tat seinen Ring von seiner Hand und gab ihn Joseph an seine Hand und kleidete ihn mit köstlicher Leinwand und hing ihm eine goldene Kette an seinen Hals
und ließ ihn auf seinem zweiten Wagen fahren und ließ vor ihm her ausrufen: Der ist des Landes Vater! und setzte ihn über ganz Ägyptenland.

Die Wiedererkennung Josephs

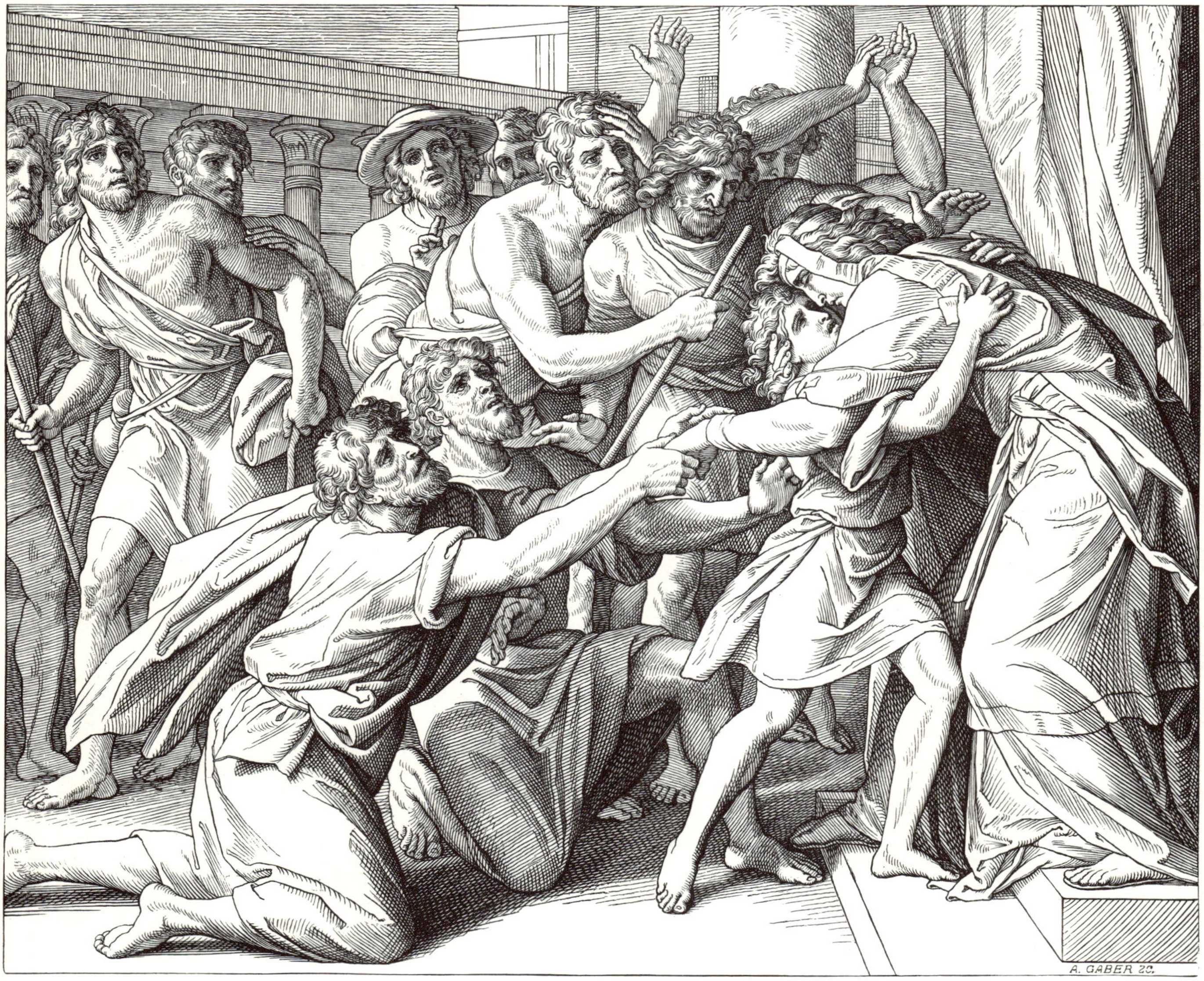

1. Mose 45. 1–5, 9–15

Da konnte sich Joseph nicht länger enthalten vor allen, die um ihn her standen, und er rief: Laßt jedermann von mir hinausgehen! Und stand kein Mensch bei ihm, da sich Joseph seinen Brüdern zu erkennen gab.

Und er weinte laut, daß es die Ägypter und das Gesinde Pharaos hörten,

und sprach zu seinen Brüdern: Ich bin Joseph. Lebt mein Vater noch? Und seine Brüder konnten ihm nicht antworten, so erschraken sie vor seinem Angesicht.

Er aber sprach zu seinen Brüdern: Tretet doch her zu mir! Und sie traten herzu. Und er sprach: Ich bin Joseph, euer Bruder, den ihr nach Ägypten verkauft habt.

Und nun bekümmert euch nicht und denkt nicht, daß ich darum zürne, daß ihr mich hieher verkauft habt; denn um eures Lebens willen hat mich Gott vor euch gesandt.

Eilet nun und ziehet hinauf zu meinem Vater und sagt ihm: Das läßt dir Joseph, dein Sohn, sagen: Gott hat mich zum Herrn in ganz Ägypten gesetzt; komm herab zu mir, säume nicht;

du sollst im Lande Gosen wohnen und nahe bei mir sein, du und deine Kinder und deine Kindeskinder, dein kleines und großes Vieh und alles, was du hast.

Ich will dich daselbst versorgen; denn es sind noch fünf Jahre der Teuerung, auf daß du nicht verderbest mit deinem Hause und allem was du hast.

Siehe, eure Augen sehen und die Augen meines Bruders Benjamin, daß ich mündlich mit euch rede.

Verkündigt meinem Vater alle meine Herrlichkeit in Ägypten und alles, was ihr gesehen habt; eilet und kommt hernieder mit meinem Vater hierher.

Und er fiel seinem Bruder Benjamin um den Hals und weinte; und Benjamin weinte auch an seinem Halse.

Und er küßte alle seine Brüder und weinte über ihnen.

Israels Einzug in Ägypten

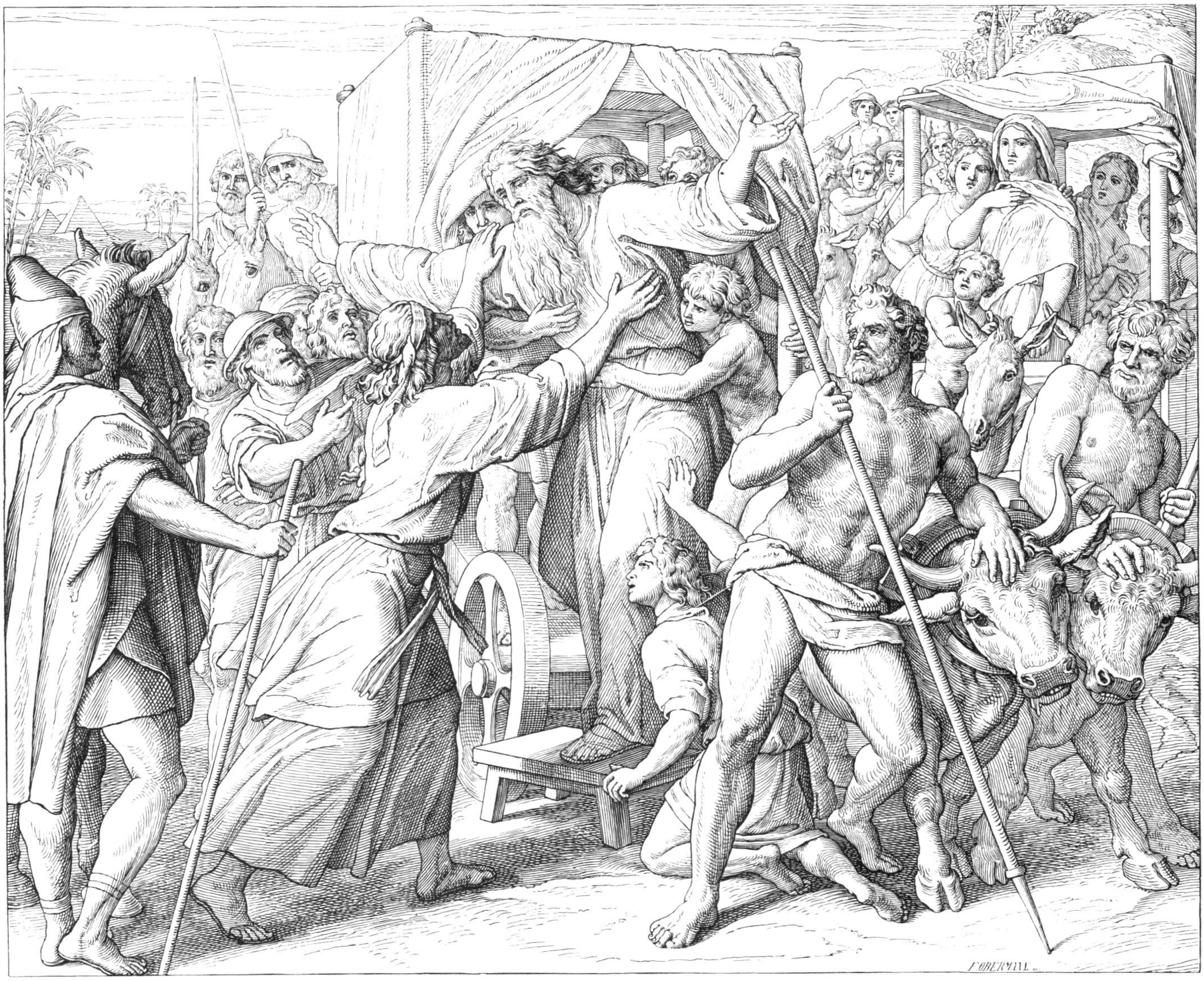

1. Mose 46. 2–7, 29, 30

Und Gott sprach zu ihm des Nachts im Gesicht: Jakob, Jakob! Er sprach: Hier bin ich.
Und er sprach: Ich bin Gott, der Gott deines Vaters; fürchte dich nicht, nach Ägypten hinabzuziehen, denn daselbst will ich dich zum großen Volk machen.
Ich will mit dir hinab nach Ägypten ziehen und will dich auch wieder heraufführen; und Joseph soll seine Hände auf deine Augen legen.
Da machte sich Jakob auf von Beer-Seba; und die Kinder Israels führten Jakob, ihren Vater, mit ihren Kindlein und Weibern auf den Wagen, die Pharao gesandt hatte, ihn zu führen,
und nahmen ihr Vieh und ihre Habe, die sie im Lande Kanaan erworben hatten, und kamen also nach Ägypten, Jakob und all sein Same mit ihm,
seine Söhne und seine Kindessöhne mit ihm, seine Töchter und seine Kindestöchter und all sein Same; die brachte er mit sich nach Ägypten.
Da spannte Joseph seinen Wagen an und zog hinauf, seinem Vater Israel entgegen, nach Gosen. Und da er ihn sah, fiel er ihm um den Hals und weinte lange an seinem Halse.
Da sprach Israel zu Joseph: Ich will nun gerne sterben, nachdem ich dein Angesicht gesehen habe, daß du noch lebst.

Der Israeliten Dienstbarkeit und Drangsale in Ägypten

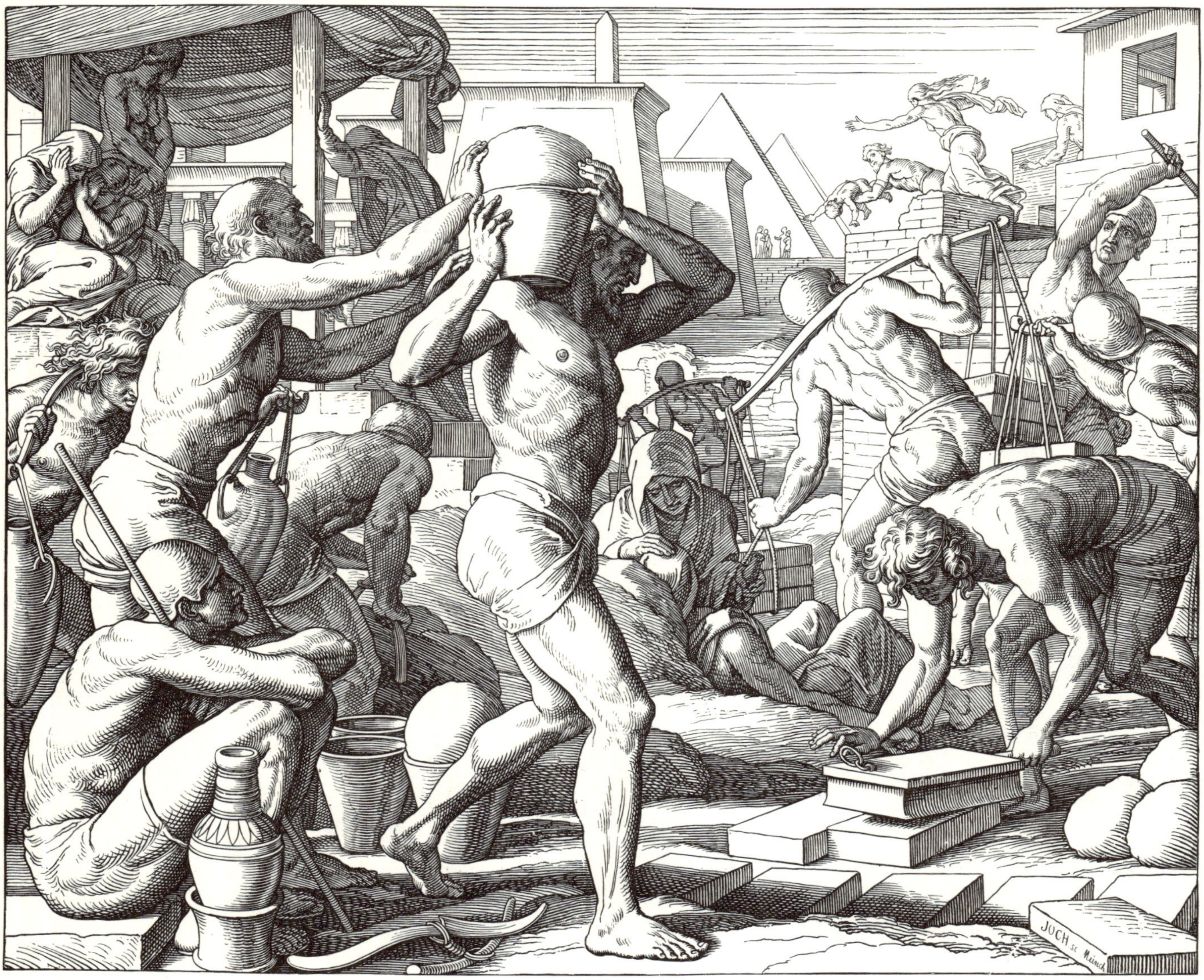

2. Mose 1. 8–14

Da kam ein neuer König auf in Ägypten, der wußte nichts von Joseph

und sprach zu seinem Volk: Siehe, des Volks der Kinder Israel ist viel und mehr als wir.

Wohlan, wir wollen sie mit List dämpfen, daß ihrer nicht so viel werden. Denn wo sich ein Krieg erhöbe, möchten sie sich auch zu unsern Feinden schlagen und wider uns streiten und zum Lande ausziehen.

Und man setzte Fronvögte über sie, die sie mit schweren Diensten drücken sollten; denn man baute dem Pharao die Städte Pithon und Raemses zu Vorratshäusern.

Aber je mehr sie das Volk drückten, je mehr es sich mehrte und ausbreitete. Und sie hielten die Kinder Israel wie einen Greuel.

Und die Ägypter zwangen die Kinder Israel zum Dienst mit Unbarmherzigkeit

und machten ihnen ihr Leben sauer mit schwerer Arbeit in Ton und Ziegeln und mit allerlei Frönen auf dem Felde und mit allerlei Arbeit, die sie ihnen auflegten mit Unbarmherzigkeit.

Die Findung Moses

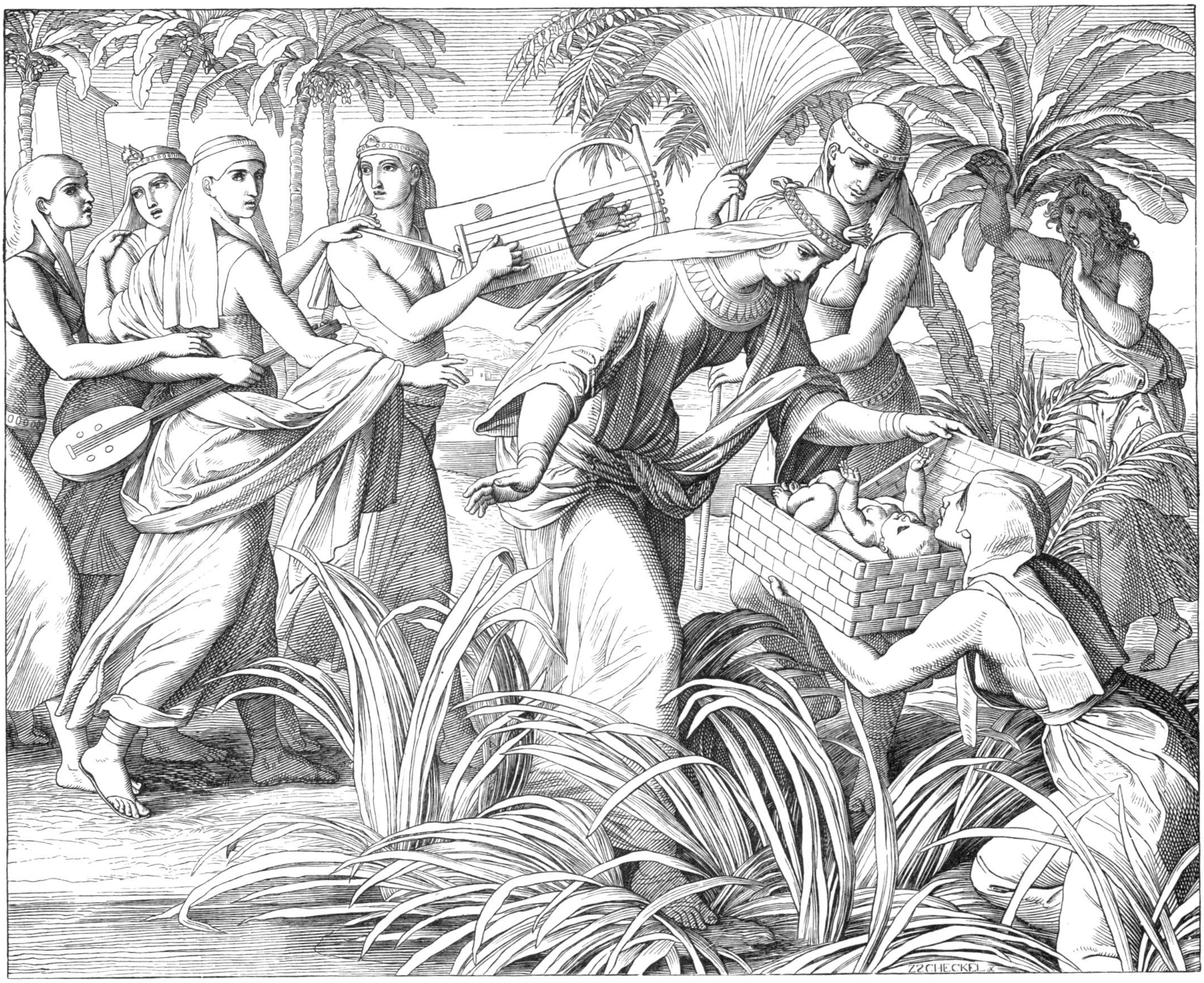

2. Mose 2. 1–6

Und es ging hin ein Mann vom Hause Levi und nahm eine Tochter Levi.
Und das Weib gebar einen Sohn. Und da sie sah, daß es ein feines Kind war, verbarg sie ihn drei Monate.
Und da sie ihn nicht länger verbergen konnte, machte sie ein Kästlein von Rohr und verklebte es mit Erdharz und Pech und legte das Kind darein und legte ihn in das Schilf am Ufer des Wassers.
Aber seine Schwester stand von ferne, daß sie erfahren wollte, wie es ihm gehen würde.
Und die Tochter Pharaos ging hernieder und wollte baden im Wasser; und ihre Jungfrauen gingen an dem Rande des Wassers.
Und da sie das Kästlein im Schilf sah, sandte sie ihre Magd hin und ließ es holen.
Und da sie es auftat, sah sie das Kind; und siehe, das Knäblein weinte. Da jammerte es sie, und sprach: Es ist der hebräischen Kindlein eins.

Moses rächt einen mißhandelten Stammesgenossen

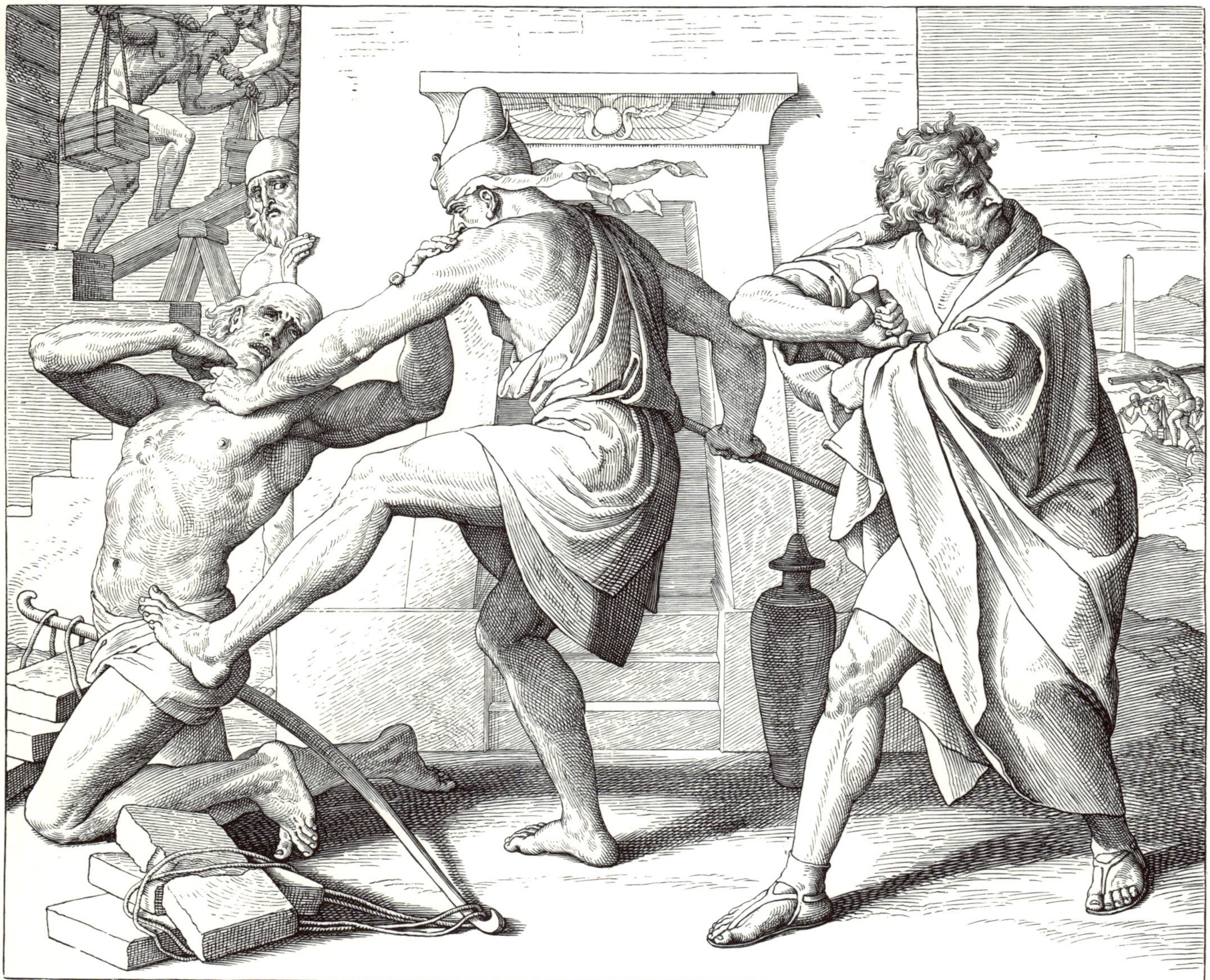

2. Mose 2. 11–12

Zu den Zeiten, da Mose war groß geworden, ging er aus zu seinen Brüdern und sah ihre Last und ward gewahr, daß ein Ägypter schlug seiner Brüder, der Hebräischen, einen.

Und er wandte sich hin und her und da er sah, daß kein Mensch da war, erschlug er den Ägypter und scharrte ihn in den Sand.

Moses wird berufen, Israel aus Ägypten zu führen

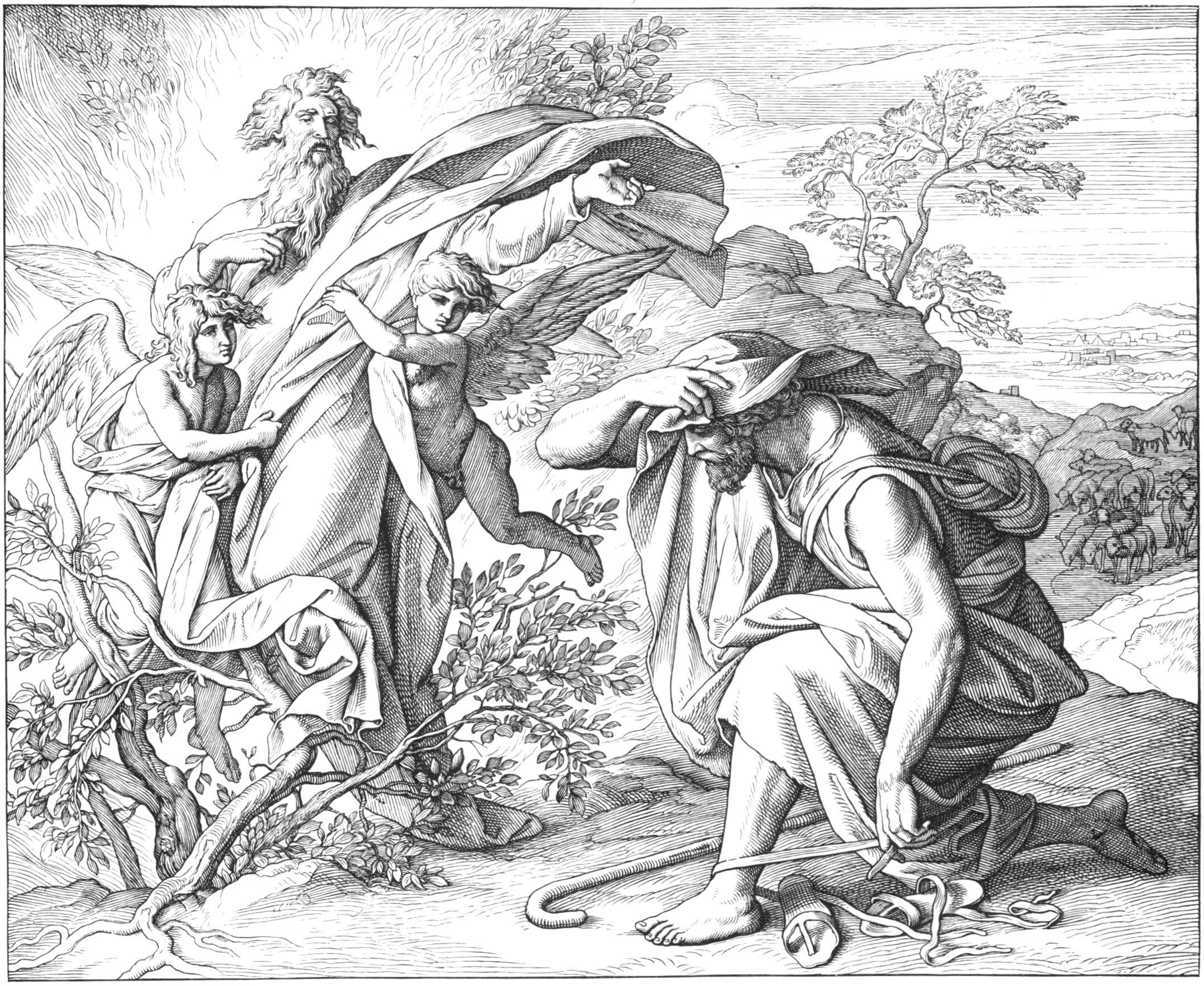

2. Mose 3, 1–12

Mose aber hütete die Schafe Jethros, seines Schwiegervaters, des Priesters in Midian, und trieb die Schafe hinter die Wüste und kam an den Berg Gottes, Horeb.
Und der Engel des Herrn erschien ihm in einer feurigen Flamme aus dem Busch. Und er sah, daß der Busch mit Feuer brannte und ward doch nicht verzehrt;
und sprach: Ich will dahin und beschauen dies große Gesicht, warum der Busch nicht verbrennt.
Da aber der Herr sah, daß er hinging, zu sehen, rief ihm Gott aus dem Busch und sprach: Mose, Mose! Er antwortete: Hier bin ich.
Er sprach: Tritt nicht herzu, zieh deine Schuhe aus von deinen Füßen; denn der Ort, darauf du stehst, ist ein heilig Land!
Und sprach weiter: Ich bin der Gott deines Vaters, der Gott Abrahams, der Gott Isaaks und der Gott Jakobs. Und Mose verhüllte sein Angesicht; denn er fürchtete sich, Gott anzuschauen.
Und der Herr sprach: Ich habe gesehen das Elend meines Volks in Ägypten und habe ihr Geschrei gehört über die, so sie drängen; ich habe ihr Leid erkannt
und bin herniedergefahren, daß ich sie errette von der Ägypter Hand und sie ausführe aus diesem Lande in ein gutes und weites Land, in ein Land, darin Milch und Honig fließt, an den Ort der Kanaaniter, Hethiter, Amoriter, Pheresiter, Heviter und Jebusiter.
Weil denn nun das Geschrei der Kinder Israel vor mich gekommen ist und ich auch dazu ihre Angst gesehen habe, wie die Ägypter sie ängsten,
so gehe nun hin, ich will dich zu Pharao senden, daß du mein Volk, die Kinder Israel, aus Ägypten führest.
Mose sprach zu Gott: Wer bin ich, daß ich zu Pharao gehe und führe die Kinder Israel aus Ägypten?
Er sprach. Ich will mit dir sein.

Moses fordert von Pharao die Freilassung der Israeliten

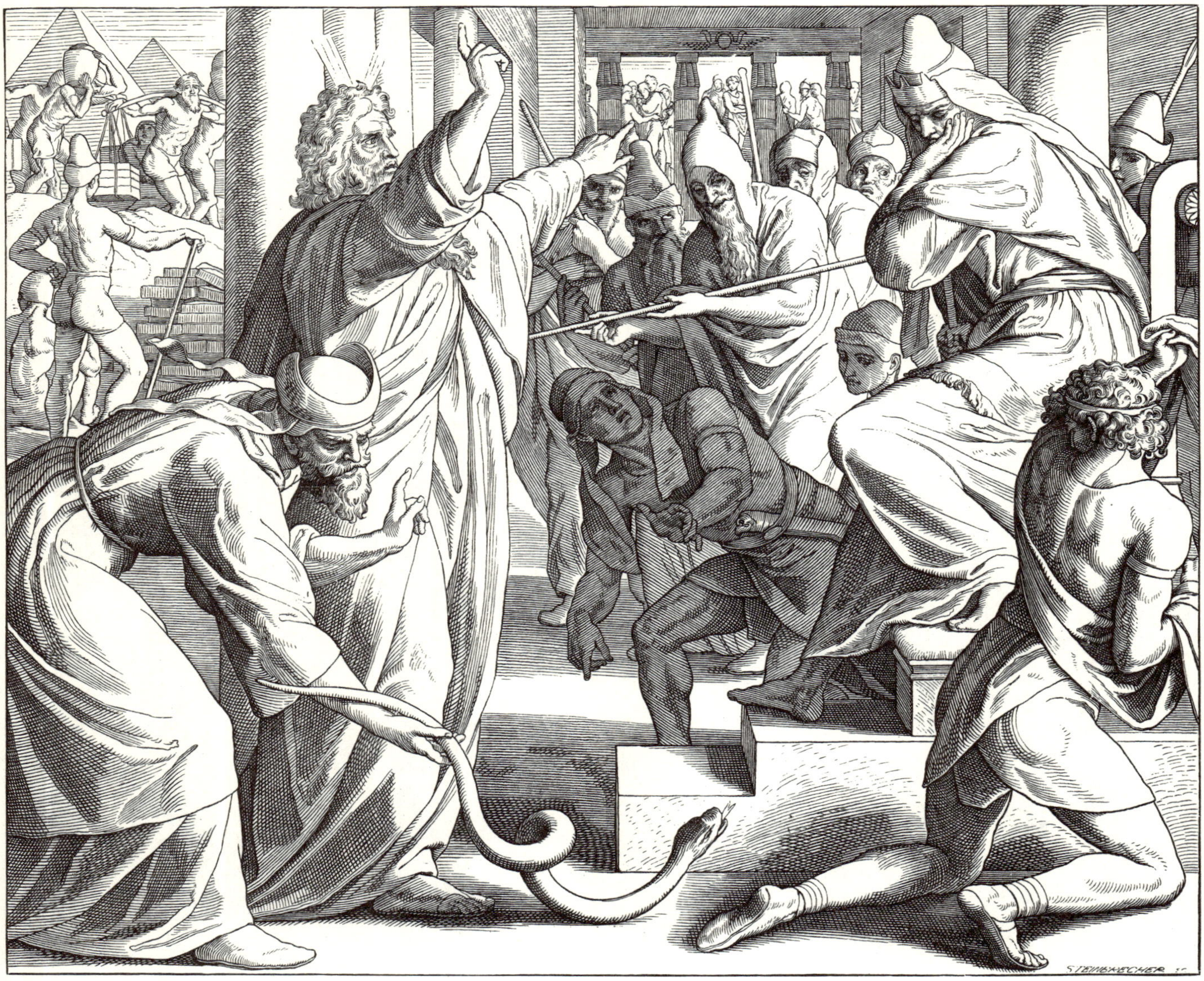

2. Mose 7. 8–10

Und der Herr sprach zu Mose und Aaron:
Wenn Pharao zu euch sagen wird: Beweiset eure Wunder, so sollst du zu Aaron sagen: Nimm deinen Stab und wirf ihn vor Pharao, daß er zur Schlange werde.

Da gingen Mose und Aaron hinein zu Pharao und taten, wie ihnen der Herr geboten hatte. Und Aaron warf seinen Stab vor Pharao und vor seinen Knechten, und er ward zur Schlange.

Die Stiftung des Osterlamms

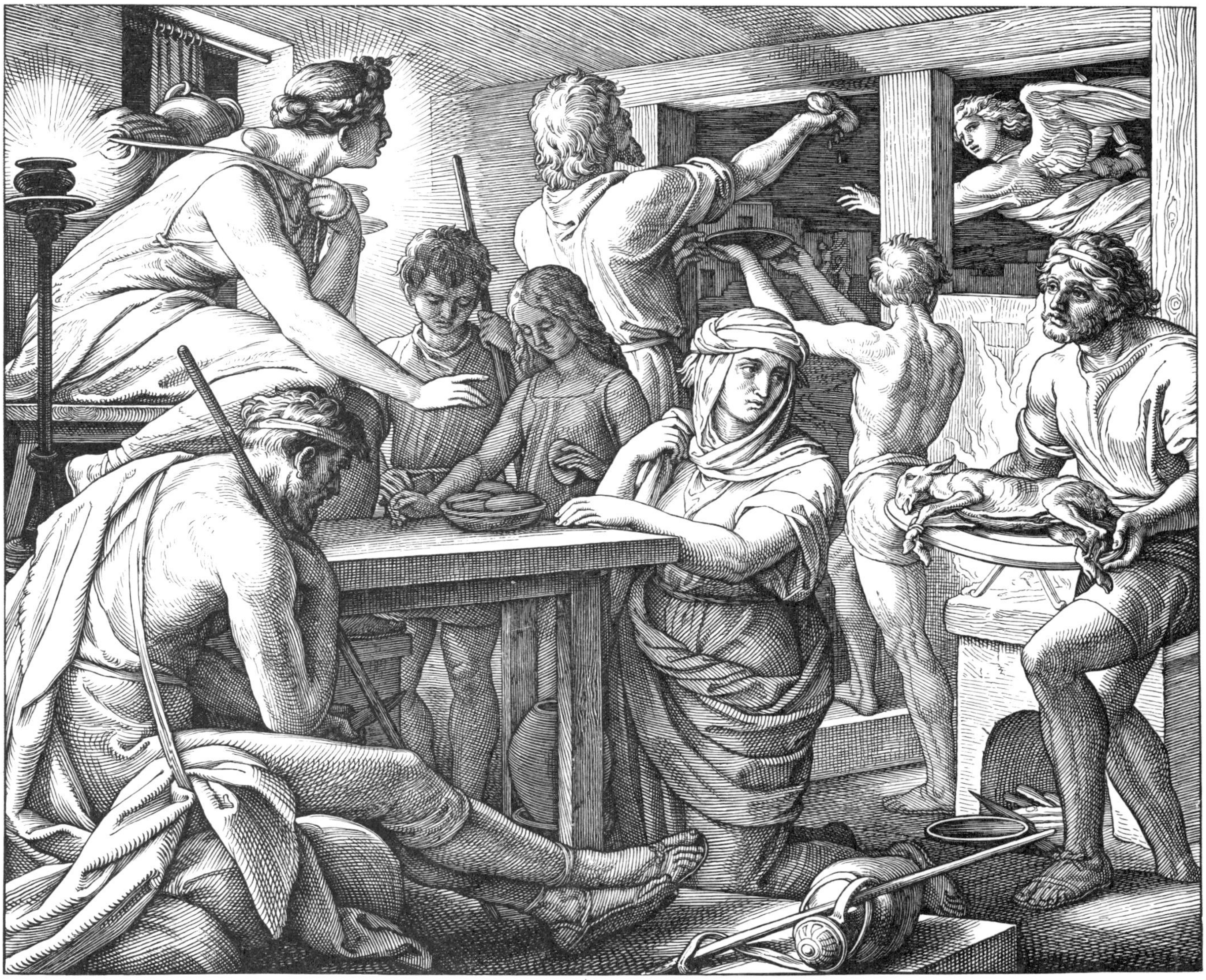

2. Mose 12. 1, 3–8, 11–14

Der Herr aber sprach zu Mose und Aaron in Ägyptenland: Saget der ganzen Gemeinde Israel und sprecht: Am zehnten Tage dieses Monats nehme ein jeglicher ein Lamm, wo ein Hausvater ist, je ein Lamm zu einem Haus.
Wo ihrer aber in einem Hause zu einem Lamm zu wenig sind, so nehme er's und sein nächster Nachbar an seinem Hause, bis ihrer so viel wird, daß sie das Lamm aufessen können.
Ihr sollt aber ein solches Lamm nehmen, daran kein Fehl ist, ein Männlein und ein Jahr alt; von den Schafen und Ziegen sollt ihr's nehmen
und sollt's behalten bis auf den vierzehnten Tag des Monats. Und ein jegliches Häuflein im ganzen Israel soll's schlachten gegen Abend.
Und sollt von seinem Blut nehmen und beide Pfosten an der Tür und die obere Schwelle damit bestreichen an den Häusern, darin sie es essen.
Und sollt also das Fleisch essen in derselben Nacht, am Feuer gebraten, und ungesäuertes Brot, und sollt es mit bitteren Kräutern essen.
Also sollt ihr's essen: Um eure Lenden sollt ihr gegürtet sein und eure Schuhe an euren Füßen haben und Stäbe in euren Händen, und sollt's essen, als die hinwegeilen; denn es ist des Herrn Passah.
Denn ich will in derselben Nacht durch Ägyptenland gehen und alle Erstgeburt schlagen in Ägyptenland, unter den Menschen und unter dem Vieh, und will meine Strafe beweisen an allen Göttern der Ägypter, ich, der Herr.
Und das Blut soll euer Zeichen sein an den Häusern, darin ihr seid, daß, wenn ich das Blut sehe, ich an euch vorübergehe und euch nicht die Plage widerfahre, die euch verderbe, wenn ich Ägyptenland schlage.
Ihr sollt diesen Tag haben zum Gedächtnis und sollt ihn feiern dem Herrn zum Fest, ihr und alle eure Nachkommen, zur ewigen Weise.

Erwürgung der Erstgeburt und Freilassung der Israeliten

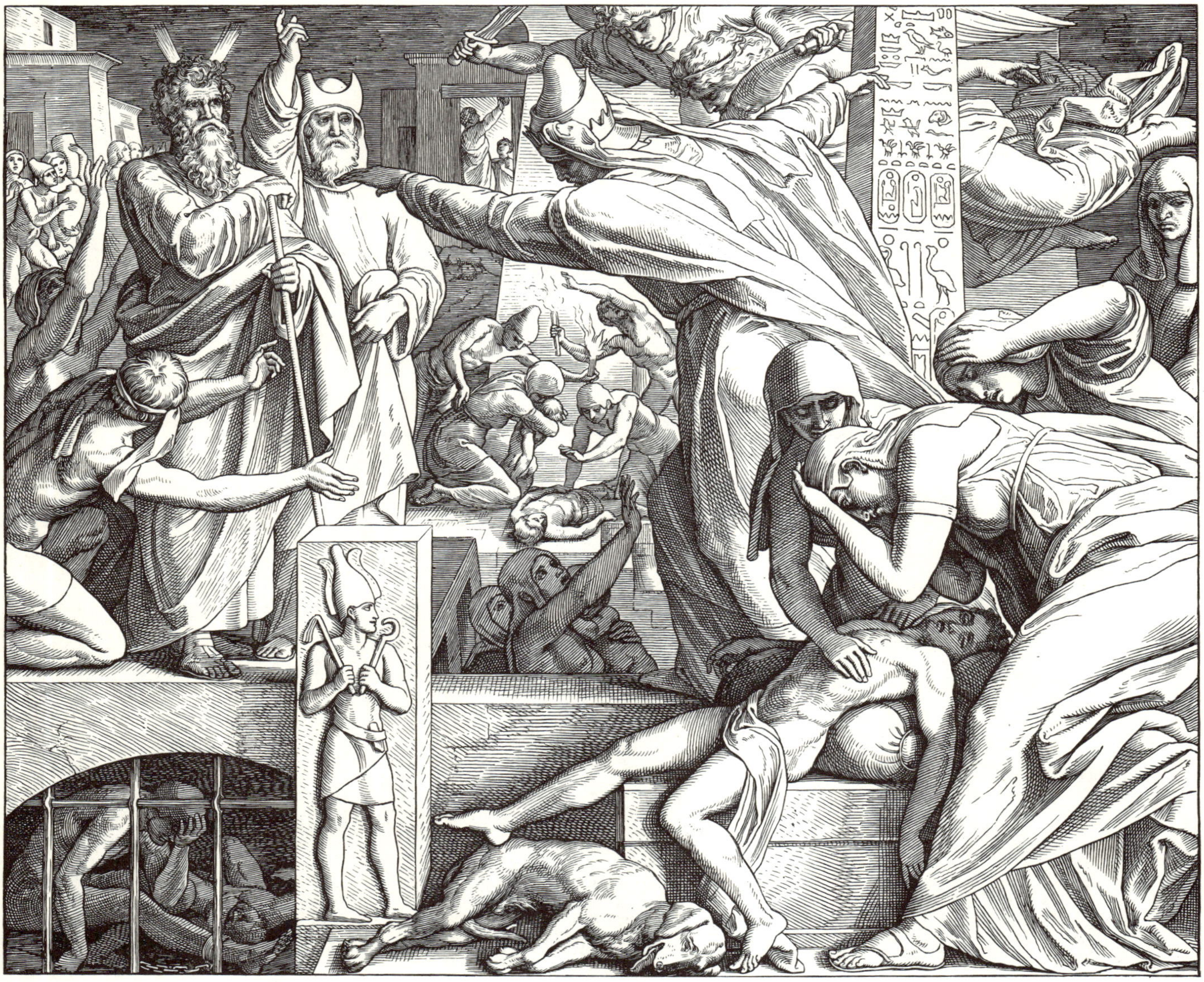

2. Mose 12. 29–31, 33

Und zur Mitternacht schlug der Herr alle Erstgeburt in Ägyptenland von dem ersten Sohn Pharaos an, der auf seinem Stuhl saß, bis auf den ersten Sohn des Gefangenen im Gefängnis und alle Erstgeburt des Viehs.
Da stand Pharao auf und alle seine Knechte in derselben Nacht und alle Ägypter, und ward ein großes Geschrei in Ägypten; denn es war kein Haus, darin nicht ein Toter war.
Und er forderte Mose und Aaron in der Nacht und sprach: Macht euch auf und ziehet aus von meinem Volk, ihr und die Kinder Israel; gehet hin und dienet dem Herrn, wie ihr gesagt habt.
Und die Ägypter drängten das Volk, daß sie es eilend aus dem Lande treiben; denn sie sprachen: Wir sind alle des Todes.

Der Israeliten Rettung und der Ägypter Untergang im Roten Meer

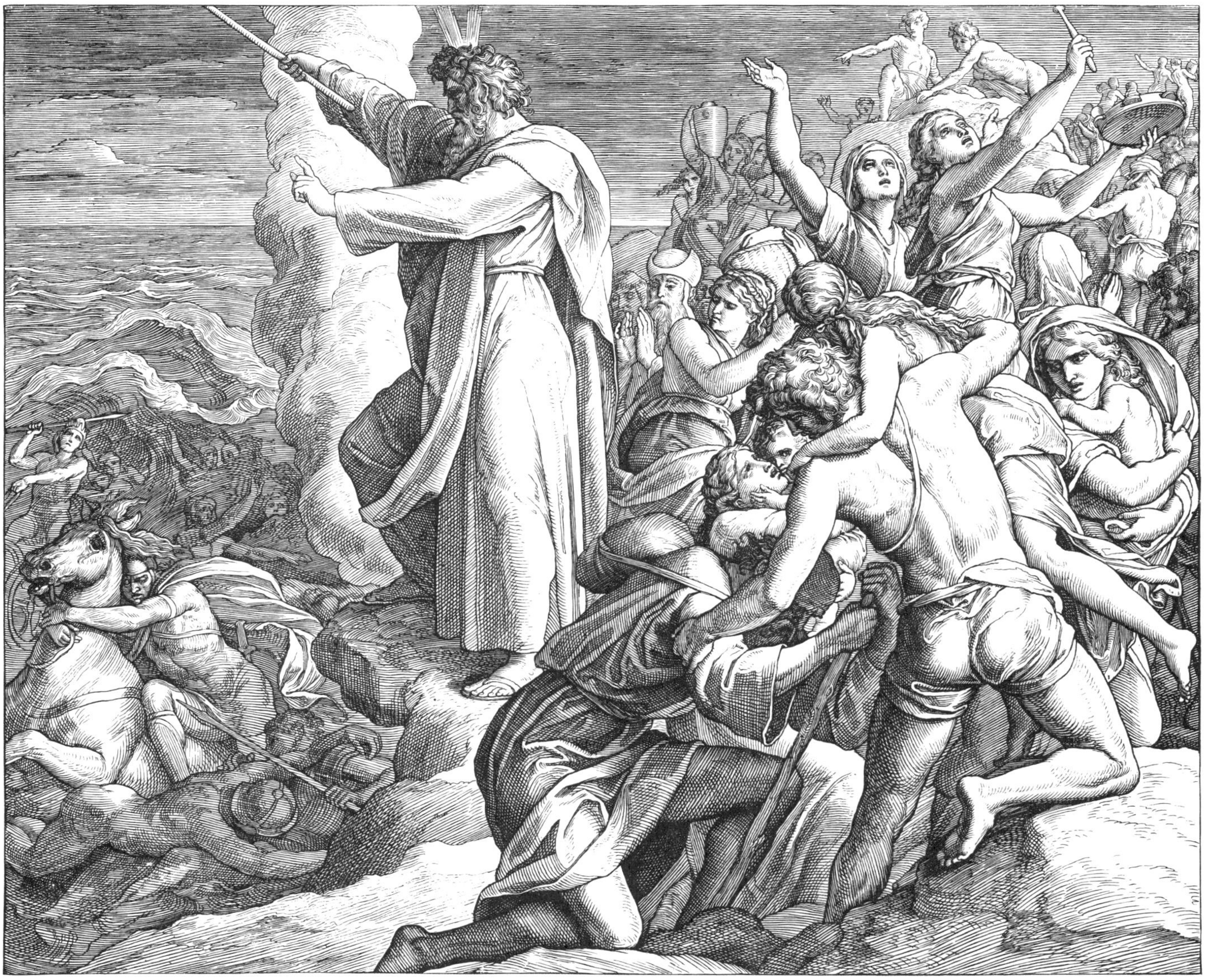

2. Mose 14. 26–31

Aber der Herr sprach zu Mose: Recke deine Hand aus über das Meer, daß das Wasser wieder herfalle über die Ägypter, über ihre Wagen und Reiter.
Da reckte Mose seine Hand aus über das Meer, und das Meer kam wieder vor morgens in seinen Strom, und die Ägypter flohen ihm entgegen. Also stürzte sie der Herr mitten ins Meer,
daß das Wasser wiederkam und bedeckte Wagen und Reiter und alle Macht des Pharao, die ihnen nachgefolgt waren ins Meer, daß nicht einer aus ihnen übrigblieb.

Aber die Kinder Israel gingen trocken mitten durchs Meer; und das Wasser war ihnen für Mauern zur Rechten und zur Linken.
Also half der Herr Israel an dem Tage von der Ägypter Hand.
Und sie sahen die Ägypter tot am Ufer des Meeres
und die große Hand, die der Herr an den Ägyptern erzeigt hatte.
Und das Volk fürchtete den Herrn, und sie glaubten ihm und seinem Knecht Mose.

Die Kinder Israel werden in der Wüste gespeist und getränkt

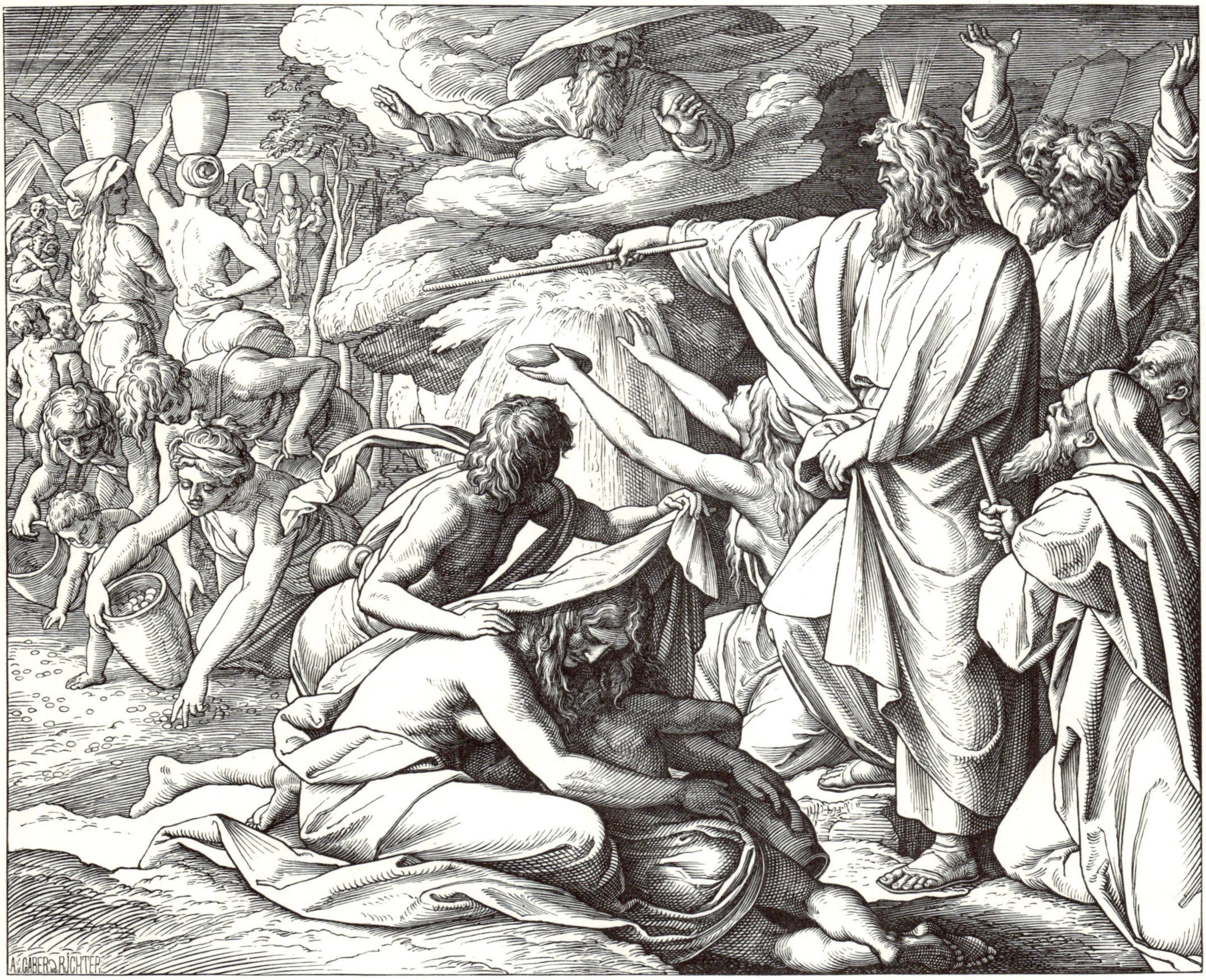

2. Mose 16. 4, 13–17; 17. 3–6

Da sprach der Herr zu Mose: Siehe, ich will euch Brot vom Himmel regnen lassen, und das Volk soll hinausgehen und sammeln täglich, was es des Tages bedarf.
Und am Morgen lag der Tau um das Heer her.
Und als der Tau weg war, siehe, da lag's in der Wüste rund und klein wie der Reif auf dem Lande.
Und da es die Kinder Israel sahen, sprachen sie untereinander: Man hu [d. h. was ist das?]; denn sie wußten nicht, was es war.
Mose aber sprach zu ihnen: Es ist das Brot, das euch der Herr zu essen gegeben hat.
Das ist's aber, was der Herr geboten hat: Ein jeglicher sammle, soviel er für sich essen mag, und nehme ein Gomer auf ein jeglich Haupt nach der Zahl der Seelen in seiner Hütte.
Und die Kinder Israel taten also und sammelten, einer viel, der andere wenig.
Da aber das Volk daselbst dürstete nach Wasser, murrten sie wider Mose und sprachen: Warum hast du uns lassen aus Ägypten ziehen, daß du uns, unsre Kinder und unser Vieh Durstes sterben ließest?
Mose schrie zum Herrn und sprach: Wie soll ich mit dem Volk tun? Es fehlt nicht viel, sie werden mich noch steinigen.
Der Herr sprach zu ihm: Gehe hin vor dem Volk und nimm etliche Älteste von Israel mit dir und nimm deinen Stab in deine Hand, mit dem du den Strom schlugst, und gehe hin.
Siehe, ich will daselbst stehen vor dir auf einem Fels am Horeb; da sollst du den Fels schlagen, so wird Wasser herauslaufen, daß das Volk trinke. Mose tat also vor den Ältesten von Israel.

Moses im Gebet während der Schlacht gegen die Amalekiter

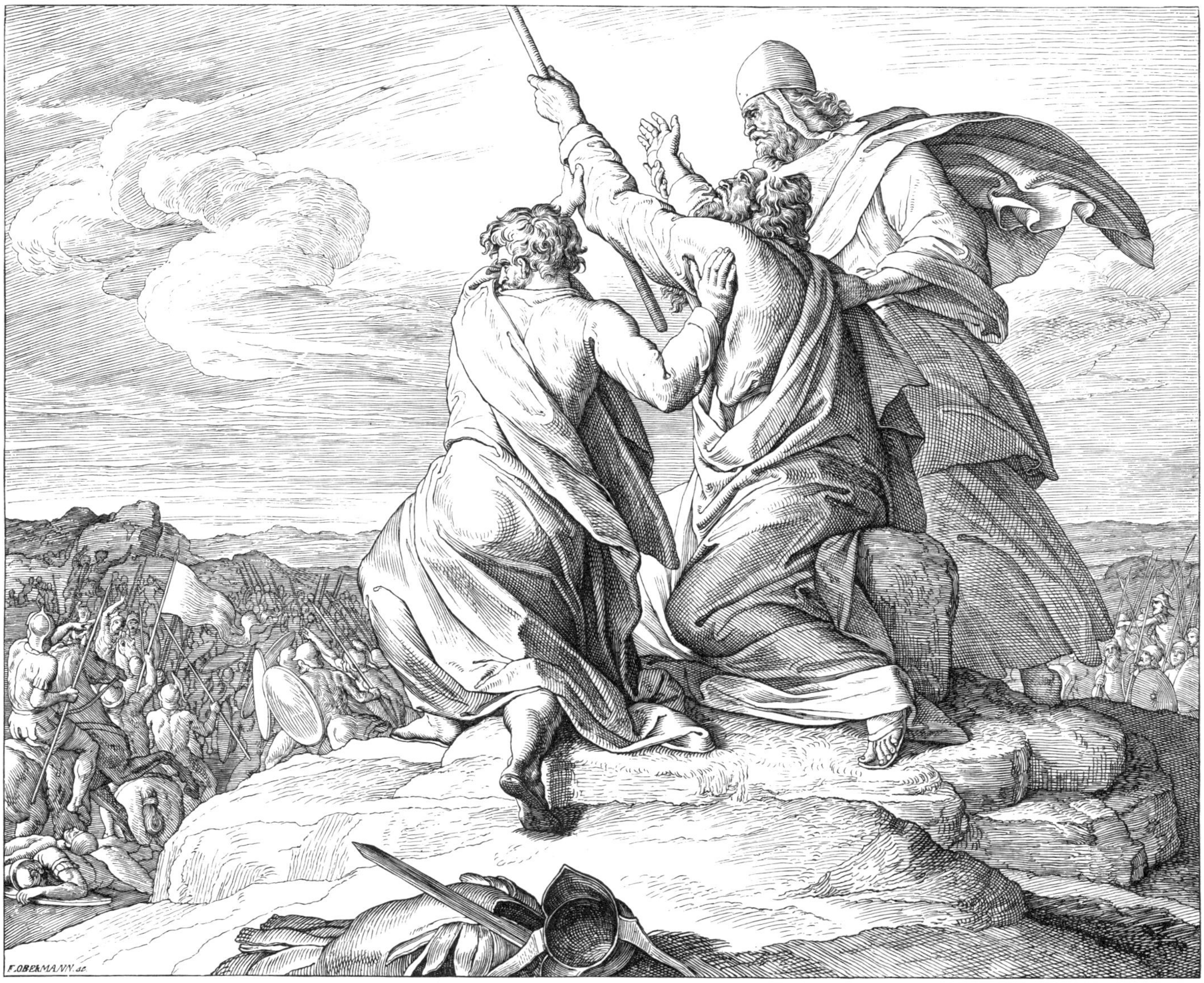

2. Mose 17. 9–13

Und Mose sprach zu Josua: Erwähle uns Männer, zieh aus und streite wider Amalek; morgen will ich auf des Hügels Spitze stehen und den Stab Gottes in meiner Hand haben.
Und Josua tat, wie Mose ihm sagte, daß er wider Amalek stritte. Mose aber und Aaron und Hur gingen auf die Spitze des Hügels. Und wenn Mose seine Hand emporhielt, siegte Israel; wenn er aber seine Hand niederließ, siegte Amalek.

Aber die Hände Mose's wurden schwer; darum nahmen sie einen Stein und legten ihn unter ihn, daß er sich darauf setzte. Aaron aber und Hur stützten ihm seine Hände, auf jeglicher Seite einer. Also blieben seine Hände fest, bis die Sonne unterging.
Und Josua dämpfte den Amalek und sein Volk durch des Schwertes Schärfe.

Moses empfängt die Gesetztafeln

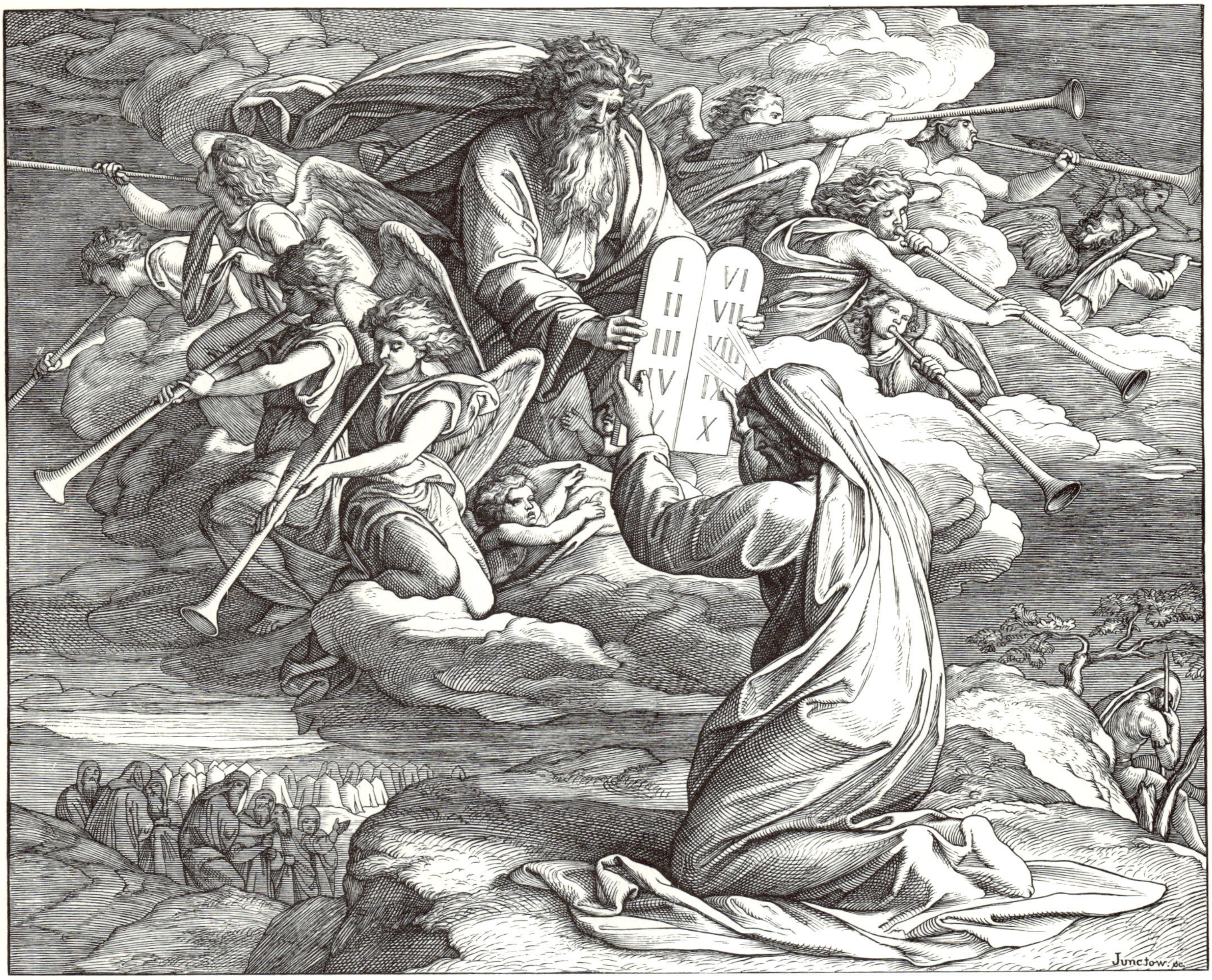

2. Mose 20. 1–18; 31. 18

Und Gott redete alle diese Worte:
Ich bin der Herr, dein Gott, der ich dich aus Ägyptenland, aus dem Diensthause, geführt habe.
Du sollst keine anderen Götter neben mir haben.
Du sollst dir kein Bildnis noch irgend ein Gleichnis machen, weder des, das oben im Himmel, noch des, das unten auf Erden, oder des, das im Wasser unter der Erde ist.
Bete sie nicht an und diene ihnen nicht. Denn ich, der Herr, dein Gott, bin ein eifriger Gott, der da heimsucht der Väter Missetat an den Kindern bis in das dritte und vierte Glied, die mich hassen;
und tue Barmherzigkeit an vielen Tausenden, die mich liebhaben und meine Gebote halten.
Du sollst den Namen des Herrn, deines Gottes, nicht mißbrauchen; denn der Herr wird den nicht ungestraft lassen, der seinen Namen mißbraucht.
Gedenke des Sabbattags, daß du ihn heiligest.
Sechs Tage sollst du arbeiten und alle deine Dinge beschicken; aber am siebenten Tage ist der Sabbat des Herrn, deines Gottes; da sollst du kein Werk tun, noch dein Sohn, noch deine Tochter, noch dein Knecht, noch deine Magd, noch dein Vieh, noch dein Fremdling, der in deinen Toren ist.
Denn in sechs Tagen hat der Herr Himmel und Erde gemacht und das Meer und alles, was darinnen ist, und ruhete am siebenten Tage. Darum segnete der Herr den Sabbattag und heiligte ihn.
Du sollst deinen Vater und deine Mutter ehren, auf daß du lange lebest in dem Lande, das dir der Herr, dein Gott, gibt.
Du sollst nicht töten.
Du sollst nicht ehebrechen.
Du sollst nicht stehlen.
Du sollst kein falsches Zeugnis reden wider deinen Nächsten.
Laß dich nicht gelüsten deines Nächsten Hauses. Laß dich nicht gelüsten deines Nächsten Weibes, noch seines Knechtes, noch seiner Magd, noch seines Ochsen, noch seines Esels, noch alles, was dein Nächster hat.
Und alles Volk sah den Donner und Blitz und den Ton der Posaune und den Berg rauchen. Da sie aber solches sahen, flohen sie und traten von ferne.
Und da der Herr ausgeredet hatte mit Mose auf dem Berge Sinai, gab er ihm zwei Tafeln des Zeugnisses; die waren steinern und beschrieben mit dem Finger Gottes.

Moses zertrümmert die Gesetztafeln

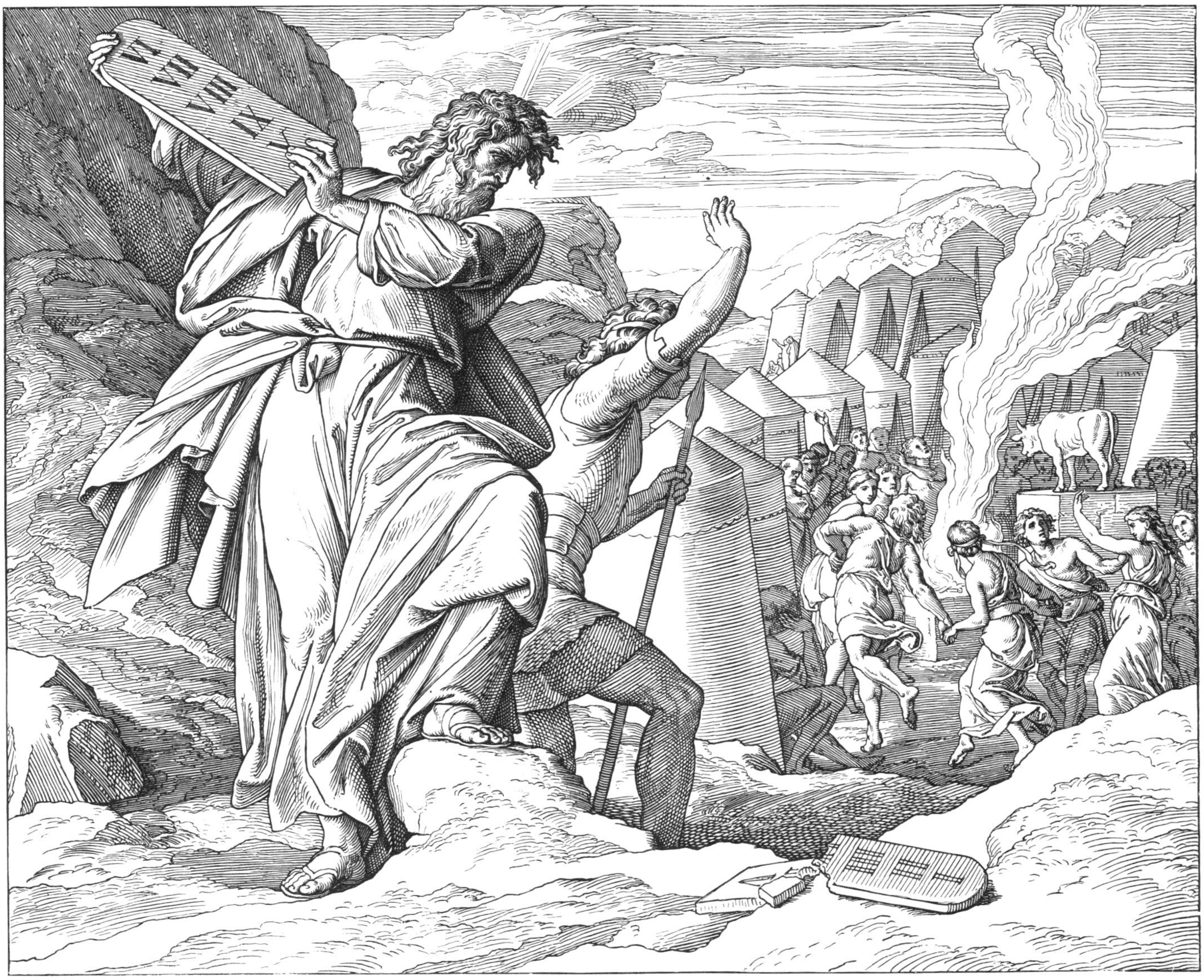

2. Mose 32. 1–7, 15–19

Da aber das Volk sah, daß Mose verzog, von dem Berge zu kommen, sammelte sich's wider Aaron und sprach zu ihm: Auf, und mache uns Götter, die vor uns her gehen! Denn wir wissen nicht, was diesem Mann Mose widerfahren ist, der uns aus Ägyptenland geführt hat.
Aaron sprach zu ihnen: Reißet ab die goldenen Ohrenringe an den Ohren eurer Weiber, eurer Söhne und eurer Töchter und bringet sie zu mir.
Da riß alles Volk seine goldenen Ohrenringe von ihren Ohren, und brachten sie zu Aaron.
Und er nahm sie von ihren Händen und entwarf's mit einem Griffel und machte ein gegossenes Kalb. Und sie sprachen: Das sind deine Götter, Israel, die dich aus Ägyptenland geführt haben!
Da das Aaron sah, baute er einen Altar vor ihm und ließ ausrufen und sprach: Morgen ist des Herrn Fest.
Und sie standen des Morgens früh auf und opferten Brandopfer und brachten dazu Dankopfer. Darnach setzte sich das Volk, zu essen und zu trinken, und standen auf, zu spielen.
Der Herr sprach aber zu Mose: Gehe, steig hinab; denn dein Volk, das du aus Ägyptenland geführt hast, hat's verderbt.
Mose wandte sich und stieg vom Berge und hatte zwei Tafeln des Zeugnisses in seiner Hand, die waren beschrieben auf beiden Seiten.
Und Gott hatte sie selbst gemacht und selber die Schrift eingegraben.
Da nun Josua hörte des Volkes Geschrei, daß sie jauchzten, sprach er zu Mose: Es ist ein Geschrei im Lager wie im Streit.
Er antwortete: Es ist nicht ein Geschrei gegeneinander derer, die obliegen und unterliegen, sondern ich höre ein Geschrei eines Singetanzes.
Als er aber nahe zum Lager kam und das Kalb und den Reigen sah, ergrimmte er mit Zorn und warf die Tafeln aus seiner Hand und zerbrach sie unten am Berge.

Der Herr straft durch Moses die Abgötterei des Volkes

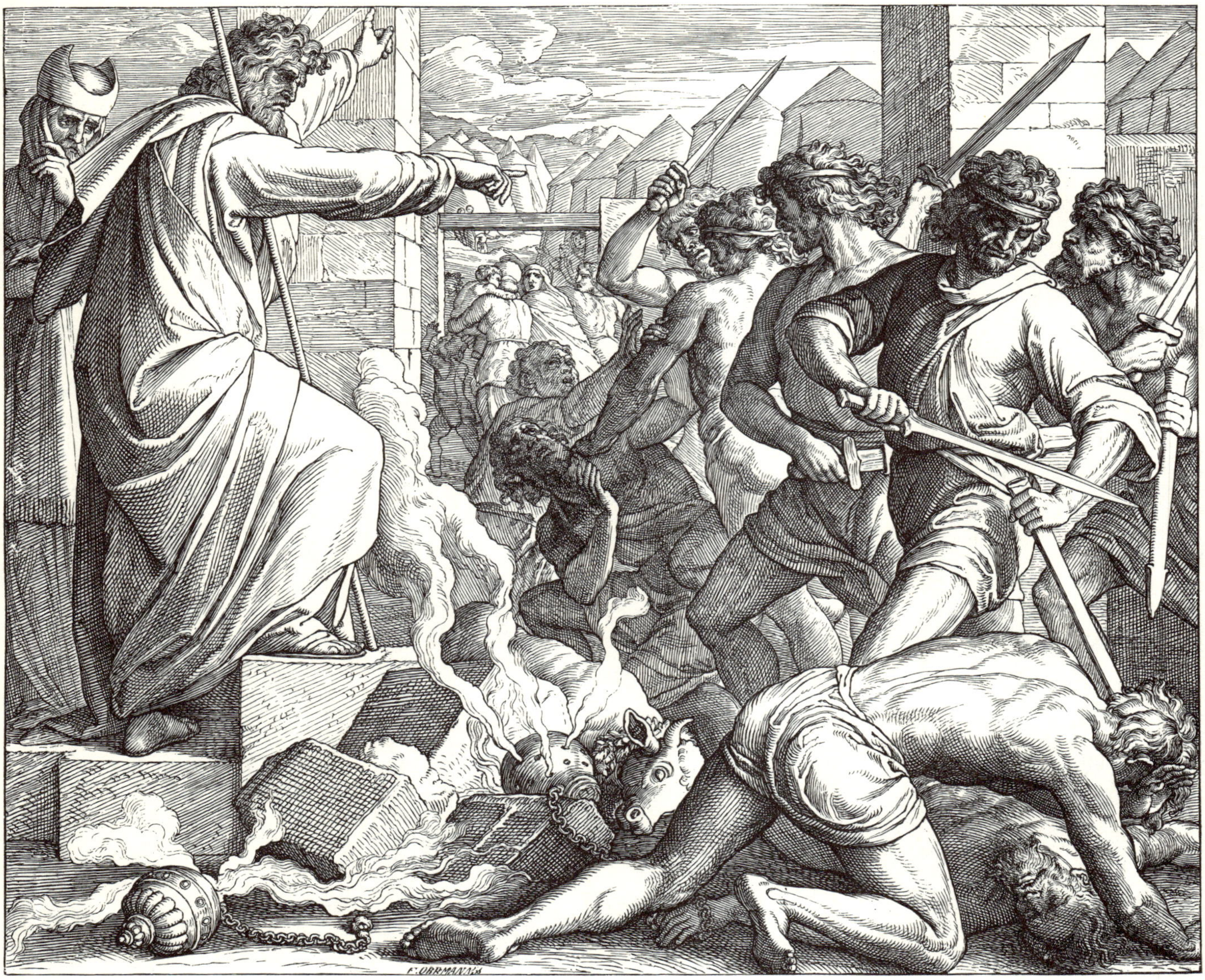

2. Mose 32. 25–28

Da nun Mose sah, daß das Volk zuchtlos geworden war (denn Aaron hatte sie zuchtlos gemacht, zum Geschwätz bei ihren Widersachern),
trat er in das Tor des Lagers und sprach: Her zu mir, wer dem Herrn angehört! Da sammelten sich zu ihm alle Kinder Levi.

Und er sprach zu ihnen: So spricht der Herr, der Gott Israels: Gürte ein jeglicher sein Schwert um seine Lenden und durchgehet hin und zurück von einem Tor zum andern das Lager, und erwürge ein jeglicher seinen Bruder, Freund und Nächsten.
Die Kinder Levi taten, wie ihnen Mose gesagt hatte; und fielen des Tages vom Volk dreitausend Mann.

Moses bringt dem Volke Israel die neuen Gesetztafeln

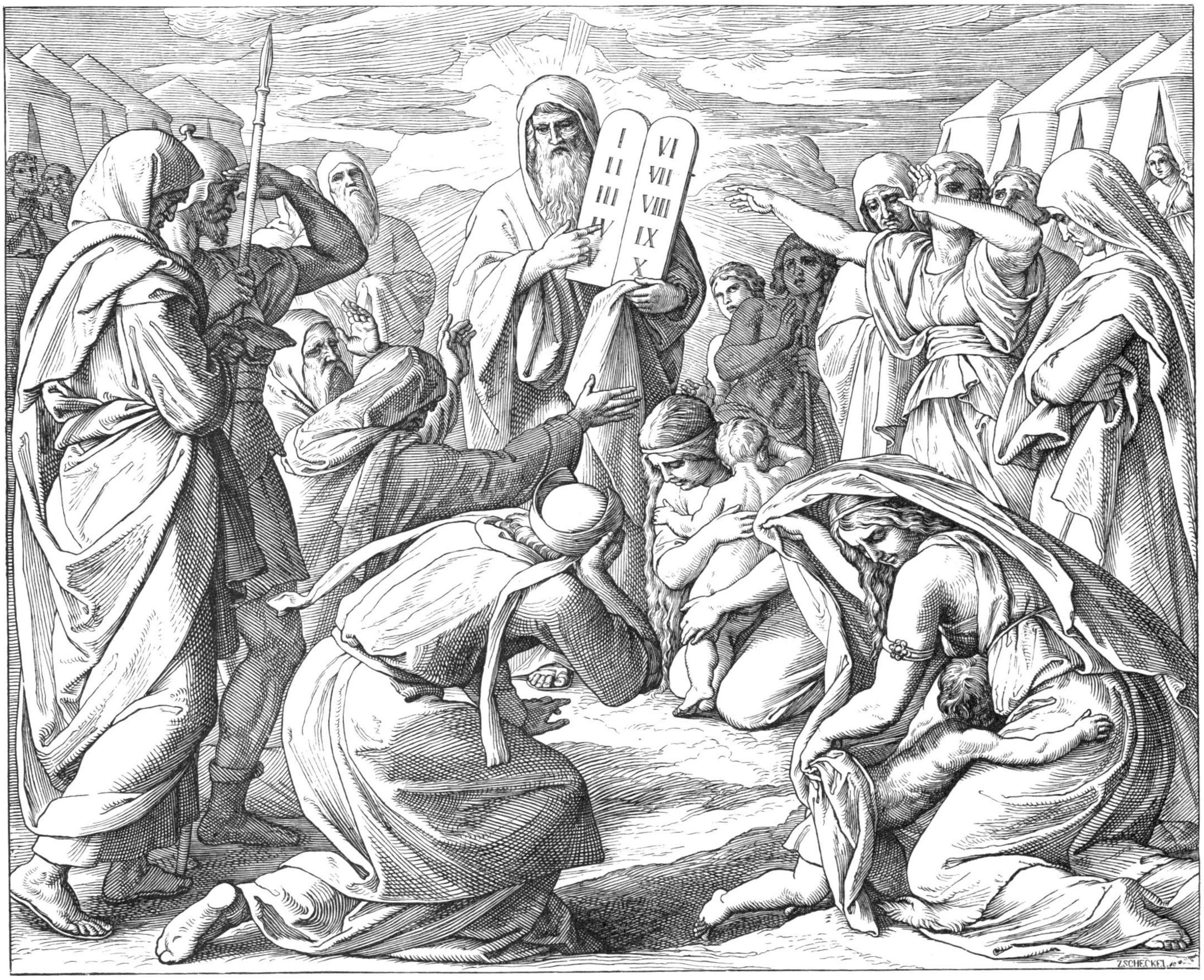

2. Mose 34. 1–8, 28–32

Und der Herr sprach zu Mose: Haue dir zwei steinerne Tafeln, wie die ersten waren, daß ich die Worte darauf schreibe, die auf den ersten Tafeln waren, welche du zerbrochen hast.
Und sei morgen bereit, daß du früh auf den Berg Sinai steigest und daselbst zu mir tretest auf des Berges Spitze.
Und laß niemand mit dir hinaufsteigen, daß niemand gesehen werde um den ganzen Berg her; auch kein Schaf noch Rind laß weiden gegen diesen Berg hin.
Und Mose hieb zwei steinerne Tafeln, wie die ersten waren, und stand des Morgens früh auf und stieg auf den Berg Sinai, wie ihm der Herr geboten hatte, und nahm die zwei steinernen Tafeln in seine Hand.
Da kam der Herr hernieder in einer Wolke und trat daselbst zu ihm und rief aus des Herrn Namen.
Und der Herr ging vor seinem Angesicht vorüber und rief: Herr, Herr, Gott, barmherzig und gnädig und geduldig und von großer Gnade und Treue!
der da bewahret Gnade in tausend Glieder und vergibt Missetat, Übertretung und Sünde, und vor welchem niemand unschuldig ist; der die Missetat der Väter heimsucht auf Kinder und Kindeskinder bis ins dritte und vierte Glied.
Und Mose neigte sich eilend zu der Erde und betete an.
Und er war allda bei dem Herrn vierzig Tage und vierzig Nächte und aß kein Brot und trank kein Wasser. Und Er schrieb auf die Tafeln die Worte des Bundes, die Zehn Worte.
Da nun Mose vom Berge Sinai ging, hatte er die zwei Tafeln des Zeugnisses in seiner Hand und wußte nicht, daß die Haut seines Angesichts glänzte davon, daß er mit ihm geredet hatte.
Und da Aaron und alle Kinder Israel sahen, daß die Haut seines Angesichts glänzte, fürchteten sie sich, zu ihm zu nahen.
Da rief sie Mose; und sie wandten sich zu ihm, Aaron und alle Obersten der Gemeinde; und er redete mit ihnen.
Darnach nahten alle Kinder Israel zu ihm. Und er gebot ihnen alles, was der Herr mit ihm geredet hatte auf dem Berge Sinai.

Die Kundschafter des Landes Kanaan

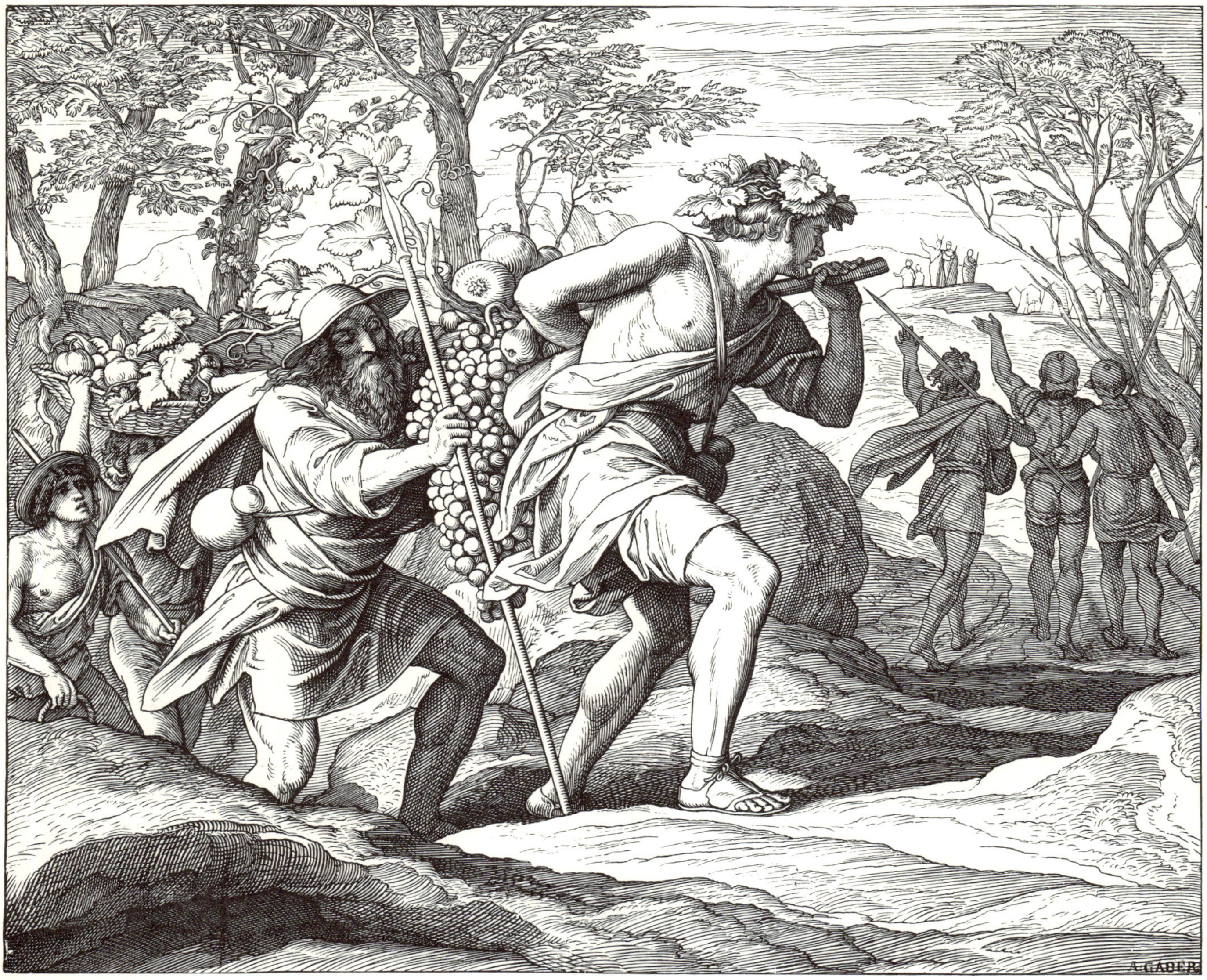

4. Mose 13. 21, 23–27

Sie gingen hinauf und erkundeten das Land.
Und sie kamen bis an den Bach Eskol und schnitten daselbst eine Rebe ab mit einer Weintraube und ließen sie zwei auf einem Stecken tragen, dazu auch Granatäpfel und Feigen.
Der Ort hieß Bach Eskol um der Traube willen, die die Kinder Israel daselbst abschnitten.
Und sie kehrten um, als sie das Land erkundet hatten, nach vierzig Tagen, gingen hin und kamen zu Mose und Aaron und zu der ganzen Gemeinde der Kinder Israel in die Wüste Pharan gen Kades und sagten ihnen wieder und der ganzen Gemeinde, wie es stände, und ließen sie die Früchte des Landes sehen.
Und erzählten ihnen und sprachen: Wir sind in das Land gekommen, dahin ihr uns sandtet, darin Milch und Honig fließt und dies ist seine Frucht;

Die Strafe Korahs und seiner Rotte

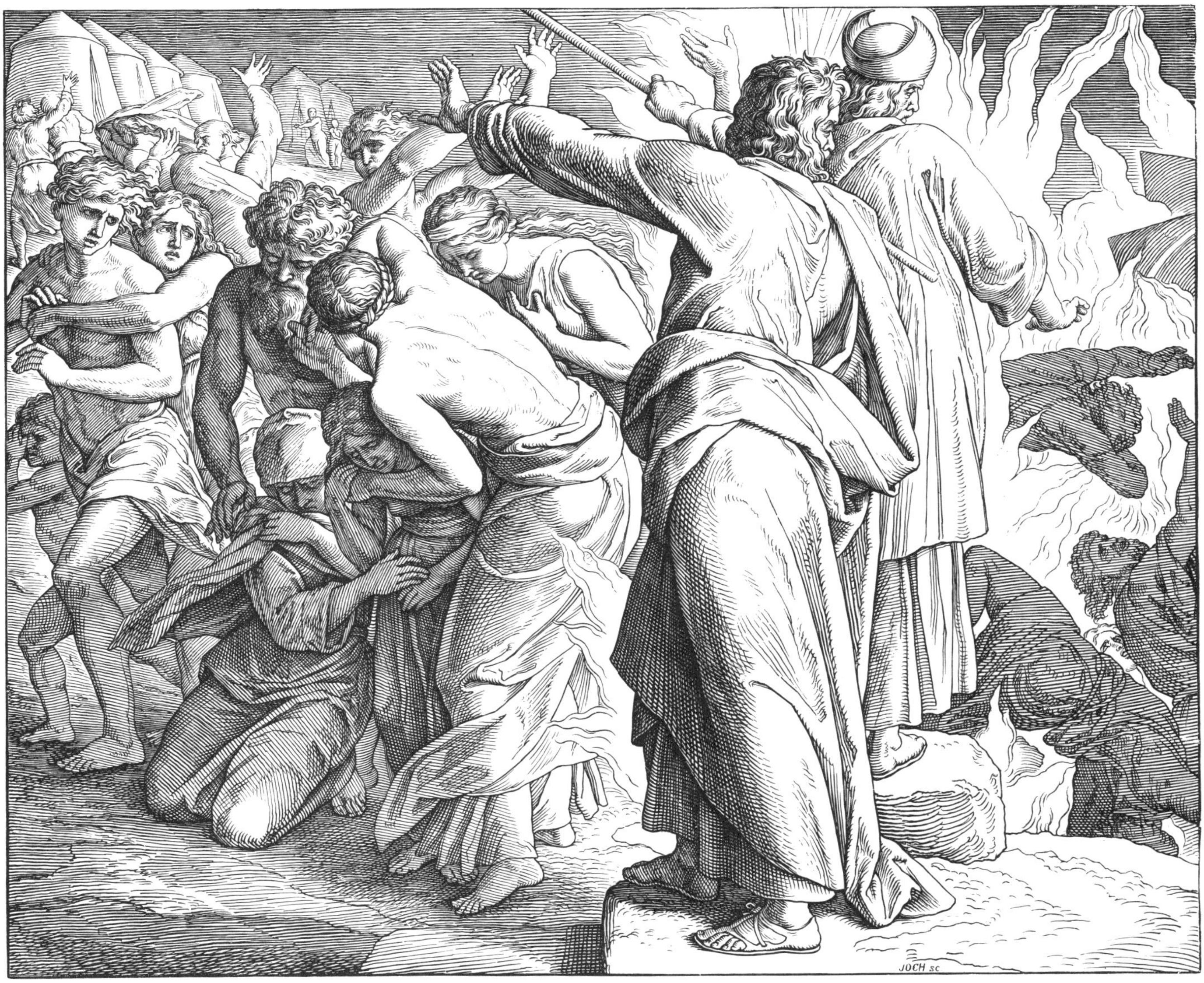

4. Mose 16. 19–33

Und Korah versammelte wider sie die ganze Gemeinde vor der Tür der Hütte des Stifts. Aber die Herrlichkeit des Herrn erschien vor der ganzen Gemeinde.
Und der Herr redete mit Mose und Aaron und sprach:
Scheidet euch von dieser Gemeinde, daß ich sie plötzlich vertilge.
Sie fielen aber auf ihr Angesicht und sprachen: Ach Gott, der du bist ein Gott der Geister alles Fleisches, wenn ein Mann gesündigt hat, willst du darum über die ganze Gemeinde wüten?
Und der Herr redete mit Mose und sprach:
Sage der Gemeinde und sprich: Weichet ringsherum von der Wohnung Korahs und Dathans und Abirams.
Und Mose stand auf und ging zu Dathan und Abiram, und die Ältesten Israels folgten ihm nach,
und er redete mit der Gemeinde und sprach: Weichet von den Hütten dieser gottlosen Menschen und rühret nichts an, was ihr ist, daß ihr nicht vielleicht umkommet in irgendeiner ihrer Sünden.
Und sie gingen hinweg von der Wohnung Korahs, Dathans und Abirams. Dathan aber und Abiram gingen heraus und traten an die Tür ihrer Hütten mit ihren Weibern und Söhnen und Kindern.
Und Mose sprach: Dabei sollt ihr merken, daß mich der Herr gesandt hat, daß ich alle diese Werke täte, und nicht aus meinem Herzen:
werden sie sterben, wie alle Menschen sterben, oder heimgesucht, wie alle Menschen heimgesucht werden, so hat mich der Herr nicht gesandt;
wird aber der Herr etwas Neues schaffen, daß die Erde ihren Mund auftut und verschlingt sie mit allem, was sie haben, daß sie lebendig hinunter in die Hölle fahren, so werdet ihr erkennen, daß diese Leute den Herrn gelästert haben.
Und als er diese Worte hatte alle ausgeredet, zerriß die Erde unter ihnen
und tat ihren Mund auf und verschlang sie mit ihren Häusern, mit allen Menschen, die bei Korah waren, und mit aller ihrer Habe;
und sie fuhren hinunter lebendig in die Hölle mit allem, was sie hatten, und die Erde deckte sie zu, und kamen um aus der Gemeinde.

Aarons Priestertum wird durch den grünenden Stab bestätigt

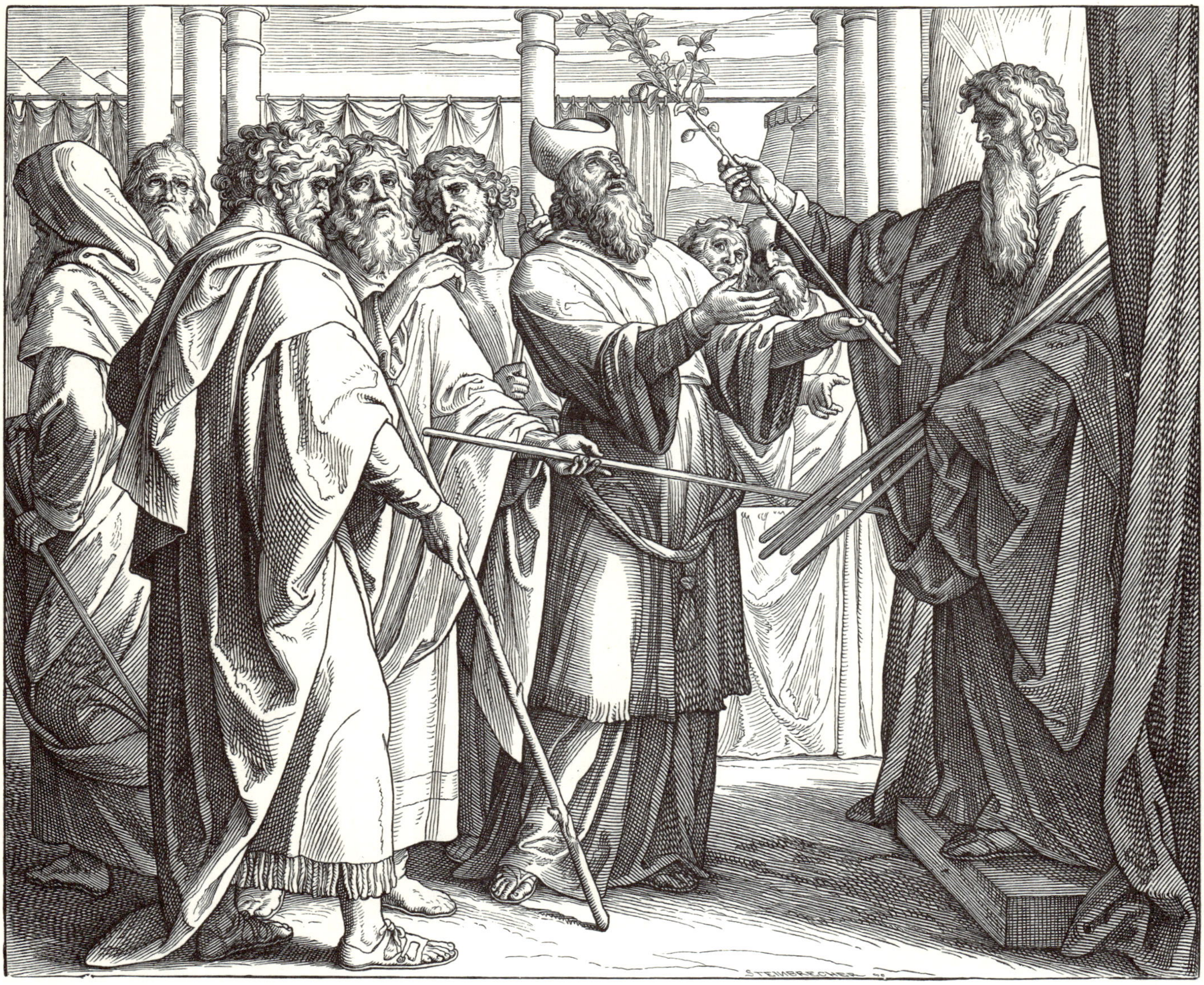

4. Mose 17. 16 (1)–24 (9)

Und der Herr redete mit Mose und sprach:
Sage den Kindern Israel und nimm von ihnen zwölf Stecken, von jeglichem Fürsten seines Vaterhauses einen, und schreib eines jeglichen Namen auf seinen Stecken.
Aber den Namen Aarons sollst du schreiben auf den Stecken Levis. Denn je für ein Haupt ihrer Vaterhäuser soll ein Stecken sein.
Und lege sie in die Hütte des Stifts vor dem Zeugnis, da ich mich euch bezeuge.
Und welchen ich erwählen werde, des Stecken wird grünen, daß ich das Murren der Kinder Israel, das sie wider euch murren, stille.
Mose redete mit den Kindern Israel, und alle ihre Fürsten gaben ihm zwölf Stecken, ein jeglicher Fürst einen Stecken, nach ihren Vaterhäusern; und der Stecken Aarons war auch unter ihren Stecken.
Und Mose legte die Stecken vor den Herrn in der Hütte des Zeugnisses.
Des Morgens aber, da Mose in die Hütte des Zeugnisses ging, fand er den Stecken Aarons des Hauses Levi grünen und die Blüte aufgegangen und Mandeln tragen.
Und Mose trug die Stecken alle heraus von dem Herrn vor alle Kinder Israel, daß sie es sahen; und ein jeglicher nahm seinen Stecken.

Die von giftigen Schlangen gebissenen Israeliten genesen beim Anblick der ehernen Schlange

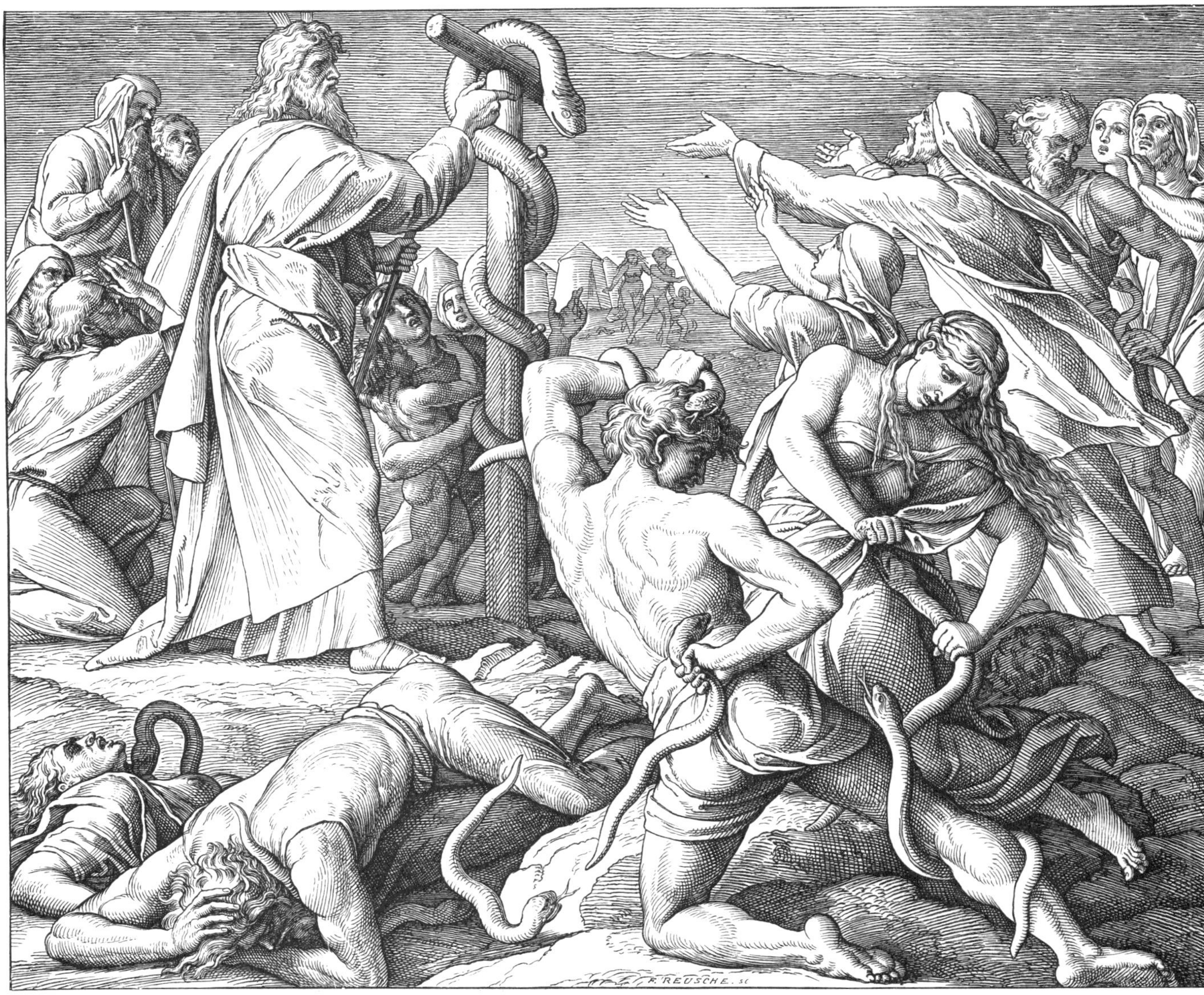

4. Mose 21. 4–9

Da zogen sie von dem Berge Hor auf dem Wege gegen das Schilfmeer, daß sie um der Edomiter Land hinzögen. Und das Volk ward verdrossen auf dem Wege
und redete wider Gott und wider Mose: Warum hast du uns aus Ägypten geführt, daß wir sterben in der Wüste? Denn es ist kein Brot noch Wasser hier, und unsre Seele ekelt vor dieser magern Speise.
Da sandte der Herr feurige Schlangen unter das Volk; die bissen das Volk, daß viel Volks in Israel starb.
Da kamen sie zu Mose und sprachen: Wir haben gesündigt, daß wir wider den Herrn und wider dich geredet haben; bitte den Herrn, daß er die Schlangen von uns nehme. Mose bat für das Volk.
Da sprach der Herr zu Mose: Mache dir eine eherne Schlange und richte sie zum Zeichen auf; wer gebissen ist und sieht sie an, der soll leben.
Da machte Mose eine eherne Schlange und richtete sie auf zum Zeichen; und wenn jemanden eine Schlange biß, so sah er die eherne Schlange an und blieb liegen.

Der Engel des Herrn tritt Bileam in den Weg

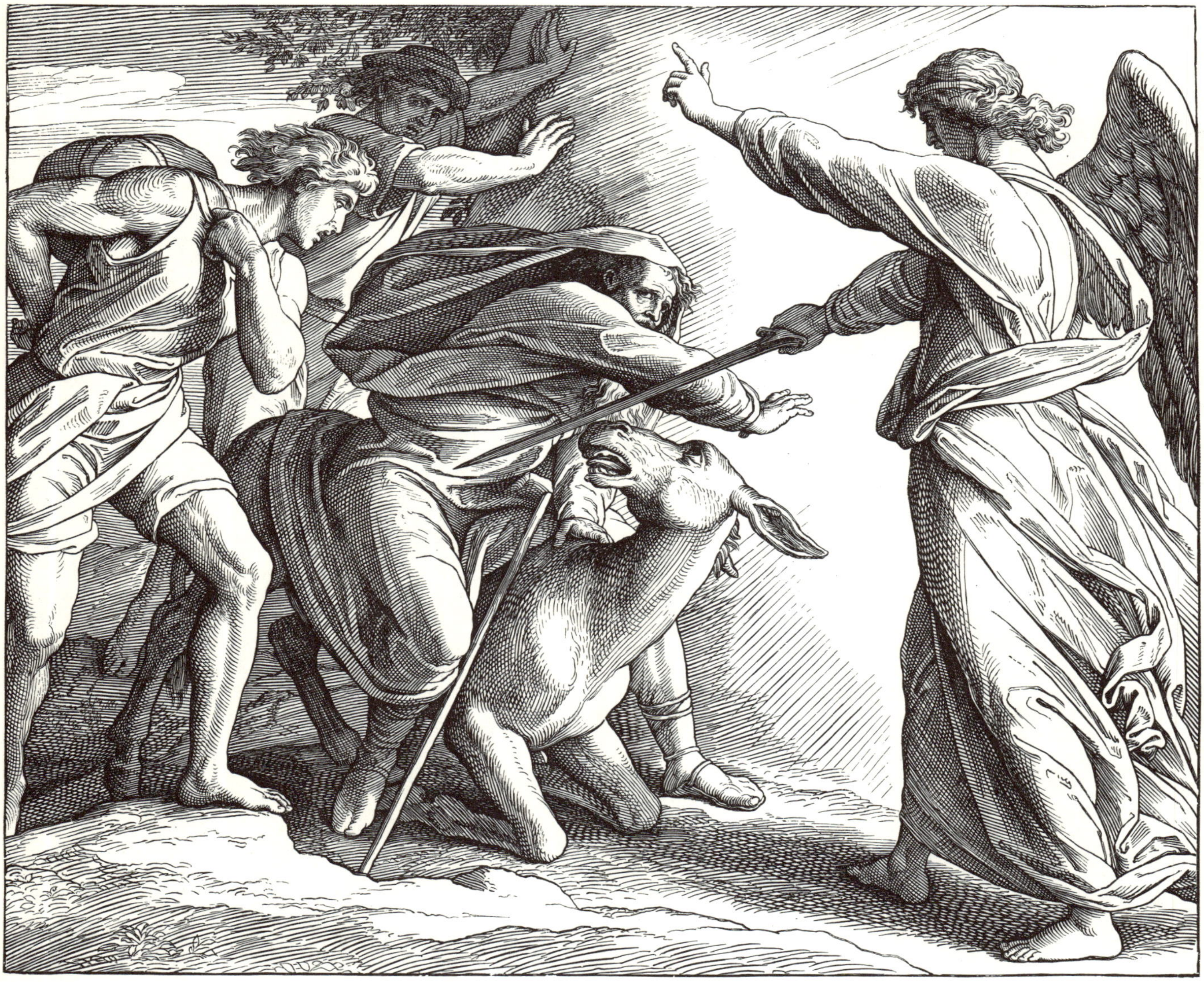

4. Mose 22. 21–31

Da stand Bileam des Morgens auf und sattelte seine Eselin und zog mit den Fürsten der Moabiter.
Aber der Zorn Gottes ergrimmte, daß er hinzog. Und der Engel des Herrn trat in den Weg, daß er ihm widerstünde. Er aber ritt auf seiner Eselin, und zwei Knechte waren mit ihm.
Und die Eselin sah den Engel des Herrn im Wege stehen und ein bloßes Schwert in seiner Hand. Und die Eselin wich aus dem Wege und ging auf dem Felde; Bileam aber schlug sie, daß sie in den Weg sollte gehen.
Da trat der Engel des Herrn in den Pfad bei den Weinbergen, da auf beiden Seiten Wände waren.
Und da die Eselin den Engel des Herrn sah, drängte sie sich an die Wand und klemmte Bileam den Fuß an der Wand; und er schlug sie noch mehr.
Da ging der Engel des Herrn weiter und trat an einen engen Ort, da kein Weg war zu weichen, weder zur Rechten noch zur Linken.
Und da die Eselin den Engel des Herrn sah, fiel sie auf ihre Knie unter Bileam. Da ergrimmte der Zorn Bileams, und er schlug die Eselin mit dem Stabe.
Da tat der Herr der Eselin den Mund auf, und sie sprach zu Bileam: Was habe ich dir getan, daß du mich geschlagen hast nun dreimal?
Bileam sprach zur Eselin: Daß du mich höhnest! ach, daß ich jetzt ein Schwert in der Hand hätte, ich wollte dich erwürgen!
Die Eselin sprach zu Bileam: Bin ich nicht deine Eselin, darauf du geritten bist zu deiner Zeit bis auf diesen Tag? Habe ich auch je gepflegt, dir also zu tun? Er sprach: Nein.
Da öffnete der Herr dem Bileam die Augen, daß er den Engel des Herrn sah im Wege stehen und ein bloßes Schwert in seiner Hand, und er neigte und bückte sich mit seinem Angesicht.

Josua wird zum Nachfolger Moses geweiht

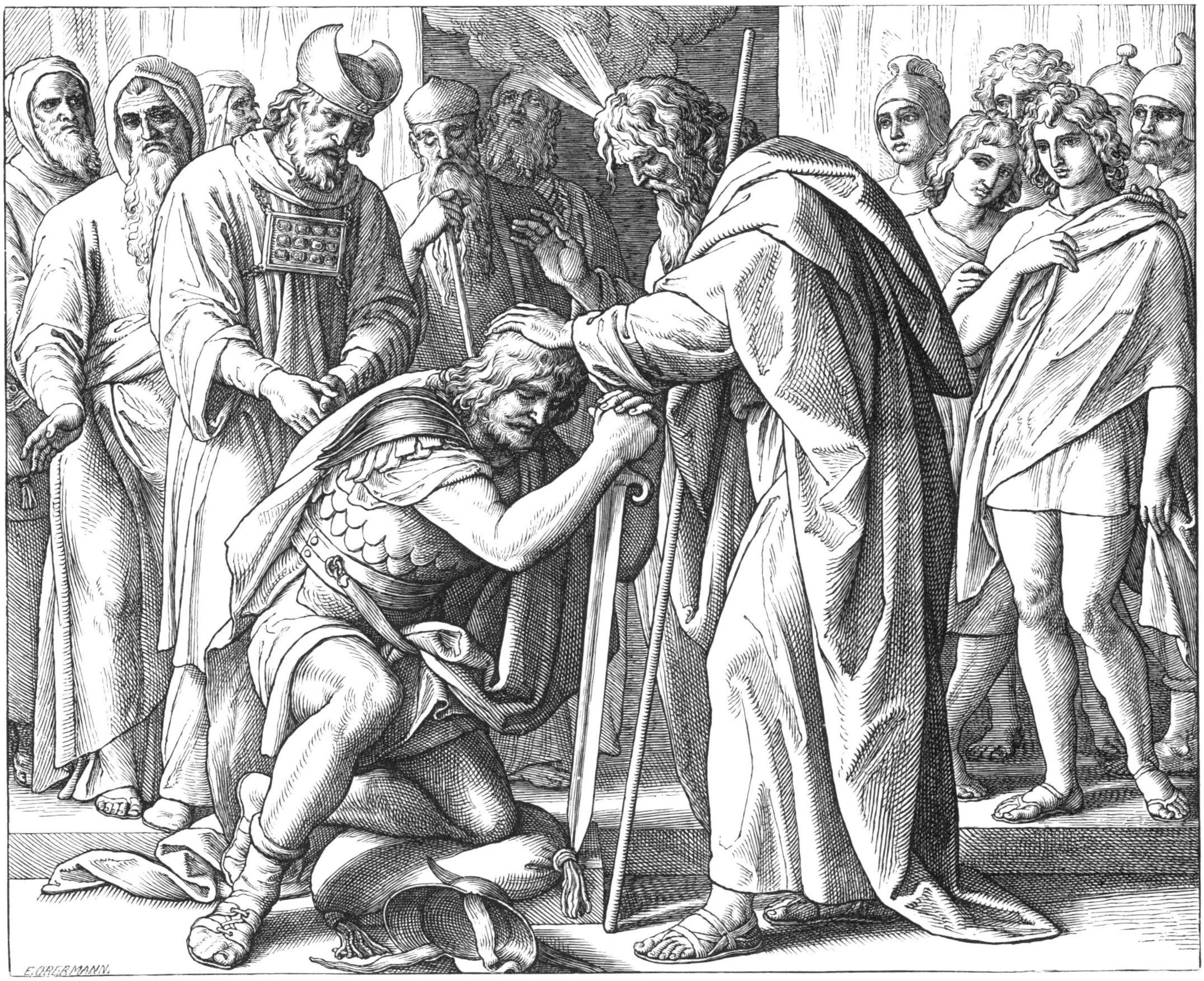

4. Mose 27. 18–23

Und der Herr sprach zu Mose: Nimm Josua zu dir, den Sohn Nuns, einen Mann, in dem der Geist ist, und lege deine Hände auf ihn

und stelle ihn vor den Priester Eleasar und vor die ganze Gemeinde und gebiete ihm vor ihren Augen,

und lege von deiner Herrlichkeit auf ihn, daß ihm gehorche die ganze Gemeinde der Kinder Israel.

Und er soll treten vor den Priester Eleasar, der soll für ihn ratfragen durch die Weise des Lichts vor dem Herrn. Nach desselben Mund sollen aus- und einziehen er und alle Kinder Israel mit ihm und die ganze Gemeinde.

Mose tat, wie ihm der Herr geboten hatte, und nahm Josua und stellte ihn vor den Priester Eleasar und vor die ganze Gemeinde und legte seine Hand auf ihn und gebot ihm, wie der Herr mit Mose geredet hatte.

Der Herr zeigt Mose das Land der Verheißung

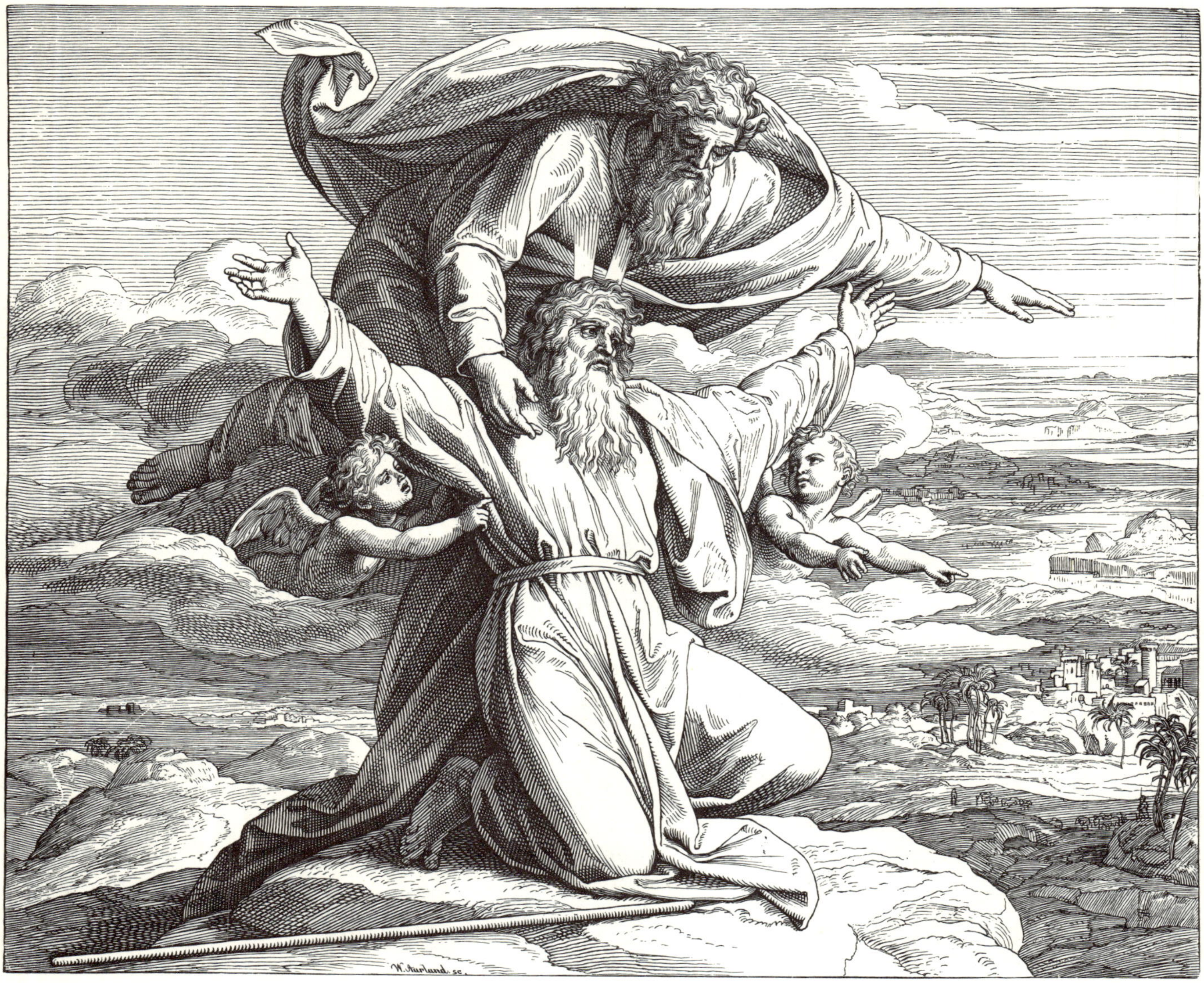

5. Mose 34. 1–4

Und Mose ging von dem Gefilde der Moabiter auf den Berg Nebo, auf die Spitze des Gebirges Pisga, gegenüber Jericho. Und der Herr zeigte ihm das ganze Land Gilead bis gen Dan und das ganze Naphthali und das Land Ephraim und Manasse und das ganze Land Juda bis an das Meer gegen Abend und das Mittagsland und die Gegend der Ebene Jerichos, der Palmenstadt, bis gen Zoar.

Und der Herr sprach zu ihm: Dies ist das Land, das ich Abraham, Isaak und Jakob geschworen habe und gesagt: Ich will es deinem Samen geben. Du hast es mit deinen Augen gesehen; aber du sollst nicht hinübergehen.

Moses Tod

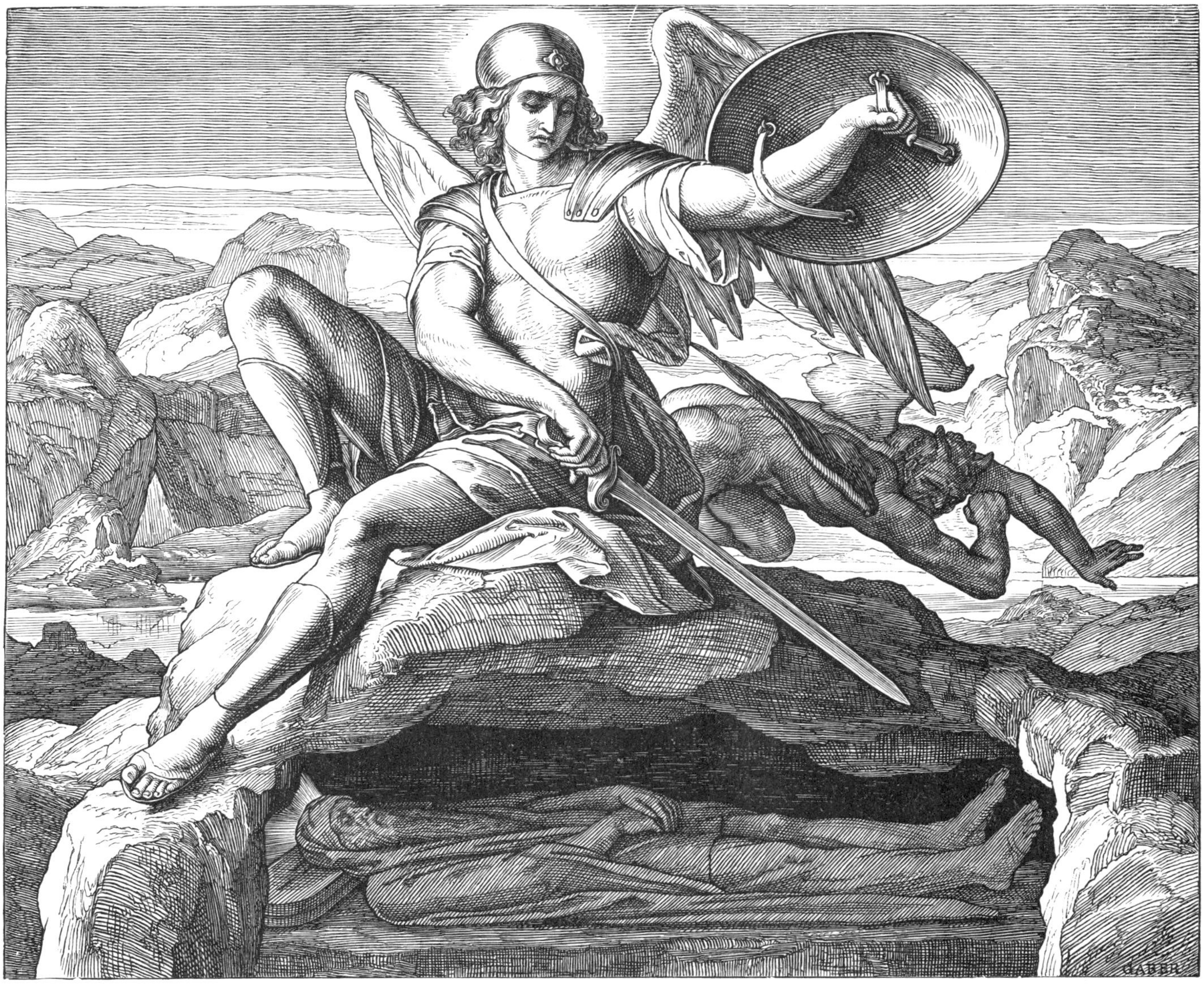

5. Mose 34. 5, 6

Also starb Mose, der Knecht des Herrn, daselbst im Lande der Moabiter nach dem Wort des Herrn.

Und er begrub ihn im Tal im Lande der Moabiter gegenüber Beth-Peor. Und niemand hat sein Grab erfahren bis auf diesen heutigen Tag.

Rahab rettet zwei israelitische Kundschafter

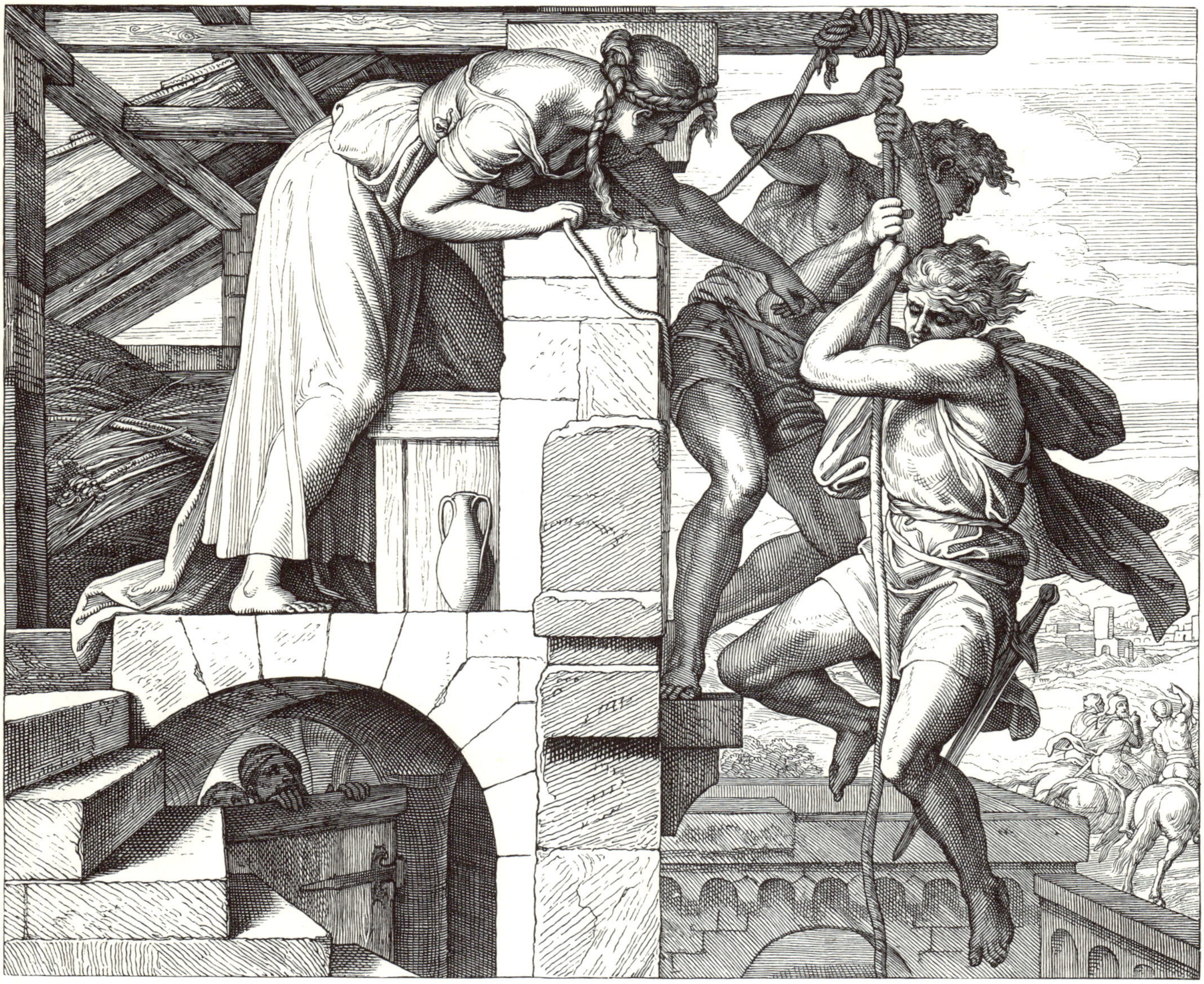

Josua 2. 7–15

Aber die Männer jagten ihnen nach auf dem Wege zum Jordan bis an die Furt; und man schloß das Tor zu, da die hinaus waren, die ihnen nachjagten.
Und ehe denn die Männer sich schlafen legten, stieg sie zu ihnen hinauf auf das Dach
und sprach zu ihnen: Ich weiß, daß der Herr euch das Land gegeben hat; denn ein Schrecken ist über uns gefallen vor euch, und alle Einwohner des Landes sind vor euch feig geworden.
Denn wir haben gehört, wie der Herr hat das Wasser im Schilfmeer ausgetrocknet vor euch her, da ihr aus Ägypten zoget, und was ihr den zwei Königen der Amoriter, Sihon und Og, jenseits des Jordans getan habt, wie ihr sie verbannt habt.
Und seit wir solches gehört haben, ist unser Herz verzagt und ist kein Mut mehr in jemand vor euch; denn der Herr, euer Gott, ist Gott oben im Himmel und unten auf Erden.
So schwöret mir nun bei dem Herrn, daß, weil ich an euch Barmherzigkeit getan habe, ihr auch an meines Vaters Hause Barmherzigkeit tut; und gebt mir ein gewisses Zeichen,
daß ihr leben lasset meinen Vater, meine Mutter, meine Brüder und meine Schwestern und alles, was sie haben, und errettet unsre Seelen vom Tode.
Die Männer sprachen zu ihr: Tun wir nicht Barmherzigkeit und Treue an dir, wenn uns der Herr das Land gibt, so soll unsre Seele für euch des Todes sein, sofern du unser Geschäft nicht verrätst.
Da ließ sie dieselben am Seil durchs Fenster hernieder; denn ihr Haus war an der Stadtmauer, und sie wohnte auch auf der Mauer.

Israel geht trockenen Fußes durch den Jordan

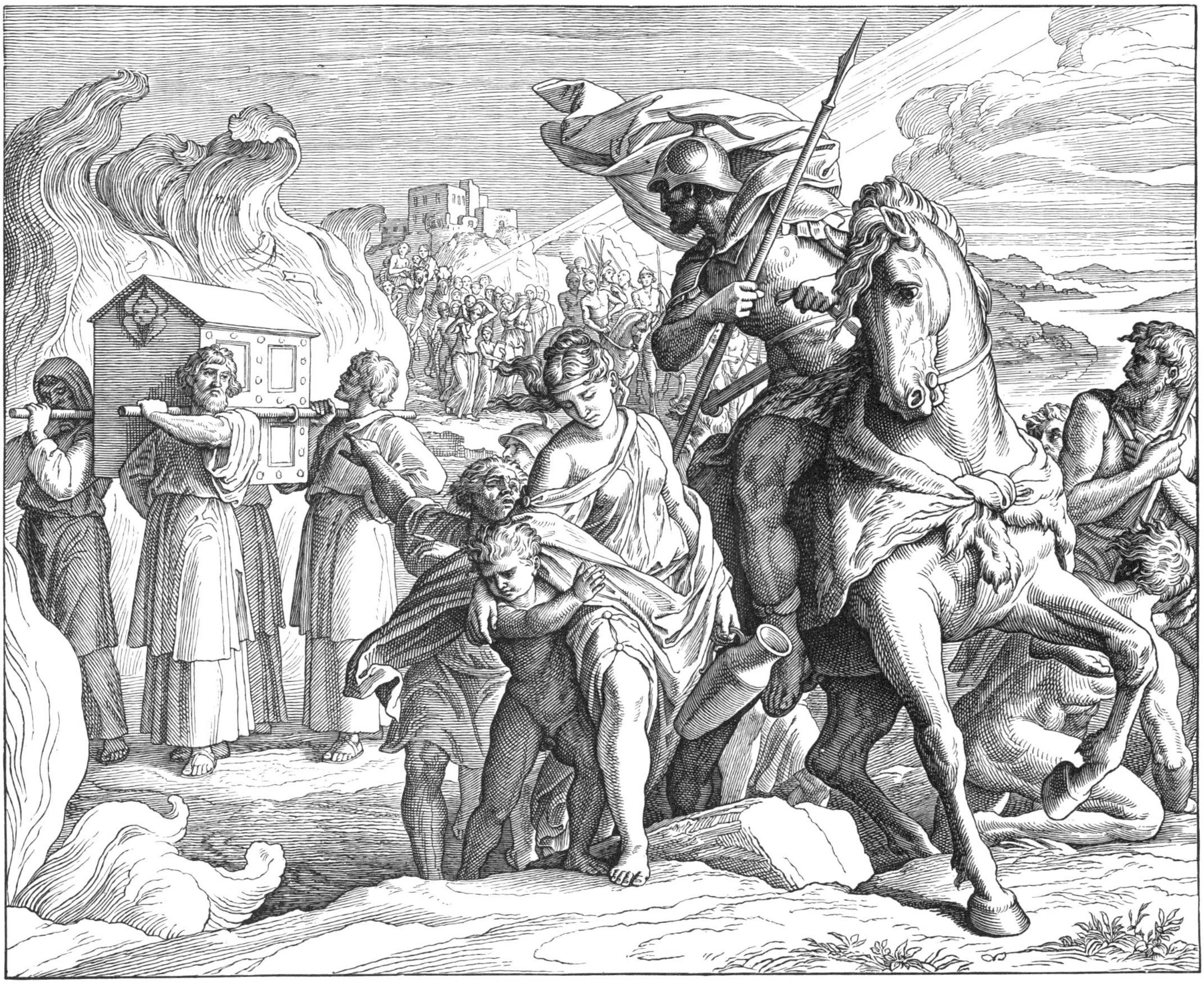

Josua 3. 14–17

Da nun das Volk auszog aus seinen Hütten, daß sie über den Jordan gingen, und die Priester die Lade des Bundes vor dem Volk hertrugen
und an den Jordan kamen und ihre Füße vorn ins Wasser tauchten (der Jordan aber war voll an allen seinen Ufern die ganze Zeit der Ernte),
da stand das Wasser, das von oben herniederkam, aufgerichtet auf einem Haufen, sehr ferne, bei der Stadt Adam, die zur Seite Zarthans liegt; aber das Wasser, das zum Meer hinunterlief, zum Salzmeer, das nahm ab und verfloß. Also ging das Volk hinüber, Jericho gegenüber.
Und die Priester, die die Lade des Bundes des Herrn trugen, standen still im Trockenen mitten im Jordan. Und ganz Israel ging trocken durch, bis das ganze Volk alles über den Jordan kam.

Josua und der Fürst über das Heer des Herrn

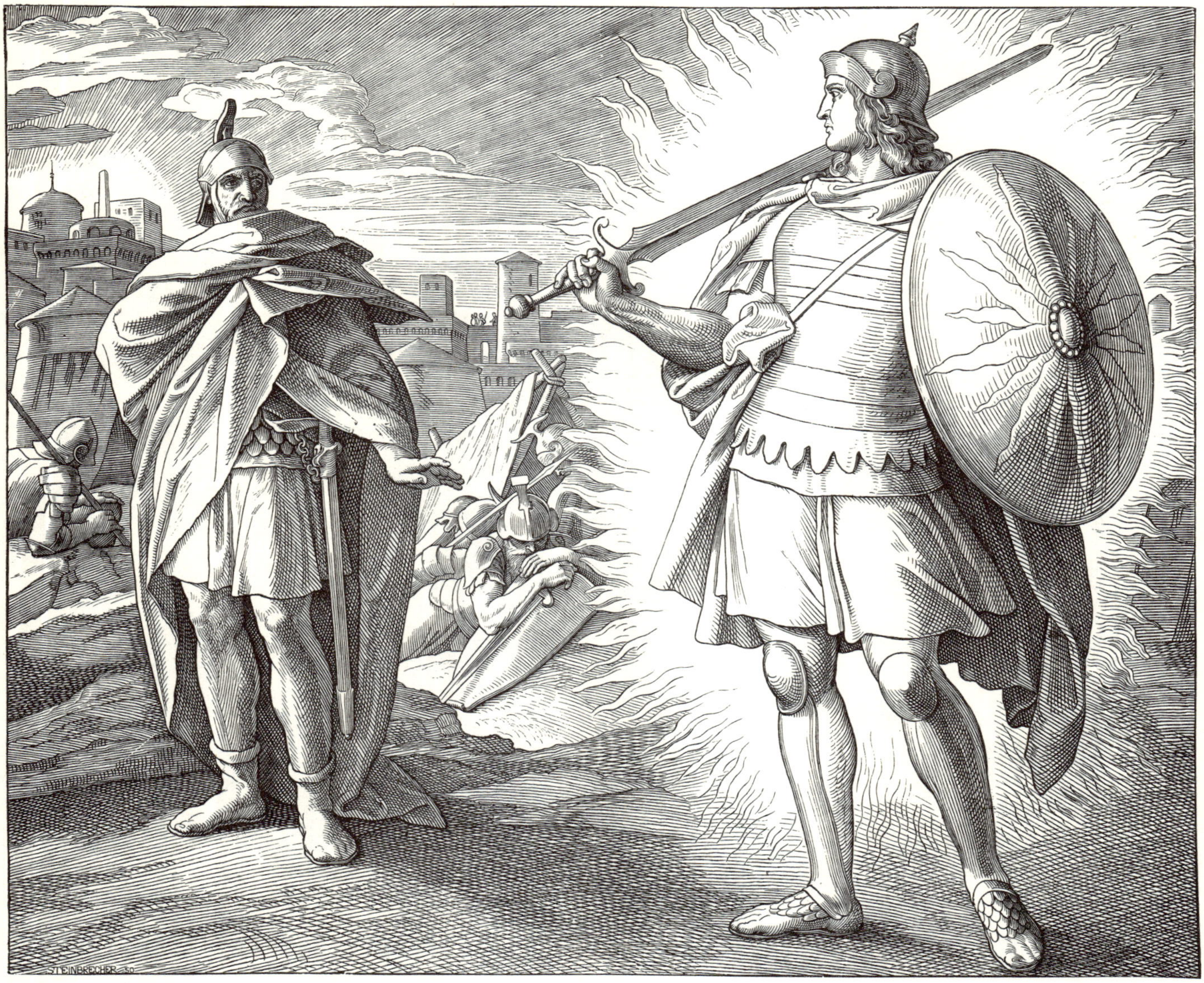

Josua 5. 13–15

Und es begab sich, da Josua bei Jericho war, daß er seine Augen aufhob und ward gewahr, daß ein Mann ihm gegenüberstand und hatte ein bloßes Schwert in seiner Hand. Und Josua ging zu ihm und sprach zu ihm: Gehörst du uns an oder unsern Feinden?

Er sprach: Nein, sondern ich bin ein Fürst über das Heer des Herrn und bin jetzt gekommen. Da fiel Josua auf sein Angesicht zur Erde und betete an und sprach zu ihm: Was sagt mein Herr seinem Knecht?

Und der Fürst über das Heer des Herrn sprach zu Josua: Zieh deine Schuhe aus von deinen Füßen; denn die Stätte, darauf du stehst, ist heilig. Und Josua tat also.

Jericho wird erobert und zerstört

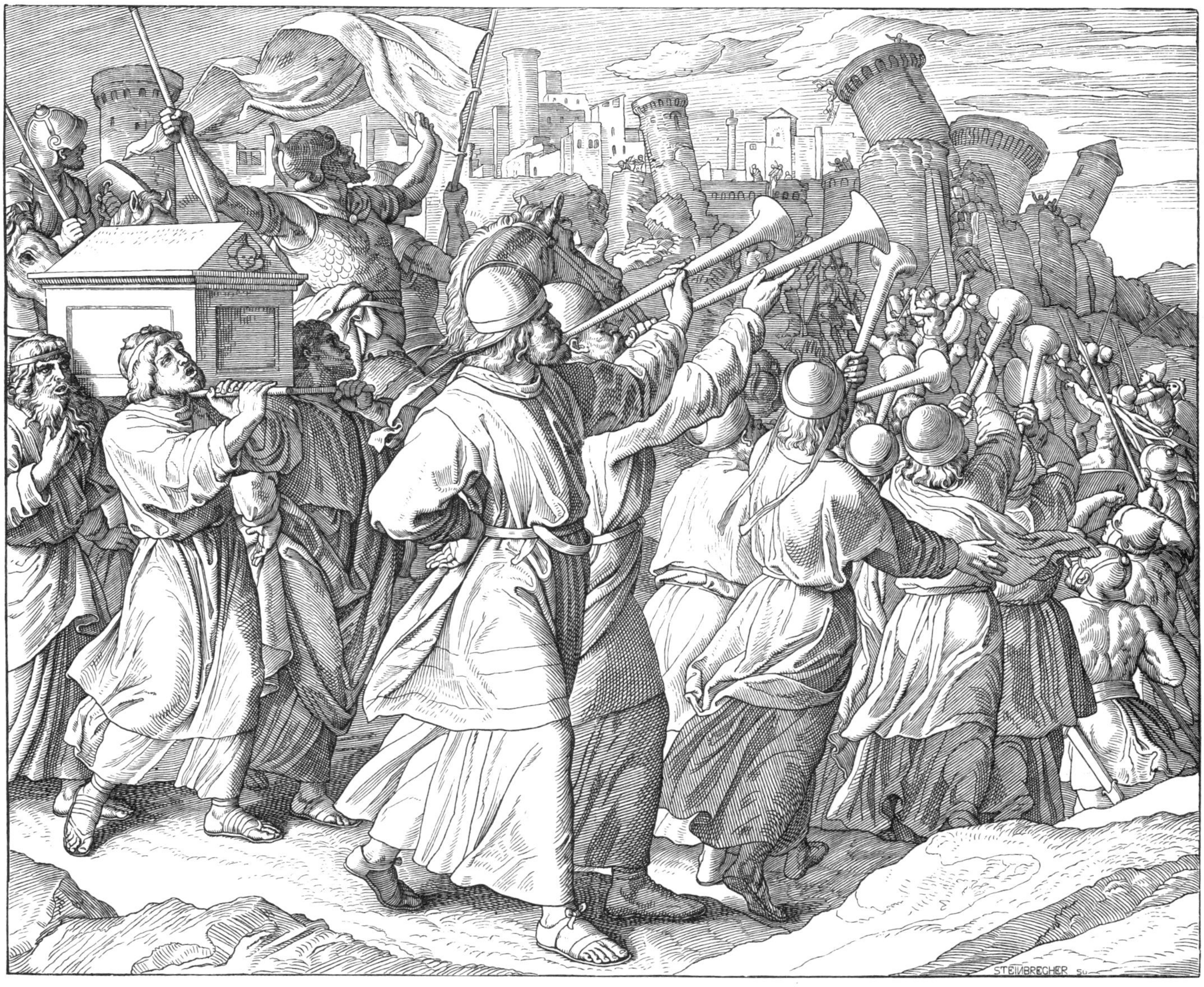

Josua 6. 12–17, 20

Und Josua machte sich des Morgens früh auf, und die Priester trugen die Lade des Herrn.
So trugen die sieben Priester die sieben Halljahrsposaunen vor der Lade des Herrn her und gingen und bliesen Posaunen; und wer gerüstet war, ging vor ihnen her, und der Haufe folgte der Lade des Herrn, und man blies Posaunen.
Des andern Tages gingen sie auch einmal um die Stadt und kamen wieder ins Lager. Also taten sie sechs Tage.
Am siebenten Tage aber, da die Morgenröte aufging, machten sie sich früh auf und gingen nach derselben Weise siebenmal um die Stadt, daß sie desselben einen Tages siebenmal um die Stadt kamen.
Und beim siebentenmal, da die Priester die Posaunen bliesen, sprach Josua zum Volk: Macht ein Feldgeschrei; denn der Herr hat euch die Stadt gegeben.
Aber diese Stadt und alles, was darin ist, soll dem Herrn verbannt sein.
Da machte das Volk ein Feldgeschrei, und man blies Posaunen. Denn als das Volk den Hall der Posaune hörte, machte es ein großes Feldgeschrei. Und die Mauern fielen um, und das Volk erstieg die Stadt, ein jeglicher stracks vor sich. Also gewannen sie die Stadt.

Die Eroberung der Stadt Ai

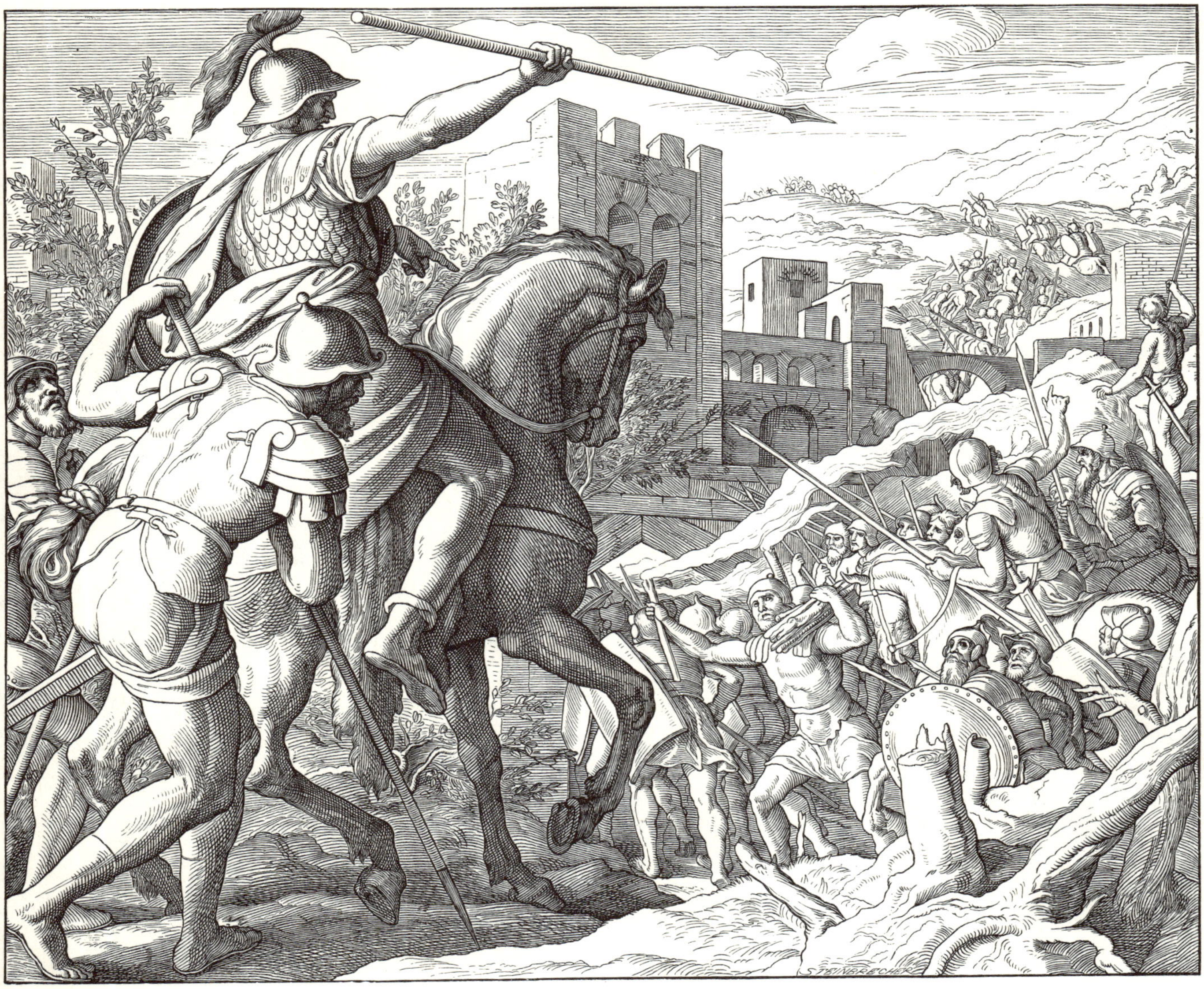

Josua 8. 18–20

Da sprach der Herr zu Josua: Recke aus die Lanze in deiner Hand gegen Ai; denn ich will sie in deine Hand geben. Und da Josua die Lanze in seiner Hand gegen die Stadt ausreckte, da brach der Hinterhalt eilends auf aus seinem Ort, und liefen, nachdem er seine Hand ausreckte, und kamen in die Stadt und gewannen sie und eilten und steckten sie mit Feuer an.

Und die Männer von Ai wandten sich und sahen hinter sich und sahen den Rauch der Stadt aufgehen gen Himmel und hatten nicht Raum zu fliehen, weder hin noch her.

Josuas wunderbarer Sieg wider die Amoriter

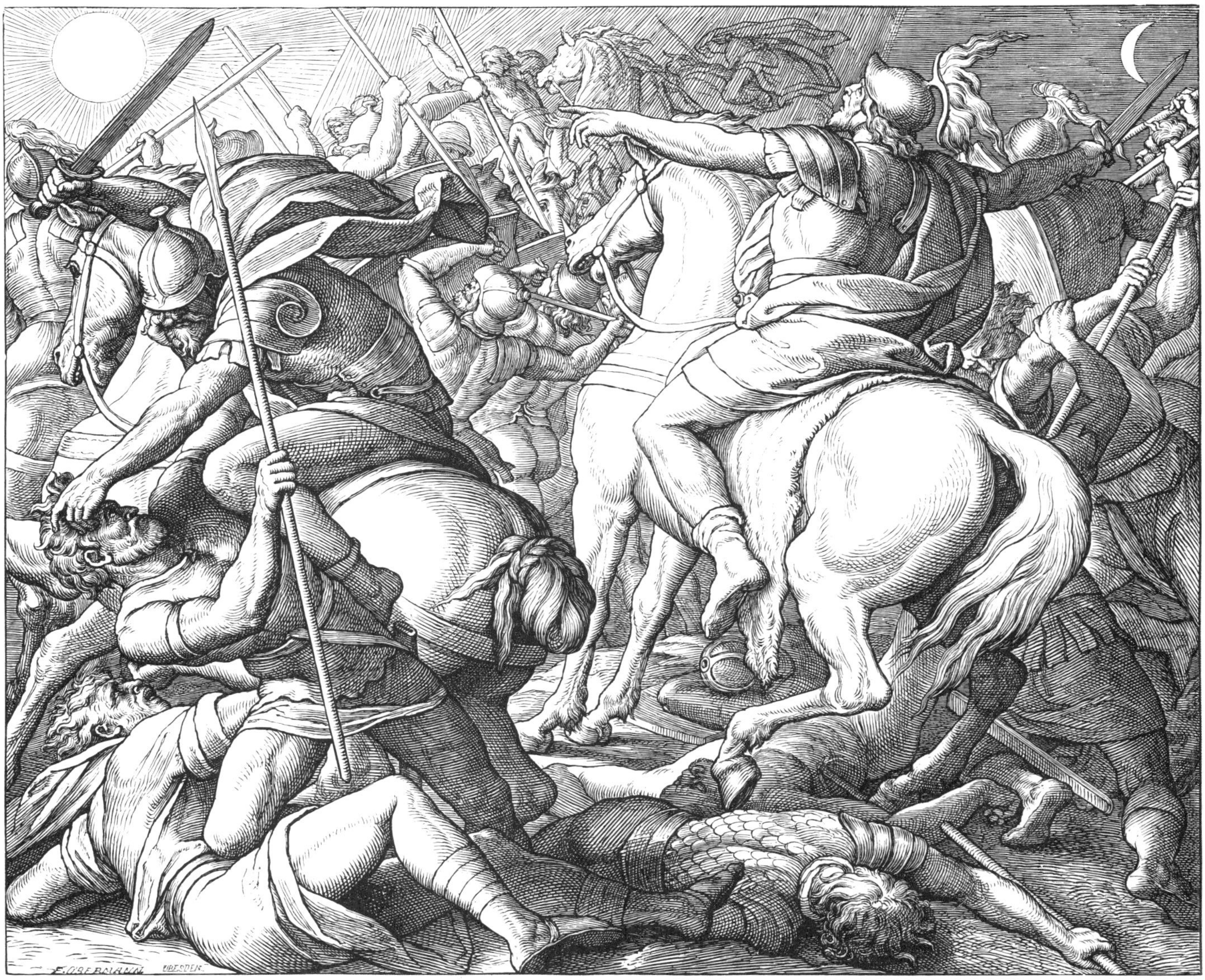

Josua 10. 7–13

Josua zog hinauf von Gilgal und alles Kriegsvolk mit ihm und alle streitbaren Männer.
Und der Herr sprach zu Josua: Fürchte dich nicht vor ihnen, denn ich habe sie in deine Hände gegeben; niemand unter ihnen wird vor dir stehen können.
Also kam Josua plötzlich über sie; denn die ganze Nacht zog er herauf von Gilgal.
Aber der Herr schreckte sie vor Israel, daß sie eine große Schlacht schlugen zu Gibeon und jagten ihnen nach den Weg hinan zu Beth-Horon und schlugen sie bis gen Aseka und Makkeda.
Und da sie vor Israel flohen den Weg herab zu Beth-Horon, ließ der Herr einen großen Hagel vom Himmel auf sie fallen bis gen Aseka, daß sie starben. Und viel mehr starben ihrer von dem Hagel, als die Kinder Israel mit dem Schwert erwürgten.
Da redete Josua mit dem Herrn des Tages, da der Herr die Amoriter dahingab vor den Kindern Israel, und sprach vor dem gegenwärtigen Israel: Sonne, stehe still zu Gibeon, und Mond, im Tal Ajalon!
Da stand die Sonne und der Mond still, bis daß sich das Volk an seinen Feinden rächte.

Josua fängt fünf Könige in der Höhle zu Makkeda

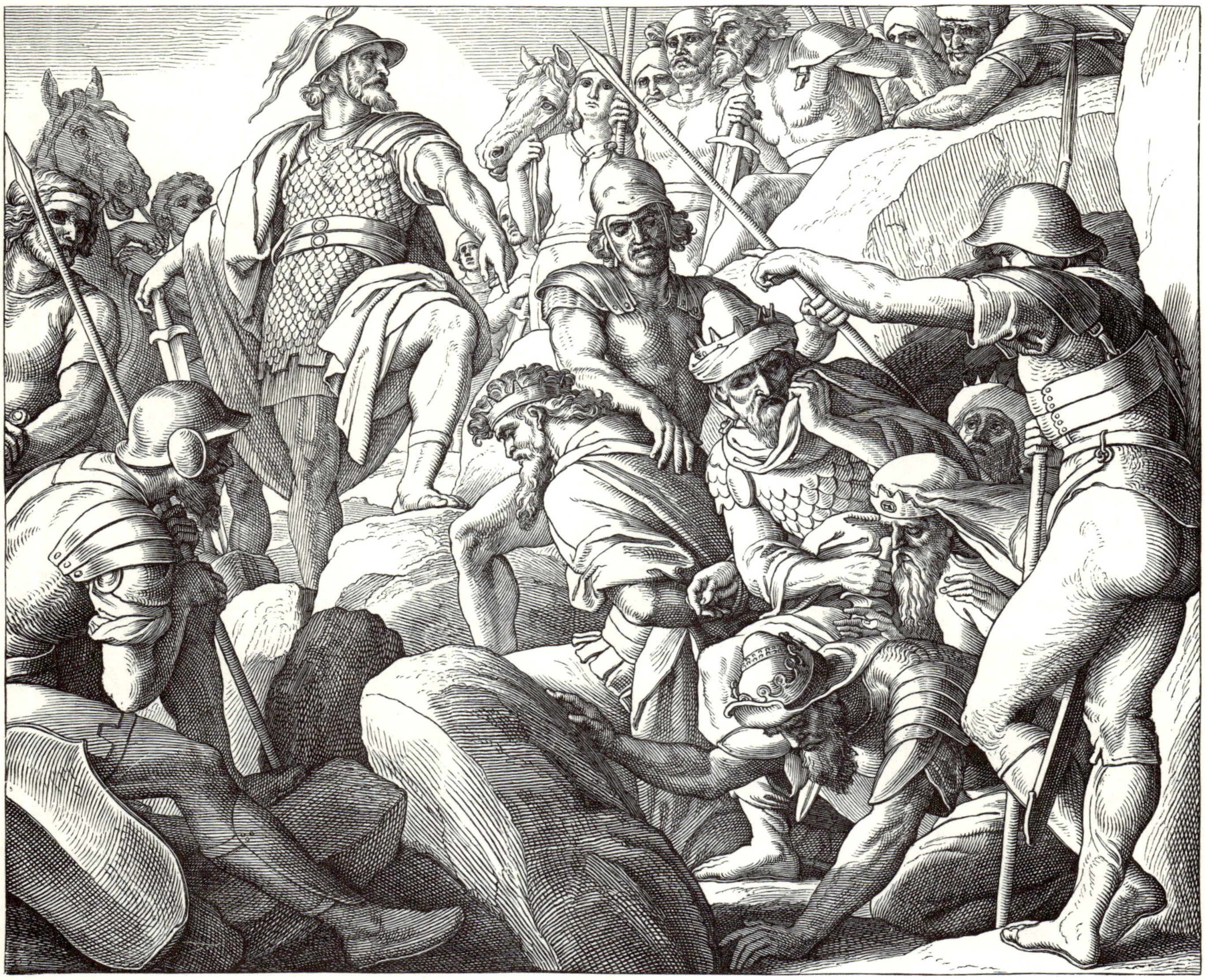

Josua 10. 16–25

Aber diese fünf Könige waren geflohen und hatten sich versteckt in die Höhle zu Makkeda.
Da ward Josua angesagt: Wir haben die fünf Könige gefunden, verborgen in der Höhle zu Makkeda.
Josua sprach: So wälzt große Steine vor das Loch der Höhle und bestellt Männer davor, die sie hüten.
Ihr aber stehet nicht still, sondern jagt euren Feinden nach und schlagt ihre Nachzügler und laßt sie nicht in ihre Städte kommen; denn der Herr, euer Gott, hat sie in eure Hände gegeben.
Und da Josua und die Kinder Israel vollendet hatten diese sehr große Schlacht an ihnen und sie ganz geschlagen – und was übrigblieb von ihnen, in die festen Städte gekommen war –,
da kam alles Volk wieder ins Lager zu Josua gen Makkeda mit Frieden, und wagte niemand vor den Kindern Israel seine Zunge zu regen.
Josua aber sprach: Macht auf das Loch der Höhle und bringt hervor die fünf Könige zu mir!
Sie taten also und brachten die fünf Könige zu ihm aus der Höhle: den König zu Jerusalem, den König zu Hebron, den König zu Jarmuth, den König zu Lachis, den König zu Eglon.
Da aber die fünf Könige zu ihm herausgebracht waren, rief Josua das ganze Israel und sprach zu den Obersten des Kriegsvolks, die mit ihm zogen: Kommt herzu und setzt eure Füße auf die Hälse dieser Könige. Und sie kamen herzu und setzten ihre Füße auf ihre Hälse.
Und Josua sprach zu ihnen: Fürchtet euch nicht und erschrecket nicht, seid getrost und unverzagt; denn also wird der Herr allen euren Feinden tun, wider die ihr streitet.

Die Austeilung des verheißenen Landes

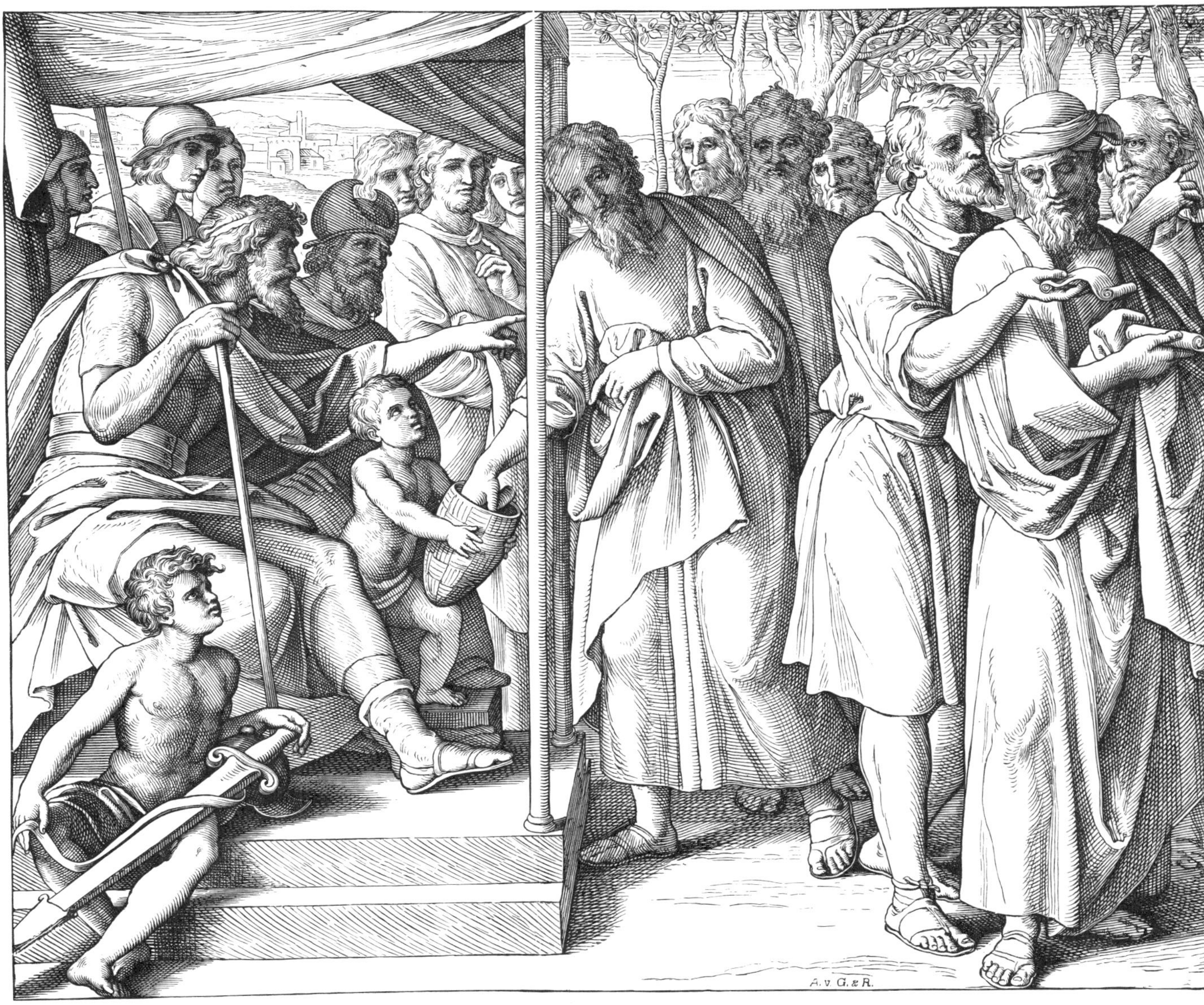

Josua 13. 1, 6, 7; 21. 43–45

Da nun Josua alt war und wohl betagt, sprach der Herr zu ihm: Du bist alt geworden und wohl betagt, und des Landes ist noch sehr viel übrig einzunehmen.
Ich will sie vertreiben [die Völker] vor den Kindern Israel; lose nur darum, sie auszuteilen unter Israel, wie ich dir geboten habe.
So teile nun dies Land zum Erbe unter die neun Stämme und unter den halben Stamm Manasse.

Also gab der Herr Israel alles Land, das er geschworen hatte ihren Vätern zu geben, und sie nahmen's ein und wohnten darin.
Und der Herr gab ihnen Ruhe von allen umher, wie er ihren Vätern geschworen hatte, und stand ihrer Feinde keiner wider sie, sondern alle ihre Feinde gab er in ihre Hände.
Und es fehlte nichts an allem Guten, das der Herr dem Hause Israel verheißen hatte. Es kam alles.

Der Feldhauptmann Sisera fällt durch Jaels Hand

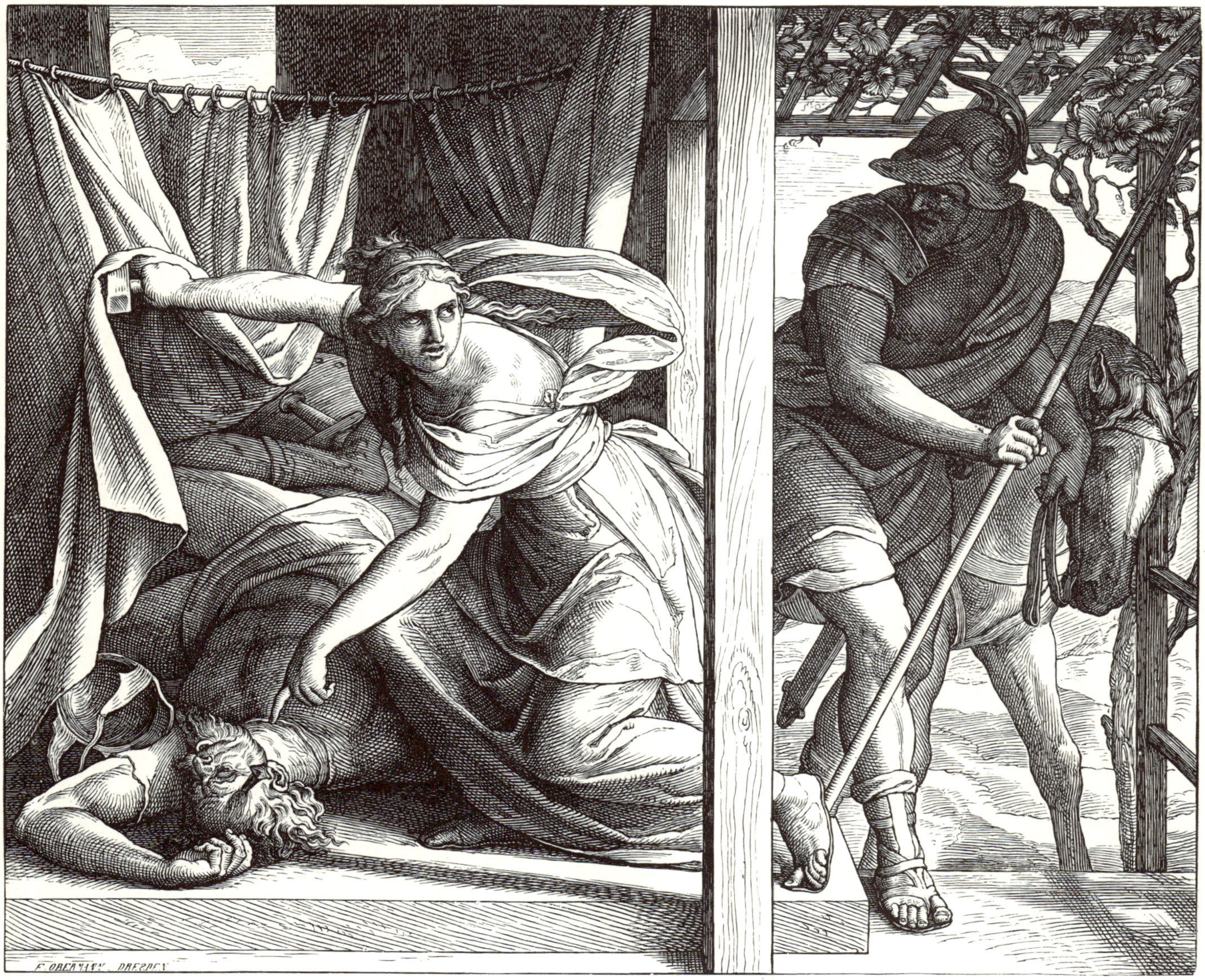

Richter 4. 21, 22

Da nahm Jael, das Weib Hebers, einen Nagel von der Hütte und einen Hammer in ihre Hand und ging leise zu ihm hinein und schlug ihm den Nagel durch seine Schläfe, daß er in die Erde drang. Er aber war entschlummert, ward ohnmächtig und starb.

Da aber Barak Sisera nachjagte, ging Jael heraus, ihm entgegen, und sprach zu ihm: Gehe her! ich will dir den Mann zeigen, den du suchst. Und da er zu ihr hineinkam, lag Sisera tot, und der Nagel steckte in seiner Schläfe.

Gideons Berufung zum Richter

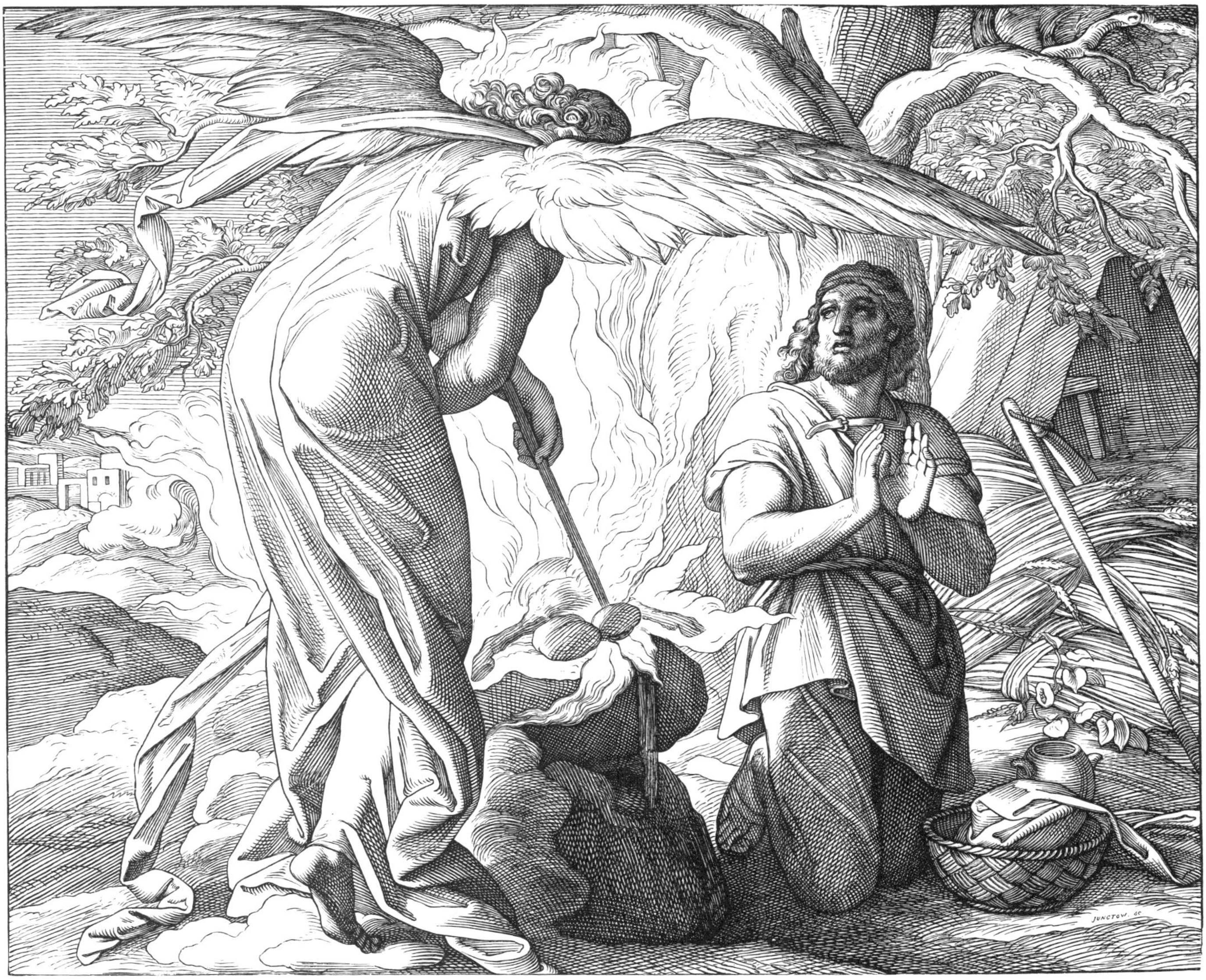

Richter 6. 16–24

Der Herr aber sprach zu Gideon: Ich will mit dir sein, daß du die Midianiter schlagen sollst wie einen einzelnen Mann.
Er aber sprach zu ihm: Habe ich Gnade vor dir gefunden, so mache mir doch ein Zeichen, daß du es seist, der mit mir redet; weiche nicht, bis ich zu dir komme und bringe mein Speisopfer und es vor dir hinlege. Er sprach: Ich will bleiben, bis daß du wiederkommst.
Und Gideon kam und richtete zu ein Ziegenböcklein und ein Epha ungesäuerten Mehls und legte das Fleisch in einen Korb und tat die Brühe in einen Topf und brachte es zu ihm heraus unter die Eiche und trat herzu.
Aber der Engel Gottes sprach zu ihm: Nimm das Fleisch und das Ungesäuerte und lege es hin auf den Fels, der hier ist, und gieße die Brühe aus. Und er tat also.
Da reckte der Engel des Herrn den Stecken aus, den er in der Hand hatte, und rührte mit der Spitze das Fleisch und das Ungesäuerte an. Und das Feuer fuhr aus dem Fels und verzehrte das Fleisch und das Ungesäuerte. Und der Engel des Herrn verschwand aus seinen Augen.
Da nun Gideon sah, daß es der Engel des Herrn war, sprach er: Ach Herr Herr! habe ich also den Engel des Herrn von Angesicht gesehen?
Aber der Herr sprach zu ihm: Friede sei mit dir! Fürchte dich nicht; du wirst nicht sterben.
Da baute Gideon daselbst dem Herrn einen Altar und hieß ihn: Der Herr ist der Friede.

Gideons Sieg wider die Midianiter

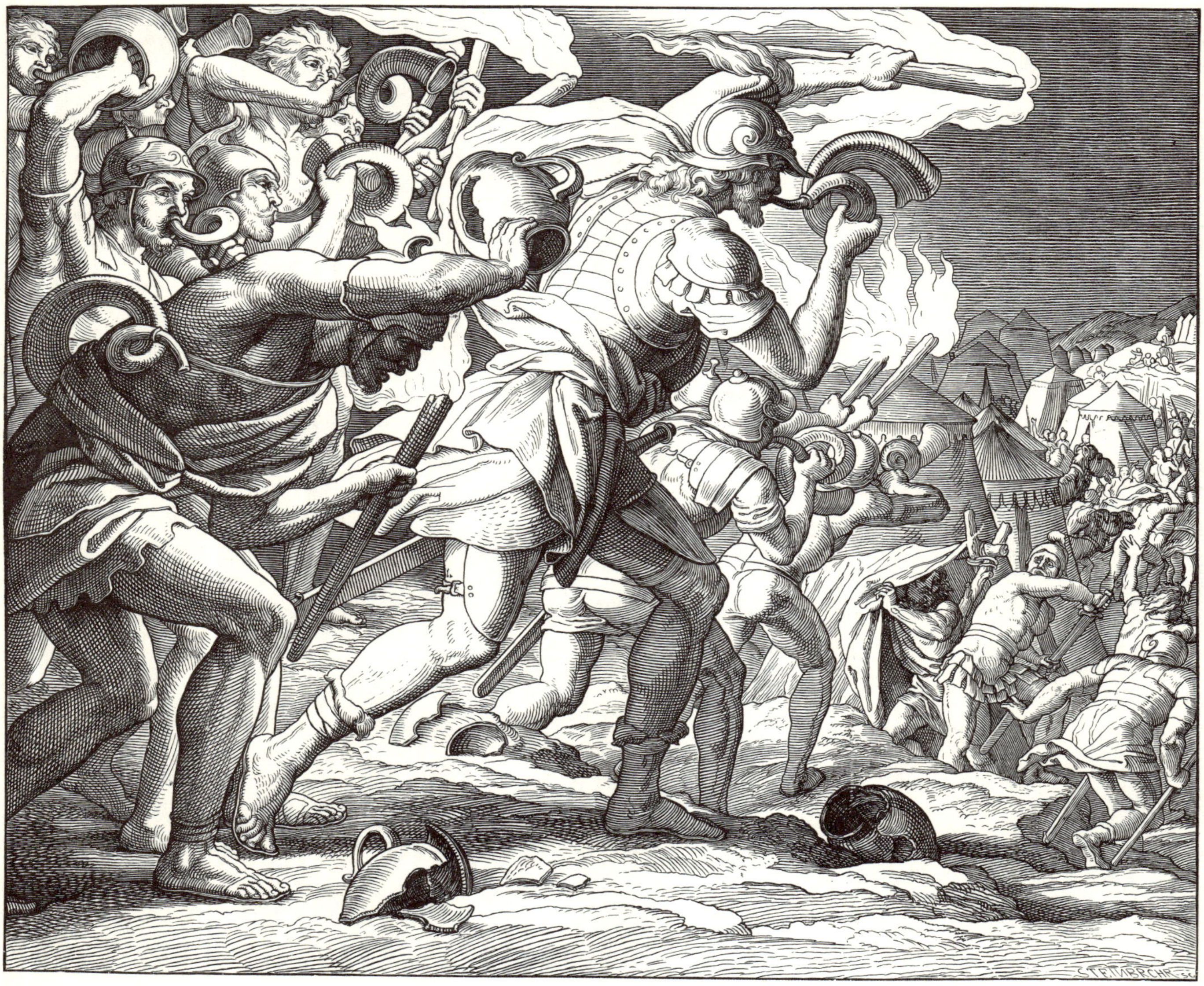

Richter 7. 16–21

Und Gideon teilte die dreihundert Mann in drei Haufen und gab einem jeglichen eine Posaune in seine Hand und leere Krüge und Fackeln darin
und sprach zu ihnen: Sehet auf mich und tut auch also; und siehe, wenn ich vor das Lager komme, wie ich tue, so tut ihr auch.
Wenn ich die Posaune blase und alle, die mit mir sind, so sollt ihr auch die Posaunen blasen ums ganze Heer und sprechen: Hie Herr und Gideon!
Also kam Gideon und hundert Mann mit ihm vor das Lager, zu Anfang der mittelsten Nachtwache, da sie eben die Wächter aufgestellt hatten, und bliesen mit Posaunen und zerschlugen die Krüge in ihren Händen.
Also bliesen alle drei Haufen mit Posaunen und zerbrachen die Krüge. Sie hielten aber die Fackeln in ihrer linken Hand und die Posaunen in ihrer rechten Hand, daß sie bliesen, und riefen: Hie Schwert des Herrn und Gideons!
Und ein jeglicher stand auf seinem Ort um das Lager her. Da ward das ganze Heer laufend, und schrieen und flohen.

Des Brudermörders Abimelech Ende

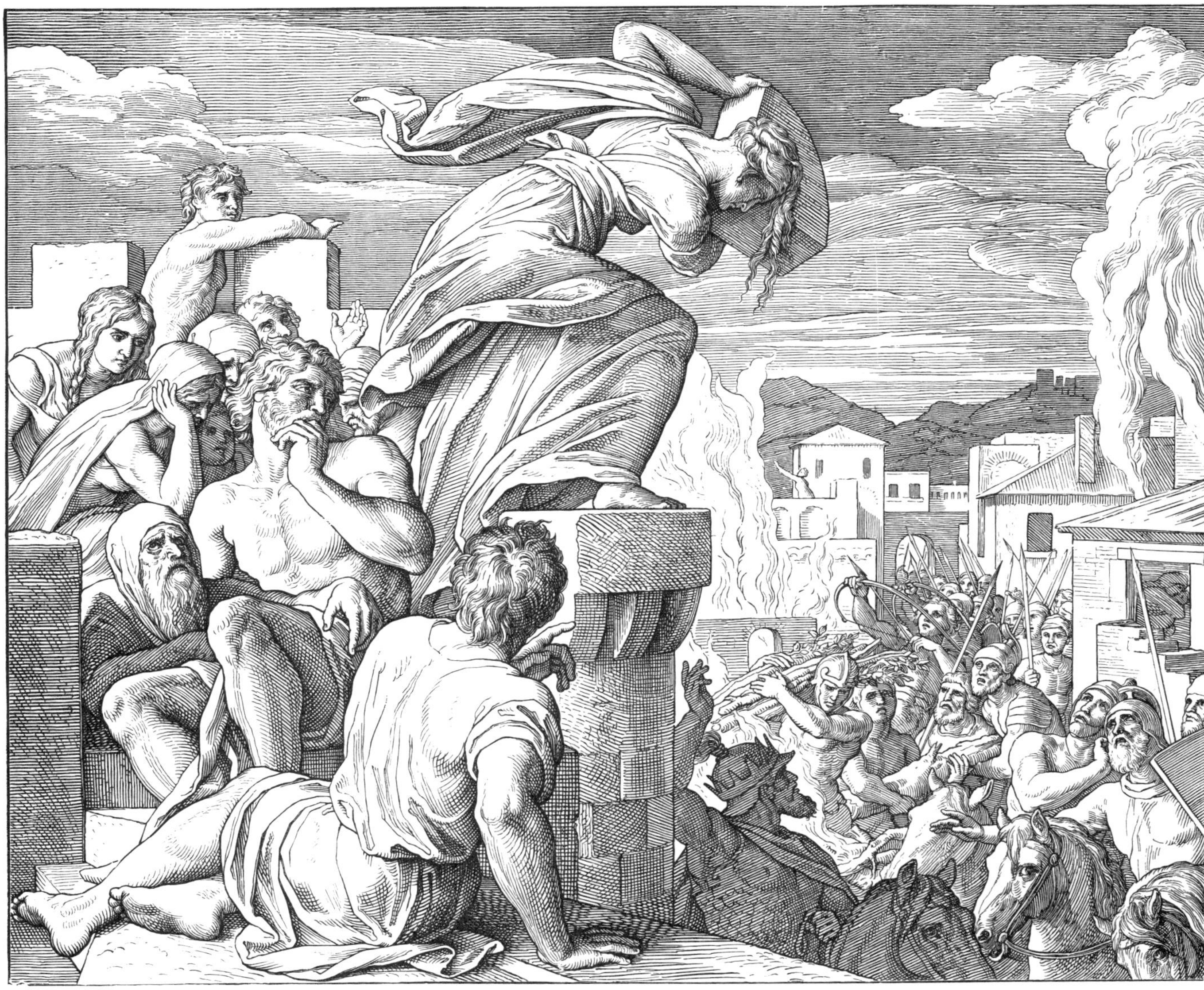

Richter 9. 50–56

Abimelech aber zog gen Thebez und belagerte es und gewann es. Es war aber ein starker Turm mitten in der Stadt. Auf den flohen alle Männer und Weiber und alle Bürger der Stadt und schlossen hinter sich zu und stiegen auf das Dach des Turms.
Da kam Abimelech zum Turm und stritt dawider und nahte sich zur Tür des Turms, daß er ihn mit Feuer verbrennte.
Aber ein Weib warf einen Mühlstein Abimelech auf den Kopf und zerbrach ihm den Schädel.

Da rief Abimelech eilend dem Diener, der seine Waffen trug, und sprach zu ihm:
Zieh dein Schwert aus und töte mich, daß man nicht von mir sage: Ein Weib hat ihn erwürgt. Da durchstach ihn sein Diener, und er starb.
Da aber die Israeliten, die mit ihm waren, sahen, daß Abimelech tot war, ging ein jeglicher an seinen Ort.
Also bezahlte Gott Abimelech das Übel, das er an seinem Vater getan hatte, da er seine siebzig Brüder erwürgte;

Jephthah und seine Tochter

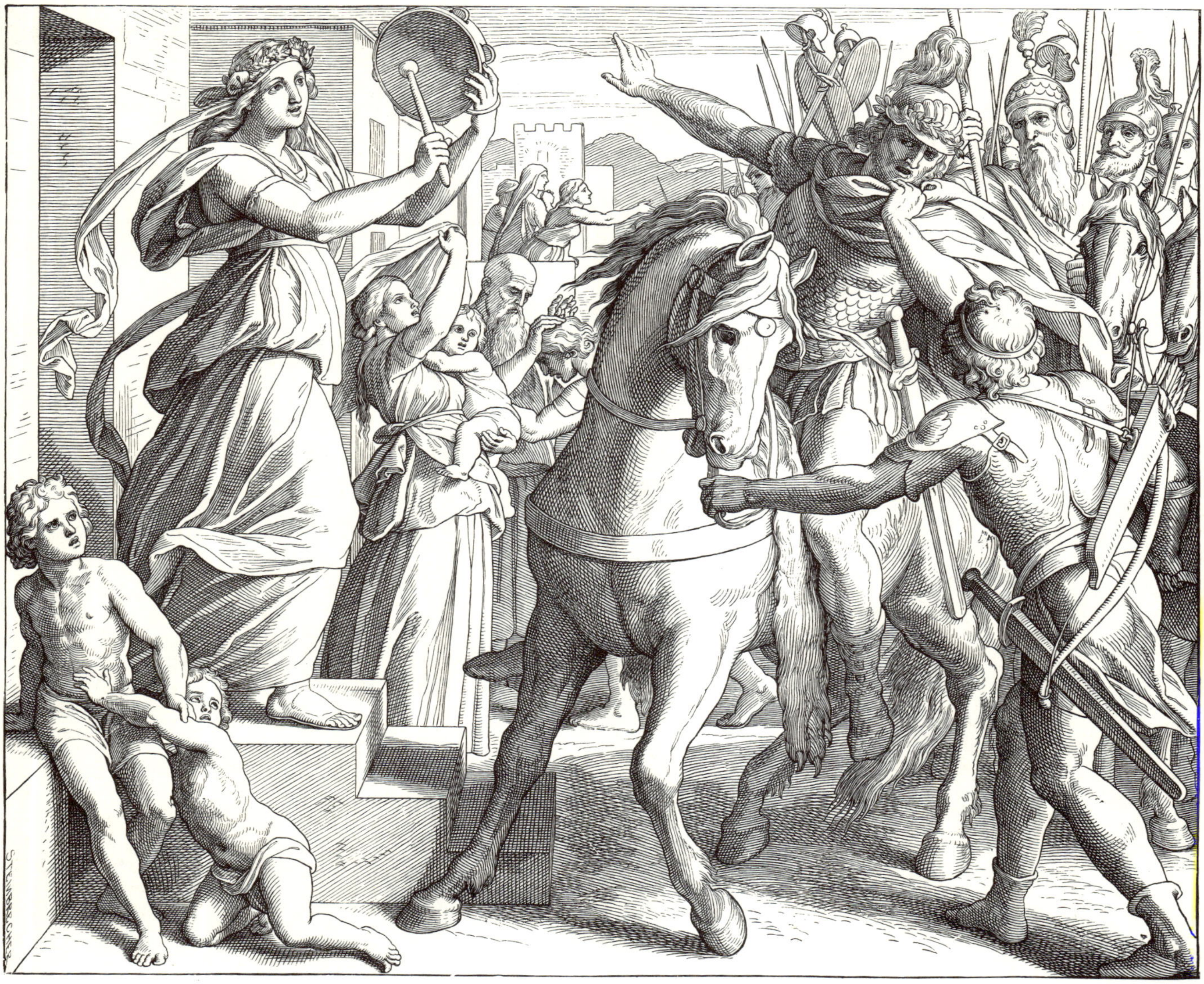

Richter 11. 34, 35

Da nun Jephthah kam gen Mizpa zu seinem Hause, siehe, da geht seine Tochter heraus ihm entgegen mit Pauken und Reigen; und sie war sein einziges Kind, und er hatte sonst keinen Sohn noch Tochter.

Und da er sie sah, zerriß er seine Kleider und sprach: Ach, meine Tochter, wie beugst du mich und betrübst mich! Denn ich habe meinen Mund aufgetan gegen den Herrn und kann's nicht widerrufen.

Simson tötet einen Löwen

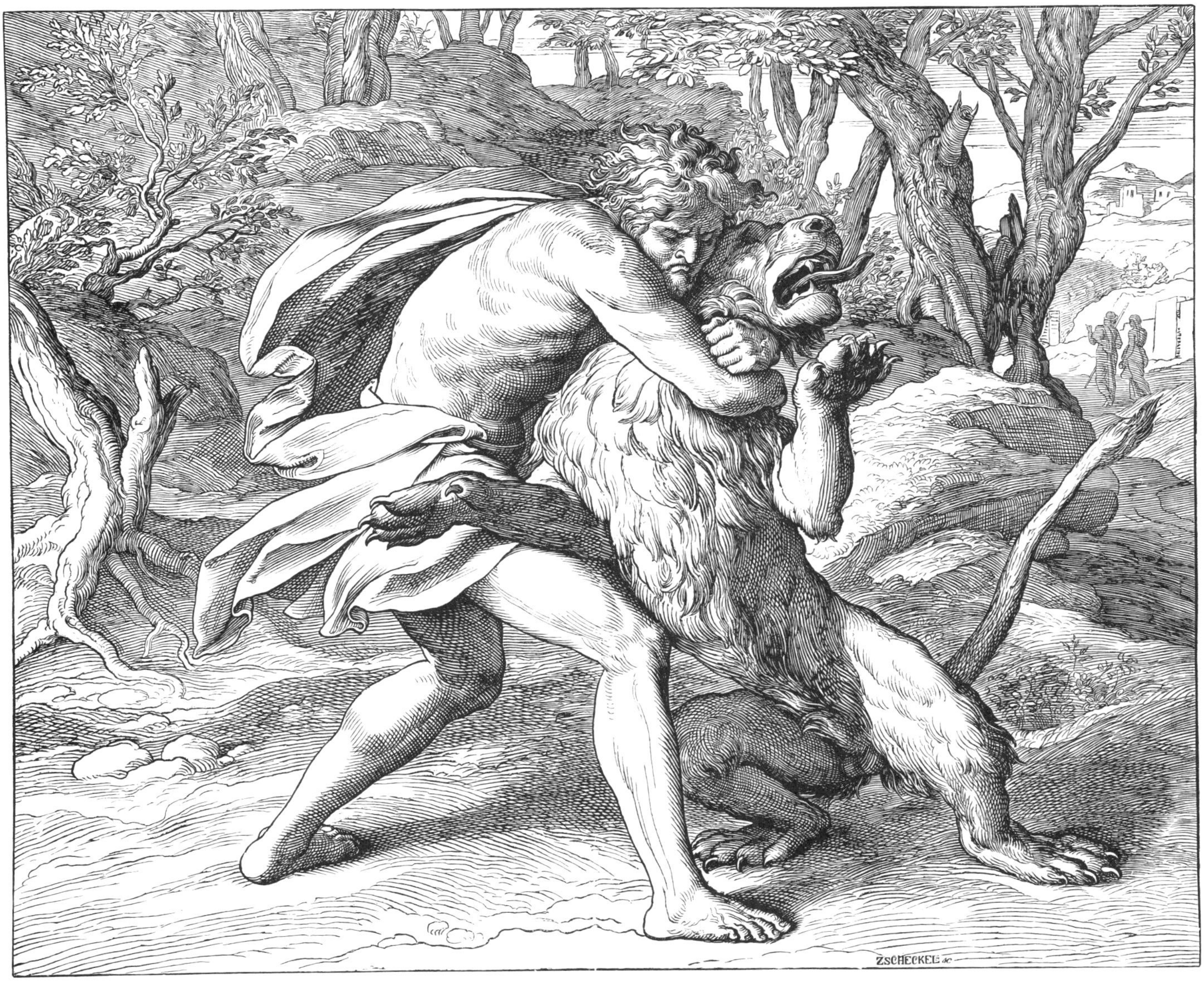

Richter 14. 5, 6

Also ging Simson hinab mit seinem Vater und seiner Mutter gen Thimnath. Und als sie kamen an die Weinberge zu Thimnath, siehe, da kam ein junger Löwe brüllend ihm entgegen.

Und der Geist des Herrn geriet über ihn, und er zerriß ihn, wie man ein Böcklein zerreißt, und hatte doch gar nichts in seiner Hand. Und sagte es nicht an seinem Vater noch seiner Mutter, was er getan hatte.

Simson schlägt tausend Philister mit eines Esels Kinnbacken

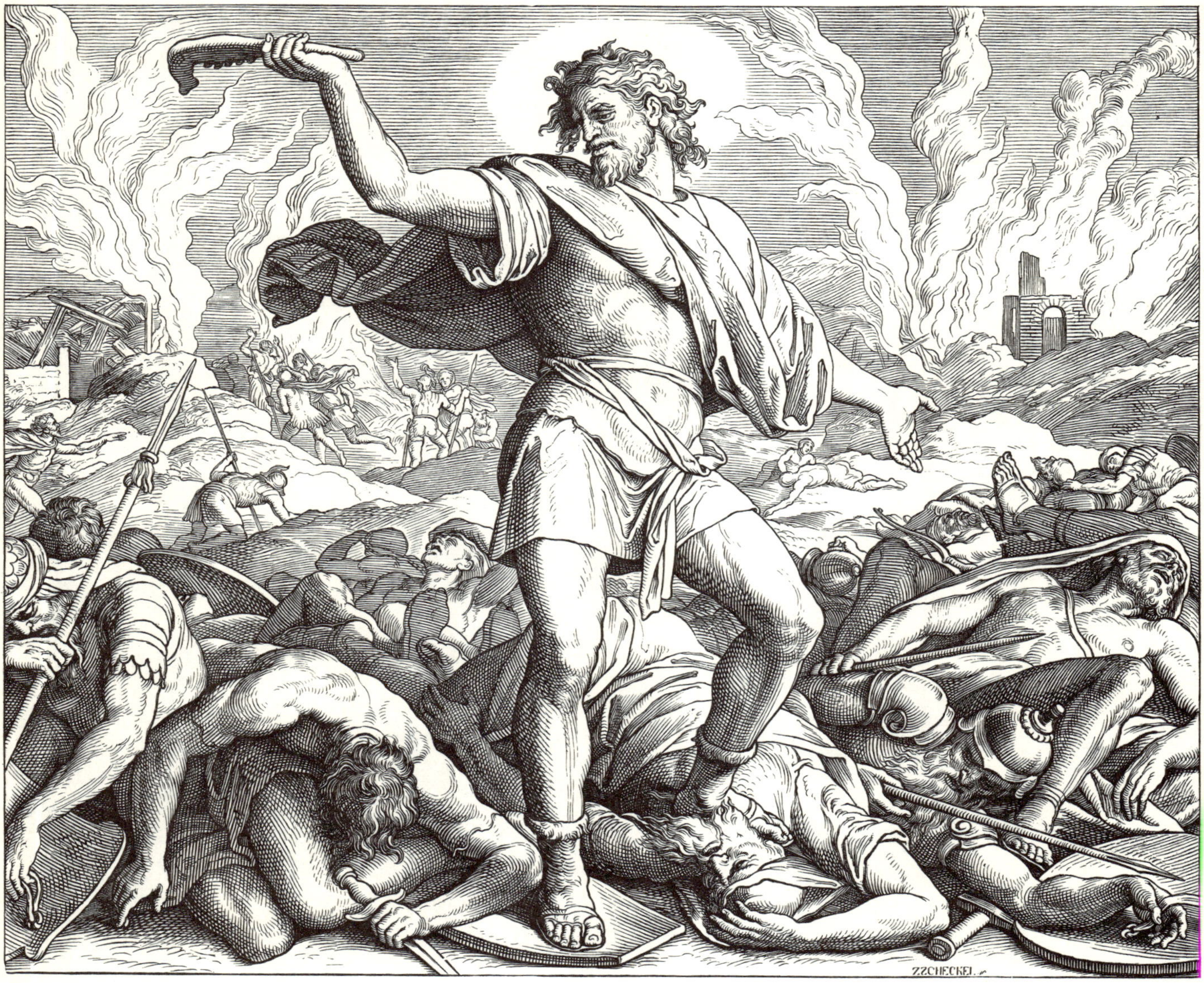

Richter 15. 11–16

Da zogen dreitausend Mann von Juda hinab in die Steinkluft zu Etam und sprachen zu Simson: Weißt du nicht, daß die Philister über uns herrschen? Warum hast du denn das an uns getan? Er sprach zu ihnen: Wie sie mir getan haben, so habe ich ihnen wieder getan.
Sie sprachen zu ihm: Wir sind herabgekommen, dich zu binden und in der Philister Hände zu geben. Simson sprach zu ihnen: So schwöret mir, daß ihr mir kein Leid tun wollt.
Sie antworteten ihm: Wir wollen dir kein Leid tun, sondern wollen dich nur binden und in ihre Hände geben und wollen dich nicht töten. Und sie banden ihn mit zwei neuen Stricken und führten ihn herauf vom Fels.
Und da er kam bis gen Lehi, jauchzten die Philister ihm entgegen. Aber der Geist des Herrn geriet über ihn, und die Stricke an seinen Armen wurden wie Fäden, die das Feuer versengt hat, daß die Bande an seinen Händen zerschmolzen.
Und er fand einen frischen Eselskinnbacken; da reckte er seine Hand aus und nahm ihn und schlug damit tausend Mann.
Und Simson sprach: Da liegen sie bei Haufen; durch eines Esels Kinnbacken habe ich tausend Mann geschlagen.

Simsons Fall

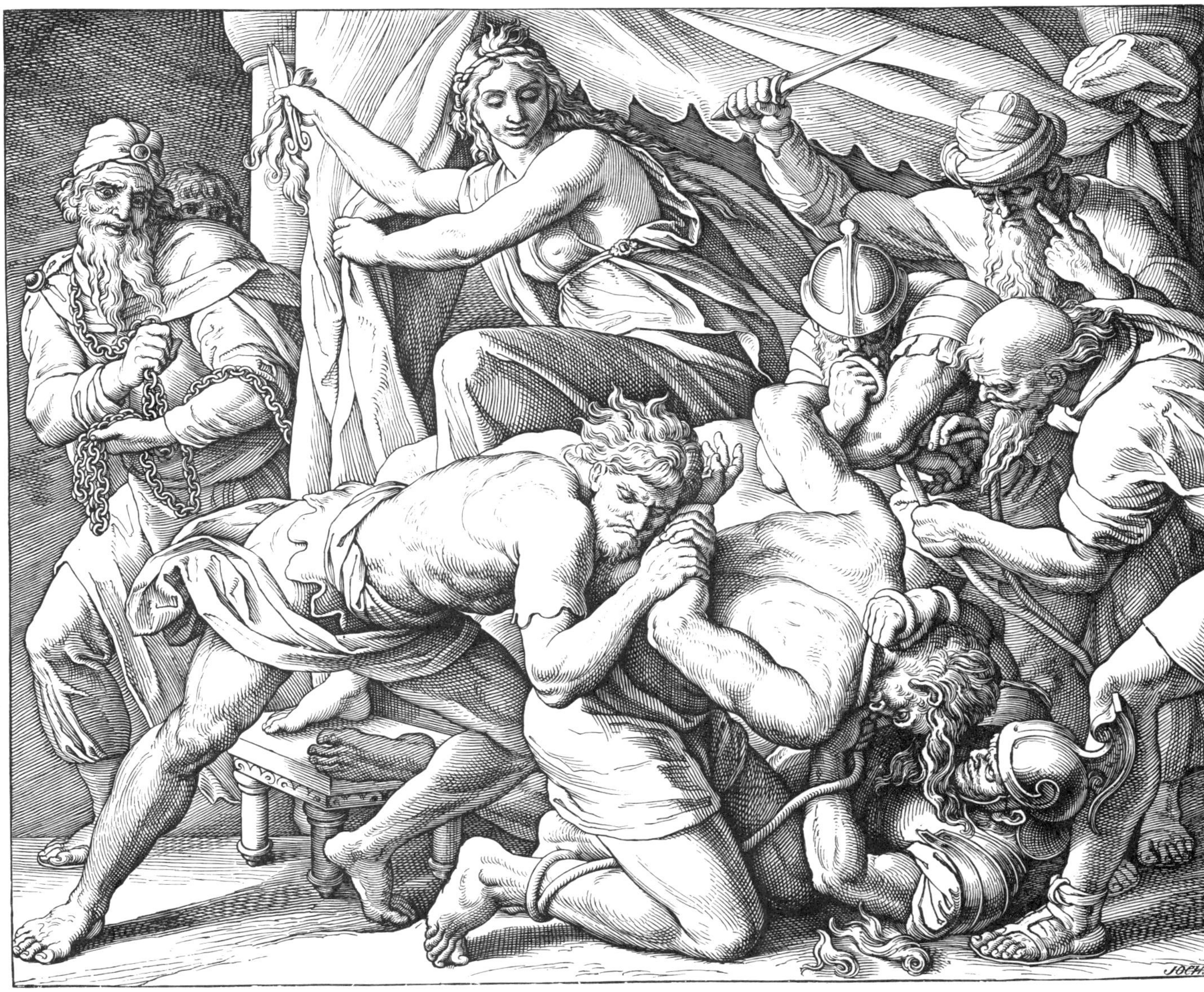

Richter 16. 15–22

Da sprach Delila zu Simson: Wie kannst du sagen, du habest mich lieb, so dein Herz doch nicht mit mir ist? Dreimal hast du mich getäuscht und mir nicht gesagt, worin deine große Kraft sei.
Da sie ihn aber drängte mit ihren Worten alle Tage und ihn zerplagte, ward seine Seele matt bis an den Tod,
und er sagte ihr sein ganzes Herz und sprach zu ihr: Es ist nie ein Schermesser auf mein Haupt gekommen; denn ich bin ein Geweihter Gottes von Mutterleibe an. Wenn man mich schöre, so wiche meine Kraft von mir, daß ich schwach würde und wie alle anderen Menschen.
Da nun Delila sah, daß er ihr all sein Herz offenbart hatte, sandte sie hin und ließ der Philister Fürsten rufen und sagen: Kommt noch einmal herauf; denn er hat mir all sein Herz offenbart. Da kamen der Philister Fürsten zu ihr herauf und brachten das Geld mit sich in ihrer Hand.
Und sie ließ ihn entschlafen auf ihrem Schoß und rief einem, der ihm die sieben Locken seines Hauptes abschöre. Und sie fing an, ihn zu zwingen; da war seine Kraft von ihm gewichen.
Und sie sprach zu ihm: Philister über dir, Simson! Da er nun von seinem Schlaf erwachte, gedachte er: Ich will ausgehen, wie ich mehrmals getan habe, ich will mich losreißen; und wußte nicht, daß der Herr von ihm gewichen war.
Aber die Philister griffen ihn und stachen ihm die Augen aus und führten ihn hinab gen Gaza und banden ihn mit zwei ehernen Ketten, und er mußte mahlen im Gefängnis.
Aber das Haar seines Hauptes fing an, wieder zu wachsen, wo es geschoren war.

Simsons Rache und Tod

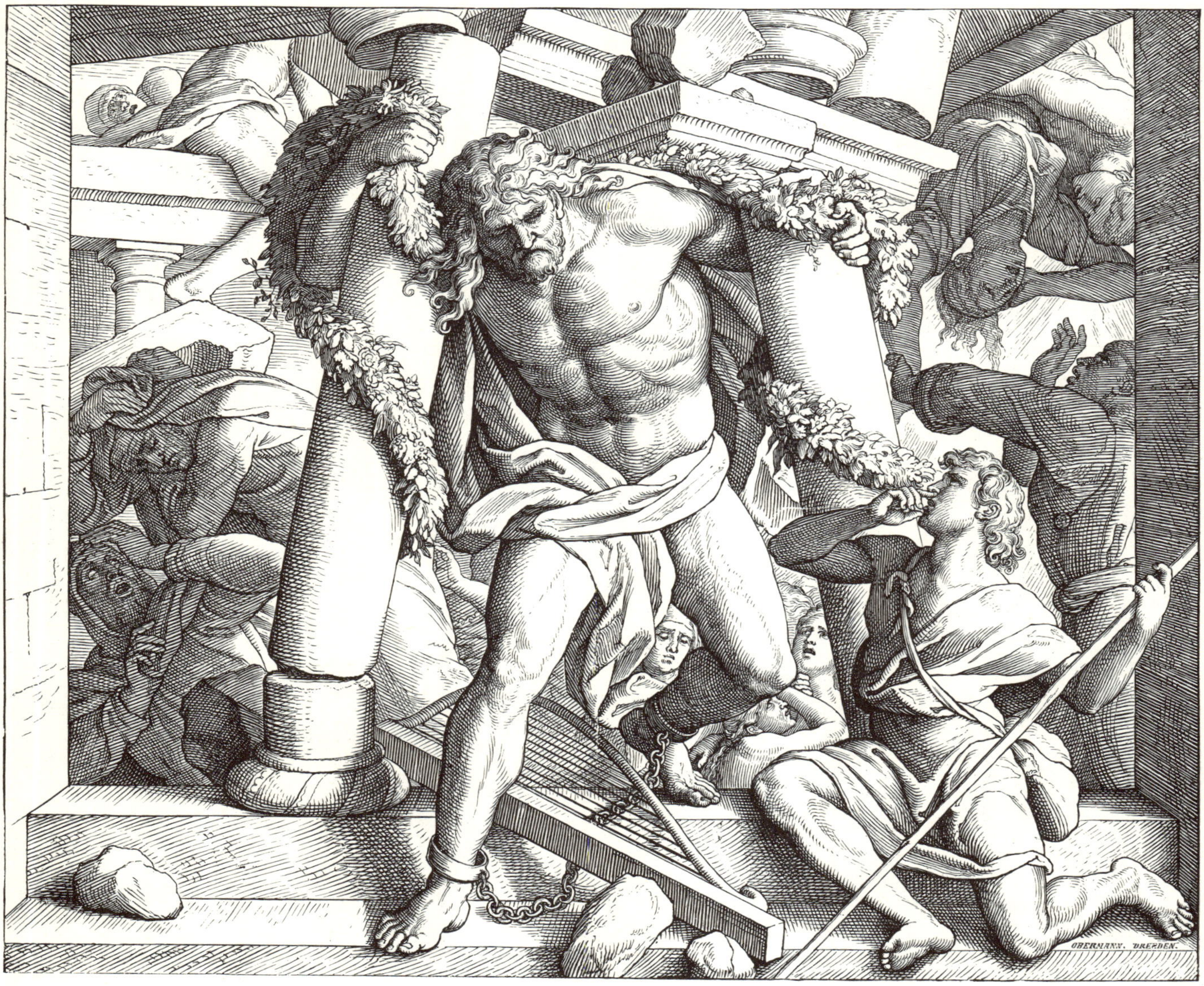

Richter 16. 23–30

Da aber der Philister Fürsten sich versammelten, ihrem Gott Dagon ein großes Opfer zu tun und sich zu freuen, sprachen sie: Unser Gott hat uns unsern Feind Simson in unsre Hände gegeben.
Desgleichen, als ihn das Volk sah, lobten sie ihren Gott; denn sie sprachen: Unser Gott hat uns unsern Feind in unsre Hände gegeben, der unser Land verderbte und unser viele erschlug.
Da nun ihr Herz guter Dinge war, sprachen sie: Laßt Simson holen, daß er vor uns spiele. Da holten sie Simson aus dem Gefängnis, und er spielte vor ihnen, und sie stellten ihn zwischen die Säulen.
Simson aber sprach zu dem Knaben, der ihn bei der Hand leitete: Laß mich, daß ich die Säulen taste, auf welchen das Haus steht, daß ich mich dranlehne.
Das Haus aber war voll Männer und Weiber. Es waren auch der Philister Fürsten alle da und auf dem Dach bei dreitausend, Mann und Weib, die zusahen, wie Simson spielte.
Simson aber rief den Herrn an und sprach: Herr Herr, gedenke mein und stärke mich doch, Gott, diesmal, daß ich für meine beiden Augen mich einmal räche an den Philistern!
Und er faßte die zwei Mittelsäulen, auf welche das Haus gesetzt war und darauf es sich hielt, eine in seine rechte und die andere in seine linke Hand,
und sprach: Meine Seele sterbe mit den Philistern! und neigte sich kräftig. Da fiel das Haus auf die Fürsten und auf alles Volk, das darin war, daß der Toten mehr waren, die in seinem Tod starben, denn die bei seinem Leben starben.

Der Stamm Benjamin erbaut sich wieder

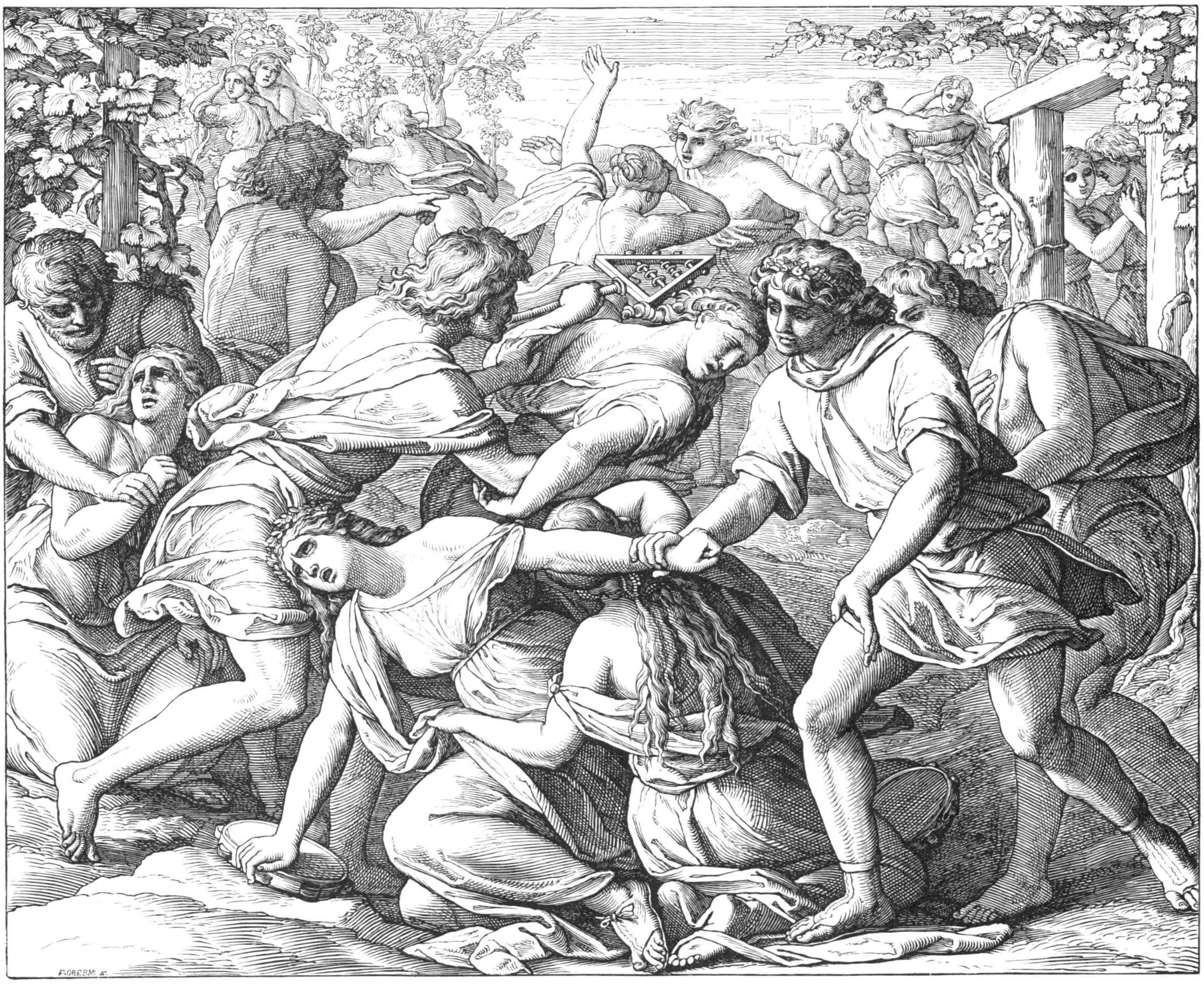

Richter 21. 19–21, 23

Und sie sprachen: Siehe, es ist ein Jahrfest des Herrn zu Silo. Und sie geboten den Kindern Benjamin und sprachen: Gehet hin und lauert in den Weinbergen.
Wenn ihr dann seht, daß die Töchter Silos heraus mit Reigen zum Tanz gehen, so fahret hervor aus den Weinbergen und nehme ein jeglicher sich ein Weib von den Töchtern Silos und gehet hin ins Land Benjamin.
Die Kinder Benjamin taten also und nahmen Weiber nach ihrer Zahl von den Reigen, die sie raubten und zogen hin und wohnten in ihrem Erbteil und bauten die Städte und wohnten darin.

Ruth zieht mit Naemi nach Bethlehem

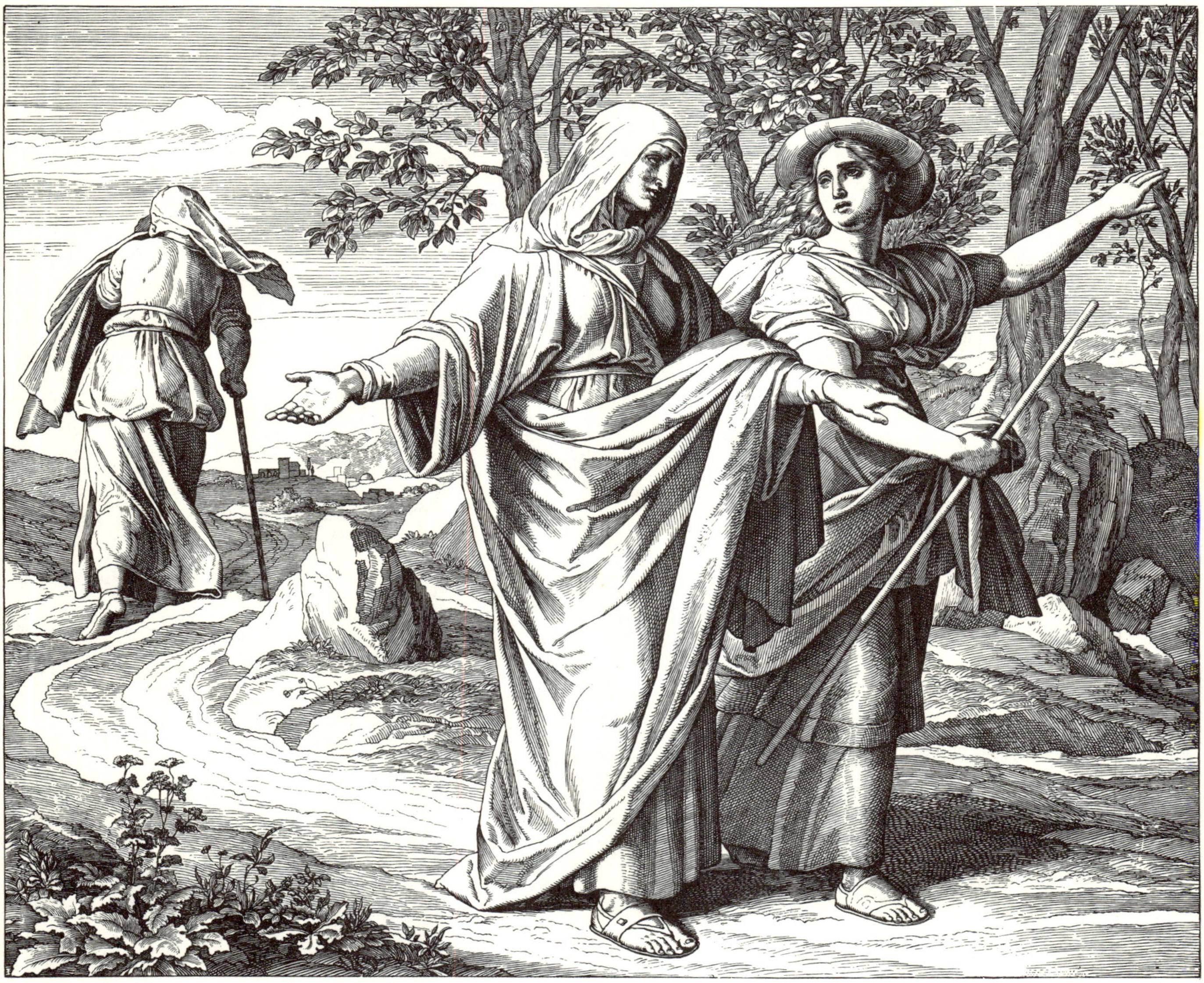

Ruth 1. 11, 14–19

Aber Naemi sprach: Kehret um, meine Töchter! warum wollt ihr mit mir gehen?
Da hoben sie ihre Stimme auf und weinten noch mehr. Und Orpa küßte ihre Schwiegermutter; Ruth aber blieb bei ihr.
Sie aber sprach: Siehe, deine Schwägerin ist umgewandt zu ihrem Volk und zu ihrem Gott; kehre du auch um, deiner Schwägerin nach.
Ruth antwortete: Rede mir nicht ein, daß ich dich verlassen sollte und von dir umkehren. Wo du hin gehst, da will ich auch hingehen; wo du bleibst, da bleibe ich auch. Dein Volk ist mein Volk, und dein Gott ist mein Gott.
Wo du stirbst, da sterbe ich auch, da will ich auch begraben werden. Der Herr tue mir dies und das, der Tod muß mich und dich scheiden.
Als sie nun sah, daß sie fest im Sinn war, mit ihr zu gehen, ließ sie ab, mit ihr davon zu reden.
Also gingen die beiden miteinander, bis sie gen Bethlehem kamen.

Ruth auf dem Acker des Boas

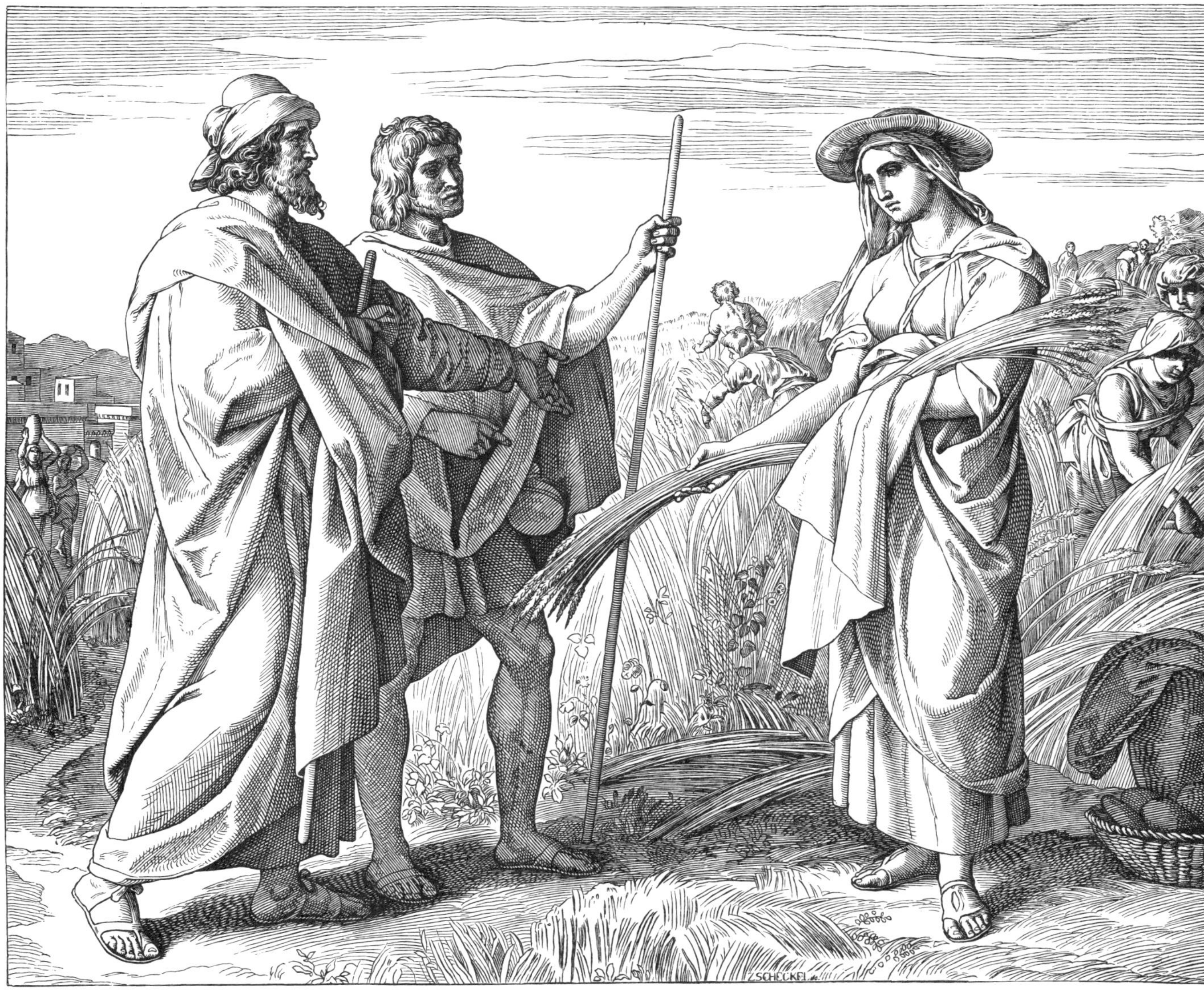

Ruth 2. 2–13

Und Ruth, die Moabitin, sprach zu Naemi: Laß mich aufs Feld gehen und Ähren auflesen dem nach, vor dem ich Gnade finde.
Sie aber sprach zu ihr: Gehe hin, meine Tochter.
Sie ging hin, kam und las auf, den Schnittern nach, auf dem Felde. Und es begab sich eben, daß dasselbe Feld war des Boas, der von dem Geschlecht Elimelechs war.
Und siehe, Boas kam eben von Bethlehem und sprach zu den Schnittern: Der Herr mit euch! Sie antworteten: Der Herr segne dich!
Und Boas sprach zu seinem Knechte, der über die Schnitter gestellt war: Wes ist die Dirne?
Der Knecht, der über die Schnitter gestellt war, antwortete und sprach: Es ist die Dirne, die Moabitin, die mit Naemi wiedergekommen ist von der Moabiter Lande.
Denn sie sprach: Laßt mich doch auflesen und sammeln unter den Garben, den Schnittern nach; und ist also gekommen und dagestanden vom Morgen an bis her und bleibt wenig daheim.
Da sprach Boas zu Ruth: Hörst du es, meine Tochter? Du sollst nicht gehen auf einen andern Acker, aufzulesen, und gehe auch nicht von hinnen, sondern halte dich zu meinen Dirnen.
Und siehe, wo sie schneiden im Felde, da gehe ihnen nach. Ich habe meinen Knechten geboten, daß dich niemand antaste. Und so dich dürstet, so gehe hin zu dem Gefäß und trinke von dem, was meine Knechte schöpfen.
Da fiel sie auf ihr Angesicht und beugte sich nieder zur Erde und sprach zu ihm: Womit habe ich die Gnade gefunden vor deinen Augen, daß du mich ansiehst, die ich doch fremd bin?
Boas antwortete und sprach zu ihr: Es ist mir angesagt alles, was du getan hast an deiner Schwiegermutter nach deines Mannes Tod: daß du verlassen hast deinen Vater und deine Mutter und dein Vaterland und bist zu einem Volk gezogen, das du zuvor nicht kanntest.
Der Herr vergelte dir deine Tat, und dein Lohn müsse vollkommen sein bei dem Herrn, dem Gott Israels, zu welchen du gekommen bist, daß du unter seinen Flügeln Zuversicht hättest.
Sie sprach: Laß mich Gnade vor deinen Augen finden, mein Herr; denn du hast mich getröstet und deine Magd freundlich angesprochen, so ich doch nicht bin wie deiner Mägde eine.

Das Gebet der Hanna

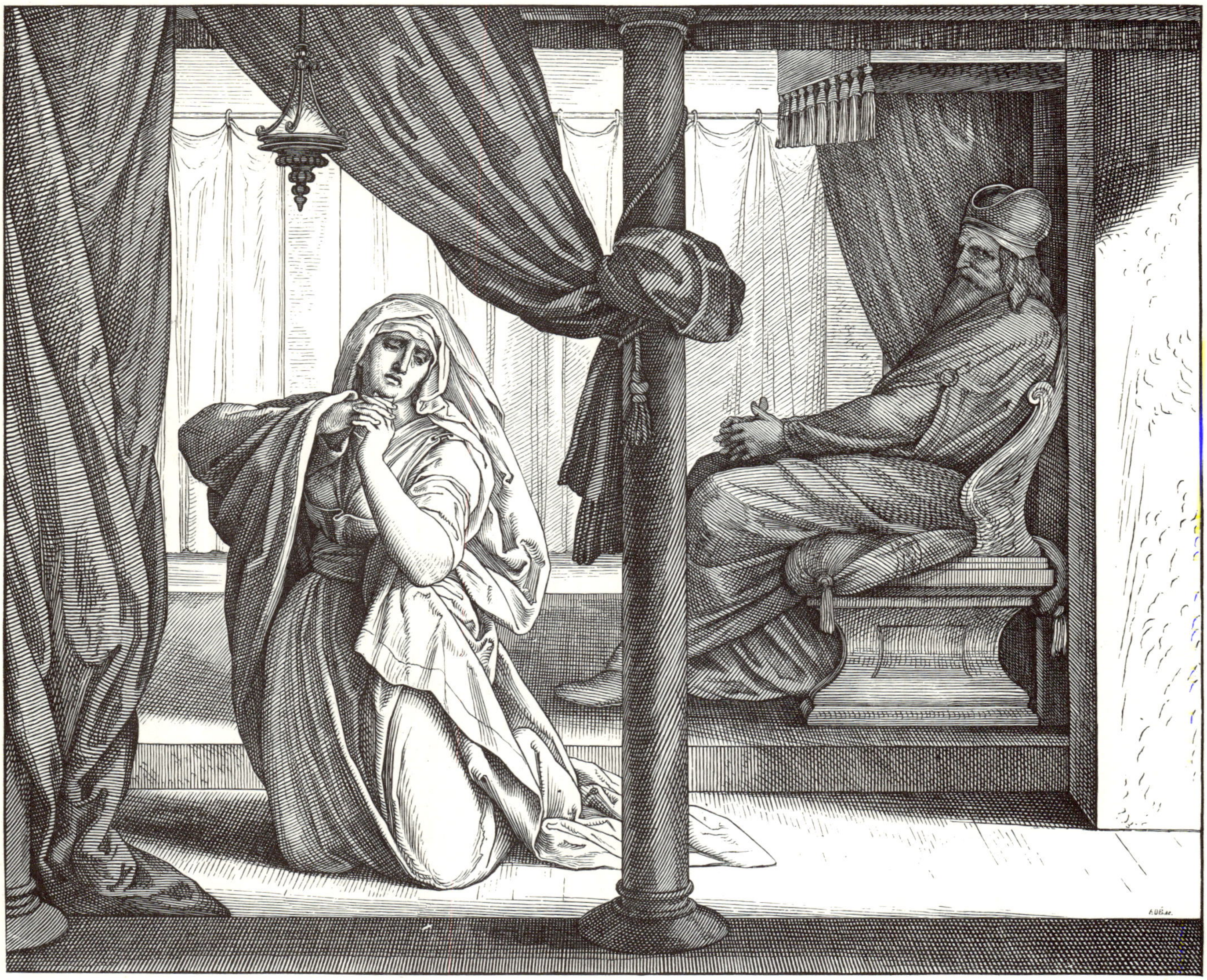

1. Samuel 1. 9–18

Da stand Hanna auf, nachdem sie gegessen hatten zu Silo und getrunken. (Eli aber, der Priester, saß auf einem Stuhl an der Pfoste des Tempels des Herrn.)
Und sie war von Herzen betrübt und betete zum Herrn und weinte sehr
und gelobte ein Gelübde und sprach: Herr Zebaoth, wirst du deiner Magd Elend ansehen und an mich gedenken und deiner Magd nicht vergessen und wirst deiner Magd einen Sohn geben, so will ich ihn dem Herrn geben sein Leben lang und soll kein Schermesser auf sein Haupt kommen.
Und da sie lange betete vor dem Herrn, hatte Eli acht auf ihren Mund.
Denn Hanna redete in ihrem Herzen; allein ihre Lippen regten sich, und ihre Stimme hörte man nicht. Da meinte Eli, sie wäre trunken,
und sprach zu ihr: Wie lange willst du trunken sein?
Hanna aber antwortete und sprach: Nein, mein Herr, ich bin ein betrübtes Weib. Wein und starkes Getränk habe ich nicht getrunken, sondern habe mein Herz vor dem Herrn ausgeschüttet.
Du wollest deine Magd nicht achten wie ein loses Weib; denn ich habe aus meinem großen Kummer und Traurigkeit geredet bisher.
Eli antwortete und sprach: Gehe hin mit Frieden; der Gott Israels wird dir geben deine Bitte, die du von ihm gebeten hast.
Sie sprach: Laß deine Magd Gnade finden vor deinen Augen.
Also ging das Weib hin ihres Wegs und aß und sah nicht mehr so traurig.

Der Herr verkündet dem Knaben Samuel Elis Tod und seines Hauses Untergang

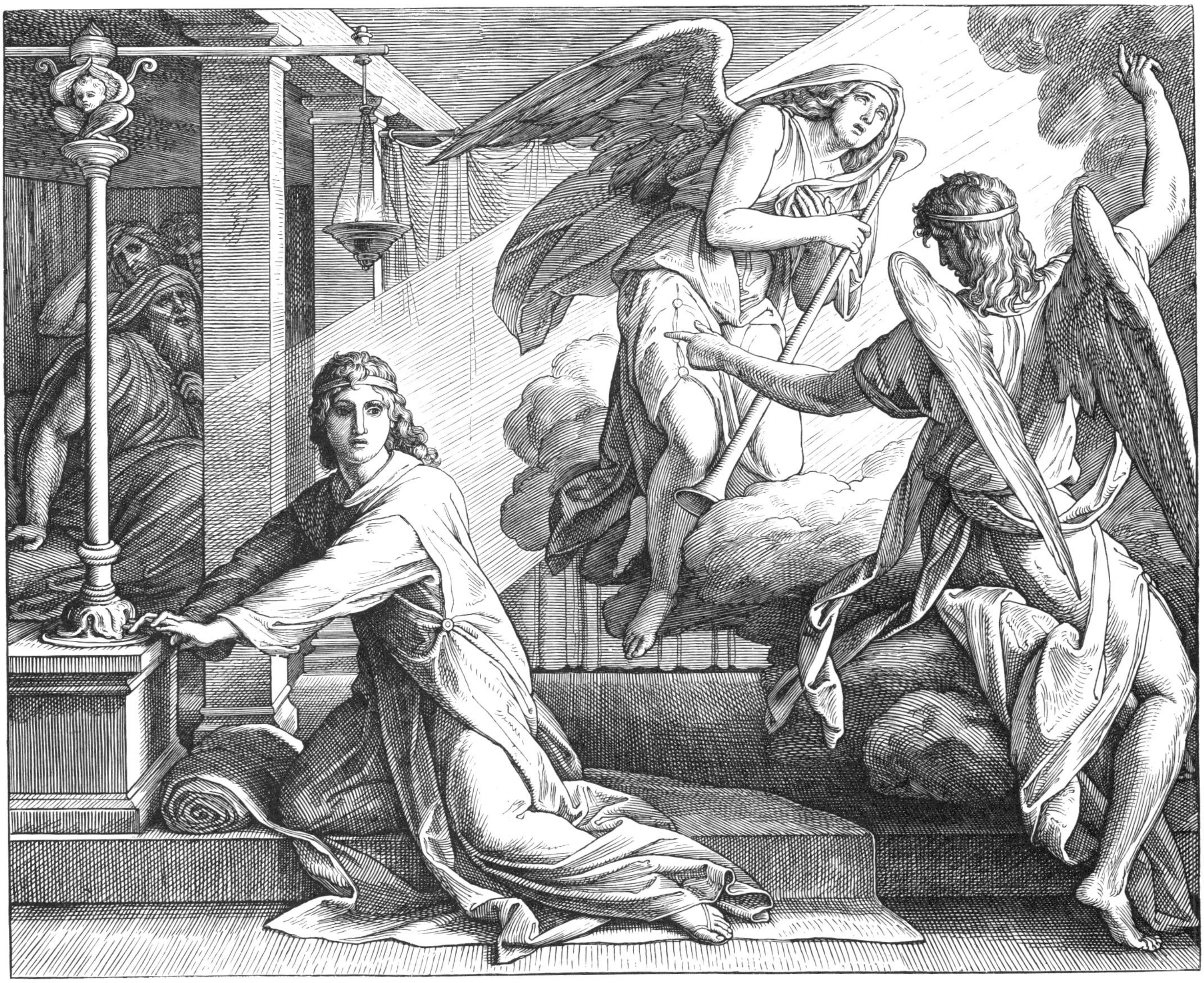

1. Samuel 3. 1–13

Und da Samuel, der Knabe, dem Herrn diente unter Eli, war des Herrn Wort teuer zu derselben Zeit, und war wenig Weissagung.
Und es begab sich, zur selben Zeit lag Eli an seinem Ort, und seine Augen fingen an, dunkel zu werden, daß er nicht sehen konnte.
Und Samuel hatte sich gelegt im Tempel des Herrn, da die Lade Gottes war, und die Lampe Gottes war noch nicht verloschen.
Und der Herr rief Samuel. Er aber antwortete: Siehe, hier bin ich! und lief zu Eli und sprach: Siehe, hier bin ich! du hast mich gerufen. Er aber sprach: Ich habe nicht gerufen; gehe wieder hin und lege dich schlafen. Und er ging hin und legte sich schlafen.
Der Herr rief abermals: Samuel! Und Samuel stand auf und ging zu Eli und sprach: Siehe, hier bin ich! du hast mich gerufen. Er aber sprach: Ich habe nicht gerufen, mein Sohn; gehe wieder hin und lege dich schlafen.
Aber Samuel kannte den Herrn noch nicht, und des Herrn Wort war ihm noch nicht offenbart.
Und der Herr rief Samuel wieder, zum drittenmal. Und er stand auf und ging zu Eli und sprach: Siehe, hier bin ich! du hast mich gerufen. Da merkte Eli, daß der Herr den Knaben rief,
und sprach zu ihm: Gehe wieder hin und lege dich schlafen; und so du gerufen wirst, so sprich: Rede, Herr, denn dein Knecht hört. Samuel ging hin und legte sich an seinen Ort.
Da kam der Herr und trat dahin und rief wie vormals: Samuel, Samuel! Und Samuel sprach: Rede, denn dein Knecht hört.
Und der Herr sprach zu Samuel: Siehe, ich tue ein Ding in Israel, daß, wer das hören wird, dem werden seine beiden Ohren gellen.
An dem Tage will ich erwecken über Eli, was ich wider sein Haus geredet habe; ich will's anfangen und vollenden.
Denn ich habe es ihm angesagt, daß ich Richter sein will über sein Haus ewiglich um der Missetat willen, daß er wußte, wie seine Kinder sich schändlich hielten, und hat ihnen nicht gewehrt.

Eli stirbt vor Schrecken

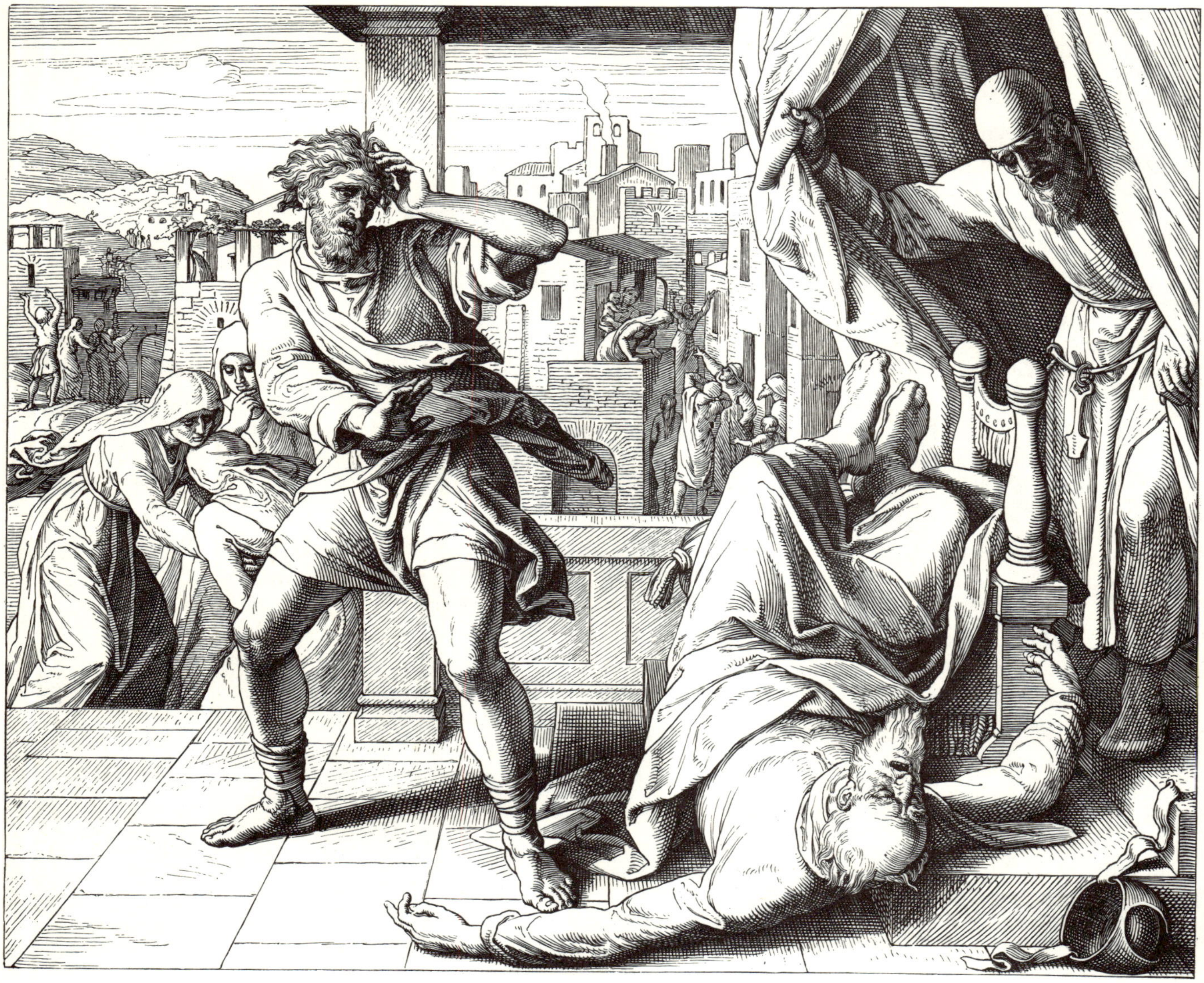

1. Samuel 4. 12–18

Da lief einer von Benjamin aus dem Heer und kam gen Silo desselben Tages und hatte seine Kleider zerrissen und hatte Erde auf sein Haupt gestreut.
Und siehe, als er hineinkam, saß Eli auf dem Stuhl, daß er auf den Weg sähe; denn sein Herz war zaghaft über der Lade Gottes. Und da der Mann in die Stadt kam, sagte er's an, und die ganze Stadt schrie.
Und da Eli das laute Schreien hörte, fragte er: Was ist das für ein lautes Getümmel? Da kam der Mann eilend und sagte es Eli an.
Eli aber war 98 Jahre alt, und seine Augen waren dunkel, daß er nicht sehen konnte.
Der Mann aber sprach zu Eli: Ich komme und bin heute aus dem Heer geflohen. Er aber sprach: Wie gehet's zu, mein Sohn?
Da antwortete der Verkündiger und sprach: Israel ist geflohen vor den Philistern, und ist eine große Schlacht im Volk geschehen, und deine zwei Söhne, Hophni und Pinehas, sind gestorben; dazu die Lade Gottes ist genommen.
Da er aber der Lade Gottes gedachte, fiel er zurück vom Stuhl am Tor und brach seinen Hals entzwei und starb; denn er war alt und ein schwerer Mann.

Samuel salbt den Benjaminiten Saul zum König über Israel

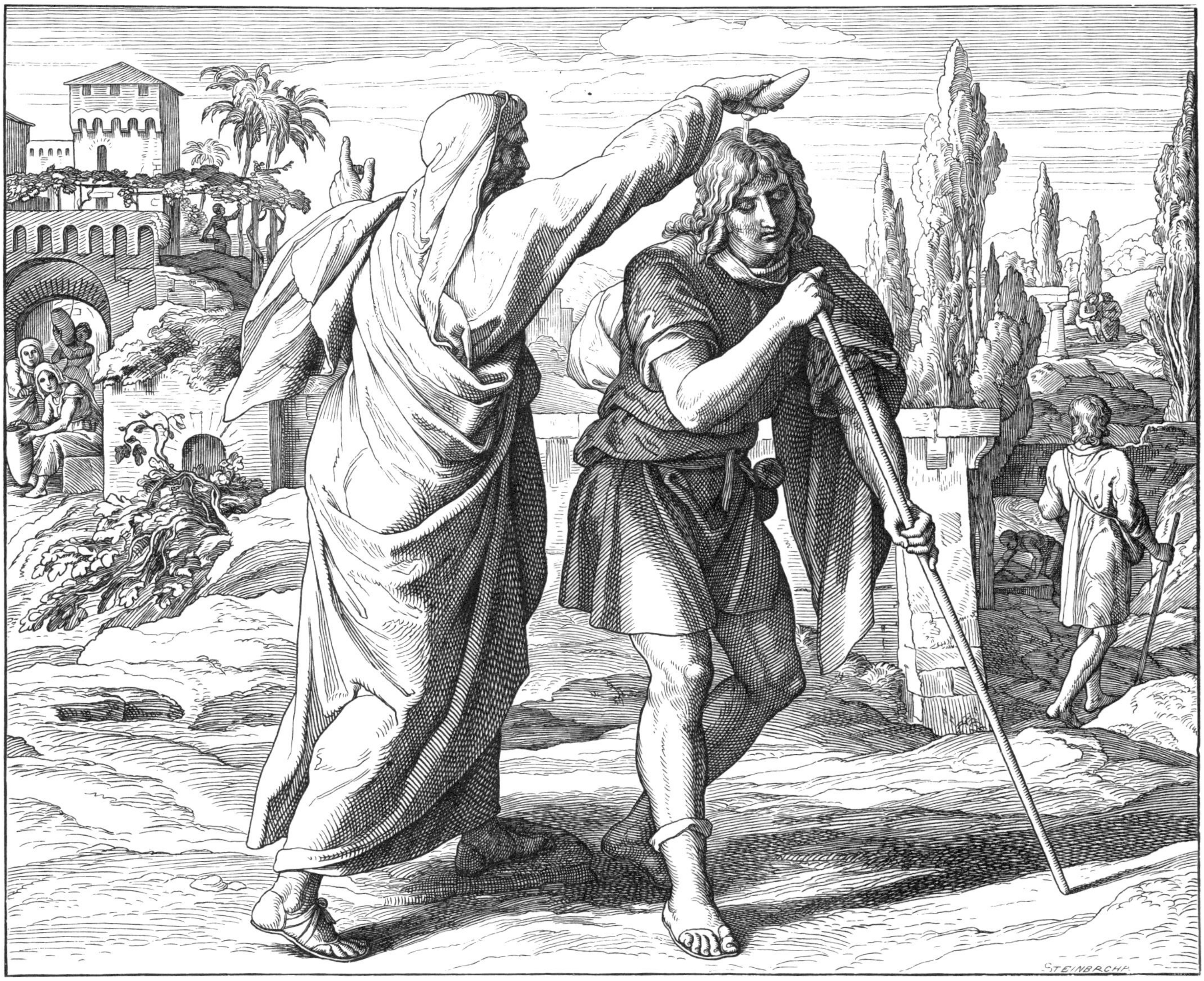

1. Samuel 9. 26, 27; 10. 1

Da die Morgenröte aufging, rief Samuel dem Saul auf dem Dach und sprach: Auf! daß ich dich gehen lasse. Und Saul machte sich auf, und die beiden gingen miteinander hinaus, er und Samuel. Und da sie kamen hinab an der Stadt Ende, sprach Samuel zu Saul: Sage dem Knecht, daß er uns vorangehe (und er ging voran); du aber stehe jetzt still, daß ich dir kundtue, was Gott gesagt hat.
Da nahm Samuel ein Ölglas und goß auf sein Haupt und küßte ihn und sprach: Siehst du, daß dich der Herr zum Fürsten über sein Erbteil gesalbt hat?

Saul wird wegen seines Ungehorsams von Gott verworfen

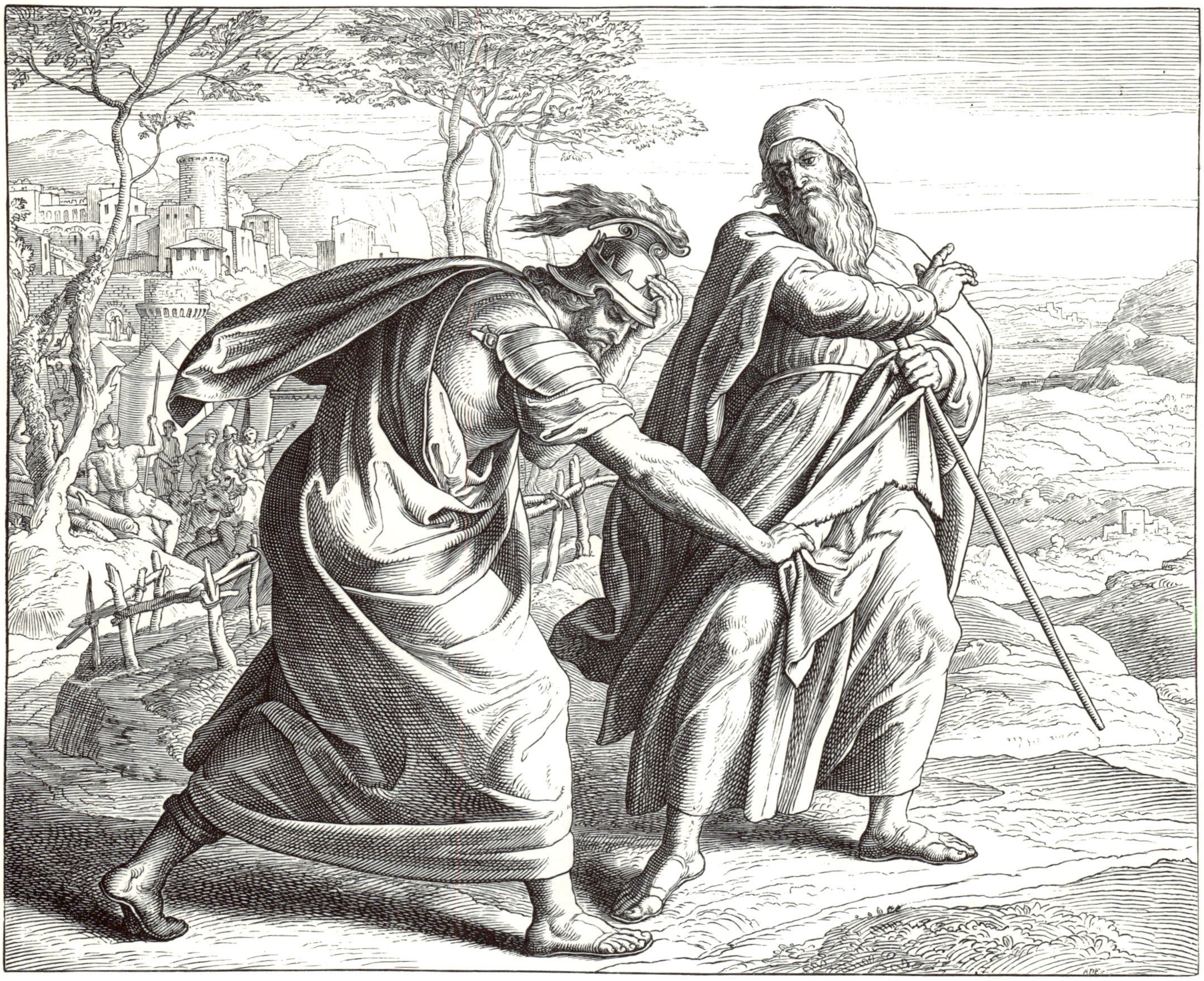

1. Samuel 15. 22–31

Samuel aber sprach: Meinst du, daß der Herr Lust habe am Opfer und Brandopfer gleich wie am Gehorsam gegen die Stimme des Herrn? Siehe, Gehorsam ist besser denn Opfer, und Aufmerken besser denn das Fett von Widdern;
denn Ungehorsam ist eine Zaubereisünde, und Widerstreben ist Abgötterei und Götzendienst. Weil du nun des Herrn Wort verworfen hast, hat er dich auch verworfen, daß du nicht König seist.
Da sprach Saul zu Samuel: Ich habe gesündigt, daß ich des Herrn Befehl und deine Worte übertreten habe; denn ich fürchtete das Volk und gehorchte ihrer Stimme.
Und nun vergib mir die Sünde und kehre mit mir um, daß ich den Herrn anbete.
Samuel sprach zu Saul: Ich will nicht mit dir umkehren; denn du hast des Herrn Wort verworfen, und der Herr hat dich auch verworfen, daß du nicht König seist über Israel.
Und als sich Samuel umwandte, daß er wegginge, ergriff er ihn bei einem Zipfel seines Rocks, und er zerriß.
Da sprach Samuel zu ihm: Der Herr hat das Königreich Israel heute von dir gerissen und deinem Nächsten gegeben, der besser ist denn du.
Auch lügt der Held in Israel nicht, und es gereut ihn nicht; denn er ist nicht ein Mensch, daß ihn etwas gereuen sollte.
Er aber sprach: Ich habe gesündigt; aber ehre mich doch jetzt vor den Ältesten meines Volks und vor Israel und kehre mit mir um, daß ich den Herrn, deinen Gott, anbete.
Also kehrte Samuel um und folgte Saul nach, daß Saul den Herrn anbetete.

Davids erste Salbung zum König

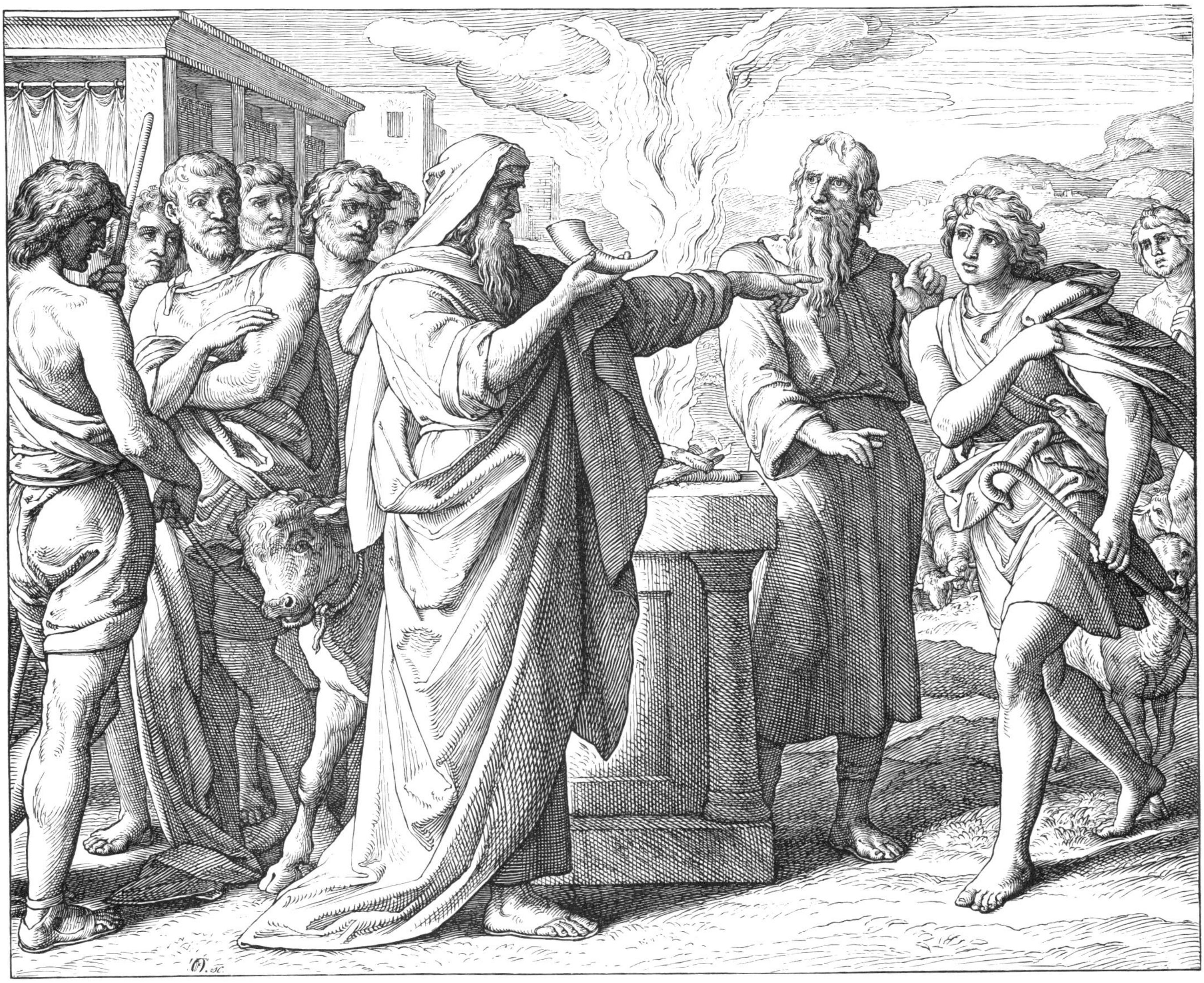

1. Samuel 16. 1, 4, 5, 10–13

Und der Herr sprach zu Samuel: Wie lange trägst du Leid um Saul, den ich verworfen habe, daß er nicht König sei über Israel? Fülle dein Horn mit Öl und gehe hin: ich will dich senden zu dem Bethlehemiter Isai; denn unter seinen Söhnen habe ich mir einen König ersehen.
Samuel tat, wie ihm der Herr gesagt hatte, und kam gen Bethlehem. Da entsetzten sich die Ältesten der Stadt und gingen ihm entgegen und sprachen: Ist's Friede, daß du kommst?
Er sprach: Ja, ich bin gekommen, dem Herrn zu opfern; heiliget euch und kommt mit mir zum Opfer. Und er heiligte den Isai und seine Söhne und lud sie zum Opfer.
Da ließ Isai seine sieben Söhne an Samuel vorübergehen. Aber Samuel sprach zu Isai: Der Herr hat der keinen erwählt.
Und Samuel sprach zu Isai: Sind das die Knaben alle? Er aber sprach: Es ist noch übrig der jüngste; und siehe, er hütet die Schafe. Da sprach Samuel zu Isai: Sende hin und laß ihn holen; denn wir werden uns nicht setzen, bis er hieherkomme.
Da sandte er hin und ließ ihn holen. Und er war bräunlich, mit schönen Augen und guter Gestalt. Und der Herr sprach: Auf! und salbe ihn; denn er ist's.
Da nahm Samuel sein Ölhorn und salbte ihn mitten unter seinen Brüdern. Und der Geist des Herrn geriet über David von dem Tage an und fürder.

David überwindet Goliath im Zweikampf

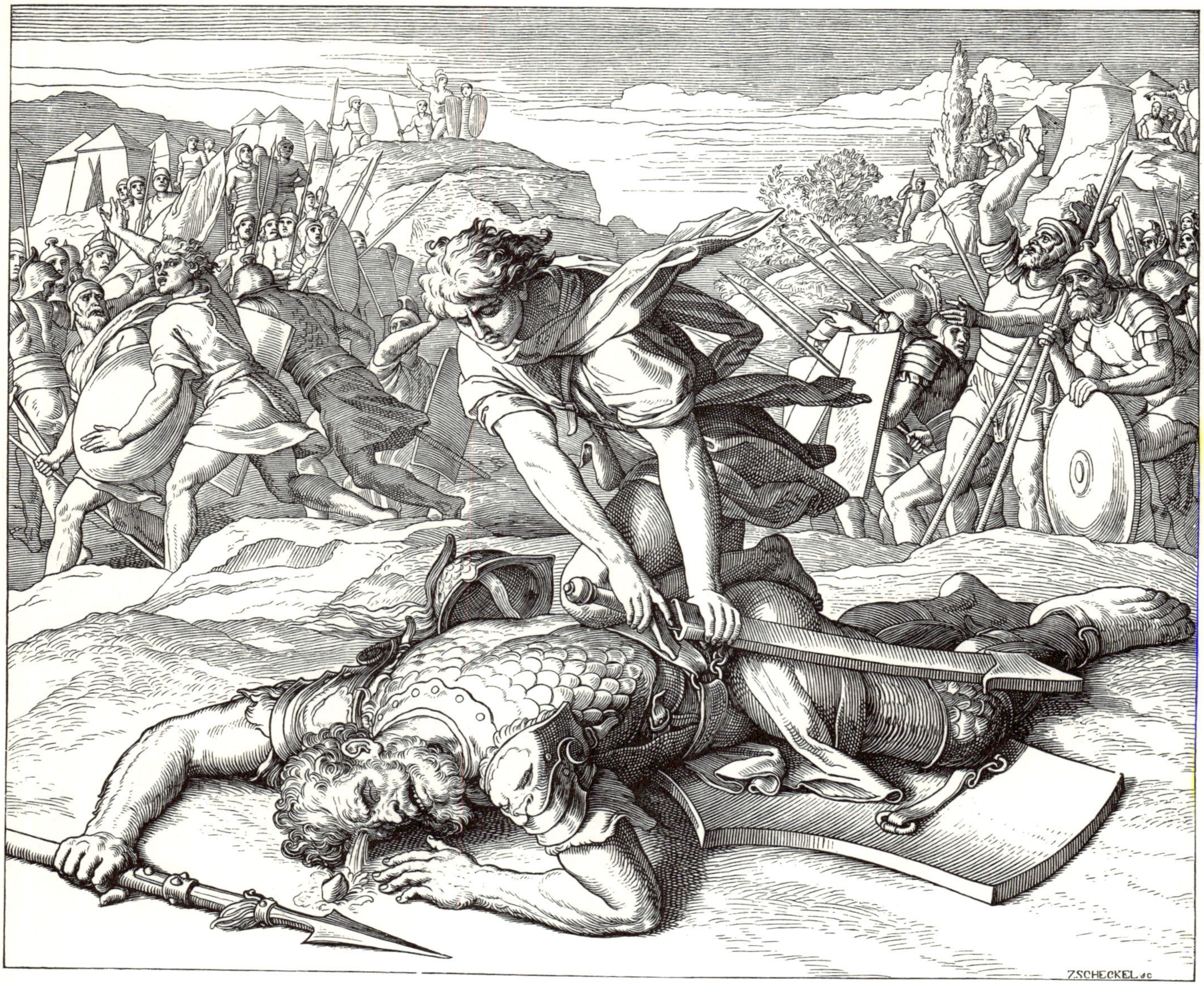

1. Samuel 17. 40–51

Und David nahm seinen Stab in seine Hand und erwählte fünf glatte Steine aus dem Bach und tat sie in die Hirtentasche, die er hatte, und in den Sack und nahm die Schleuder in seine Hand und machte sich zu dem Philister.
Und der Philister ging auch einher und machte sich zu David und sein Schildträger vor ihm her.
Da nun der Philister sah und schaute David an, verachtete er ihn; denn er war ein Knabe, bräunlich und schön.
Und der Philister sprach zu David: Bin ich denn ein Hund, daß du mit Stecken zu mit kommst? und fluchte dem David bei seinem Gott
und sprach zu David: Komm her zu mir, ich will dein Fleisch geben den Vögeln unter dem Himmel und den Tieren auf dem Felde!
David aber sprach zu dem Philister: Du kommst zu mir mit Schwert, Spieß und Schild; ich aber komme zu dir im Namen des Herrn Zebaoth, des Gottes des Heeres Israels, das du gehöhnt hast.
Heutigestages wird dich der Herr in meine Hand überantworten, daß ich dich schlage und nehme dein Haupt von dir und gebe die Leichname des Heeres der Philister heute den Vögeln unter dem Himmel und dem Wild auf Erden, daß alles Land innewerde, daß Israel einen Gott hat,
und daß alle dieser Gemeinde innewerden, daß der Herr nicht durch Schwert noch Spieß hilft; denn der Streit ist des Herrn, und er wird euch geben in unsre Hände.
Da sich nun der Philister aufmachte und daherging und nahte sich gegen David, eilte David und lief auf das Heer zu, dem Philister entgegen.
Und David tat seine Hand in die Tasche und nahm einen Stein daraus und schleuderte und traf den Philister an seine Stirn, daß der Stein in seine Stirn fuhr und er zur Erde fiel auf sein Angesicht.
Also überwand David den Philister mit der Schleuder und mit dem Stein und schlug ihn und tötete ihn. Und da David kein Schwert in seiner Hand hatte,
lief er und trat zu dem Philister und nahm sein Schwert und zog's aus der Scheide und tötete ihn und hieb ihm den Kopf damit ab.
Da aber die Philister sahen, daß ihr Stärkster tot war, flohen sie.

Saul will David töten

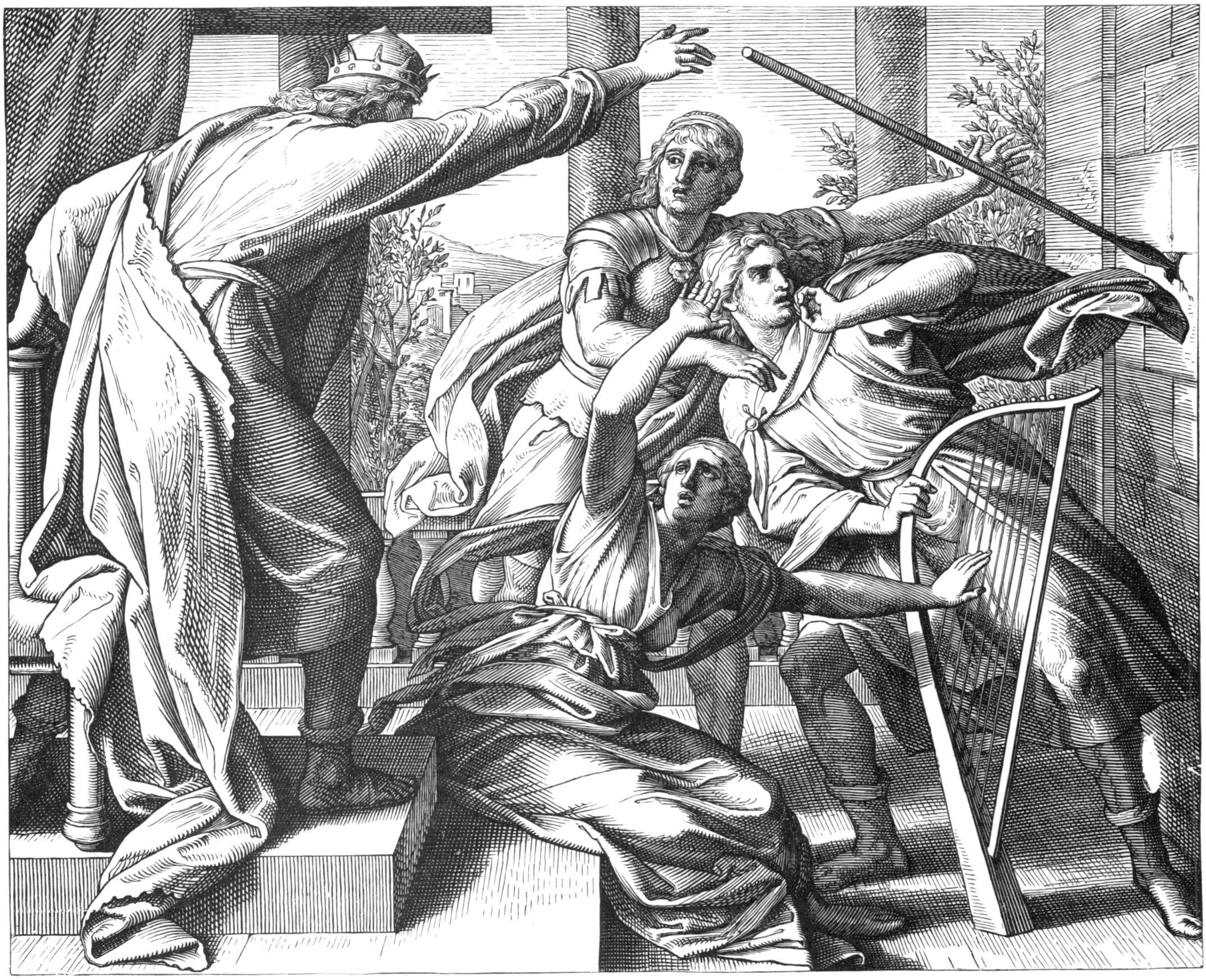

1. Samuel 19. 9, 10

Aber der böse Geist vom Herrn kam über Saul, und er saß in seinem Hause und hatte einen Spieß in seiner Hand; David aber spielte auf den Saiten mit der Hand.

Und Saul trachtete, David mit dem Spieß an die Wand zu spießen. Er aber riß sich von Saul, und der Spieß fuhr in die Wand. David aber floh und entrann dieselbe Nacht.

Jonathans und Davids Freundschaft

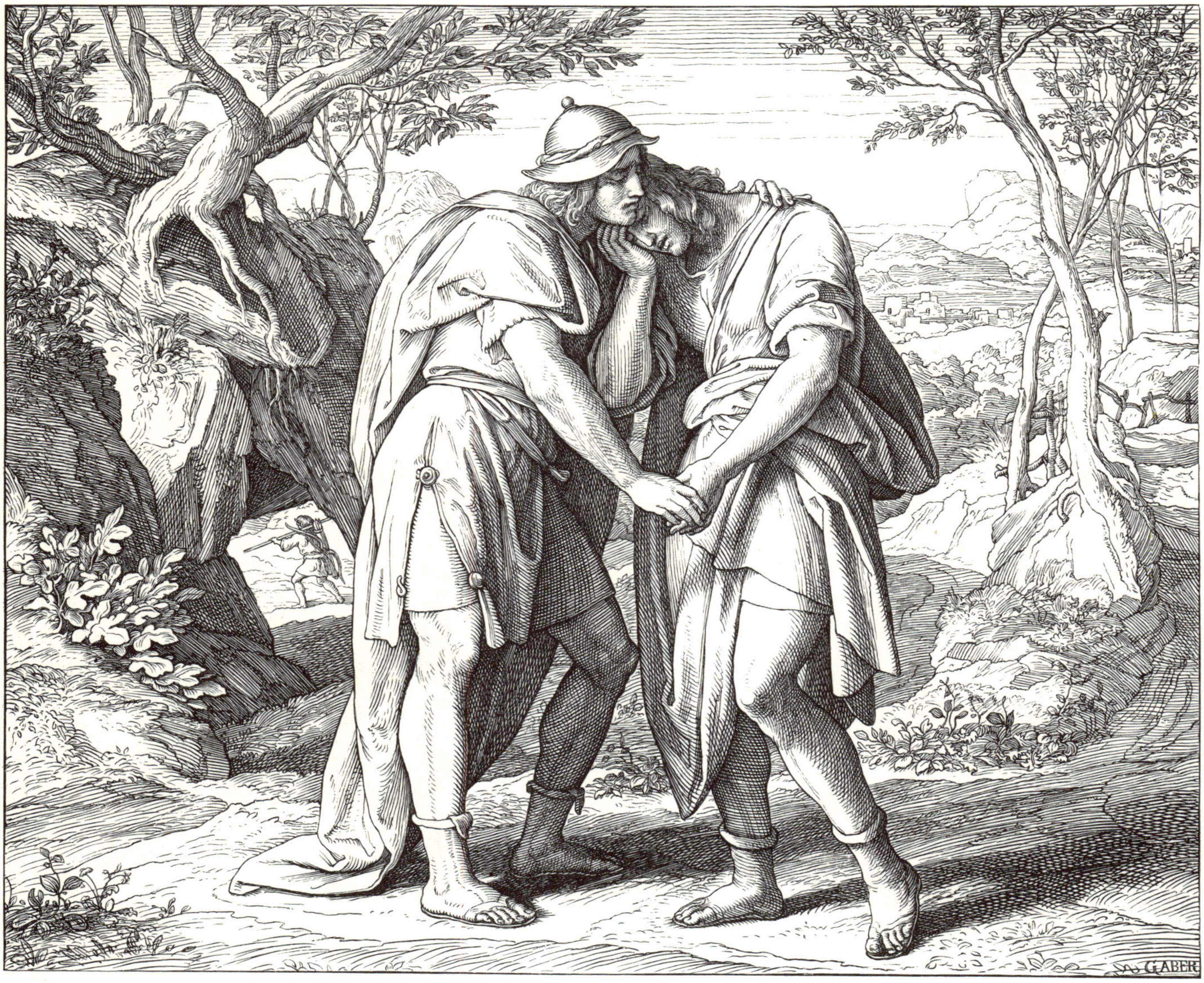

1. Samuel 20. 40–42

Da gab Jonathan seine Waffen seinem Knaben und sprach zu ihm: Gehe hin und trage sie in die Stadt.
Da der Knabe hineinkam, stand David auf vom Ort gegen Mittag und fiel auf sein Antlitz zur Erde und beugte sich dreimal nieder, und sie küßten sich miteinander und weinten miteinander, David aber am allermeisten.

Und Jonathan sprach zu David: Gehe hin mit Frieden! Was wir beide geschworen haben im Namen des Herrn und gesagt: Der Herr zwischen mir und dir, zwischen meinem Samen und deinem Samen – das bleibe ewiglich.

David schont Sauls in der Höhle

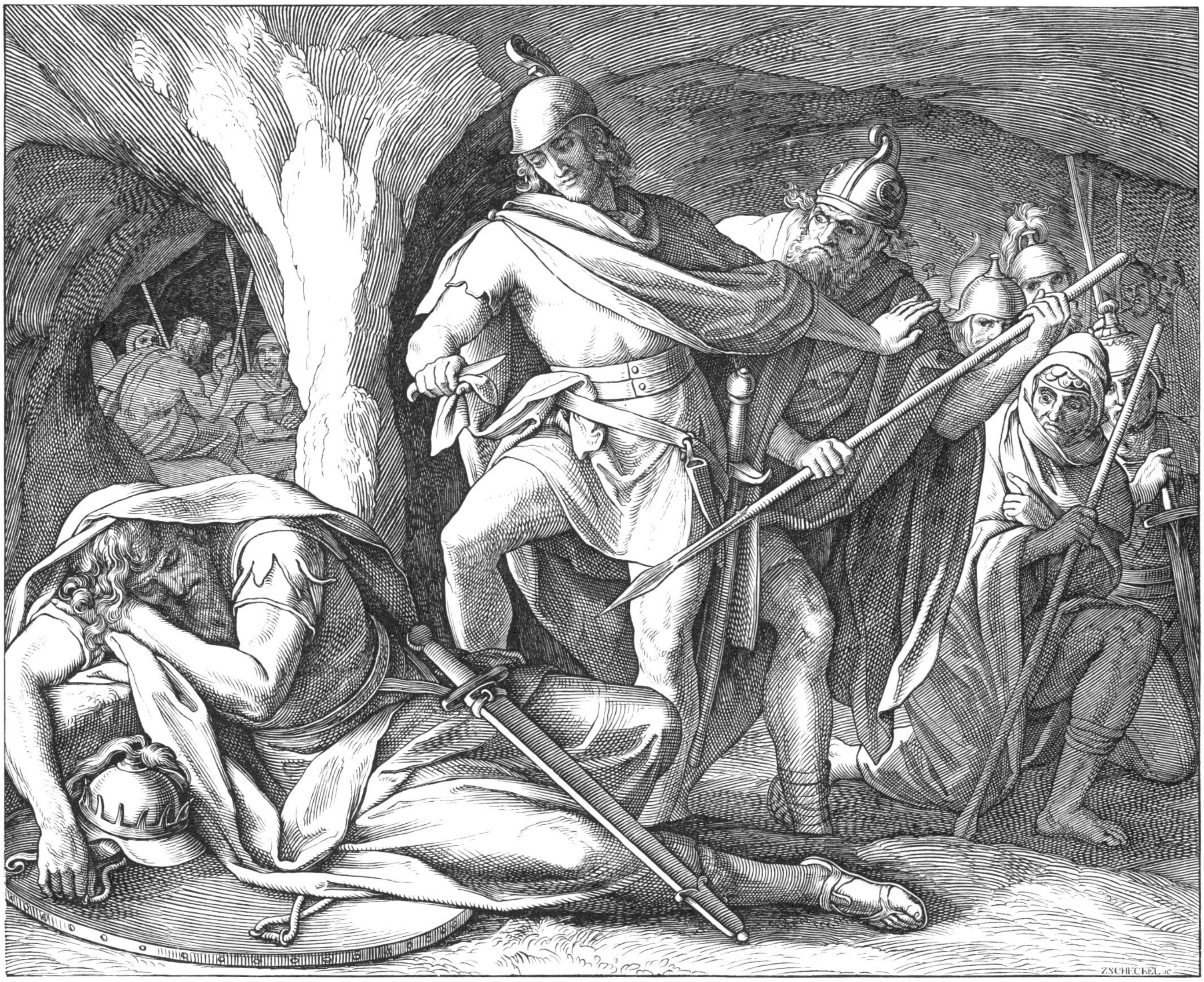

1. Samuel 24. 1–13

Und David zog hinauf von dannen und barg sich auf den Berghöhen zu Engedi.
Da nun Saul wiederkam von den Philistern, ward ihm gesagt: Siehe, David ist in der Wüste Engedi.
Und Saul nahm dreitausend junger Mannschaft aus ganz Israel und zog hin, David samt seinen Männern zu suchen auf den Felsen der Gemsen.
Und da er kam zu den Schafhürden am Wege, war daselbst eine Höhle, und Saul ging hinein, seine Füße zu decken.
David aber und seine Männer saßen hinten in der Höhle.
Da sprachen die Männer Davids zu ihm: Siehe, das ist der Tag, davon der Herr dir gesagt hat: »Siehe, ich will deinen Feind in deine Hände geben, daß du mit ihm tust, was dir gefällt.« Und David stand auf und schnitt leise einen Zipfel vom Rock Sauls.
Aber darnach schlug ihm sein Herz, daß er den Zipfel Sauls hatte abgeschnitten,
und er sprach zu seinen Männern: Das lasse der Herr ferne von mir sein, daß ich das tun sollte und meine Hand legen an meinen Herrn, den Gesalbten des Herrn; denn er ist der Gesalbte des Herrn.
Und David wies seine Männer von sich mit Worten und ließ sie nicht sich wider Saul auflehnen. Da aber Saul sich aufmachte aus der Höhle und ging des Weges,
machte sich darnach David auch auf und ging aus der Höhle und rief Saul hintennach und sprach: Mein Herr König! Saul sah hinter sich. Und David neigte sein Antlitz zur Erde und fiel nieder und sprach zu Saul: Warum gehorchst du der Menschen Wort, die da sagen: David sucht dein Unglück?
Siehe, heutigestages sehen deine Augen, daß dich der Herr heute hat in meine Hand gegeben in der Höhle, und es ward gesagt, daß ich dich sollte erwürgen. Aber es ward dein verschont; denn ich sprach: Ich will meine Hand nicht an meinen Herrn legen; denn er ist der Gesalbte des Herrn.
Mein Vater, siehe doch den Zipfel von deinem Rock in meiner Hand, daß ich dich nicht erwürgen wollte, da ich den Zipfel von deinem Rock schnitt. Erkenne und sieh, daß nichts Böses in meiner Hand ist noch keine Übertretung. Ich habe auch an dir nicht gesündigt, und du jagst meine Seele, daß du sie wegnehmest.
Der Herr wird Richter sein zwischen mir und dir und mich an dir rächen; aber meine Hand soll nicht über dir sein.

David und Abigail

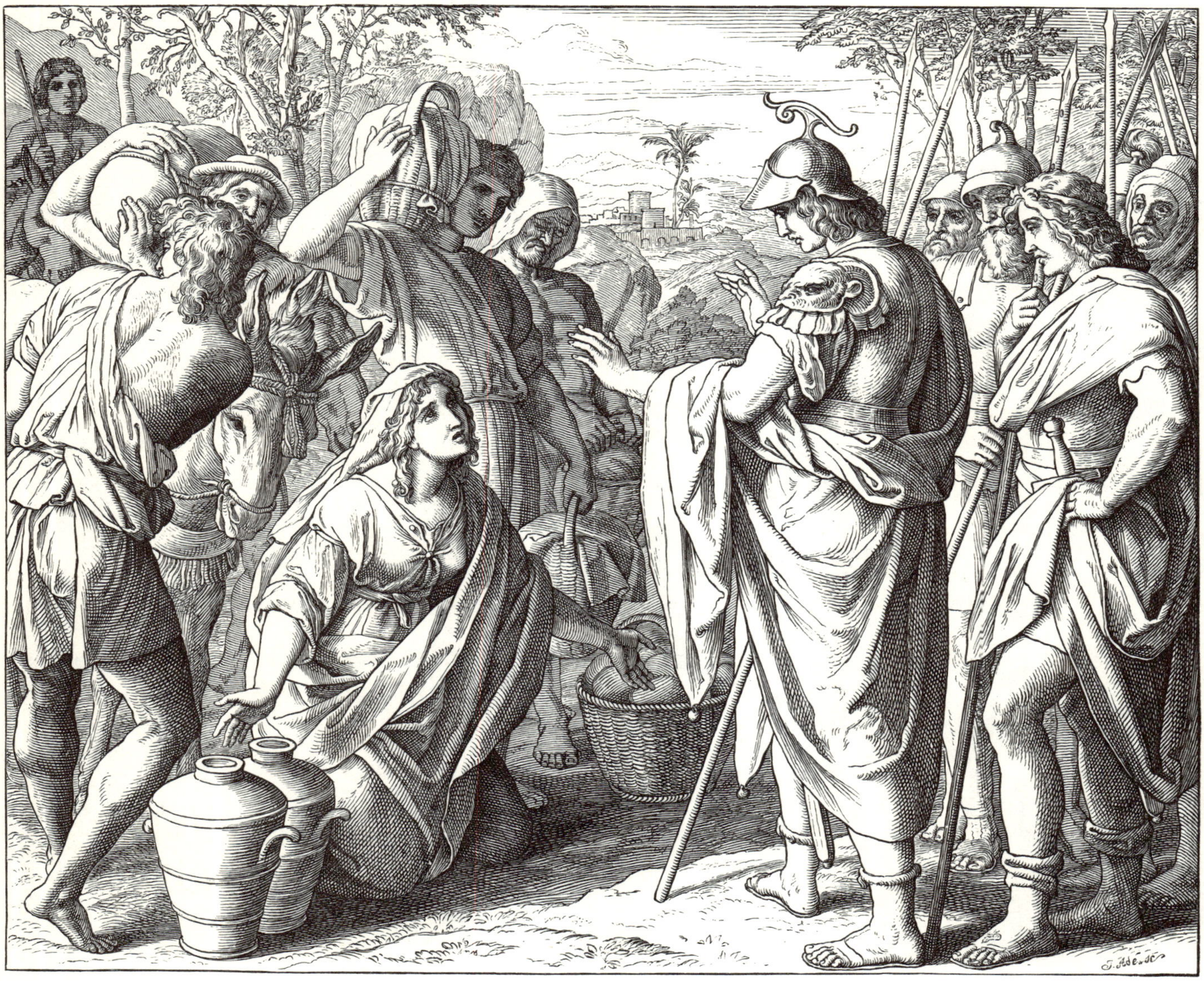

1. Samuel 25. 18–24

Da eilte Abigail und nahm zweihundert Brote und zwei Krüge Wein und fünf gekochte Schafe und fünf Scheffel Mehl und hundert Rosinenkuchen und zweihundert Feigenkuchen und lud's auf Esel
und sprach zu ihren Jünglingen: Gehet vor mir hin; siehe, ich will kommen hernach. Und sie sagte ihrem Mann Nabal nichts davon.

Und als sie auf dem Esel ritt und hinabzog im Dunkel des Berges, siehe, da kam David und seine Männer hinab ihr entgegen, daß sie auf sie stieß.
Da nun Abigail David sah, stieg sie eilend vom Esel und fiel vor David auf ihr Antlitz und beugte sich nieder zur Erde
und fiel zu seinen Füßen und sprach: Ach, mein Herr, mein sei diese Missetat, und laß deine Magd reden vor deinen Ohren und höre die Worte deiner Magd!

Saul bei der Wahrsagerin zu Endor

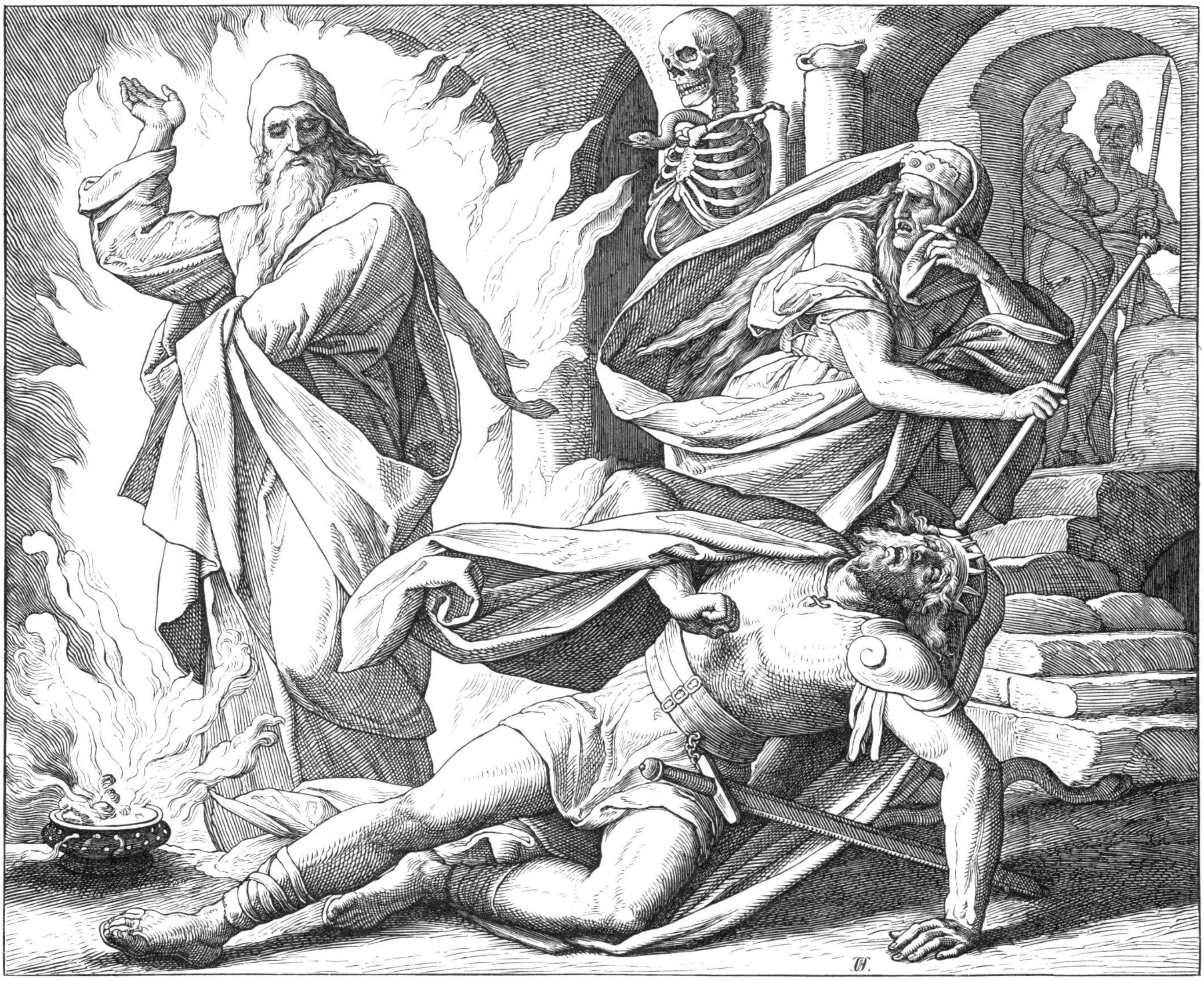

1. Samuel 28. 7–18

Da sprach Saul zu seinen Knechten: Sucht mir ein Weib, die einen Wahrsagergeist hat, daß ich zu ihr gehe und sie frage. Seine Knechte sprachen zu ihm: Siehe, zu Endor ist ein Weib, die hat einen Wahrsagergeist.
Und Saul wechselte seine Kleider und zog andere an und ging hin und zwei Männer mit ihm, und sie kamen bei der Nacht zu dem Weibe, und er sprach: Weissage mir doch durch den Wahrsagergeist und bringe mir herauf, den ich dir sage.
Das Weib sprach zu ihm: Siehe, du weißt wohl, was Saul getan hat, wie er die Wahrsager und Zeichendeuter ausgerottet hat vom Lande; warum willst du denn meine Seele in das Netz führen, daß ich getötet werde?
Saul aber schwur ihr bei dem Herrn und sprach: So wahr der Herr lebt, es soll dir dies nicht zur Missetat geraten.
Da sprach das Weib: Wen soll ich dir denn heraufbringen? Er sprach: Bringe mir Samuel herauf.
Da nun das Weib Samuel sah, schrie sie laut und sprach zu Saul: Warum hast du mich betrogen? Du bist Saul.
Und der König sprach zu ihr: Fürchte dich nicht! Was siehst du? Das Weib sprach zu Saul: Ich sehe Götter heraufsteigen aus der Erde.
Er sprach: Wie ist er gestaltet? Sie sprach: Es kommt ein alter Mann herauf und ist bekleidet mit einem Priesterrock. Da erkannte Saul, daß es Samuel war, und neigte sich mit seinem Antlitz zur Erde und fiel nieder.
Samuel aber sprach zu Saul: Warum hast du mich unruhig gemacht, daß du mich heraufbringen lässest? Saul sprach: Ich bin sehr geängstigt: die Philister streiten wider mich, und Gott ist von mir gewichen und antwortet mir nicht, weder durch Propheten noch durch Träume; darum habe ich dich lassen rufen, daß du mir weisest, was ich tun soll.
Samuel sprach: Was willst du mich fragen, weil der Herr von dir gewichen und dein Feind geworden ist?
Der Herr wird dir tun, wie er durch mich geredet hat, und wird das Reich von deiner Hand reißen und David, deinem Nächsten, geben.
Darum daß du der Stimme des Herrn nicht gehorcht und den Grimm seines Zorns nicht ausgerichtet hast wider Amalek, darum hat dir der Herr solches jetzt getan.

Sauls Tod

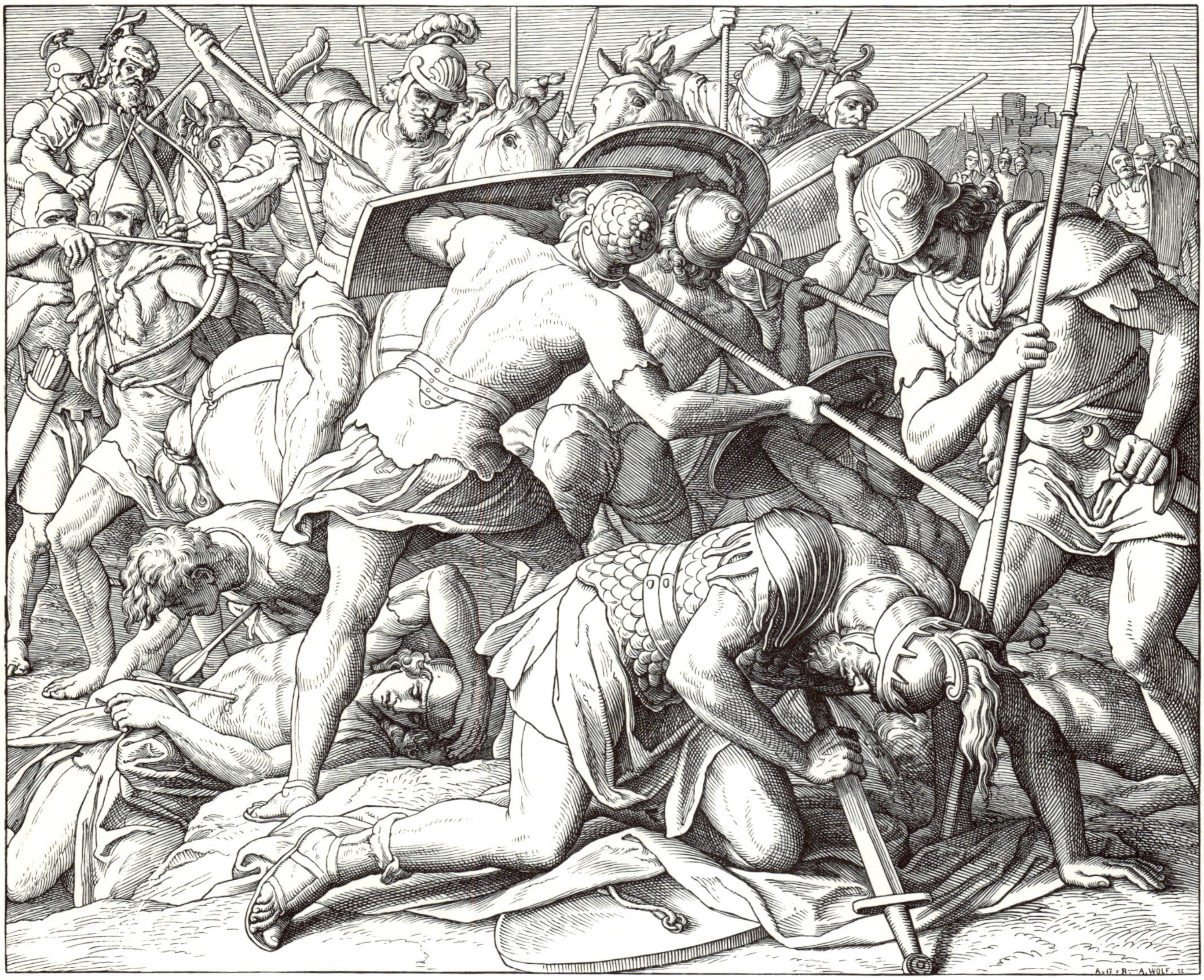

1. Samuel 31. 1–6

Die Philister aber stritten wider Israel; und die Männer Israels flohen vor den Philistern und fielen erschlagen auf dem Gebirge Gilboa.
Und die Philister hingen sich an Saul und seine Söhne und erschlugen Jonathan und Abinadab und Malchisua, die Söhne Sauls.
Und der Streit ward hart wider Saul, und die Schützen trafen auf ihn mit Bogen, und er ward sehr verwundet von den Schützen.
Da sprach Saul zu seinem Waffenträger: Zieh dein Schwert aus und erstich mich damit, daß nicht diese Unbeschnittenen kommen und mich erstechen und treiben ihren Spott mit mir. Aber sein Waffenträger wollte nicht; denn er fürchtete sich sehr. Da nahm Saul das Schwert und fiel hinein.
Da nun sein Waffenträger sah, daß Saul tot war, fiel er auch in sein Schwert und starb mit ihm.
Also starb Saul und seine drei Söhne und sein Waffenträger und alle seine Männer zugleich auf diesen Tag.

David wird König über den Stamm Juda

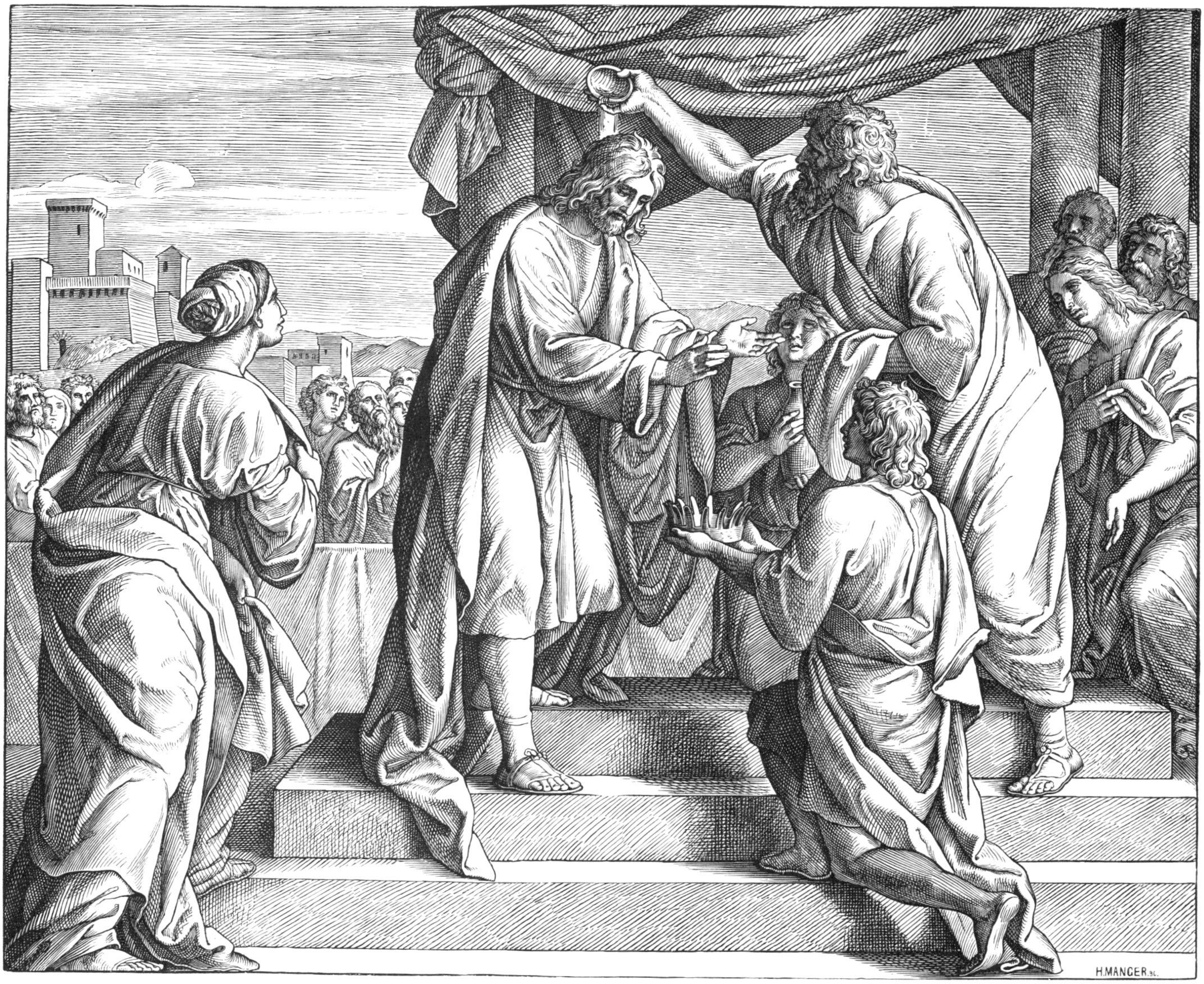

2. Samuel 2. 1, 2, 4

Nach dieser Geschichte fragte David den Herrn und sprach: Soll ich hinauf in der Städte Judas einziehen? Und der Herr sprach zu ihm: Zieh hinauf! David sprach: Wohin? Er sprach: Gen Hebron.

Also zog David dahin.
Und die Männer Judas kamen und salbten daselbst David zum König über das Haus Juda.

David wird von seinem Weibe verachtet

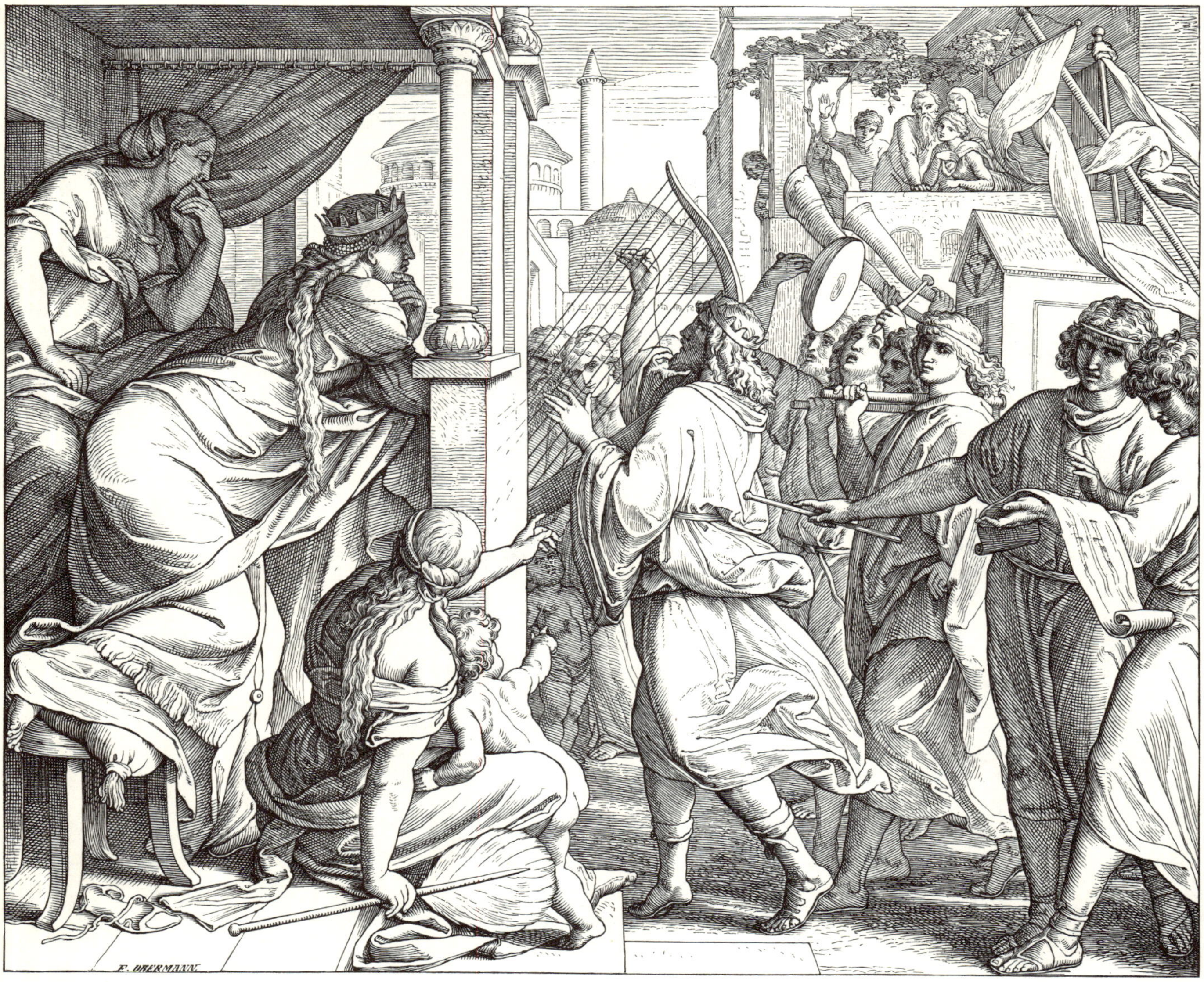

2. Samuel 6. 12–17

Und es ward dem König David angesagt, daß der Herr das Haus Obed-Edoms segnete und alles, was er hatte, um der Lade Gottes willen. Da ging er hin und holte die Lade Gottes aus dem Hause Obed-Edoms herauf in die Stadt Davids mit Freuden.
Und da sie einhergegangen waren mit der Lade des Herrn sechs Gänge, opferte man einen Ochsen und ein fettes Schaf.
Und David tanzte mit aller Macht vor dem Herrn her und war begürtet mit einem leinenen Leibrock.
Und David samt dem ganzen Israel führten die Lade des Herrn herauf mit Jauchzen und Posaunen.
Und da die Lade des Herrn in die Stadt Davids kam, guckte Michal, die Tochter Sauls, durchs Fenster und sah den König David springen und tanzen vor dem Herrn und verachtete ihn in ihrem Herzen.
Da sie aber die Lade des Herrn hineinbrachten, stellten sie die an ihren Ort mitten in der Hütte, die David für sie hatte aufgeschlagen. Und David opferte Brandopfer und Dankopfer vor dem Herrn.

David erblickt Bathseba vom Dache seines Hauses

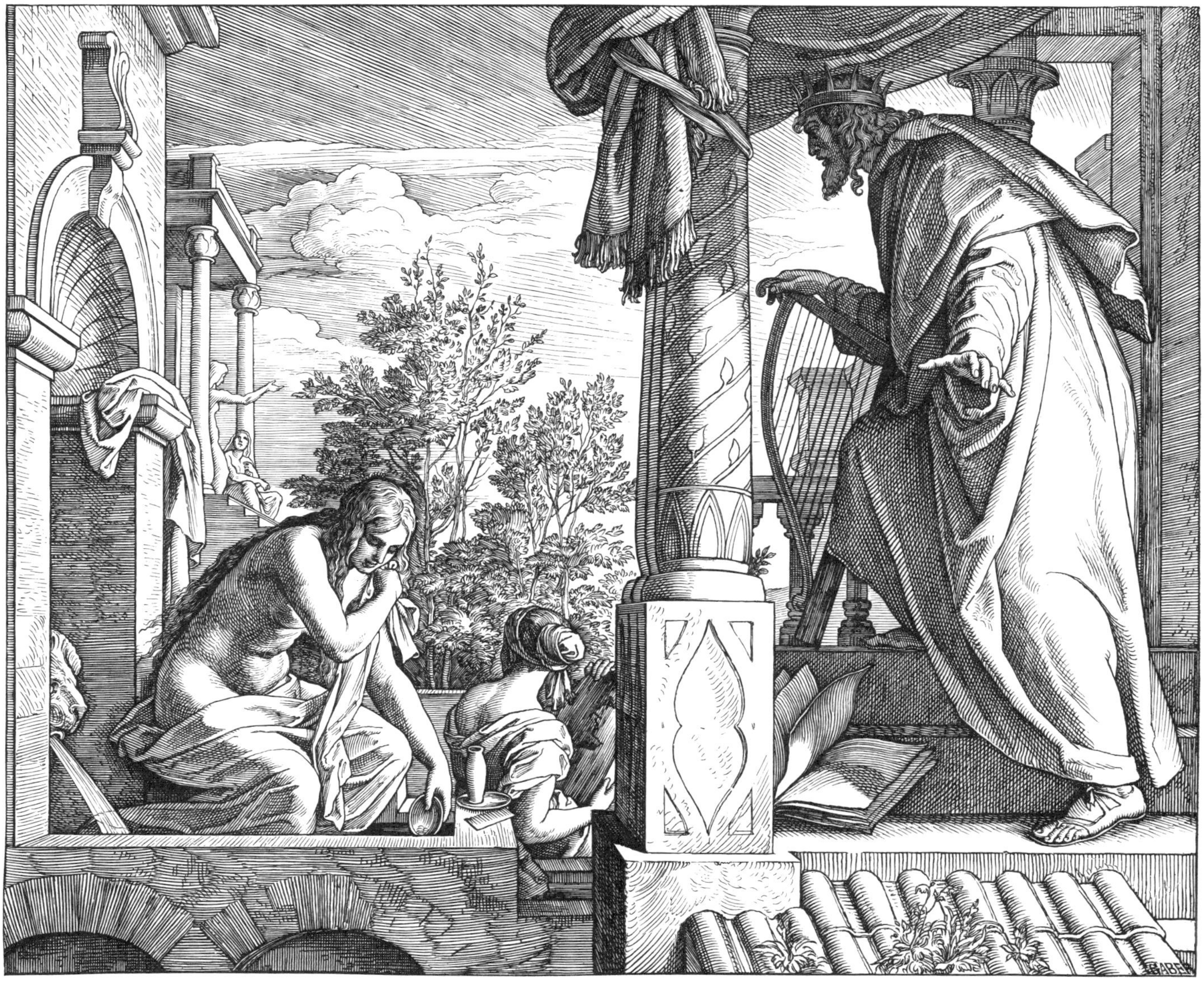

2. Samuel 11. 2, 3

Und es begab sich, daß David um den Abend aufstand von seinem Lager und ging auf dem Dach des Königshauses und sah vom Dach ein Weib sich waschen; und das Weib war sehr schöner Gestalt.

Und David sandte hin und ließ nach dem Weibe fragen, und man sagte: Ist das nicht Bath-Seba, die Tochter Ekiams, das Weib Urias, des Hethiters?

Nathans Bußpredigt

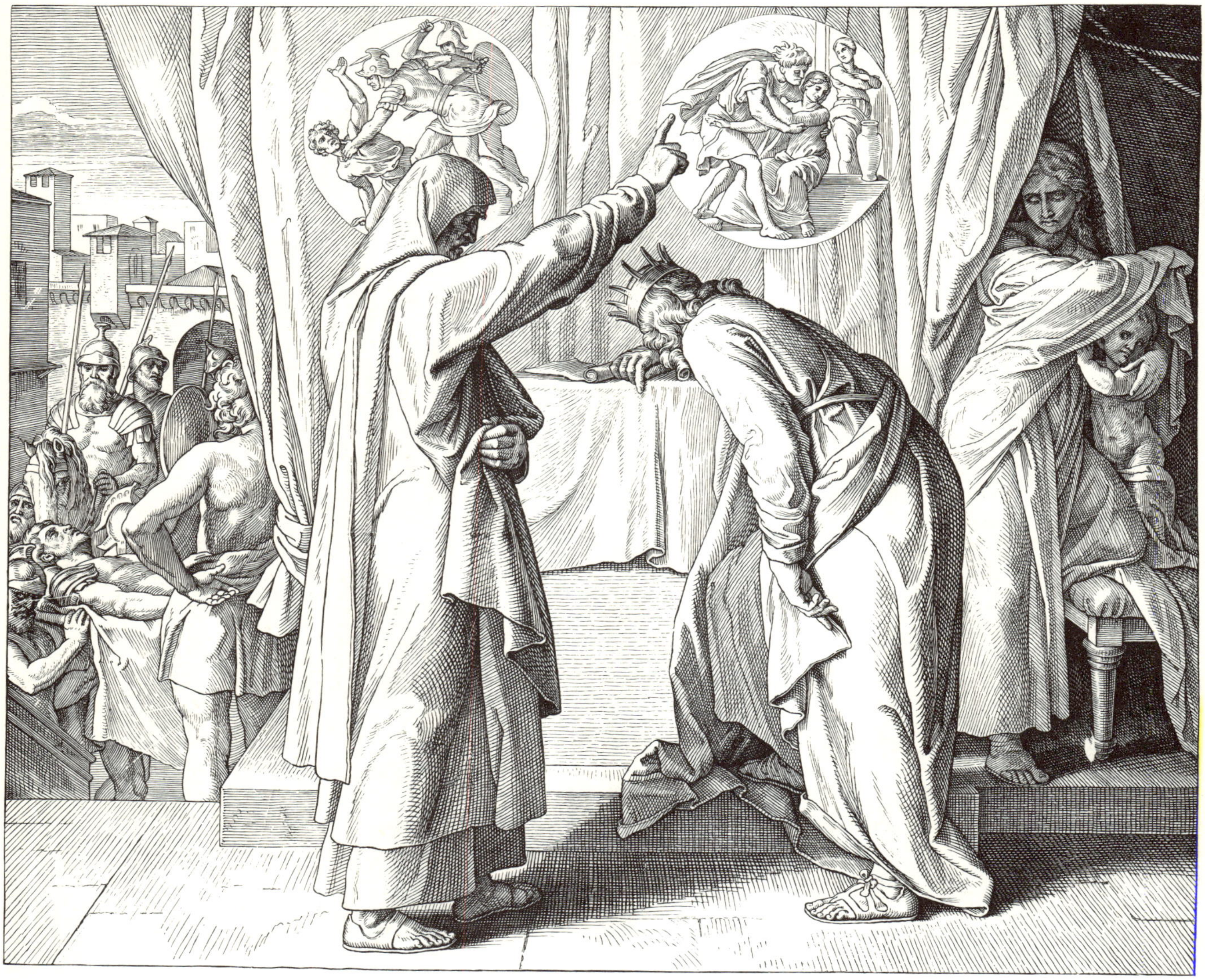

2. Samuel 12. 1–7

Und der Herr sandte Nathan zu David. Da der zu ihm kam, sprach er zu ihm: Es waren zwei Männer in einer Stadt, einer reich, der andere arm.
Der Reiche hatte sehr viele Schafe und Rinder;
aber der Arme hatte nichts denn ein einziges kleines Schäflein, das er gekauft hatte. Und er nährte es, daß es groß ward bei ihm und bei seinen Kindern zugleich: es aß von seinem Bissen und trank von seinem Becher und schlief in seinem Schoß, und er hielt es wie eine Tochter.
Da aber zu dem reichen Mann ein Gast kam, schonte er zu nehmen von seinen Schafen und Rindern, daß er dem Gast etwas zurichtete, der zu ihm gekommen war, und nahm das Schaf des armen Mannes und richtete es zu dem Mann, der zu ihm gekommen war.
Da ergrimmte David mit großem Zorn wider den Mann und sprach zu Nathan: So wahr der Herr lebt, der Mann ist ein Kind des Todes, der das getan hat!
Dazu soll er das Schaf vierfältig bezahlen, darum daß er solches getan und nicht geschont hat.
Da sprach Nathan zu David: Du bist der Mann!

Das Kind Davids und der Bathseba stirbt

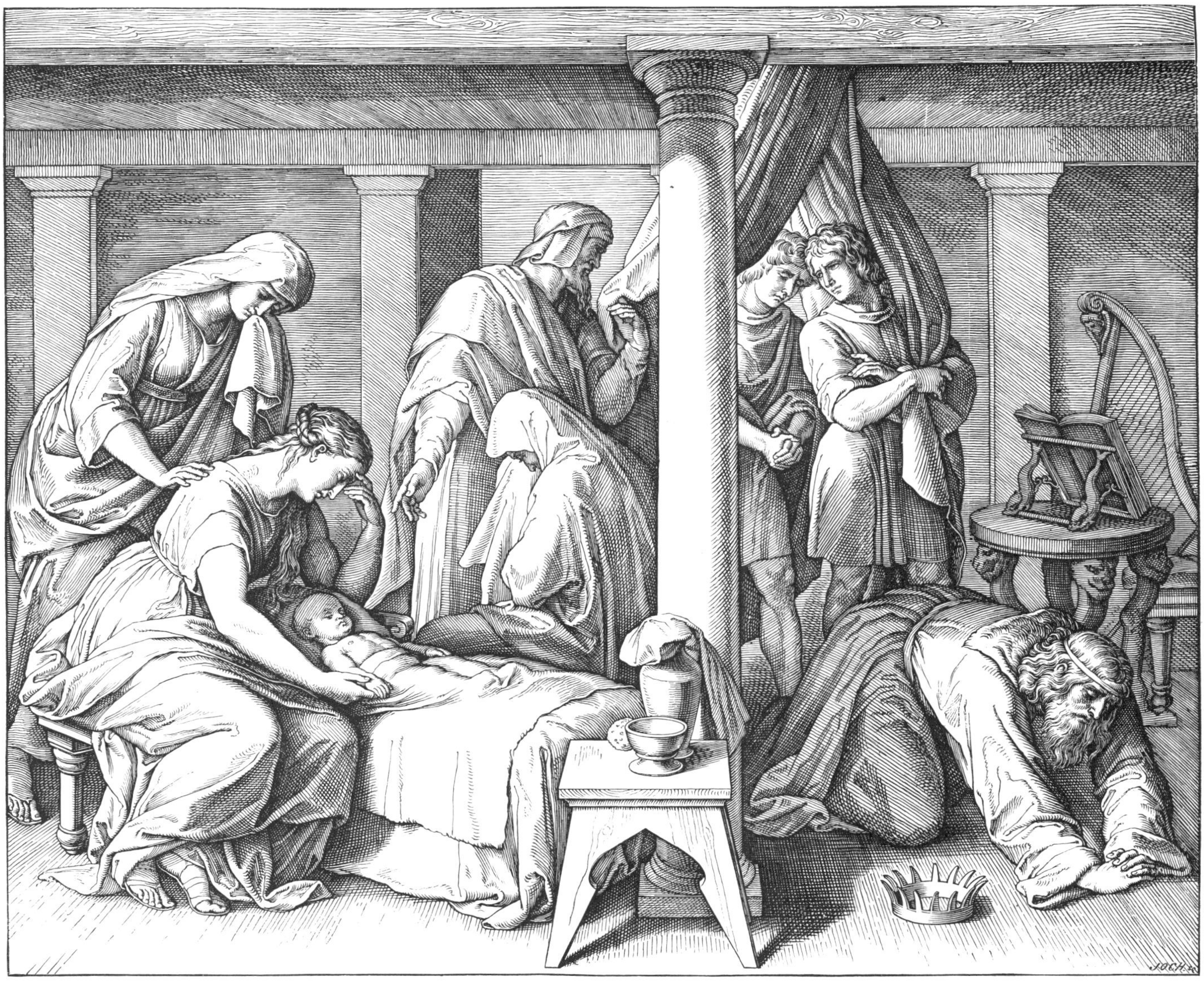

2. Samuel 12. 13–23

Da sprach David zu Nathan: Ich habe gesündigt wider den Herrn. Nathan sprach zu David: So hat auch der Herr deine Sünde weggenommen; du wirst nicht sterben.
Aber weil du die Feinde des Herrn hast durch diese Geschichte lästern gemacht, wird der Sohn, der dir geboren ist, des Todes sterben.
Und Nathan ging heim. Und der Herr schlug das Kind, das Urias Weib David geboren hatte, daß es todkrank ward.
Und David suchte Gott um des Knäbleins willen und fastete und ging hinein und lag über Nacht auf der Erde.
Da standen auf die Ältesten seines Hauses und wollten ihn aufrichten von der Erde; er wollte aber nicht und aß auch nicht mit ihnen.
Am siebenten Tage aber starb das Kind. Und die Knechte Davids fürchteten sich ihm anzusagen, daß das Kind tot wäre; denn sie gedachten: Siehe, da das Kind noch lebendig war, redeten wir mit ihm, und er gehorchte unsrer Stimme nicht; wie viel mehr wird er sich wehe tun, so wir sagen: Das Kind ist tot.
Da aber David sah, daß seine Knechte leise redeten, und merkte, daß das Kind tot wäre, sprach er zu seinen Knechten: Ist das Kind tot? Sie sprachen: Ja.
Da stand David auf von der Erde und wusch sich und salbte sich und tat andere Kleider an und ging in das Haus des Herrn und betete an. Und da er wieder heimkam, hieß er ihm Brot auftragen und aß.
Da sprachen seine Knechte zu ihm: Was ist das für ein Ding, das du tust? Da das Kind lebte, fastetest du und weintest; nun es aber gestorben ist, stehst du auf und issest?
Er sprach: Um das Kind fastete ich und weinte, da es lebte; denn ich gedachte: Wer weiß, ob mir der Herr nicht gnädig wird, daß das Kind lebendig bleibe.
Nun es aber tot ist, was soll ich fasten? Kann ich es auch wiederum holen? Ich werde wohl zu ihm fahren; es kommt aber nicht wieder zu mir.

David wird von Simei gelästert und mit Steinen beworfen

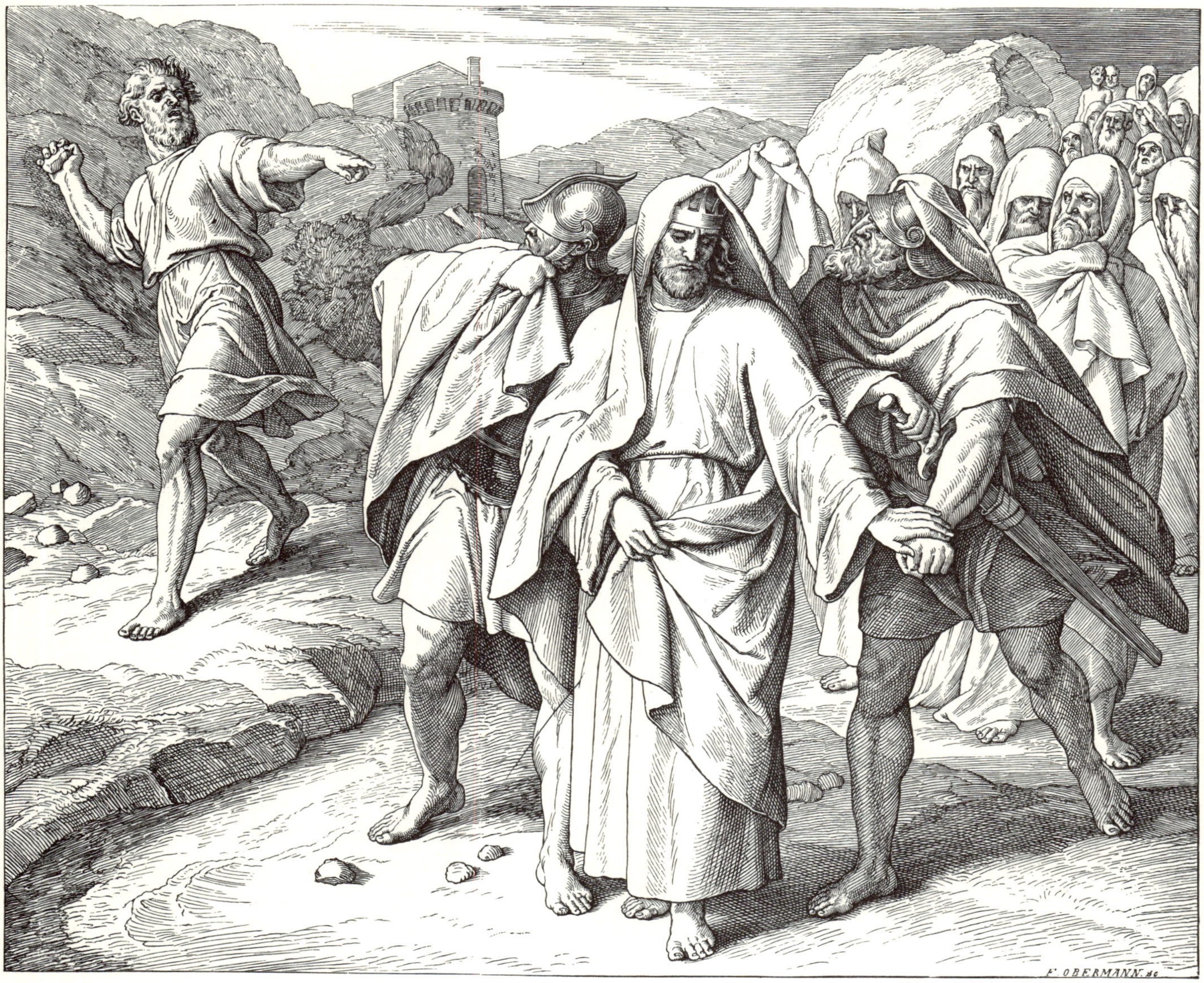

2. Samuel 16. 5–13

Da aber der König David bis gen Bahurim kam, siehe, da ging ein Mann daselbst heraus, vom Geschlecht des Hauses Sauls, der hieß Simei, der Sohn Geras; der ging heraus und fluchte und warf David mit Steinen und alle Knechte des Königs David. Denn alles Volk und alle Gewaltigen waren zu seiner Rechten und zur Linken.
So sprach aber Simei, da er fluchte: Heraus, heraus, du Bluthund, du heilloser Mann!
Der Herr hat dir vergolten alles Blut des Hauses Sauls, daß du an seiner Statt bist König geworden. Nun hat der Herr das Reich gegeben in die Hand deines Sohnes Absalom; und siehe, nun steckst du in deinem Unglück; denn du bist ein Bluthund.
Aber Abisai, der Zeruja Sohn, sprach zu dem König: Sollte dieser tote Hund meinem Herrn, dem König, fluchen? Ich will hingehen und ihm den Kopf abreißen.
Der König sprach: Ihr Kinder der Zeruja, was habe ich mit euch zu schaffen? Laßt ihn fluchen; denn der Herr hat's ihn geheißen: Fluche David! Wer kann nun sagen: Warum tust du also?
Und David sprach zu Abisai und zu allen seinen Knechten: Siehe, mein Sohn, der von meinem Leibe gekommen ist, steht mir nach meinem Leben; warum nicht auch jetzt der Benjaminiter? Laßt ihn, daß er fluche; denn der Herr hat's ihn geheißen.
Vielleicht wird der Herr mein Elend ansehen und mir mit Gutem vergelten sein heutiges Fluchen.
Also ging David mit seinen Leuten des Weges; aber Simei ging an des Berges Seite her ihm gegenüber und fluchte und warf mit Steinen nach ihm und besprengte ihn mit Erdenklößen.

Absaloms Ende

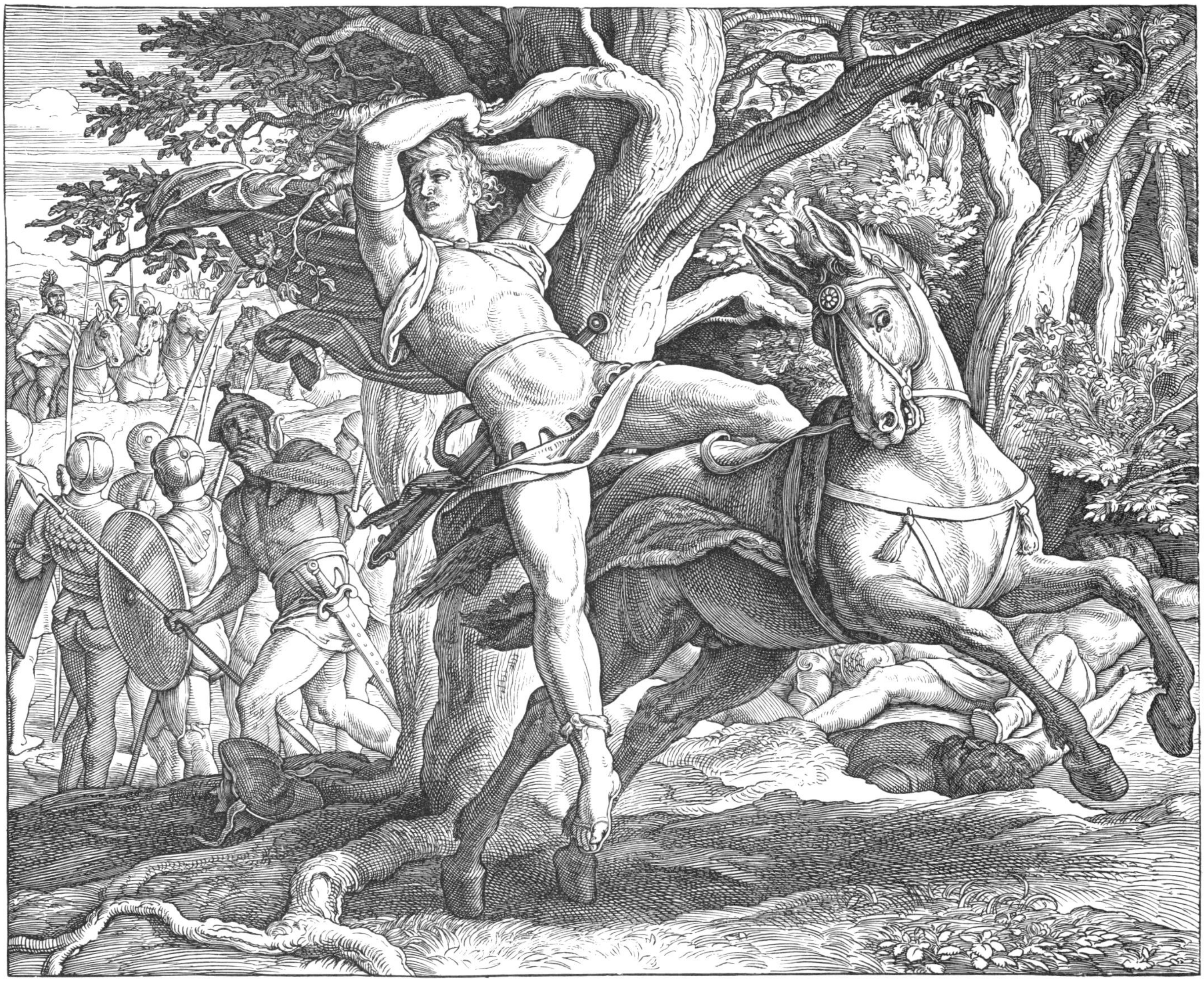

2. Samuel 18. 9–15

Und Absalom begegnete den Knechten Davids und ritt auf einem Maultier. Und da das Maultier unter eine große Eiche mit dichten Zweigen kam, blieb sein Haupt an der Eiche hangen, und er schwebte zwischen Himmel und Erde; aber sein Maultier lief unter ihm weg.
Da das ein Mann sah, sagte er's Joab an und sprach: Siehe, ich sah Absalom an einer Eiche hangen.
Und Joab sprach zu dem Mann, der's ihm hatte angesagt: Siehe, sahst du das, warum schlugst du ihn nicht daselbst zur Erde? so wollte ich dir von meinetwegen zehn Silberlinge und einen Gürtel gegeben haben.
Der Mann sprach zu Jaob: Wenn du mir tausend Silberlinge in meine Hand gewogen hättest, so wollte ich dennoch meine Hand nicht an des Königs Sohn gelegt haben; denn der König gebot dir und Abisai und Itthai vor unsern Ohren und sprach: Hütet euch, daß nicht jemand dem Knaben Absalom ...!
Oder wenn ich etwas Falsches getan hätte auf meiner Seele Gefahr, weil dem König nichts verhohlen wird, würdest du selbst wider mich gestanden sein.
Joab sprach: Ich kann nicht so lange bei dir verziehen. Da nahm Joab drei Spieße in seine Hand und stieß sie Absalom ins Herz, da er noch lebte an der Eiche.
Und zehn Knappen, Joabs Waffenträger, machten sich umher und schlugen ihn zu Tod.

David und seine Helden

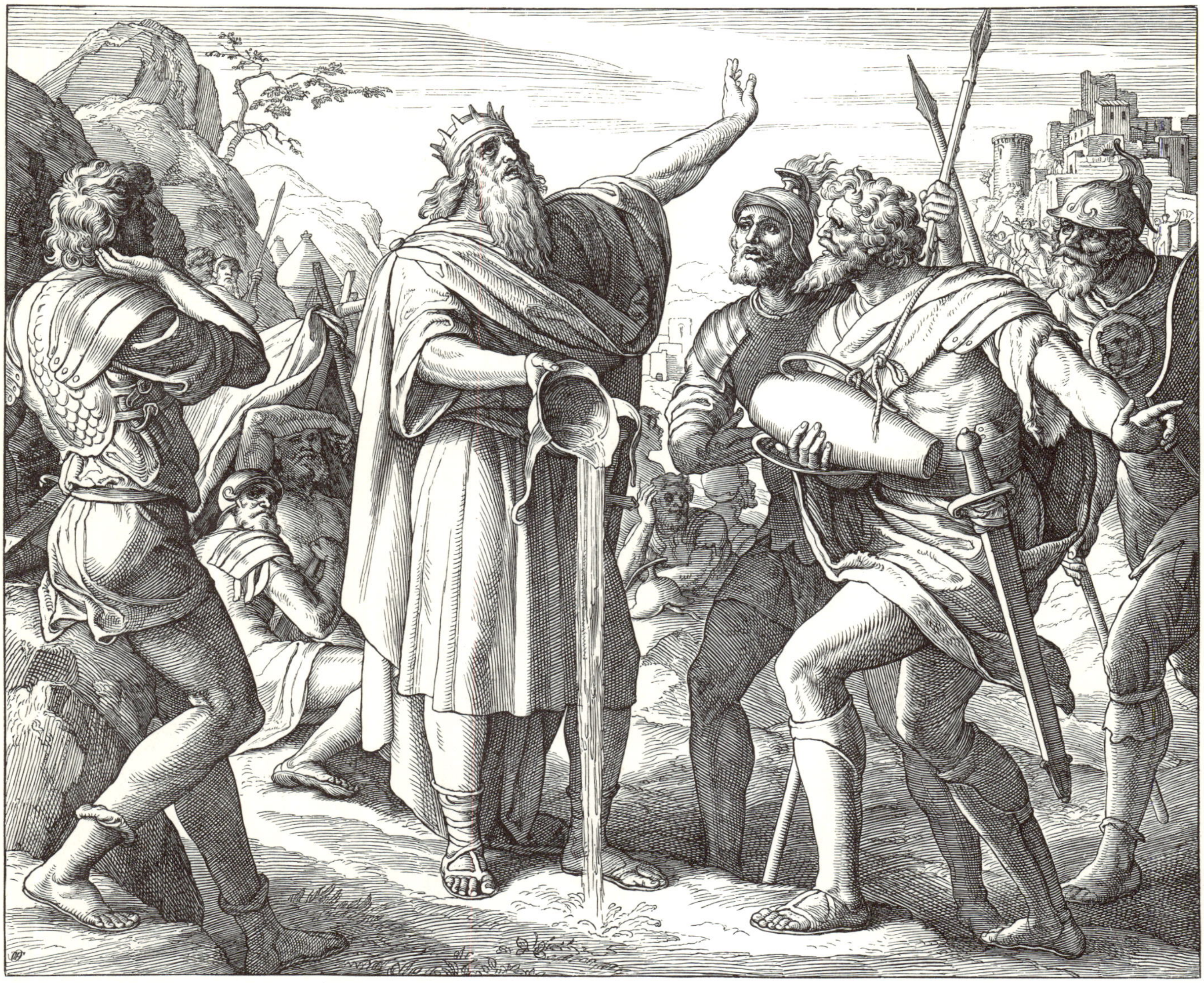

2. Samuel 23. 14–17

David aber war dazumal an sicherem Ort; aber der Philister Volk lag zu Bethlehem.
Und David ward lüstern und sprach: Wer will mir Wasser zu trinken holen aus dem Brunnen zu Bethlehem unter dem Tor?
Da brachen die drei Helden ins Lager der Philister und schöpften Wasser aus dem Brunnen zu Bethlehem unter dem Tor und trugen's und brachten's David. Aber er wollte es nicht trinken, sondern goß es aus dem Herrn
und sprach: Das lasse der Herr fern von mir sein, daß ich das tue! Ist's nicht das Blut der Männer, die ihr Leben gewagt haben und dahin gegangen sind? Und wollte es nicht trinken. Das taten die drei Helden.

Davids Volkszählung wird mit Pestilenz gestraft

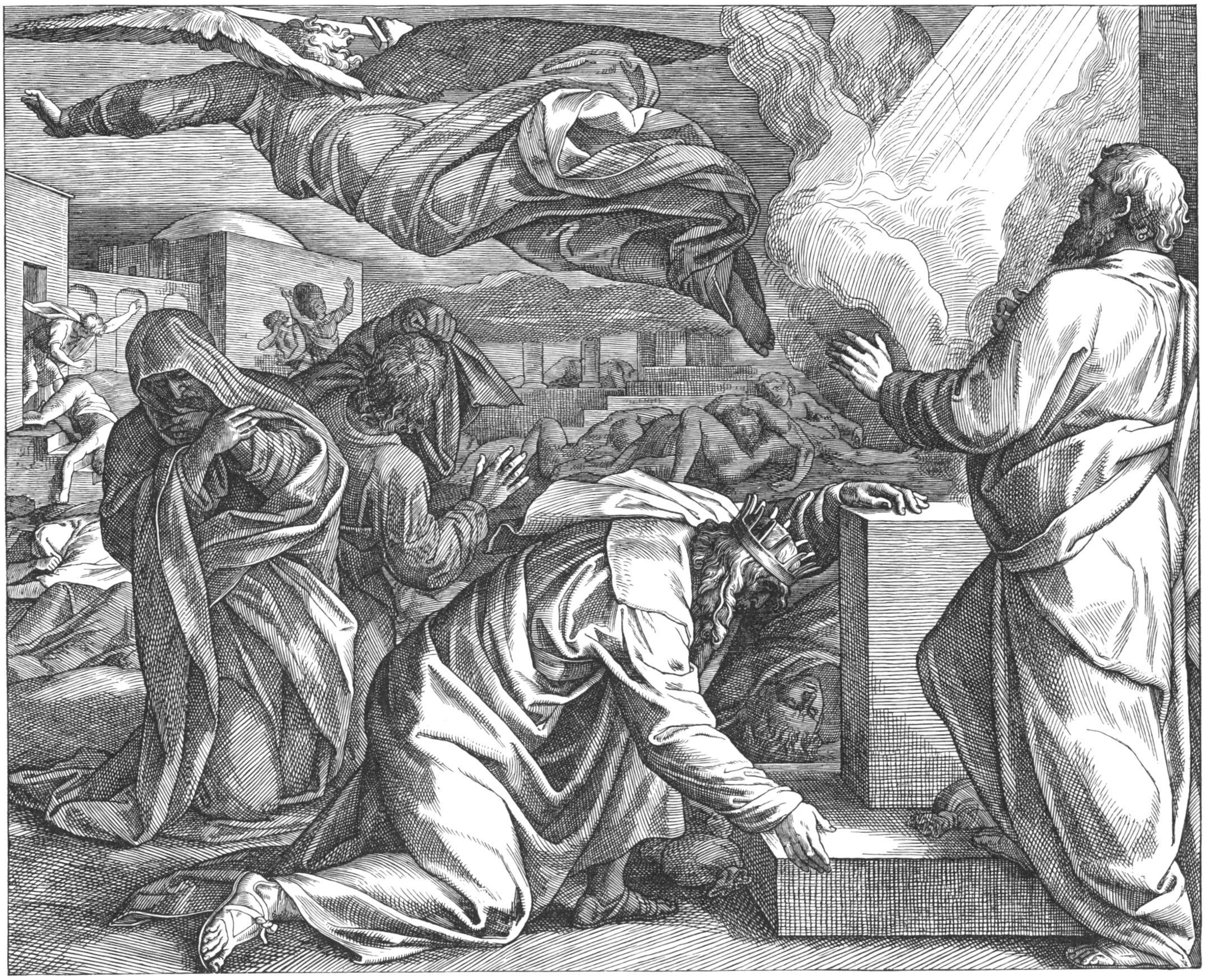

2. Samuel 24. 10–15, 17

Und David sprach zum Herrn: Ich habe schwer gesündigt, daß ich das getan habe; und nun, Herr, nimm weg die Missetat deines Knechtes; denn ich habe sehr töricht getan.
Und da David des Morgens aufstand, kam des Herrn Wort zu Gad, dem Propheten, Davids Seher, und sprach:
Gehe hin und rede mit David. So spricht der Herr: Dreierlei bringe ich zu dir; erwähle dir deren eins, daß ich es dir tue.
Gad kam zu David und sagte es ihm an und sprach zu ihm: Willst du, daß sieben Jahre Teuerung in dein Land komme? oder daß du drei Monate vor deinen Widersachern fliehen müssest, und sie dich verfolgen? oder daß drei Tage Pestilenz in deinem Lande sei? So merke nun und siehe, was ich wieder sagen soll dem, der mich gesandt hat.
David sprach zu Gad: Es ist mir sehr angst; aber laß uns in die Hand des Herrn fallen, denn seine Barmherzigkeit ist groß; ich will nicht in der Menschen Hand fallen.
Also ließ der Herr die Pestilenz in Israel kommen vom Morgen an bis zur bestimmten Zeit, daß des Volks starb von Dan an bis gen Beer-Seba 70 000 Mann.
Da aber David den Engel sah, der das Volk schlug, sprach er zum Herrn: Siehe, ich habe gesündigt, ich habe die Missetat getan; was haben diese Schafe getan? Laß deine Hand wider mich und meines Vaters Haus sein!

David läßt Salomo zum König salben

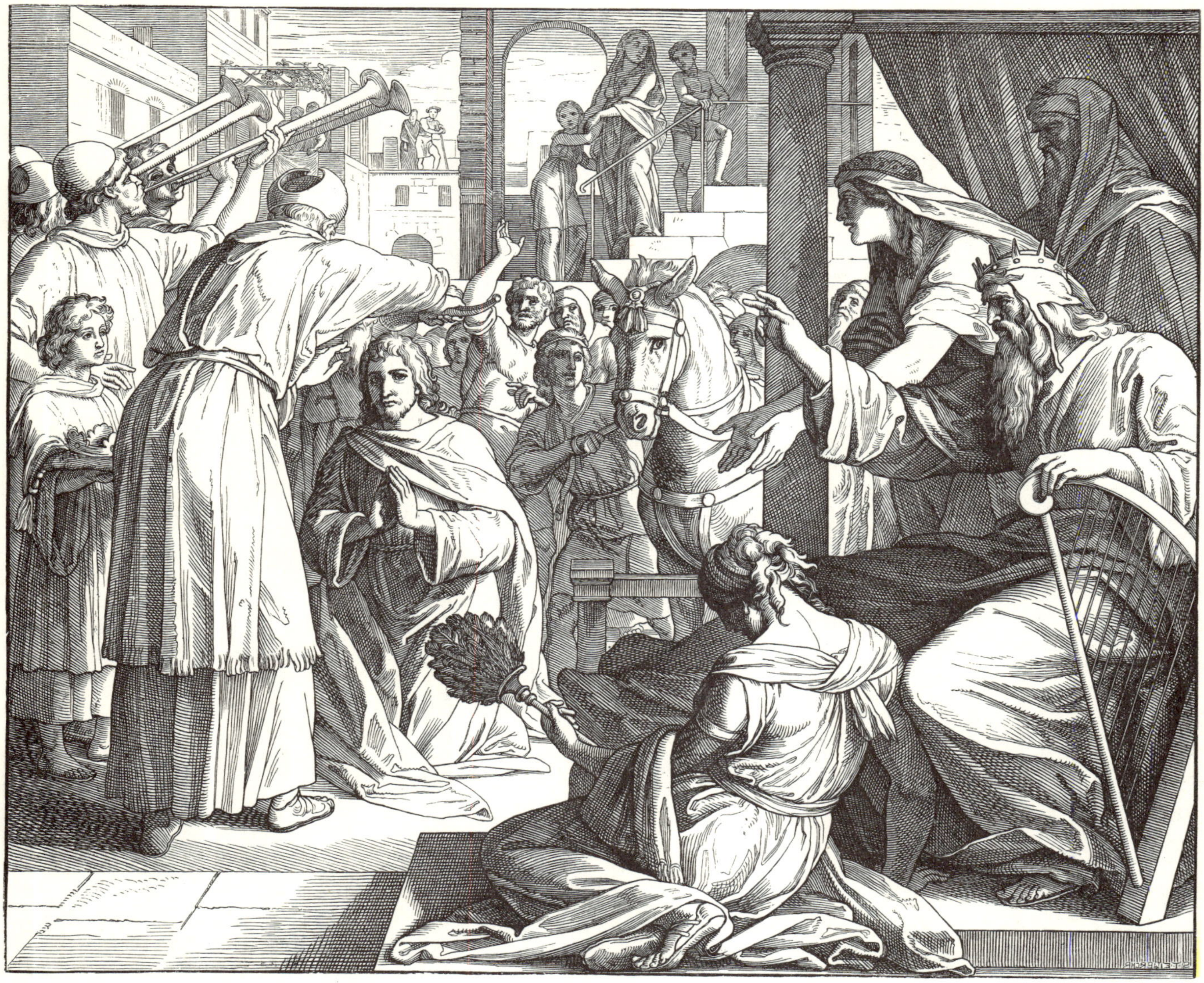

1. Könige 1. 28–40

Der König David antwortete und sprach: Rufet mir Bath-Seba! Und sie kam hinein vor dem König. Und da sie vor dem König stand,
schwur der König und sprach: So wahr der Herr lebt, der meine Seele erlöst hat aus aller Not,
ich will heute tun, wie ich dir geschworen habe bei dem Herrn, dem Gott Israels, und geredet, daß Salomo, dein Sohn, soll nach mir König sein, und er soll auf meinem Stuhl sitzen für mich.
Da neigte sich Bath-Seba mit ihrem Antlitz zur Erde und fiel vor dem König nieder und sprach: Glück meinem Herrn, König David, ewiglich!
Und der König David sprach: Rufet mir den Priester Zadok und den Propheten Nathan und Benaja, den Sohn Jojadas! Und da sie hineinkamen vor den König,
sprach der König zu ihnen: Nehmet mit euch eures Herrn Knechte und setzet meinen Sohn Salomo auf mein Maultier und führet ihn hinab gen Gihon.
Und der Priester Zadok samt dem Propheten Nathan salbe ihn daselbst zum König über Israel. Und blaset mit den Posaunen und sprecht: Glück dem König Salomo!
Und ziehet ihm nach herauf, und er soll kommen und sitzen auf meinem Stuhl und König sein für mich; und ich will ihm gebieten, daß er Fürst sei über Israel und Juda.
Da antwortete Benaja, der Sohn Jojadas, dem König und sprach: Amen! Es sage der Herr, der Gott meines Herrn, des Königs, auch also!
Wie der Herr mit meinem Herrn, dem König, gewesen ist, so sei er auch mit Salomo, daß sein Stuhl größer werde denn der Stuhl meines Herrn, des Königs David.
Da gingen hinab der Priester Zadok und der Prophet Nathan und Benaja, der Sohn Jojadas, und die Krether und Plether und setzten Salomo auf das Maultier des Königs David und führten ihn gen Gihon.
Und der Priester Zadok nahm das Ölhorn aus der Hütte und salbte Salomo. Und sie bliesen mit der Posaune, und alles Volk sprach: Glück dem König Salomo!
Und alles Volk zog ihm nach herauf, und das Volk pfiff mit Flöten und war sehr fröhlich, daß die Erde von ihrem Geschrei erscholl.

Salomos Urteil

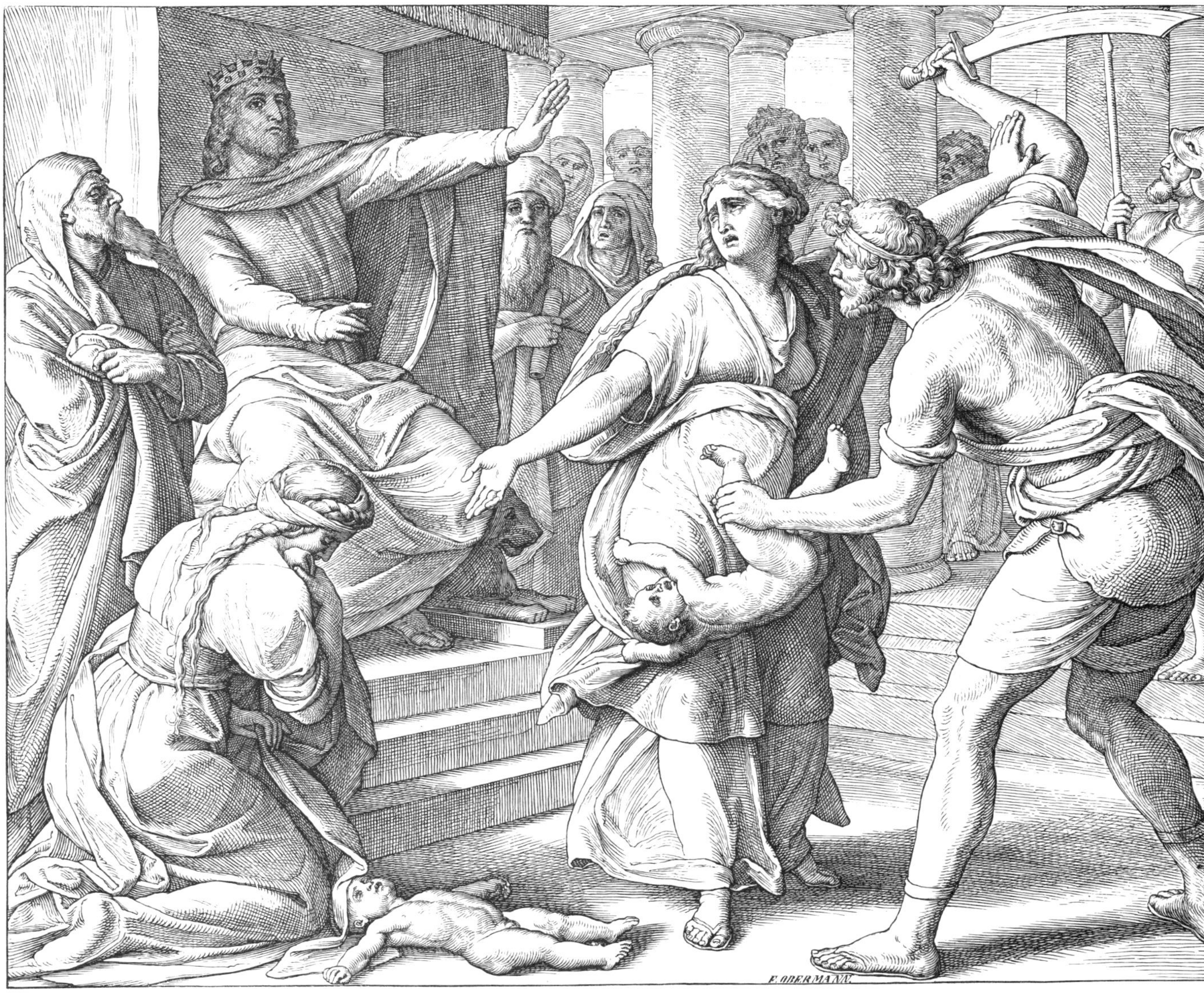

1. Könige 3. 17–28

Und das eine Weib sprach: Ach, mein Herr, ich und dies Weib wohnten in einem Hause, und ich gebar bei ihr im Hause.
Und über drei Tage, da ich geboren hatte, gebar sie auch. Und wir waren beieinander, daß kein Fremder mit uns war im Hause, nur wir beide.
Und dieses Weibes Sohn starb in der Nacht; denn sie hatte ihn im Schlaf erdrückt.
Und sie stand in der Nacht auf und nahm meinen Sohn von meiner Seite, da deine Magd schlief, und legte ihn an ihren Arm und ihren toten Sohn legte sie an meinen Arm.
Und da ich des Morgens aufstand, meinen Sohn zu säugen, siehe, da war er tot. Aber am Morgen sah ich ihn genau an, und siehe, es war nicht mein Sohn, den ich geboren hatte.
Das andere Weib sprach: Nicht also; mein Sohn lebt, und dein Sohn ist tot. Jene aber sprach: Nicht also; dein Sohn ist tot, und mein Sohn lebt. Und redeten also vor dem König.
Und der König sprach: Diese spricht: Mein Sohn lebt, und dein Sohn ist tot; jene spricht: Nicht also; dein Sohn ist tot; und mein Sohn lebt.
Und der König sprach: Holet mir ein Schwert her! Und da das Schwert vor den König gebracht ward,
sprach der König: Teilet das lebendige Kind in zwei Teile und gebt dieser die Hälfte und jener die Hälfte.
Da sprach das Weib, des Sohn lebte, zum König (denn ihr mütterliches Herz entbrannte über ihren Sohn): Ach, mein Herr, gebt ihr das Kind lebendig und tötet es nicht! Jene aber sprach: Es sei weder mein noch dein; laßt es teilen!
Da antwortete der König und sprach: Gebet dieser das Kind lebendig und tötet's nicht; die ist seine Mutter.
Und das Urteil, das der König gefällt hatte, erscholl vor dem ganzen Israel, und sie fürchteten sich vor dem König; denn sie sahen, daß die Weisheit Gottes in ihm war, Gericht zu halten.

Salomo baut das Haus des Herrn

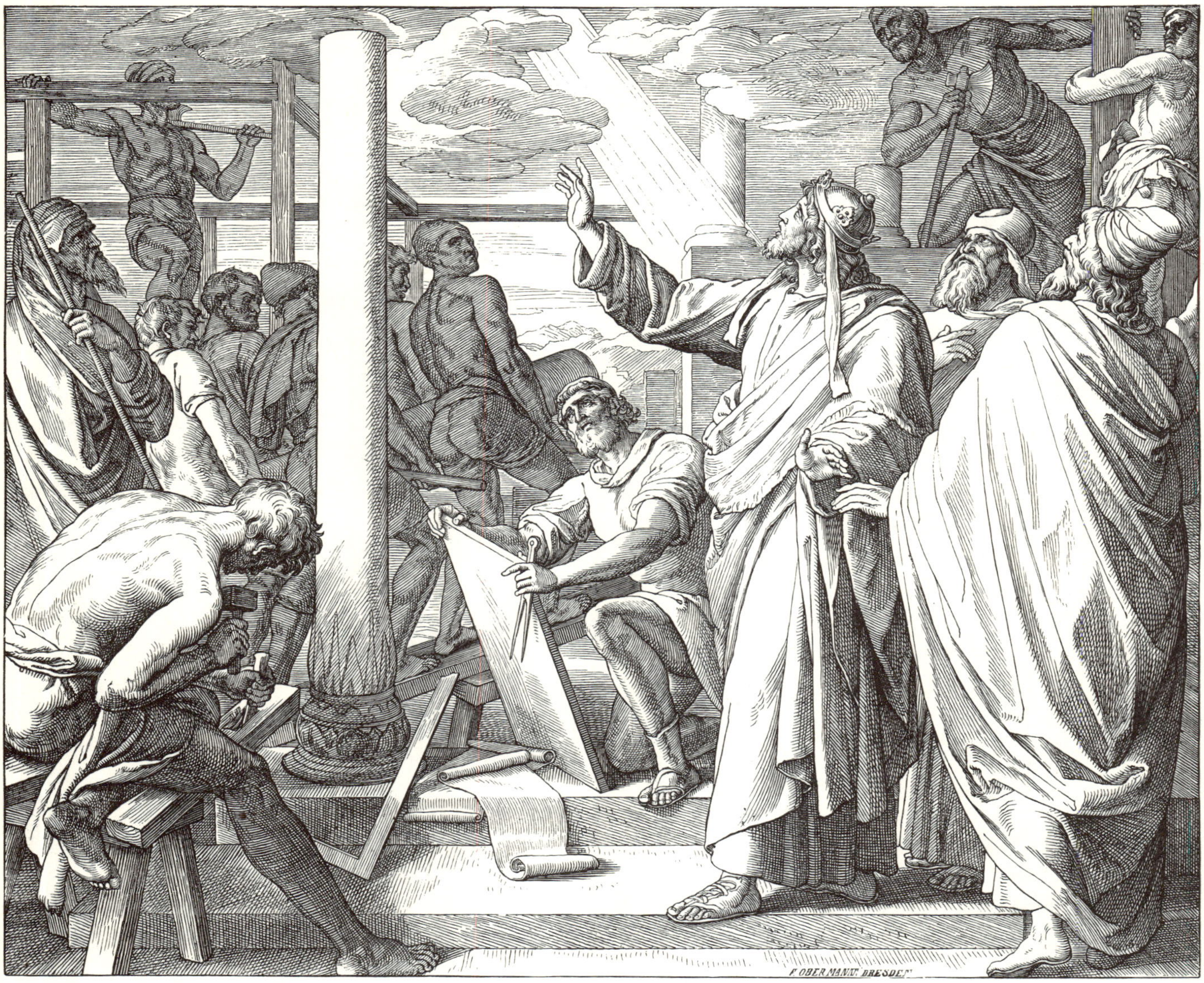

1. Könige 6. 11–14

Und es geschah des Herrn Wort zu Salomo und sprach:
Also sei es mit dem Hause, das du baust: Wirst du in meinen Geboten wandeln und nach meinen Rechten tun und alle meine Gebote halten, darin zu wandeln, so will ich mein Wort mit dir bestätigen, wie ich deinem Vater David geredet habe, und will wohnen unter den Kindern Israel und will mein Volk Israel nicht verlassen.
Und Salomo baute das Haus und vollendete es.

Die Königin aus Arabien huldigt Salomo

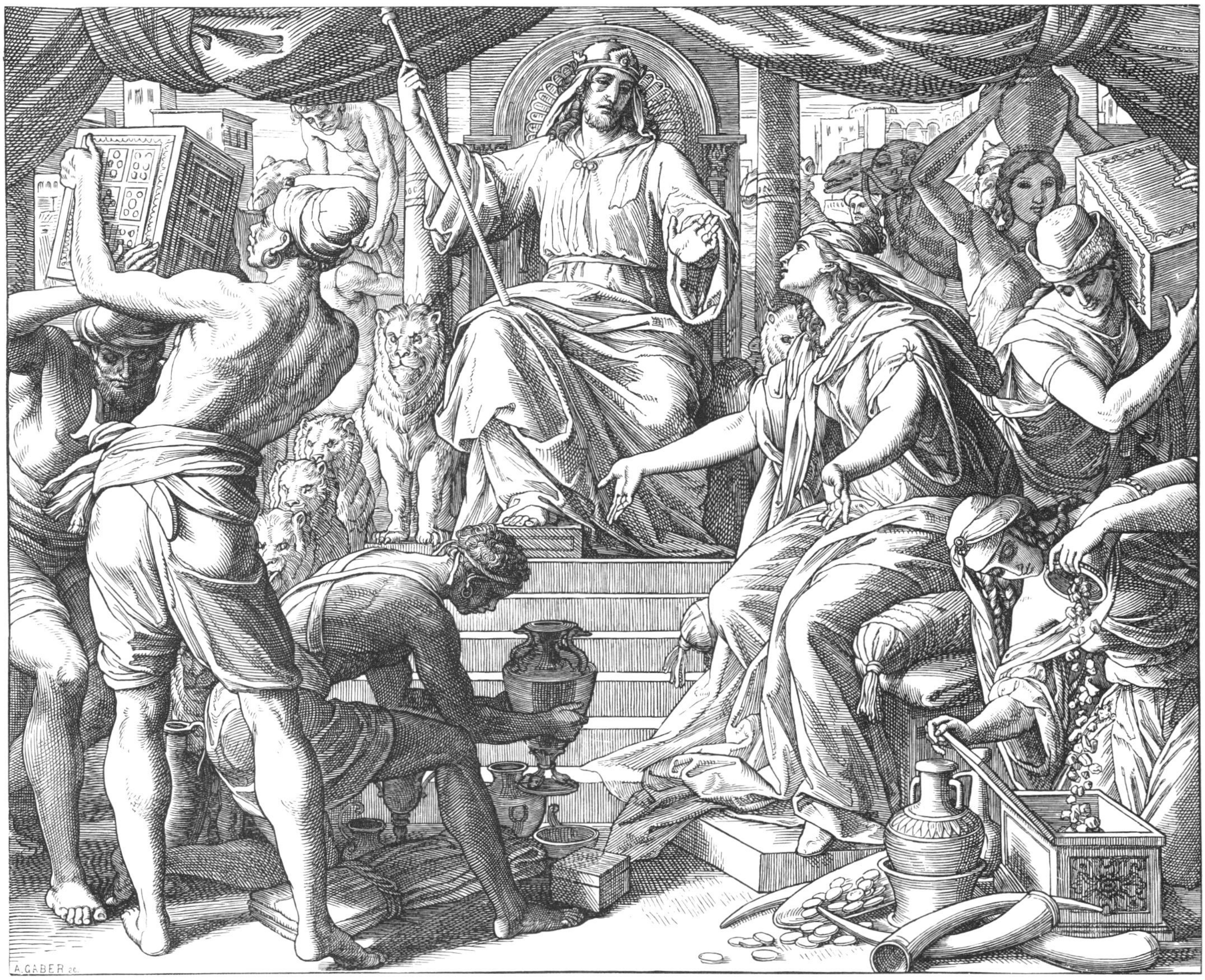

1. Könige 10. 1–10

Und da das Gerücht von Salomo und von dem Namen des Herrn kam vor die Königin von Reicharabien, kam sie, Salomo zu versuchen mit Rätseln.
Und sie kam gen Jerusalem mit sehr vielem Volk, mit Kamelen, die Spezerei trugen und viel Gold und Edelsteine. Und da sie zum König Salomo hineinkam redete sie mit ihm alles, was sie sich vorgenommen hatte.
Und Salomo sagte es ihr alles, und war dem König nichts verborgen, das er ihr nicht sagte.
Da aber die Königin von Reicharabien sah alle Weisheit Salomos und das Haus, das er gebaut hatte,
und die Speise für seinen Tisch und seiner Knechte Wohnung und seiner Diener Amt und ihre Kleider und seine Schenken und seine Brandopfer, die er in dem Hause des Herrn opferte, konnte sie sich nicht mehr enthalten
und sprach zum König: Es ist wahr, was ich in meinem Lande gehört habe von deinem Wesen und von deiner Weisheit.
Und ich habe es nicht wollen glauben, bis ich gekommen bin und habe es mit meinen Augen gesehen. Und siehe, es ist mir nicht die Hälfte gesagt. Du hast mehr Weisheit und Gut, denn das Gerücht ist, das ich gehört habe.
Selig sind deine Leute und deine Knechte, die allezeit vor dir stehen und deine Weisheit hören.
Gelobt sei der Herr, dein Gott, der zu dir Lust hat, daß er dich auf den Stuhl Israels gesetzt hat; darum daß der Herr Israel liebhat ewiglich, hat er dich zum König gesetzt, daß du Gericht und Recht haltest.
Und sie gab dem König hundertundzwanzig Zentner Gold und sehr viel Spezerei und Edelgestein.

Salomo verfällt in Abgötterei

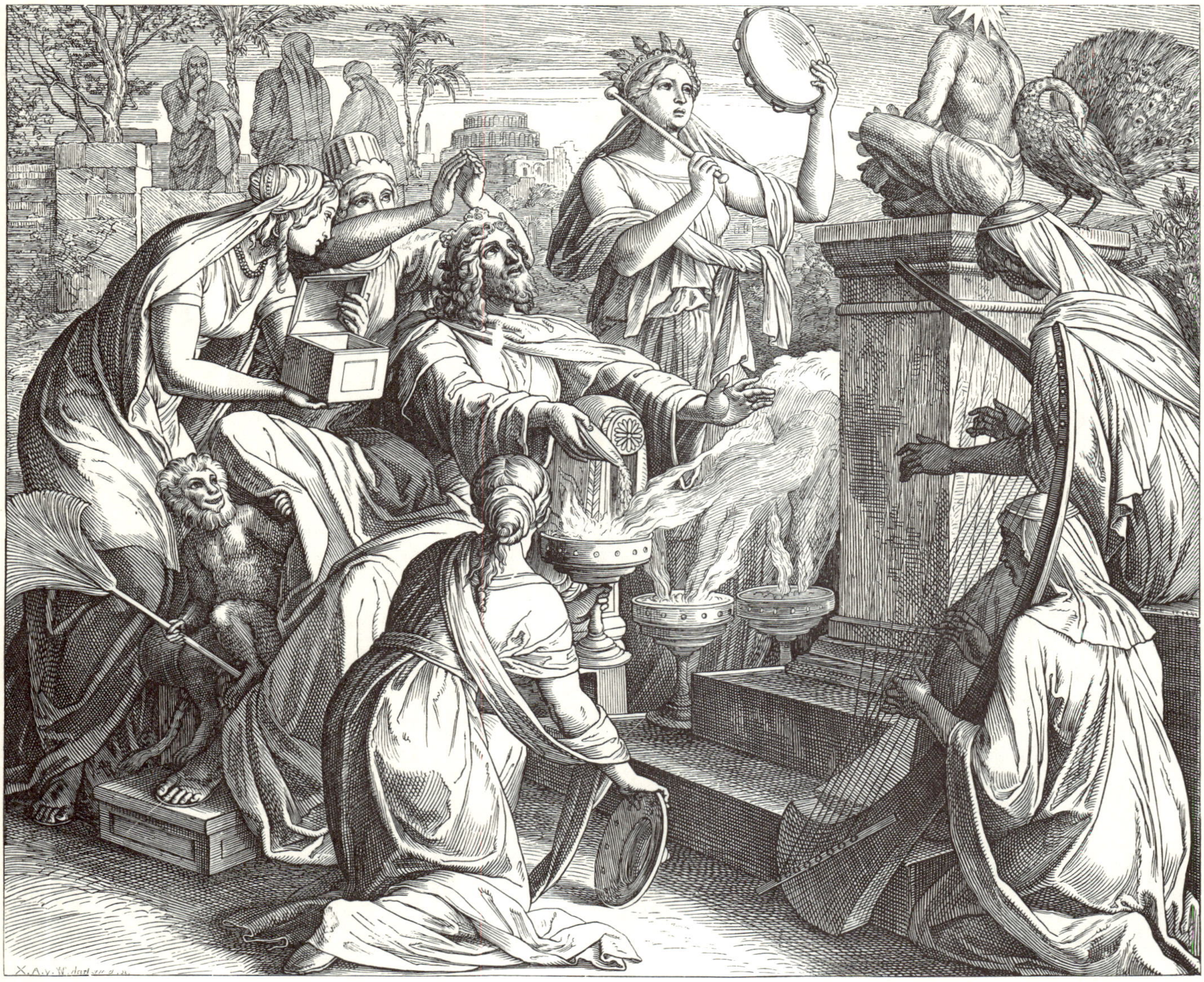

1. Könige 11. 4, 6, 9–12

Und da er nun alt war, neigten seine Weiber sein Herz fremden Göttern nach, daß sein Herz nicht ganz war mit dem Herrn, seinem Gott, wie das Herz seines Vaters David.
Und Salomo tat, was dem Herrn übel gefiel, und folgte nicht gänzlich dem Herrn wie sein Vater David.
Der Herr aber ward zornig über Salomo, daß sein Herz von dem Herrn, dem Gott Israels, abgewandt war, der ihm zweimal erschienen war und ihm solches geboten hatte, daß er nicht andern Göttern nachwandelte, und daß er doch nicht gehalten hatte, was ihm der Herr geboten hatte.
Darum sprach der Herr zu Salomo: Weil solches bei dir geschehen ist, und hast meinen Bund und meine Gebote nicht gehalten, die ich dir geboten habe, so will ich auch das Königreich von dir reißen und deinem Knecht geben.
Doch bei deiner Zeit will ich's nicht tun um deines Vaters David willen; sondern von der Hand deines Sohnes will ich's reißen.

Zerteilung des Reiches unter Rehabeam und Jerobeam

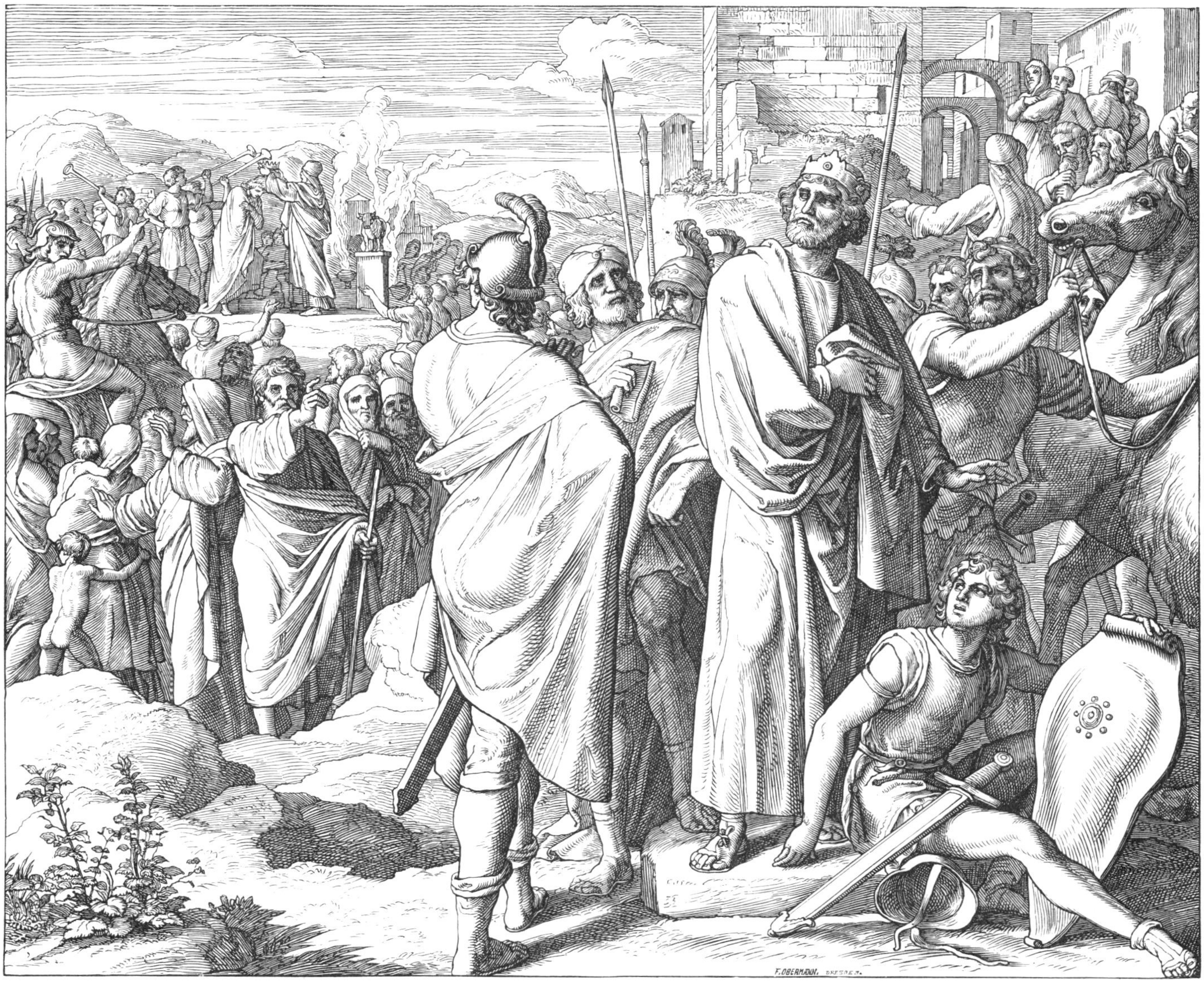

1. Könige 12. 3, 4, 13, 14, 16, 17

Und Jerobeam samt der ganzen Gemeinde Israel kamen und redeten mit Rehabeam und sprachen:
Dein Vater hat unser Joch zu hart gemacht; so mache du nun den harten Dienst und das schwere Joch leichter, das er uns aufgelegt hat, so wollen wir dir untertänig sein.
Und der König gab dem Volk eine harte Antwort
und sprach: Mein Vater hat euer Joch schwer gemacht; ich aber will des noch mehr über euch machen: mein Vater hat euch mit Peitschen gezüchtigt; ich aber will euch mit Skorpionen züchtigen.

Da aber das ganze Israel sah, daß der König sie nicht hören wollte, gab das Volk dem König eine Antwort und sprach: Was haben wir für Teil an David oder Erbe am Sohn Isais? Israel, hebe dich zu deinen Hütten! So siehe nun du zu deinem Hause, David!
Also ging Israel in seine Hütten,
daß Rehabeam regierte nur über die Kinder Israel, die in den Städten Judas wohnten.

Elias wird von Raben gespeist

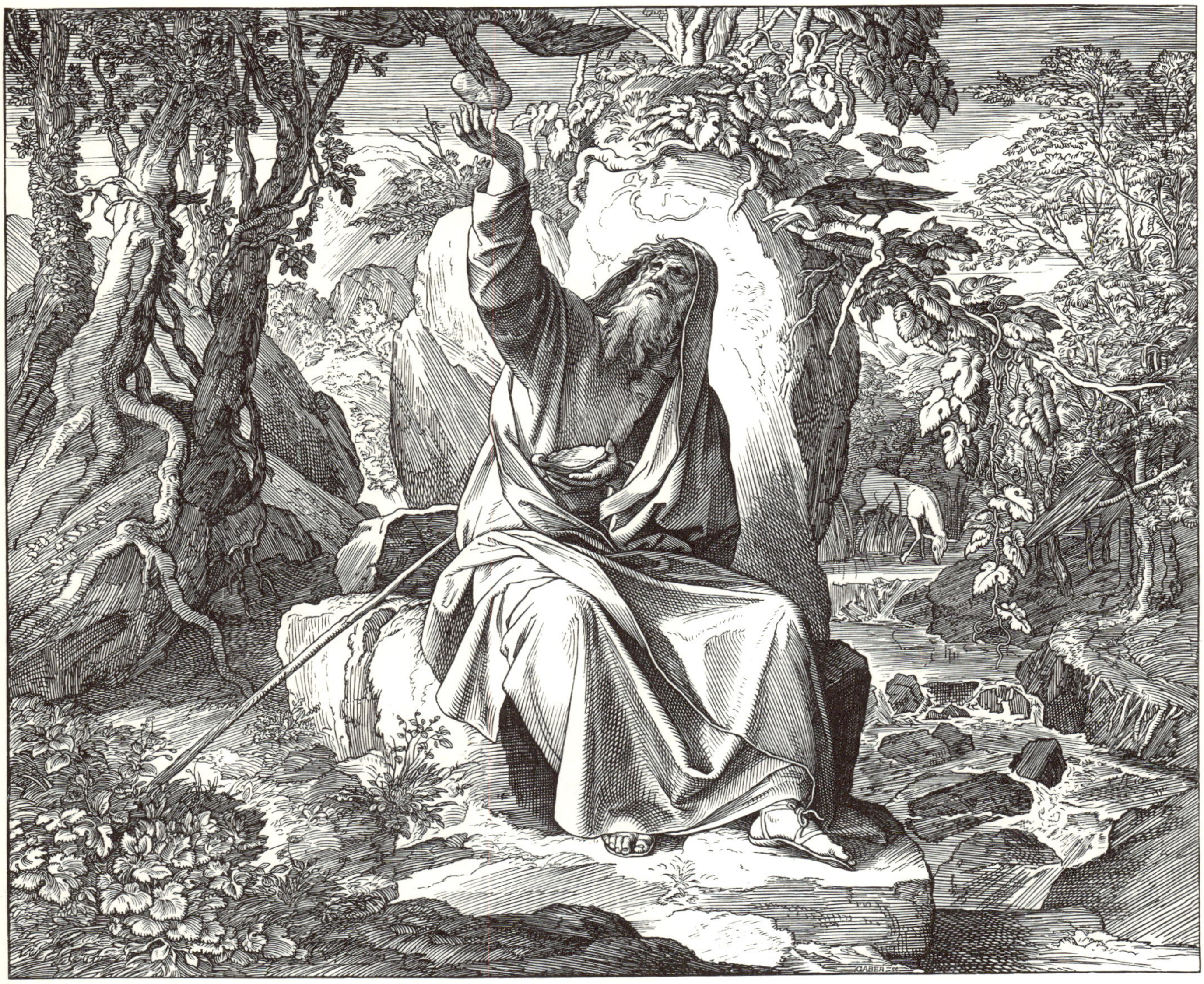

1. Könige 17. 1–6

Und es sprach Elia, der Thisbiter aus den Bürgern Gileads, zu Ahab: So wahr der Herr, der Gott Israels, lebt, vor dem ich stehe, es soll diese Jahre weder Tau noch Regen kommen, ich sage es denn.
Und das Wort des Herrn kam zu ihm und sprach:
Gehe weg von hinnen und wende dich gegen Morgen und verbirg dich am Bach Krith, der gegen den Jordan fließt; und sollst vom Bach trinken; und ich habe den Raben geboten, daß sie dich daselbst sollen versorgen.
Er aber ging hin und tat nach dem Wort des Herrn und ging weg und setzte sich am Bach Krith, der gegen den Jordan fließt.
Und die Raben brachten ihm Brot und Fleisch des Morgens und des Abends, und er trank vom Bach.

Auferweckung des Sohnes der Witwe

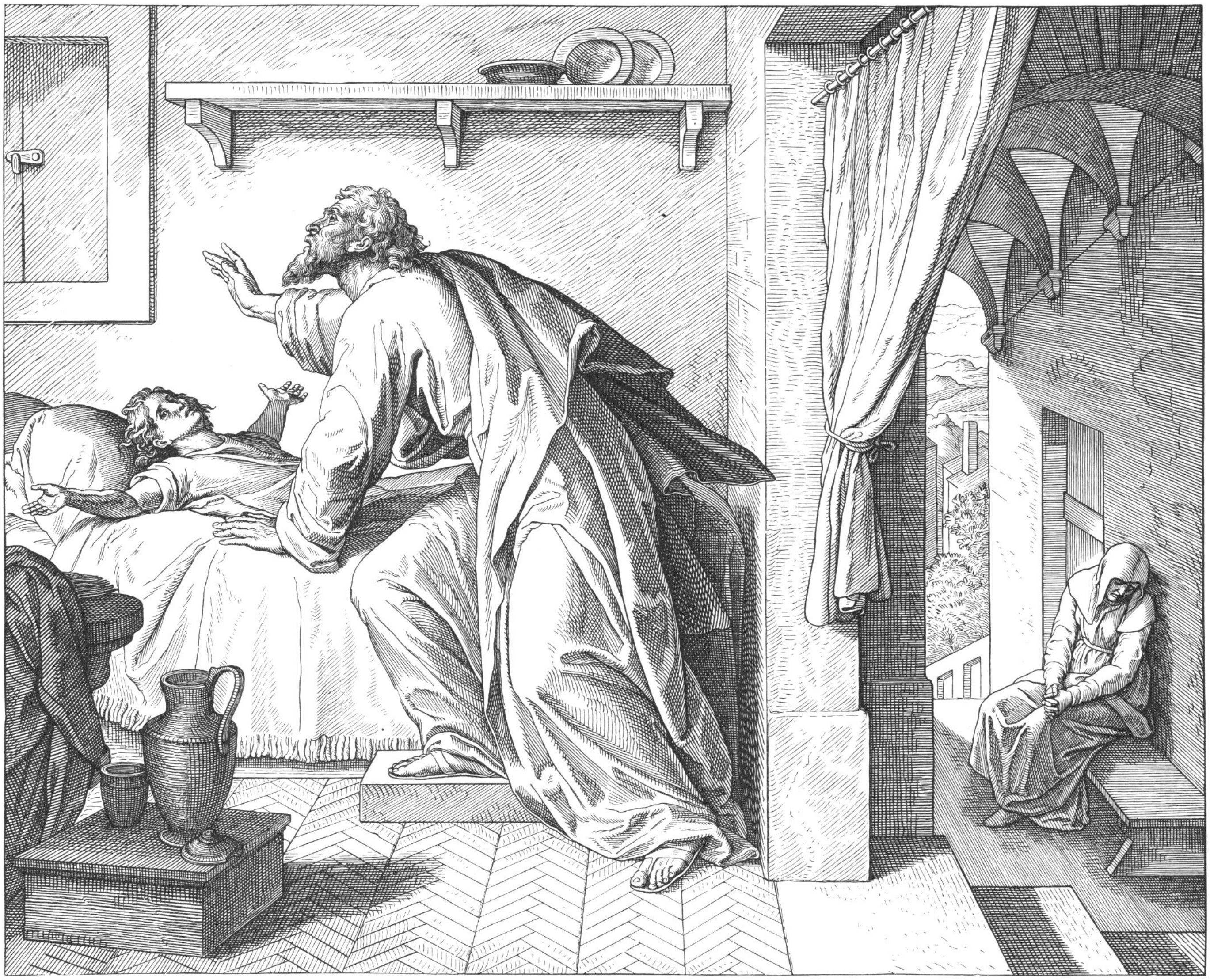

1. Könige 17. 17–24

Und nach diesen Geschichten ward des Weibes, seiner Hauswirtin, Sohn krank, und seine Krankheit war so sehr hart, daß kein Odem mehr in ihm blieb.
Und sie sprach zu Elia: Was habe ich mit dir zu schaffen, du Mann Gottes? Du bist zu mir hereingekommen, daß meiner Missetat gedacht und mein Sohn getötet würde.
Er sprach zu ihr: Gib mir her deinen Sohn! Und er nahm ihn von ihrem Schoß und ging hinauf auf den Söller, da er wohnte, und legte ihn auf sein Bett
und rief den Herrn an und sprach: Herr, mein Gott, hast du auch der Witwe, bei der ich ein Gast bin, so übel getan, daß du ihren Sohn tötetest?
Und er maß sich über dem Kinde dreimal und rief den Herrn an und sprach: Herr, mein Gott, laß die Seele dieses Kindes wieder zu ihm kommen!
Und der Herr erhörte die Stimme Elias; und die Seele des Kindes kam wieder zu ihm, und es ward lebendig.
Und Elia nahm das Kind und brachte es hinab vom Söller ins Haus und gab's seiner Mutter und sprach: Siehe da, dein Sohn lebt!
Und das Weib sprach zu Elia: Nun erkenne ich, daß du ein Mann Gottes bist, und des Herrn Wort in deinem Munde ist Wahrheit.

Elias tötet die Baals-Priester

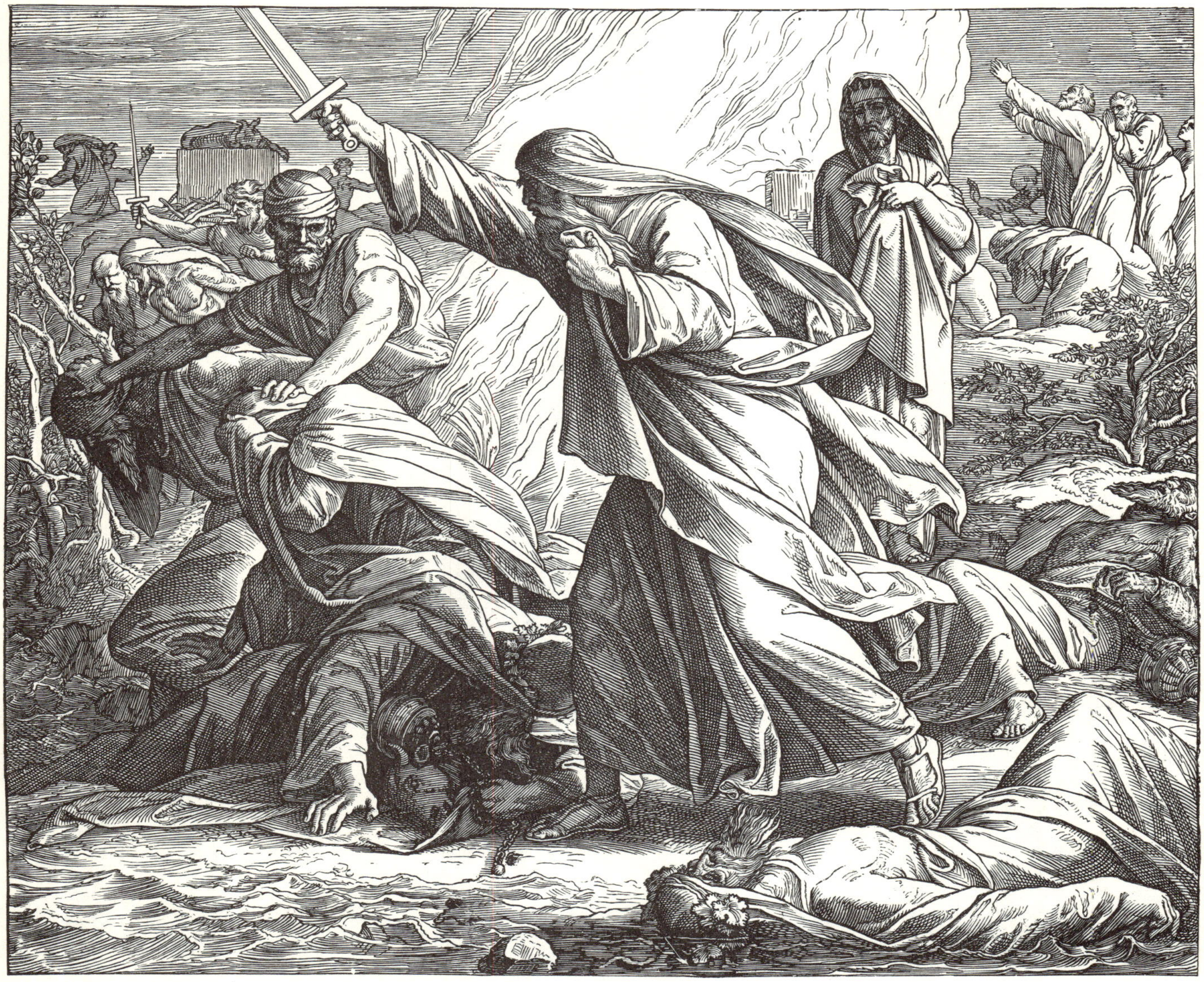

1. Könige 18. 36–40

Und da die Zeit war, Speisopfer zu opfern, trat Elia, der Prophet, herzu und sprach: Herr, Gott Abrahams, Isaaks und Israels, laß heute kund werden, daß du Gott in Israel bist und ich dein Knecht, und daß ich solches alles nach deinem Wort getan habe!
Erhöre mich, Herr, erhöre mich, daß dies Volk wisse, daß du, Herr, Gott bist, daß du ihr Herz darnach bekehrest!

Da fiel das Feuer des Herrn herab und fraß Brandopfer, Holz, Steine und Erde und leckte das Wasser auf in der Grube.
Da das alles Volk sah, fiel es auf sein Angesicht und sprach: Der Herr ist Gott, der Herr ist Gott!
Elia aber sprach zu ihnen: Greift die Propheten Baals, daß ihrer keiner entrinne! Und sie griffen sie. Und Elia führte sie hinab an den Bach Kison und schlachtete sie daselbst.

Der Herr erscheint dem Elia auf dem Berg Horeb

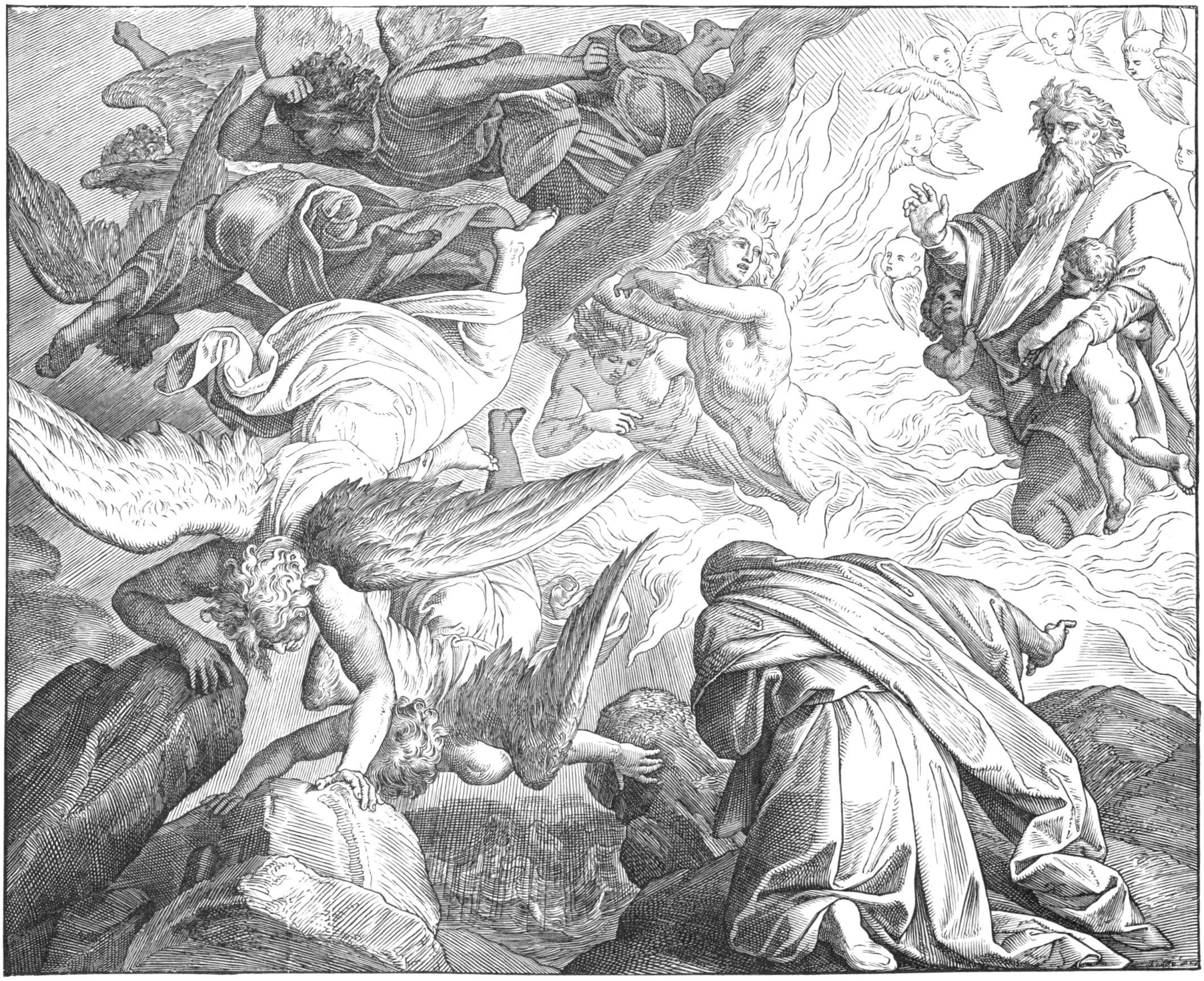

1. Könige 19. 9–13

Und Elias kam daselbst in eine Höhle und blieb daselbst über Nacht. Und siehe, das Wort des Herrn kam zu ihm und sprach zu ihm: Was machst du hier, Elia?
Er sprach: Ich habe geeifert um den Herrn, den Gott Zebaoth; denn die Kinder Israel haben deinen Bund verlassen und deine Altäre zerbrochen und deine Propheten mit dem Schwert erwürgt, und ich bin allein übriggeblieben, und sie stehen darnach, daß sie mir mein Leben nehmen.
Er sprach: Gehe heraus und tritt auf den Berg vor den Herrn! Und siehe, der Herr ging vorüber und ein großer, starker Wind, der die Berge zerriß und die Felsen zerbrach, vor dem Herrn her; der Herr aber war nicht im Winde. Nach dem Winde aber kam ein Erdbeben; aber der Herr war nicht im Erdbeben.
Und nach dem Erdbeben kam ein Feuer; aber der Herr war nicht im Feuer. Und nach dem Feuer kam ein stilles sanftes Sausen. Da das Elia hörte, verhüllte er sein Antlitz mit seinem Mantel und ging heraus und trat in die Tür der Höhle.

Ahabs Untergang

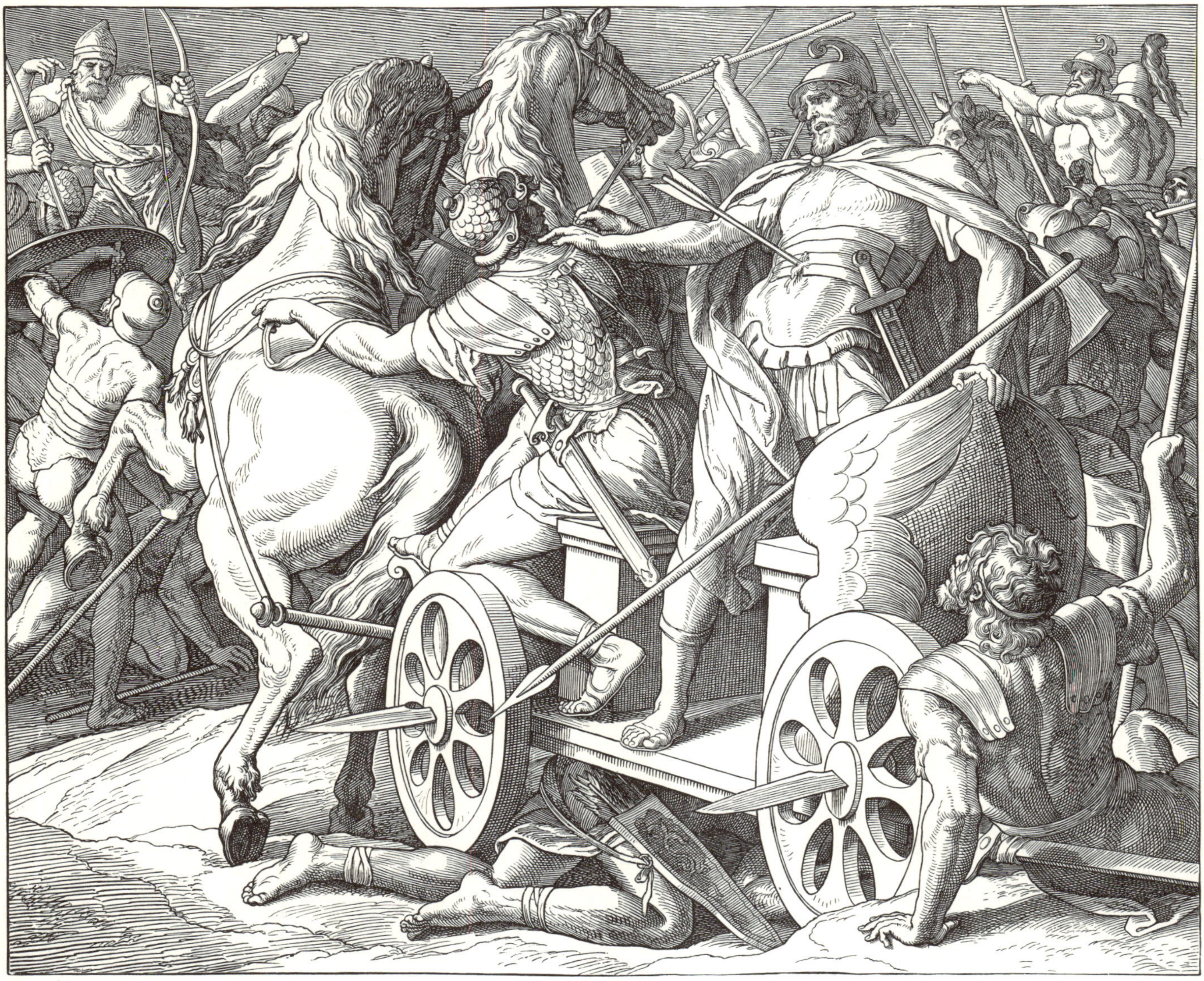

1. Könige 22. 34–38

Ein Mann aber spannte den Bogen von ungefähr und schoß den König Israels zwischen Panzer und Wehrgehänge. Und er sprach zu seinem Fuhrmann: Wende deine Hand und führe mich aus dem Heer, denn ich bin wund!
Und der Streit nahm überhand desselben Tages, und der König stand auf dem Wagen gegen die Syrer und starb des Abends. Und das Blut floß von den Wunden mitten in den Wagen.
Und man ließ ausrufen im Heer, da die Sonne unterging, und sagen: Ein jeglicher gehe in seine Stadt und in sein Land.
Also starb der König und ward gen Samaria gebracht. Und sie begruben ihn zu Samaria.
Und da sie den Wagen wuschen bei dem Teich Samarias, leckten die Hunde sein Blut nach dem Wort des Herrn, das er geredet hatte.

Elias Himmelfahrt

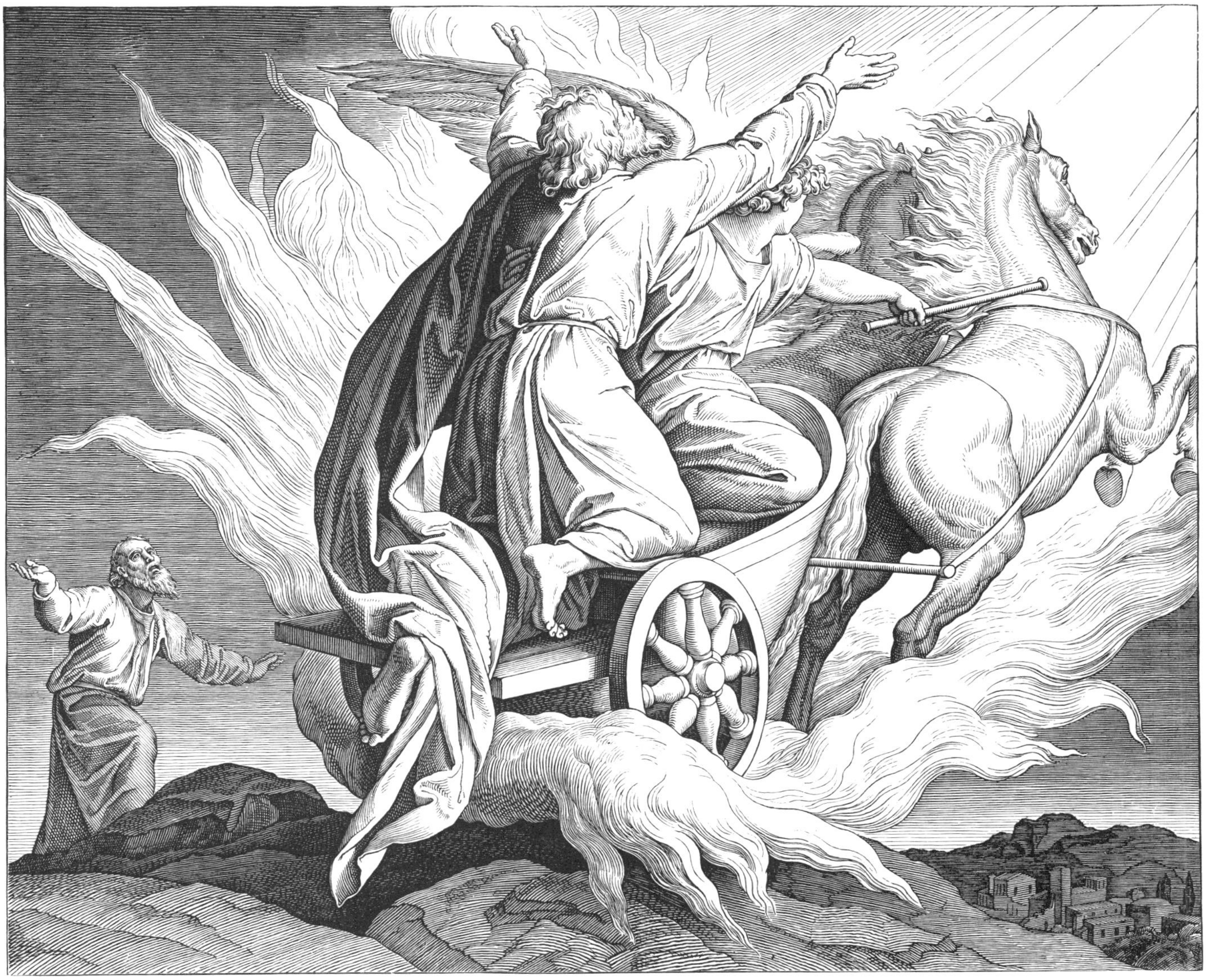

2. Könige 2. 11, 12

Und da sie miteinander gingen und redeten, siehe, da kam ein feuriger Wagen mit feurigen Rossen, die schieden die beiden voneinander; und Elia fuhr also im Wetter gen Himmel.

Elisa aber sah es und schrie: Mein Vater, mein Vater, Wagen Israels und seine Reiter! und sah ihn nicht mehr. Und er faßte seine Kleider und zerriß sie in zwei Stücke

Elisa erweckt den Sohn der Sunamitin vom Tode

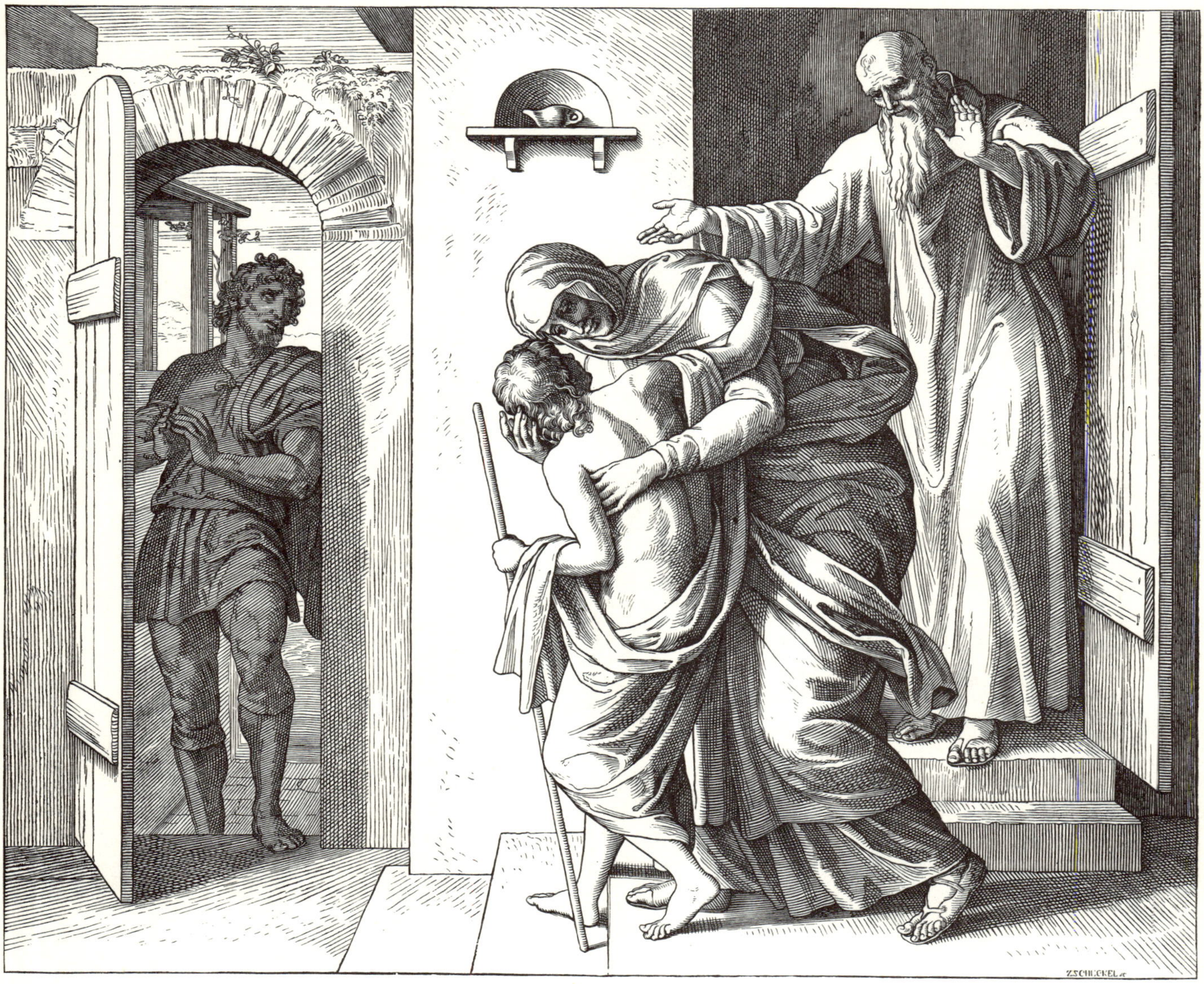

2. Könige 4. 32–37

Und da Elisa ins Haus kam, siehe, da lag der Knabe tot auf seinem Bett.
Und er ging hinein und schloß die Tür zu für sie beide und betete zu dem Herrn
und stieg hinauf und legte sich auf das Kind und legte seinen Mund auf des Kindes Mund und seine Augen auf seine Augen und seine Hände auf seine Hände und breitete sich also über ihn, daß des Kindes Leib warm ward.

Er aber stand wieder auf und ging im Haus einmal hieher und daher und stieg hinauf und breitete sich über ihn. Da schnaubte der Knabe siebenmal; darnach tat der Knabe seine Augen auf.
Und er rief Gehasi und sprach: Rufe die Sunamitin! Und da er sie rief, kam sie hinein zu ihm. Er sprach: Da nimm hin deinen Sohn!
Da kam sie und fiel zu seinen Füßen und beugte sich nieder zur Erde und nahm ihren Sohn und ging hinaus.

Das Ende der Isebel

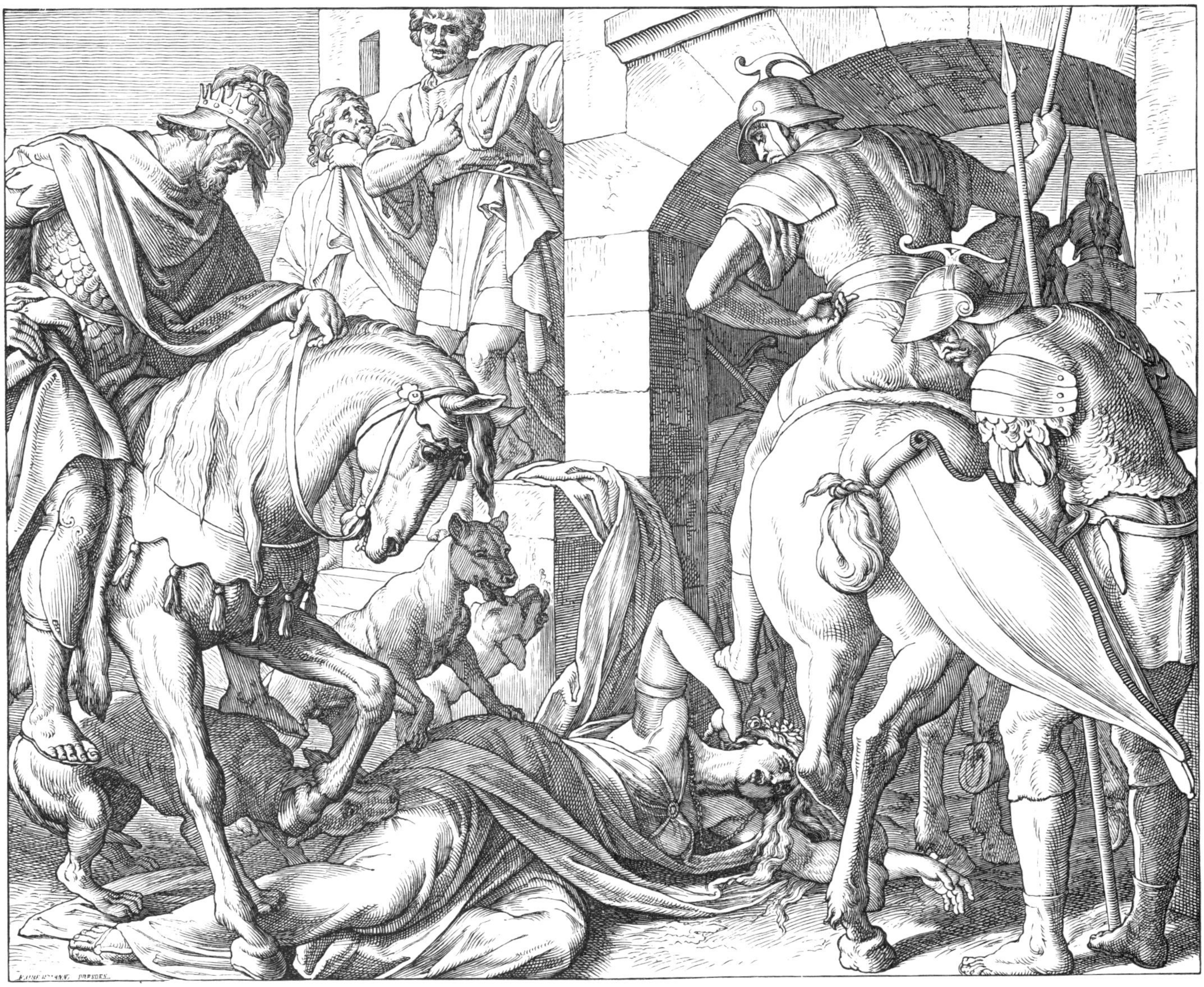

2. Könige 9. 30–37

Und da Jehu gen Jesreel kam und Isebel das erfuhr, schminkte sie ihr Angesicht und schmückte ihr Haupt und guckte zum Fenster hinaus.
Und da Jehu unter das Tor kam, sprach sie: Ist's Simri wohl gegangen, der seinen Herrn erwürgte?
Und er hob sein Angesicht auf zum Fenster und sprach: Wer hält's hier mit mir? Da sahen zwei oder drei Kämmerer zu ihm heraus.
Er sprach: Stürzet sie herab! Und sie stürzten sie herab, daß die Wand und die Rosse mit ihrem Blut besprengt wurden; und sie ward zertreten.
Und da er hineinkam und gegessen und getrunken hatte, sprach er: Sehet doch nach der Verfluchten und begrabet sie; denn sie ist eines Königs Tochter!
Da sie aber hingingen, sie zu begraben, fanden sie nichts von ihr denn den Schädel und die Füße und ihre flachen Hände;
und sie kamen wieder und sagten's ihm an. Er aber sprach: Es ist, was der Herr geredet hat durch seinen Knecht Elia, den Thisbiter, und gesagt: Auf dem Acker Jesreels sollen die Hunde der Isebel Fleisch fressen;
und das Aas Isebels soll wie Kot auf dem Felde sein im Acker Jesreels, daß man nicht sagen könne: Das ist Isebel.

Sanheribs Macht wird auf Hiskias Gebet gebrochen

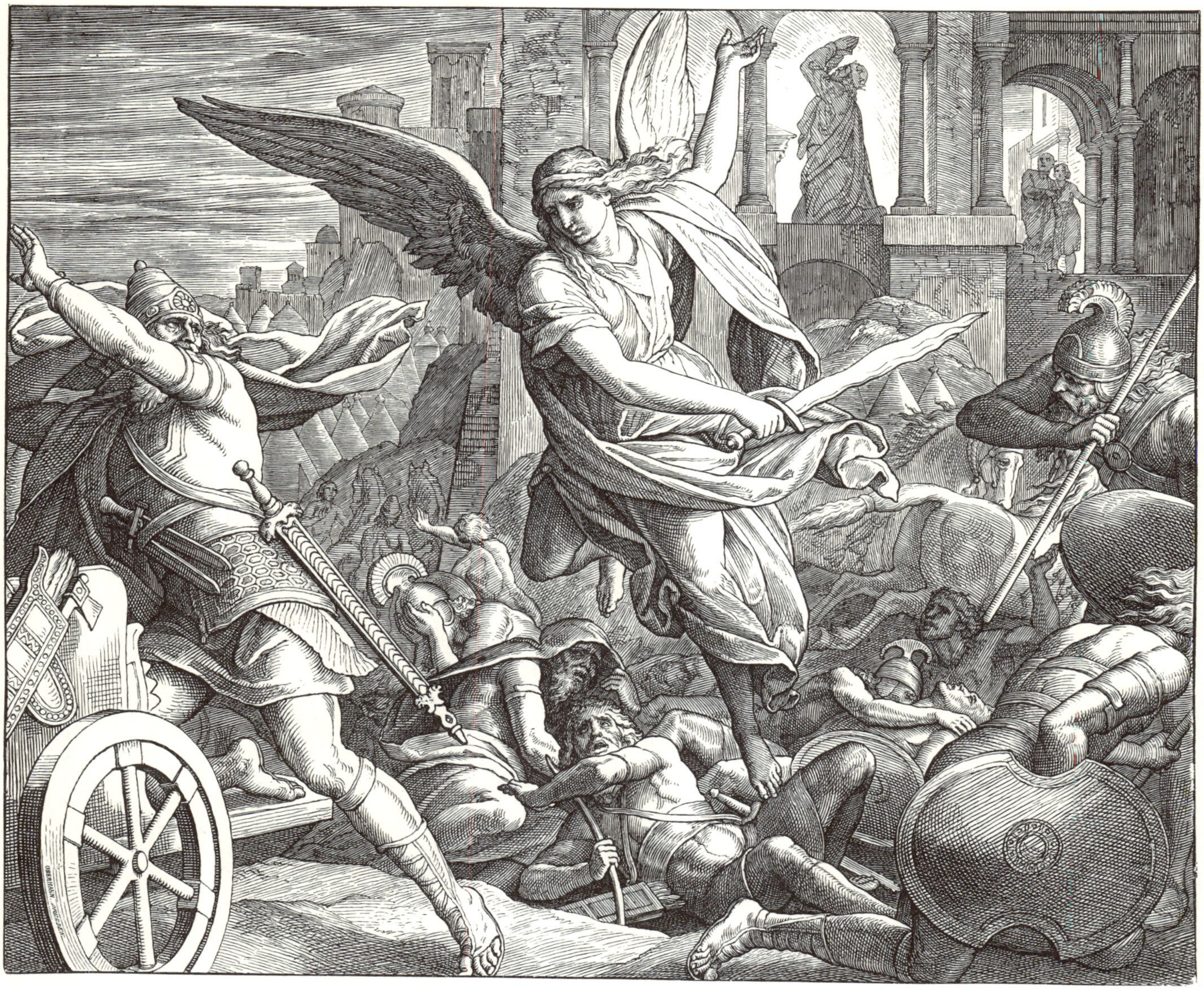

2. Könige 19. 32–35

Darum spricht der Herr vom König von Assyrien also: Er soll nicht in diese Stadt kommen und keinen Pfeil hineinschießen und mit keinem Schilde davorkommen und soll keinen Wall darum schütten;
sondern er soll den Weg wiederum ziehen, den er gekommen ist, und soll in diese Stadt nicht kommen; der Herr sagt's.

Und ich will diese Stadt beschirmen, daß ich ihr helfe um meinetwillen und um Davids, meines Knechtes, willen.
Und in derselben Nacht fuhr aus der Engel des Herrn und schlug im Lager von Assyrien 185 000 Mann. Und da sie sich des Morgens früh aufmachten, siehe, da lag's alles eitel tote Leichname.

Josias vernimmt des Herrn Wort aus dem Gesetzbuch

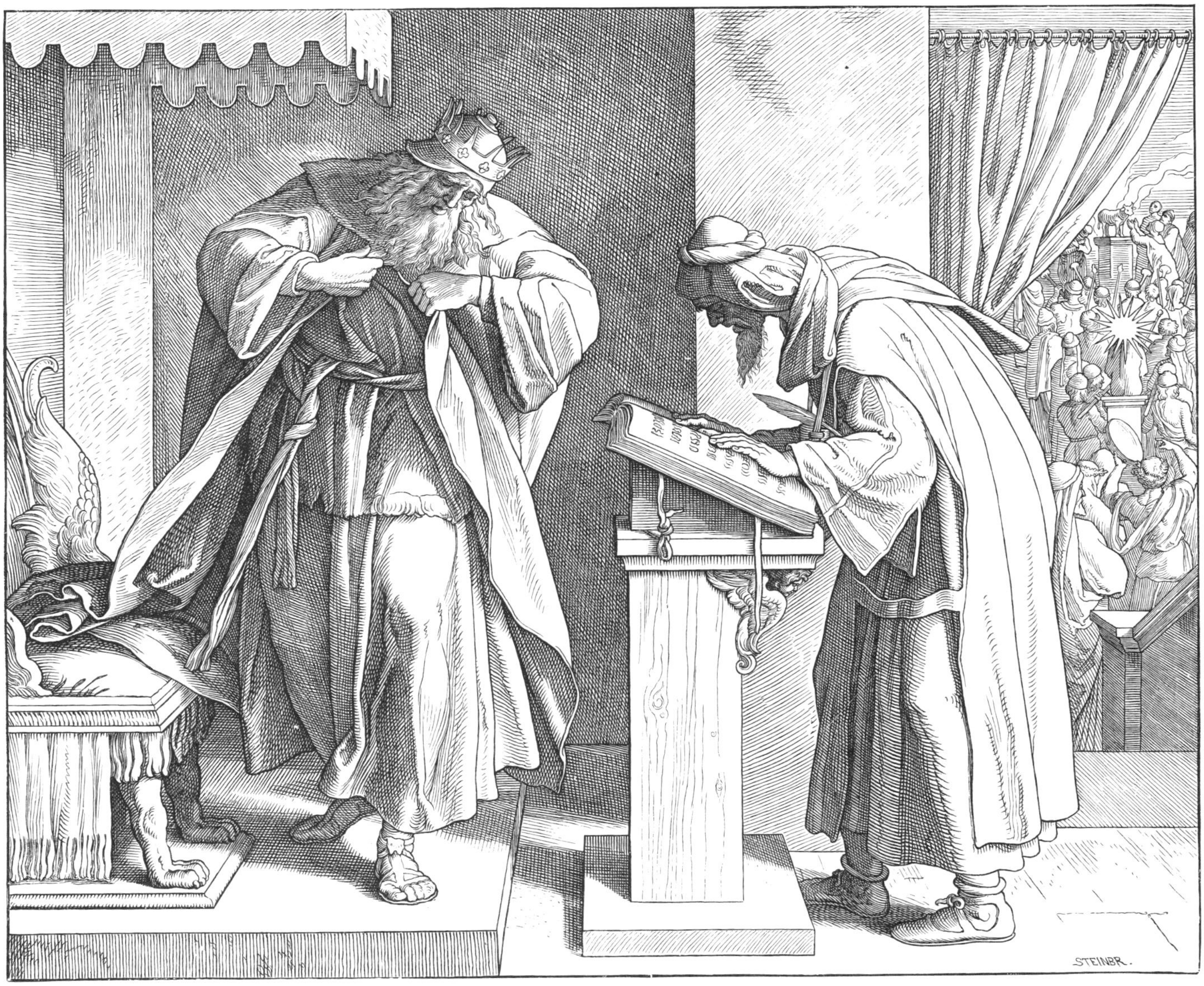

2. Könige 22. 8–13

Und der Hohepriester Hilkia sprach zu dem Schreiber Saphan: Ich habe das Gesetzbuch gefunden im Hause des Herrn. Und Hilkia gab das Buch Saphan, daß er's läse.
Und Saphan, der Schreiber, kam zum König und gab ihm Bericht und sprach: Deine Knechte haben das Geld ausgeschüttet, das im Hause gefunden ist, und haben's den Werkmeistern gegeben, die bestellt sind am Hause des Herrn.
Auch sagte Saphan, der Schreiber, dem König und sprach: Hilkia, der Priester, gab mir ein Buch. Und Saphan las es vor dem König.
Da aber der König hörte die Worte im Gesetzbuch, zerriß er seine Kleider.
Und der König gebot Hilkia, dem Priester, und Ahikam, dem Sohn Saphans, und Achbor, dem Sohn Michajas, und Saphan, dem Schreiber, und Asaja, dem Knecht des Königs, und sprach: Gehet hin und fraget den Herrn für mich, für das Volk und für ganz Juda um die Worte dieses Buchs, das gefunden ist; denn es ist ein großer Grimm des Herrn, der über uns entbrannt ist, darum daß unsre Väter nicht gehorcht haben den Worten dieses Buchs, daß sie täten alles, was darin geschrieben ist.

Die Zerstörung Jerusalems und Wegführung der Israeliten nach Babel

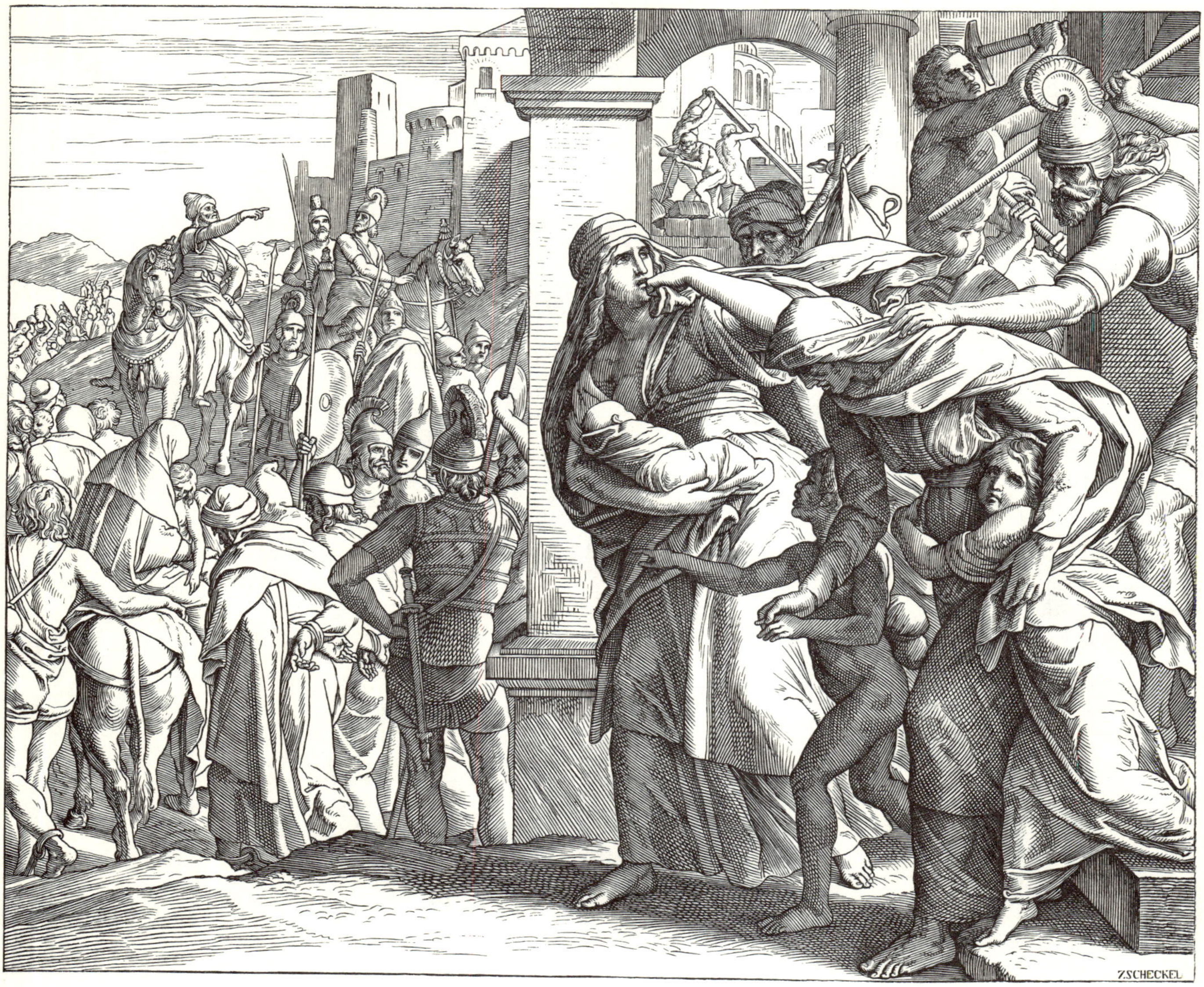

2. Könige 25. 1–11

Und es begab sich im neunten Jahr seines Königreichs, am zehnten Tage des zehnten Monats, kam Nebukadnezar, der König zu Babel, mit aller seiner Macht wider Jerusalem; und sie lagerten sich dawider und bauten Bollwerke darum her.
Also ward die Stadt belagert bis ins elfte Jahr des Königs Zedekia.
Aber am neunten Tage des [vierten] Monats ward der Hunger stark in der Stadt, daß das Volk des Landes nichts zu essen hatte.
Da brach man in die Stadt; und alle Kriegsmänner flohen bei der Nacht auf dem Wege durch das Tor zwischen den zwei Mauern, der zu des Königs Garten geht. Aber die Chaldäer lagen um die Stadt. Und er floh des Weges zum blachen Felde.
Aber die Macht der Chaldäer jagte dem König nach, und sie ergriffen ihn im blachen Felde zu Jericho, und alle Kriegsleute, die bei ihm waren, wurden von ihm zerstreut.
Sie aber griffen den König und führten ihn hinauf zum König von Babel gen Ribla; und sie sprachen ein Urteil über ihn.
Und sie schlachteten die Kinder Zedekias vor seinen Augen und blendeten Zedekia die Augen und banden ihn mit Ketten und führten ihn gen Babel.
Am siebenten Tage des fünften Monats, das ist das neunzehnte Jahr Nebukadnezars, des Königs zu Babel, kam Nebusaradan, der Hauptmann der Trabanten, des Königs zu Babel Knecht, gen Jerusalem
und verbrannte das Haus des Herrn und das Haus des Königs und aller Häuser zu Jerusalem; alle großen Häuser verbrannte er mit Feuer.
Und die ganze Macht der Chaldäer, die mit dem Hauptmann war, zerbrach die Mauern um Jerusalem her.
Das andere Volk aber, das übrig war in der Stadt, und die zum König von Babel fielen, und den andern Haufen führte Nebusaradan, der Hauptmann, weg.

Die Rückkehr aus der babylonischen Gefangenschaft

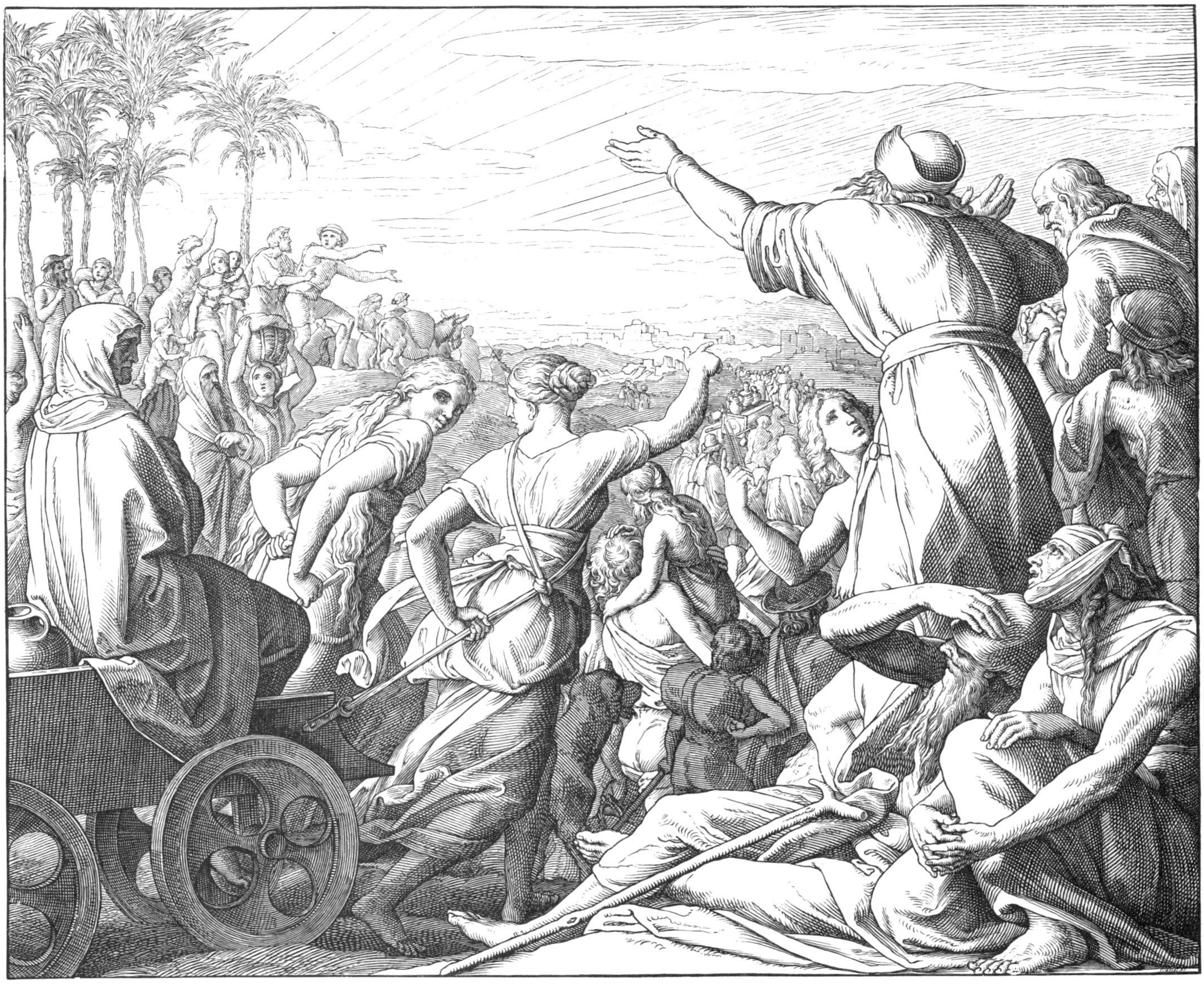

Esra 1. 1–5

Im ersten Jahr des Kores, des Königs in Persien (daß erfüllt würde das Wort des Herrn, durch den Mund Jeremias geredet), erweckte der Herr den Geist des Kores, des Königs in Persien, daß er ließ ausrufen durch sein ganzes Königreich, auch durch Schrift, und sagen:
So spricht Kores, der König in Persien: Der Herr, der Gott des Himmels, hat mir alle Königreiche der Erde gegeben, und er hat mir befohlen, ihm ein Haus zu bauen zu Jerusalem in Juda.
Wer nun unter euch seines Volks ist, mit dem sei sein Gott, und er ziehe hinauf gen Jerusalem in Juda und baue das Haus des Herrn, des Gottes Israels. Er ist der Gott, der zu Jerusalem ist.
Und wer noch übrig ist an allen Orten, da er Fremdling ist, dem sollen helfen die Leute seines Orts mit Silber und Gold, Gut und Vieh, außer dem, was sie aus freiem Willen geben zum Hause Gottes zu Jerusalem.
Da machten sich auf die Obersten der Vaterhäuser aus Juda und Benjamin und die Priester und Leviten, alle, deren Geist Gott erweckte, hinaufzuziehen und zu bauen das Haus des Herrn zu Jerusalem.

Die Gründung des neuen Tempels zu Jerusalem

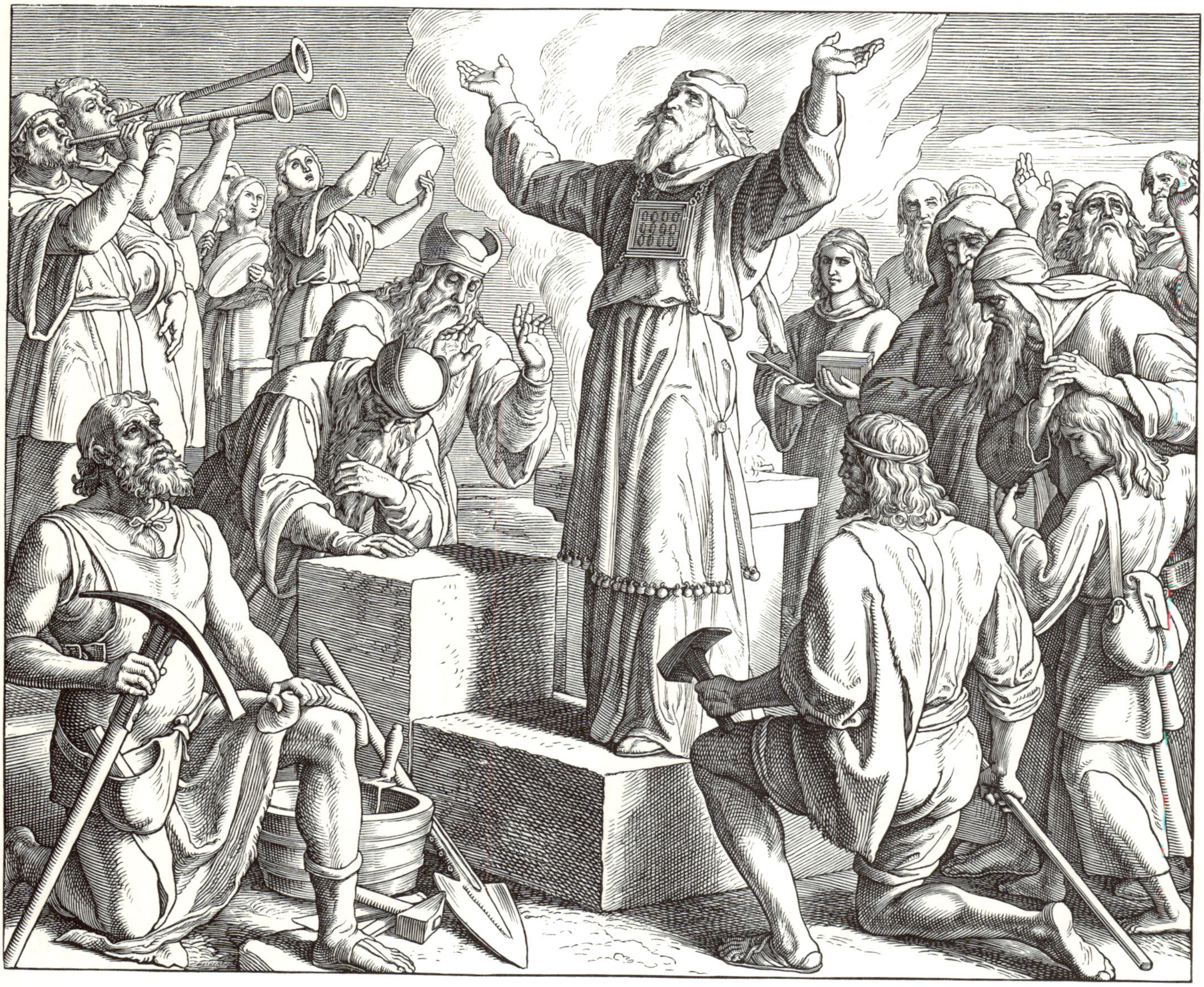

Esra 3. 10–13

Und da die Bauleute den Grund legten am Tempel des Herrn, standen die Priester in ihren Kleidern mit Drommeten und die Leviten, die Kinder Asaph, mit Zimbeln, zu loben den Herrn mit dem Gedicht Davids, des Königs über Israel,
und sangen umeinander und lobten und dankten dem Herrn, daß er gütig ist und seine Barmherzigkeit ewiglich währet über Israel.
Und alles Volk jauchzte laut beim Lobe des Herrn, daß der Grund am Hause des Herrn gelegt war.

Aber viele der alten Priester und Leviten und Obersten der Vaterhäuser, die das vorige Haus gesehen hatten, da nun dies Haus vor ihren Augen gegründet ward, weinten sie laut. Viele aber jauchzten mit Freuden, daß das Geschrei hoch erscholl,
also daß das Volk nicht unterscheiden konnte das Jauchzen mit Freuden und das laute Weinen im Volk; denn das Volk jauchzte laut, daß man das Geschrei ferne hörte.

Bau und Verteidigung der neuen Stadtmauer

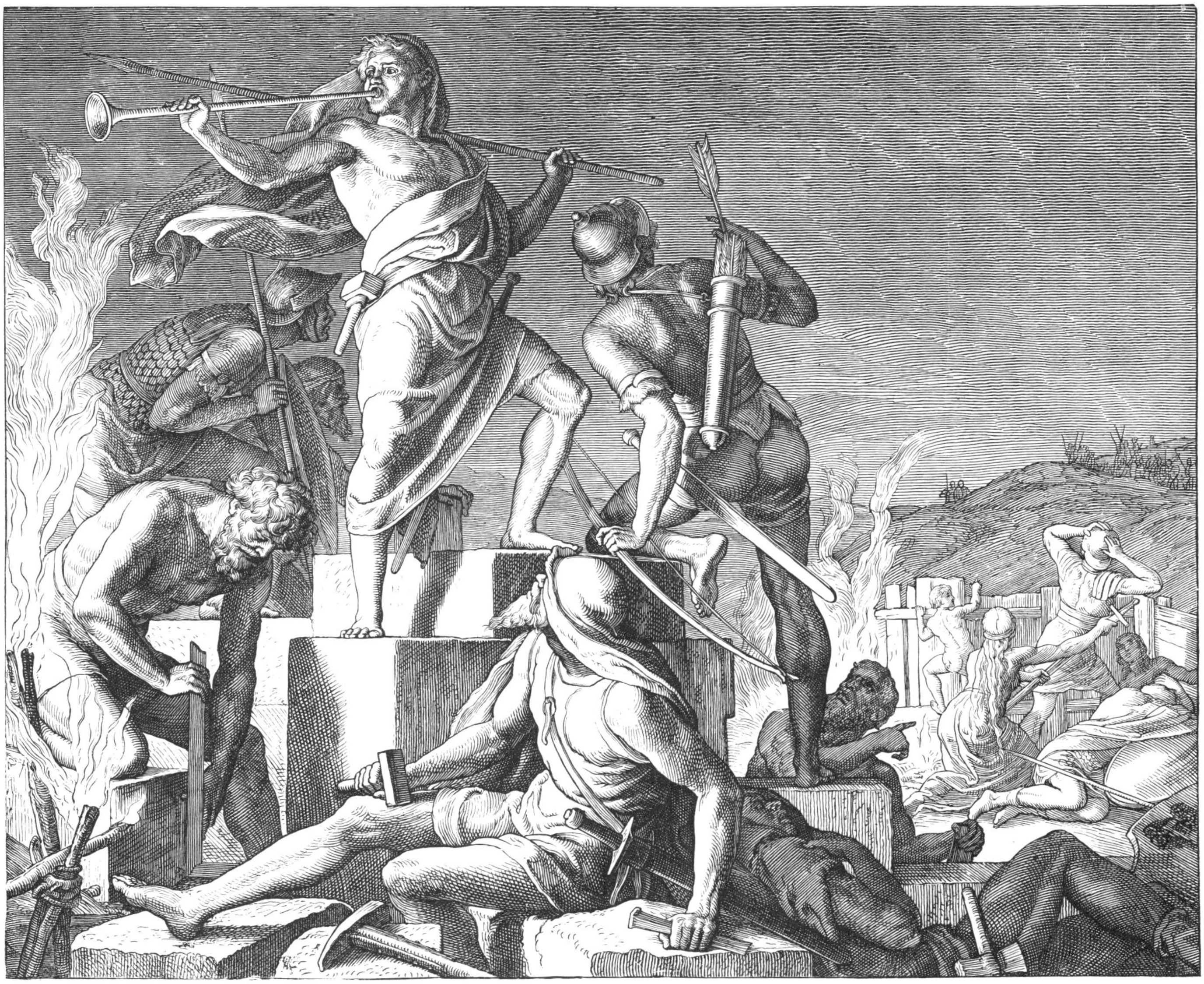

Nehemia 4. 1 (7)–12 (18)

Da aber Saneballat und Tobia und die Araber und Ammoniter und Asdoditer hörten, daß die Mauern zu Jerusalem zugemacht wurden und daß sie die Lücken angefangen hatten zu verschließen, wurden sie sehr zornig
und machten allesamt einen Bund zuhaufen, daß sie kämen und stritten wider Jerusalem und richteten darin Verwirrung an.
Wir aber beteten zu unserm Gott und stellten Hut gegen sie Tag und Nacht vor ihnen.
Und Juda sprach: Die Kraft der Träger ist zu schwach, und des Schuttes ist zu viel; wir können an der Mauer nicht bauen.
Unsre Widersacher aber gedachten: Sie sollen's nicht wissen noch sehen, bis wir mitten unter sie kommen und sie erwürgen und das Werk hindern.
Da aber die Juden, die neben ihnen wohnten, kamen – und sagten's uns wohl zehnmal – aus allen Orten, da sie um uns wohnten,
da stellte ich unten an die Örter hinter der Mauer in die Gräben das Volk nach ihren Geschlechtern mit ihren Schwertern, Spießen und Bogen.
Und ich besah es und machte mich auf und sprach zu den Ratsherren und Obersten und dem andern Volk: Fürchtet euch nicht vor ihnen; gedenket an den großen, schrecklichen Herrn und streitet für eure Brüder, Söhne, Töchter, Weiber und Häuser!
Da aber unsere Feinde hörten, daß es uns kund war geworden und Gott ihren Rat zunichte gemacht hatte, kehrten wir alle wieder zur Mauer, ein jeglicher zu seiner Arbeit.
Und es geschah hinfürder, daß der Jünglinge die Hälfte taten die Arbeit, die andere Hälfte hielten Spieße, Schilde, Bogen und Panzer. Und die Obersten standen hinter dem ganzen Hause Juda, die da bauten an der Mauer. Und die da Last trugen von denen, die ihnen aufluden – mit einer Hand taten sie die Arbeit, und mit der andern hielten sie die Waffe.
Und ein jeglicher, der da baute, hatte sein Schwert an seine Lenden gegürtet und baute also; und der mit der Posaune blies, war neben mir.

Des Volkes Buße

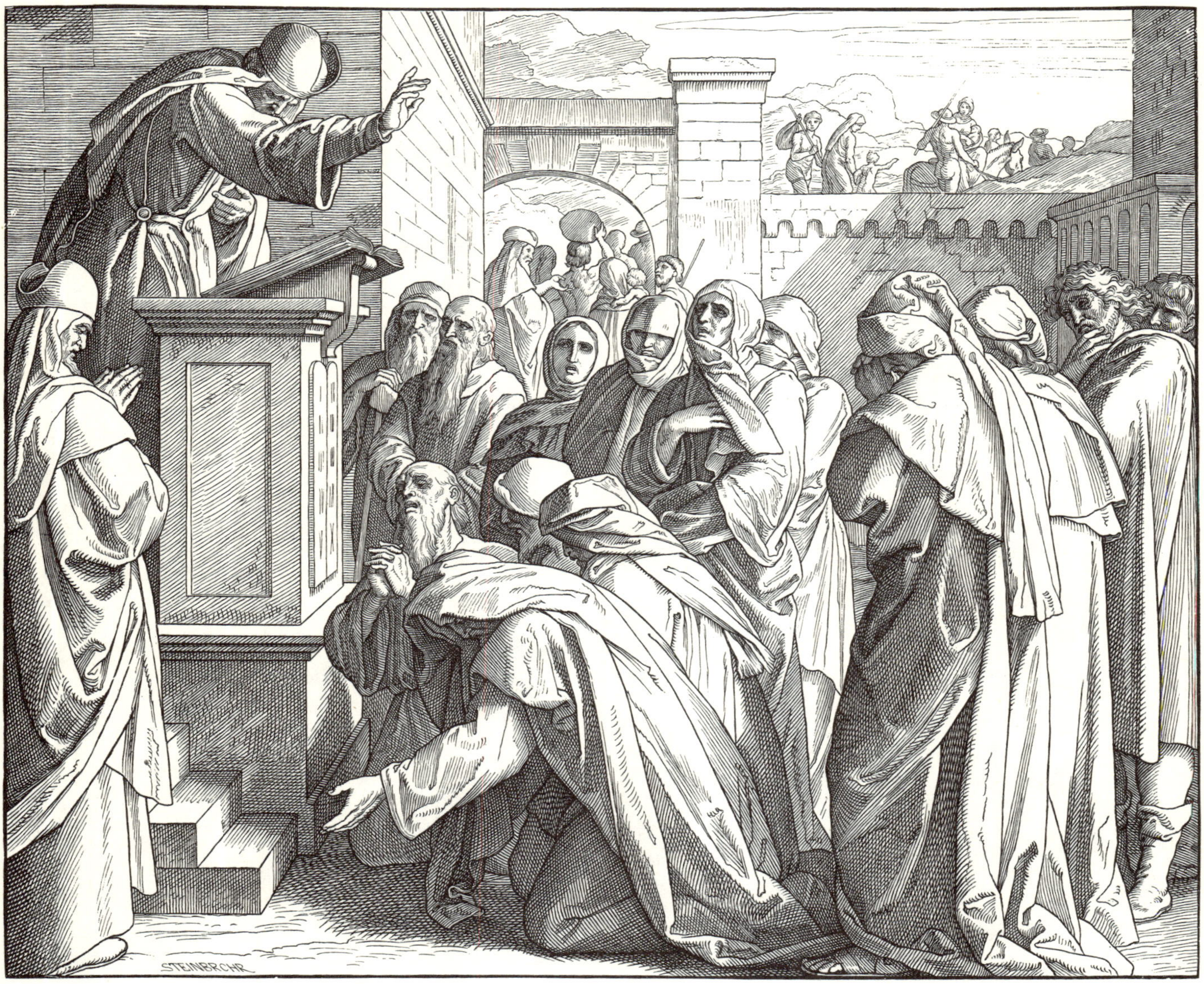

Nehemia 9. 1–3

Am 24. Tage dieses Monats kamen die Kinder Israel zusammen mit Fasten und Säcken und Erde auf ihnen
und sonderten den Samen Israels ab von allen fremden Kindern und traten hin und bekannten ihre Sünden und ihrer Väter Missetaten.

Und standen auf an ihrer Stätte, und man las im Gesetzbuch des Herrn, ihres Gottes, ein Vierteil des Tages; und ein Vierteil bekannten sie und beteten an den Herrn, ihren Gott.

Das Gebet des Tobias und der Sara

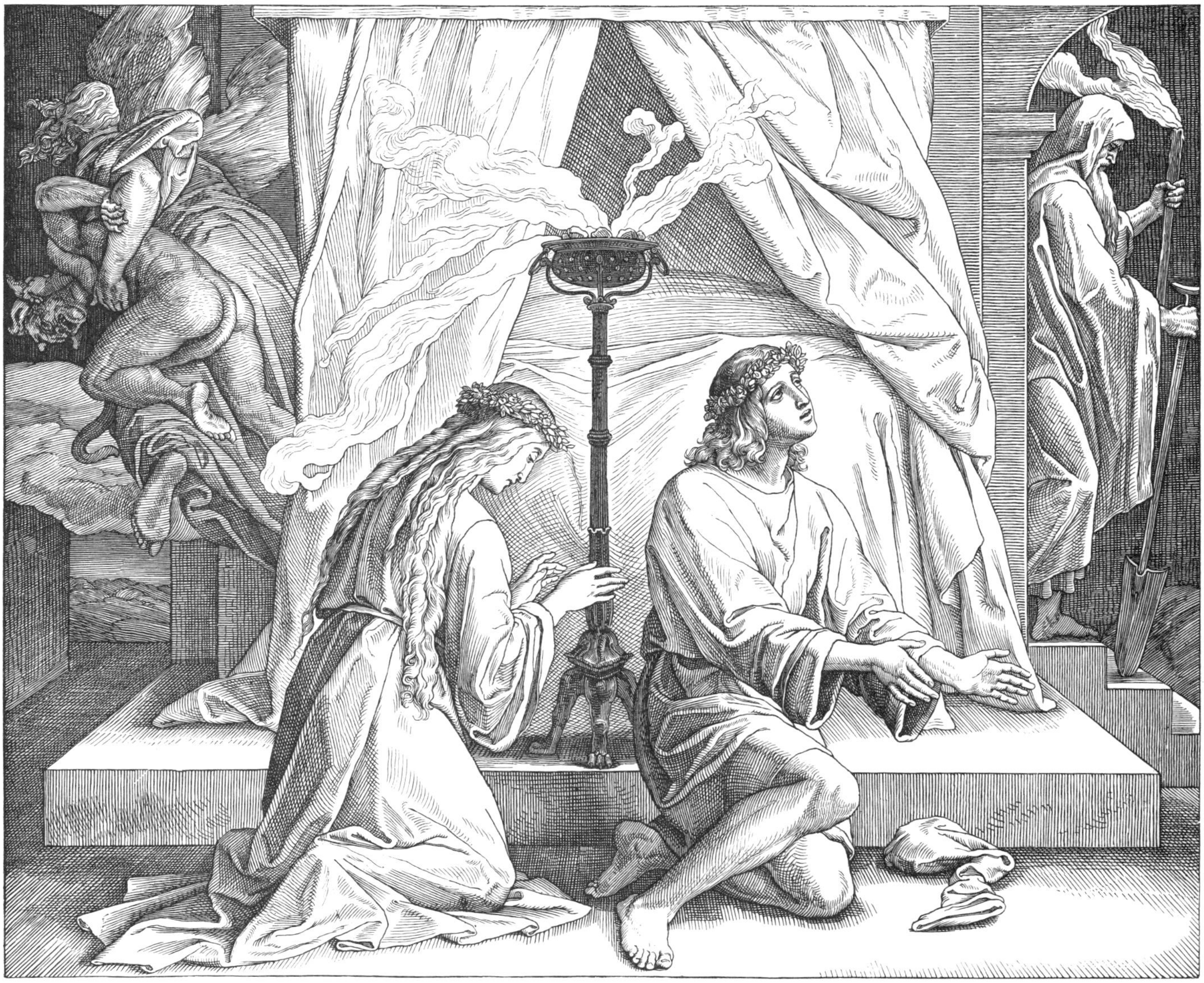

Tobias 8. 2–6

Und Tobias dachte an die Rede des Engels und langte aus seinem Säcklein ein Stücklein von dem Herzen und der Leber des Fisches und legte es auf die glühenden Kohlen.
Und der Engel Raphael nahm den Geist gefangen und band ihn in die Wüste ferne in Ägypten.

Darnach vermahnte Tobias die Jungfrau und sprach: Schwester, stehe auf, und laß uns beten, daß der Herr sich unser erbarme. Denn wir sind Kinder der Heiligen, und uns gebührt nicht, solchen Stand anzufahen wie die Heiden, die Gott verachten.
Und sie standen auf und beteten beide fleißig, daß sie Gott behüten wolle.

Tobias und Sara werden am Morgen nach der Brautnacht wohlbehalten aufgefunden

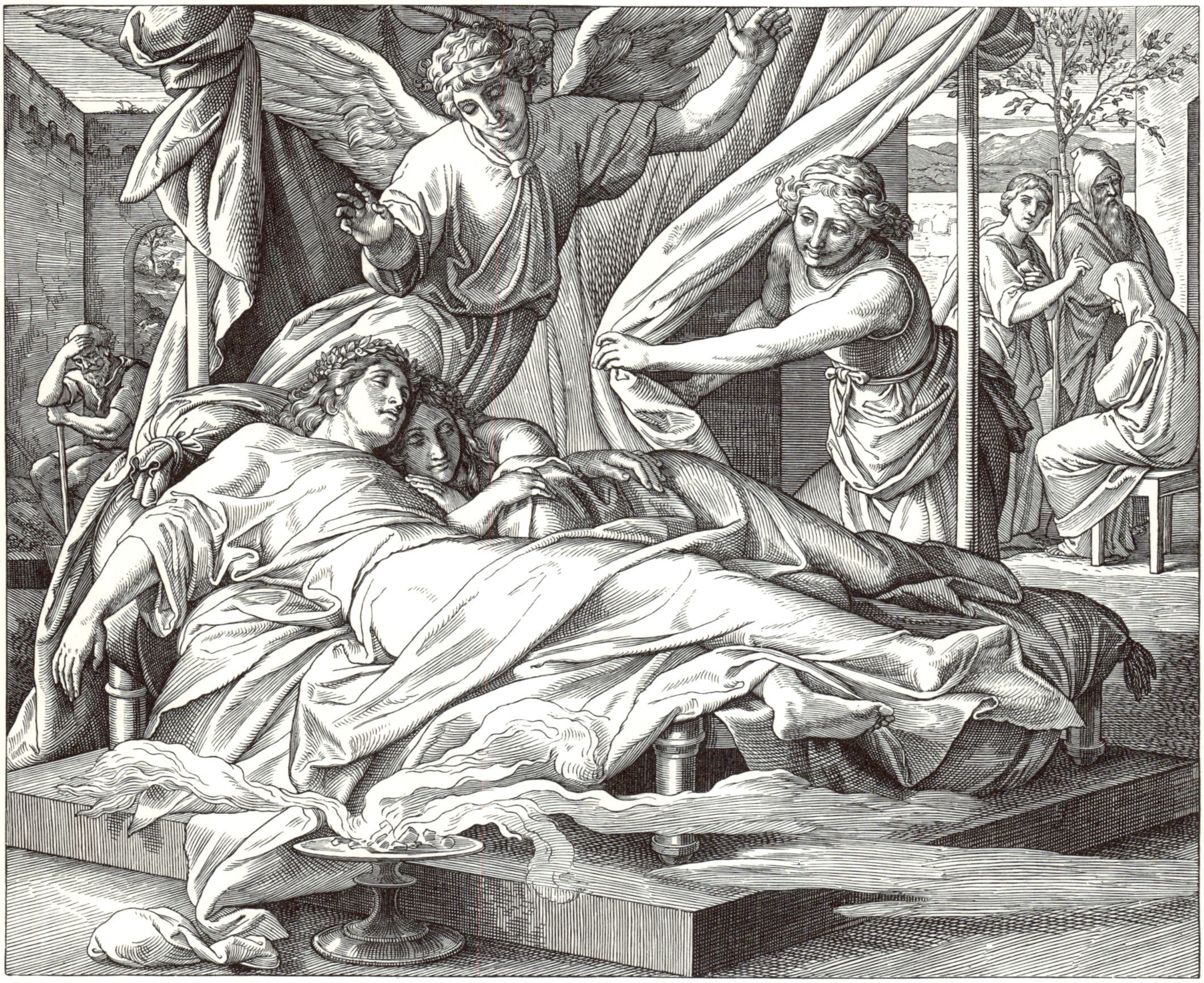

Tobias 8. 11–18

Und um Mitternacht rief Raguel seinen Dienern und ging mit ihnen, daß sie ein Grab machten.
Denn er sprach: Es möchte ihm vielleicht auch gegangen sein wie den andern sieben, welche mit ihr vertraut gewesen sind.
Und als sie das Grab gemacht hatten, kam Raguel zu seinem Weib und sprach:
Schicke hin eine Magd und laß sehen, ob er auch tot sei, daß wir ihn vor Tage begraben.
Und die Magd schlich in die Kammer, fand sie beide gesund und frisch und schlafend beieinander.
Und sie brachte ihnen die gute Botschaft.
Und Raguel und sein Weib Hanna dankten Gott und sprachen:
Wir danken dir, Herr, du Gott Israels, daß es nicht geschehen ist, wie wir besorgten. Denn du hast deine Barmherzigkeit an uns erzeigt und hast unsern Feind, der uns Leid tat, vertrieben.
Du hast dich erbarmt über diese zwei einigen Kinder. Und nun, Herr, gib ihnen, daß sie dich allezeit loben für solche Gnade und dir allezeit Preis und Lob opfern, daß andre Leute an ihnen erkennen, daß du allein Gott bist in aller Welt.

Judith enthauptet den Holofernes

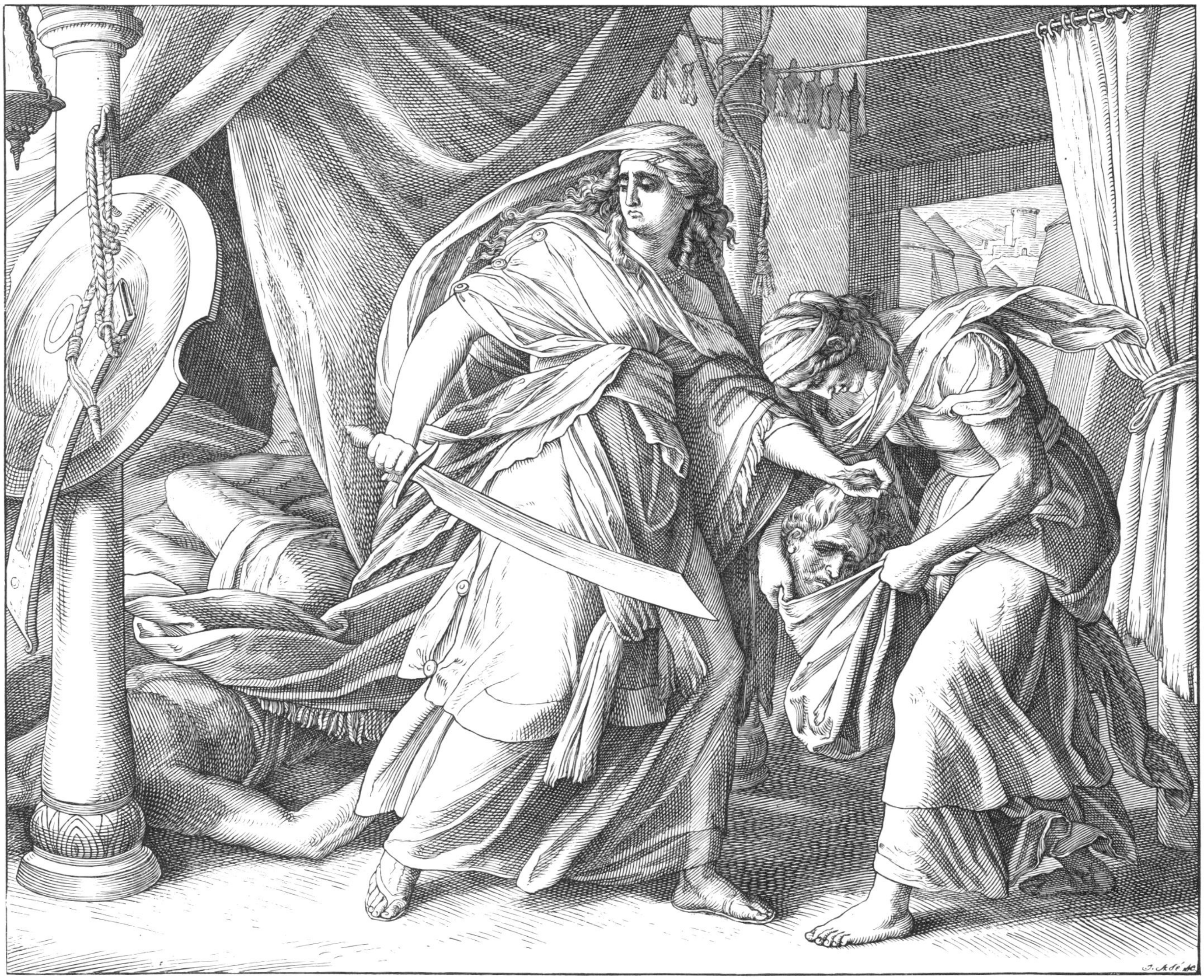

Judith 13, 3–10

Holofernes aber war auf sein Bett hingefallen und schlief; denn er war ganz trunken.
Da sprach Judith zu ihrer Magd, sie sollte draußen warten vor der Kammer.
Und Judith trat vor das Bett und betete heimlich mit Tränen und sprach: Herr, Gott Israels, stärke mich und hilf mir gnädiglich das Werk vollbringen, das ich mit ganzem Vertrauen auf dich habe vorgenommen, daß du deine Stadt Jerusalem erhöhest, wie du zugesagt hast.
Nach solchem Gebet trat sie zu der Säule oben am Bett und langte das Schwert, das daran hing,
und zog es aus und ergriff ihn beim Schopf und sprach abermals: Herr, Gott stärke mich in dieser Stunde! Und sie hieb zweimal in den Hals mit aller Macht und schnitt ihm den Kopf ab; darnach wälzte sie den Leib aus dem Bett und nahm den Vorhang von den Säulen weg mit sich.
Darnach ging sie heraus und gab das Haupt des Holofernes ihrer Magd und hieß sie es in ihren Sack stoßen.

Judith kehrt unversehrt zu ihrem Volk zurück

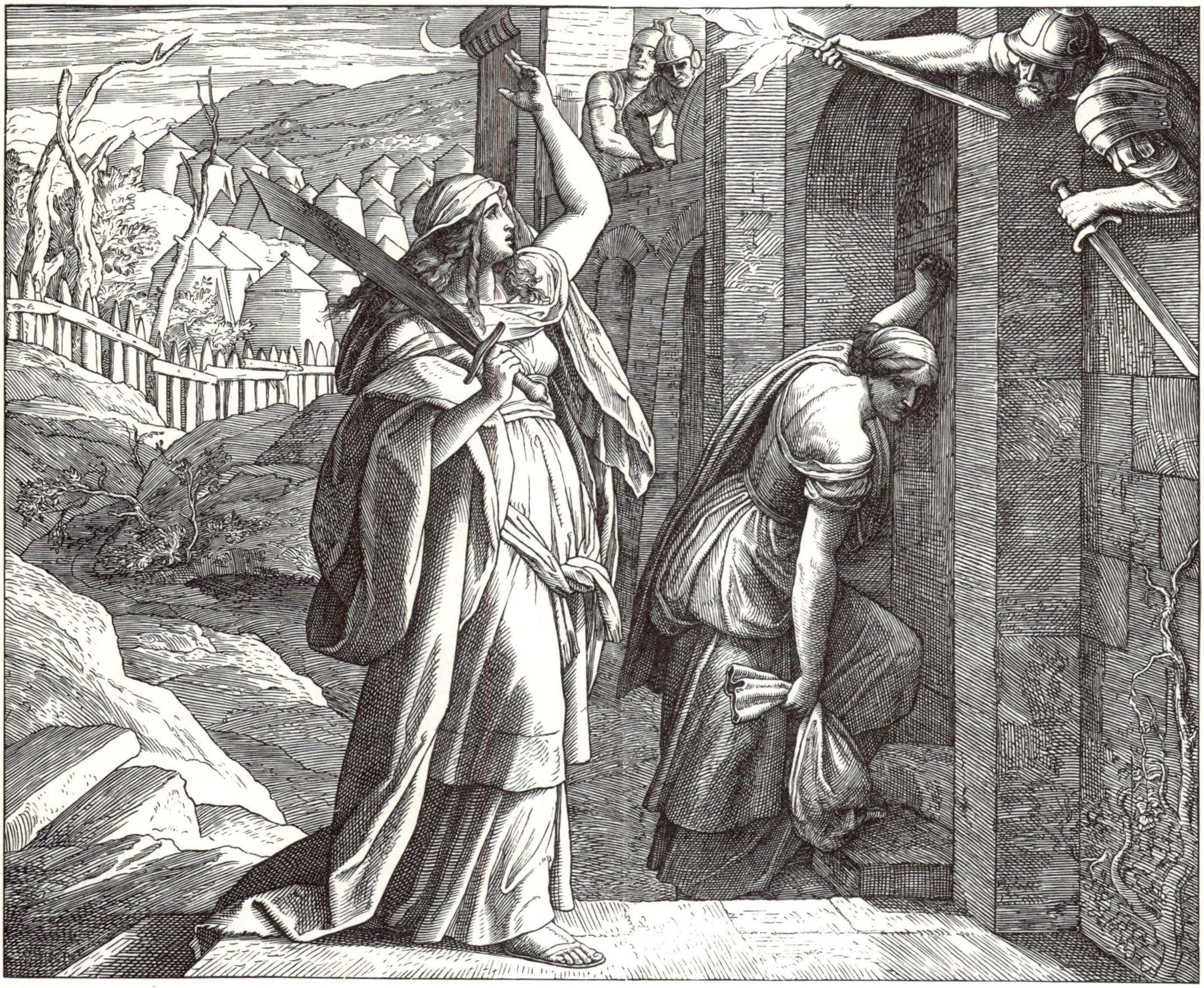

Judith 13. 11–15

Und sie gingen miteinander hinaus nach ihrer Gewohnheit, als wollten sie beten gehen, durch das Lager, und gingen umher durch das Tal, daß sie heimlich ans Tor der Stadt kamen.
Und Judith rief den Wächtern auf der Mauer von ferne: Tut die Tore auf; denn Gott ist mit uns, der hat Israel Sieg gegeben.
Da nun die Wächter ihre Stimme hörten, forderten sie alsbald die Ältesten der Stadt.
Da kam alles herzu, klein und groß; denn sie hatten schon verzagt, daß sie nicht würde wiederkommen.
Und sie zündeten Fackeln an und umringten sie.

Esther wird von Ahasveros zur Königin erwählt

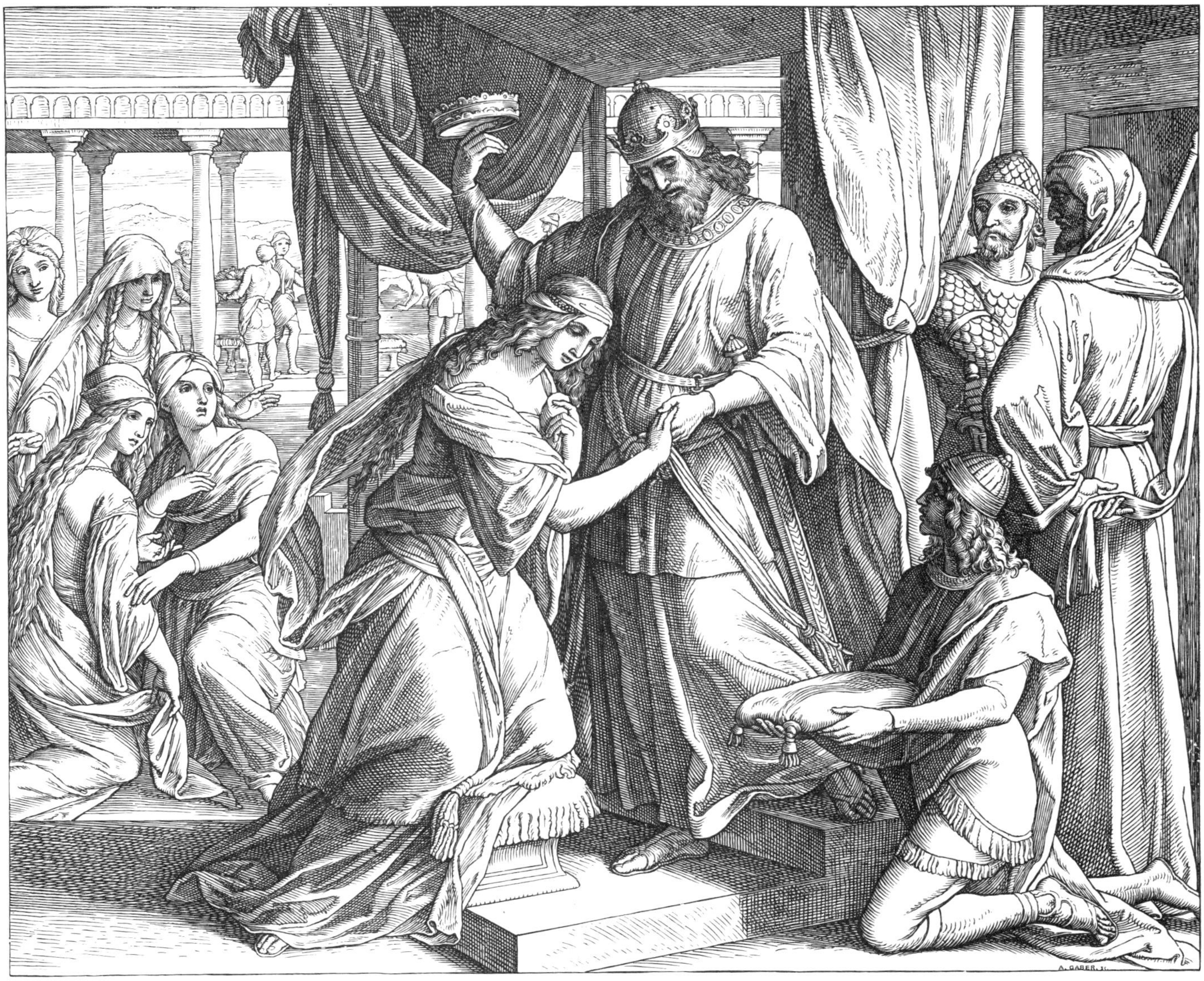

Esther 2. 17

Und der König gewann Esther lieb über alle Weiber, und sie fand Gnade und Barmherzigkeit vor ihm vor allen Jungfrauen. Und er setzte die königliche Krone auf ihr Haupt und machte sie zur Königin an Basthis Statt.

Mardochai wird zu hohen Ehren erhoben

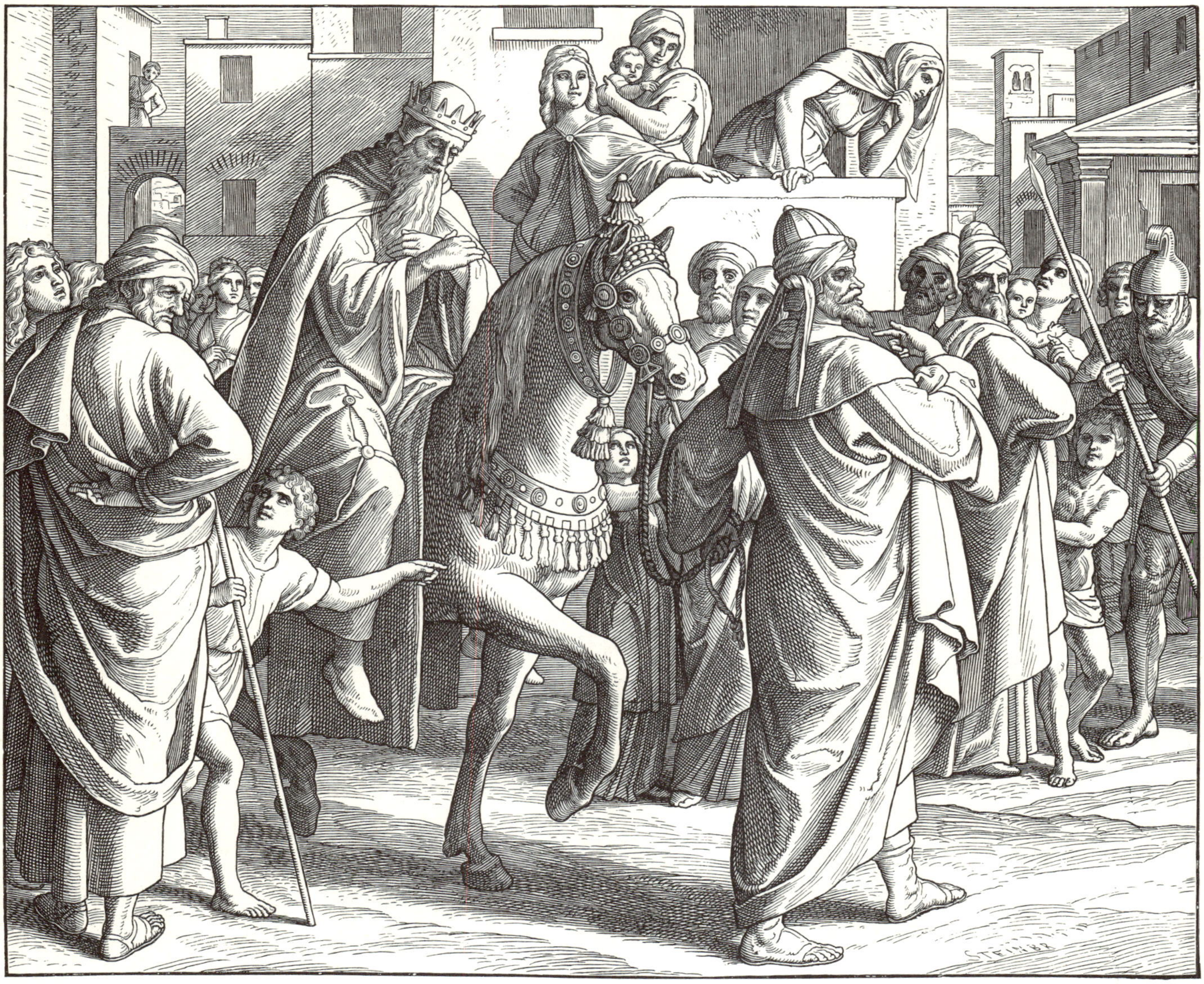

Esther 6. 1–11

In derselben Nacht konnte der König nicht schlafen und hieß die Chronik mit den Historien bringen. Da die wurden vor dem König gelesen,
fand sich's geschrieben, wie Mardochai hatte angesagt, daß die zwei Kämmerer des Königs, Bigthan und Theres, die an der Schwelle hüteten, getrachtet hätten, die Hand an den König Ahasveros zu legen.
Und der König sprach: Was haben wir Mardochai Ehre und Gutes dafür getan? Da sprachen die Diener des Königs, die ihm dienten: Es ist ihm nichts geschehen.
Und der König sprach: Wer ist im Hofe? Haman aber war in den Hof gegangen, draußen vor des Königs Hause, daß er dem König sagte, Mardochai zu hängen an den Baum, den er ihm zubereitet hatte.
Und des Königs Diener sprachen zu ihm: Siehe, Haman steht im Hofe. Der König sprach: Laßt ihn hereingehen!
Und da Haman hineinkam, sprach der König zu ihm: Was soll man dem Mann tun, den der König gerne wollte ehren? Haman aber gedachte in seinem Herzen: Wem sollte der König anders gern wollen Ehre tun denn mir?
Und Haman sprach zum König: Dem Mann, den der König gerne wollte ehren,
soll man königliche Kleider bringen, die der König pflegt zu tragen, und ein Roß, darauf der König reitet, und soll eine königliche Krone auf sein Haupt setzen;
und man soll solch Kleid und Roß geben in die Hand eines Fürsten des Königs, daß derselbe den Mann anziehe, den der König gern ehren wollte, und führe ihn auf dem Roß in der Stadt Gassen und lasse rufen vor ihm her: So wird man tun dem Mann, den der König gerne ehren will.
Der König sprach zu Haman: Eile und nimm das Kleid und Roß, wie du gesagt hast, und tu also mit Mardochai, dem Juden, der vor dem Tor des Königs sitzt; und laß nichts fehlen an allem, was du geredet hast!
Da nahm Haman das Kleid und Roß und zog Mardochai an und führte ihn auf der Stadt Gassen und rief vor ihm her: So wird man tun dem Mann, den der König gerne ehren will.

Antiochus verfolgt die gläubigen Israeliten

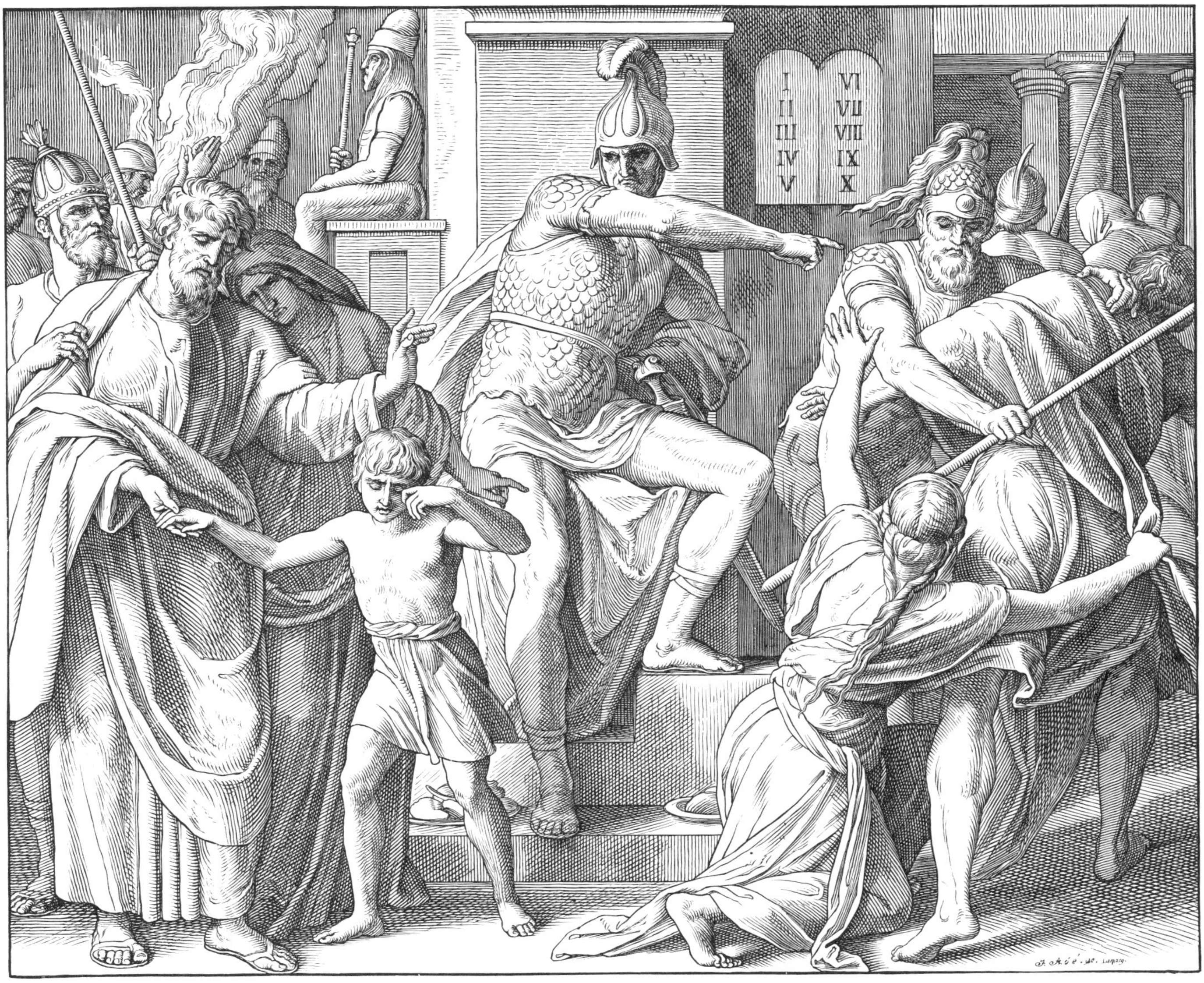

1. Makkabäer 1. 57–62, 64–68

Im 145. Jahr, am 15. Tage des Monats Chislev, ließ der König Antiochus den Greuel der Verwüstung auf Gottes Altar setzen und ließ in allen Städten Judas Altäre aufrichten,
daß man öffentlich in Gassen und ein jeder vor seinem Haus räucherte und opferte;
und ließ die Bücher des Gesetzes Gottes zerreißen und verbrennen,
und alle, bei denen man die Bücher des Bundes Gottes fand, und alle, so Gottes Gesetz hielten, totschlagen.
Und das taten sie mit ihrem Kriegsvolk alle Monate, wenn das Volk zusammenkam in die Städte.
Am 25. Tag des Monats opferten sie auf dem Altar, den sie auf den Altar des Herrn gesetzt hatten.
Die Eltern wurden in ihren Häusern erwürgt und die Kinder drinnen aufgehängt.
Aber viele vom Volk Israel waren beständig und wollten nichts Unreines essen,
und ließen sich lieber töten, denn daß sie sich verunreinigten,
und wollten nicht vom heiligen Gesetz Gottes abfallen; darum wurden sie umgebracht.
Und es war ein sehr großer Zorn über Israel.

Der Priester Matathias flieht mit den Seinen

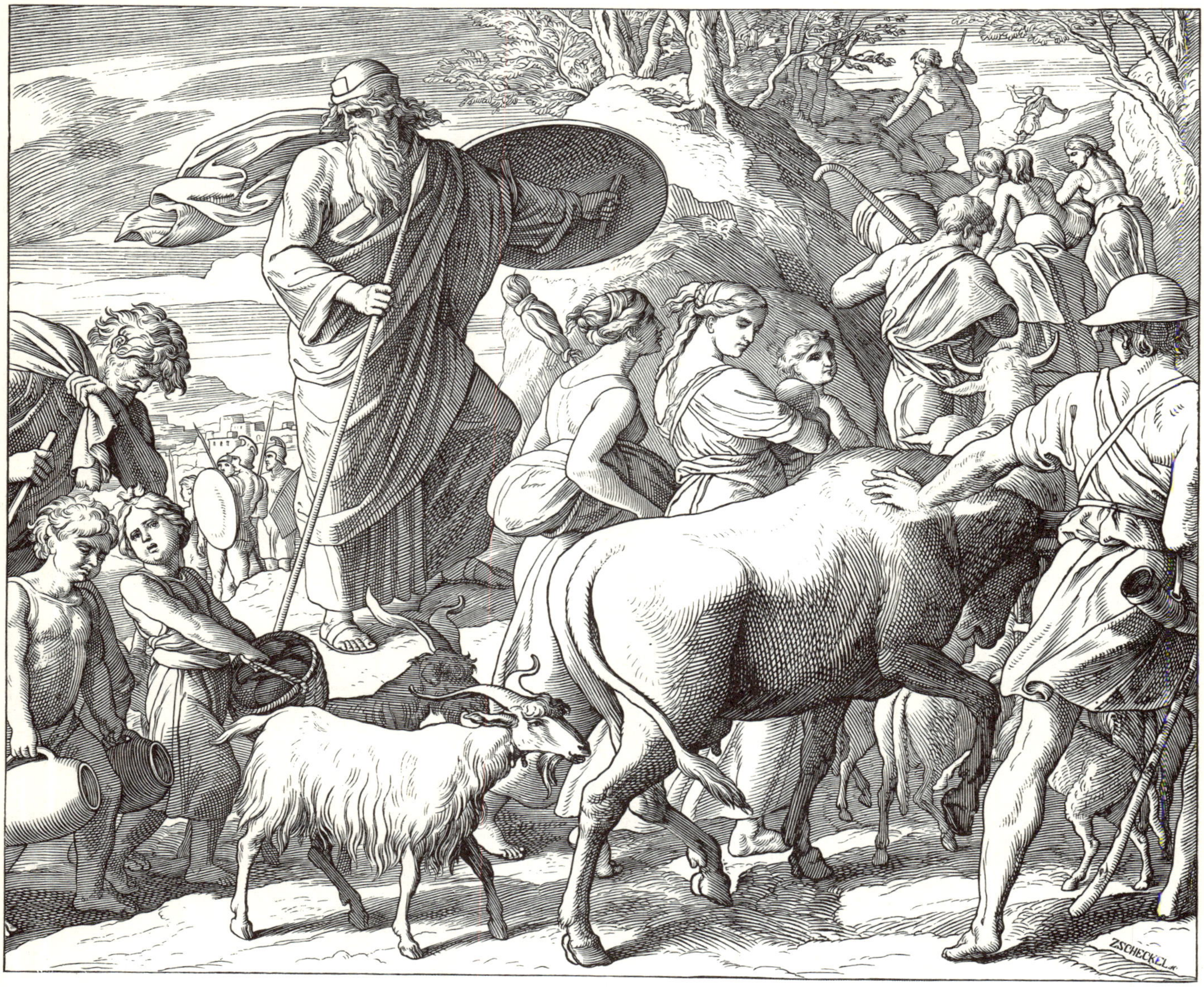

1. Makkabäer 2. 27–30

Und Matathias schrie laut durch die ganze Stadt:
Wer um das Gesetz eifert und den Bund halten will, der ziehe mit mir aus der Stadt!
Also flohen er und seine Söhne aufs Gebirge und verließen alles, das sie hatten in der Stadt.

Und viele fromme Leute zogen hinaus in die Wüste,
und hielten sich da mit Weib und Kind und ihrem Vieh; denn die Tyrannei war allzu groß geworden.

Judas, der Makkabäer, besiegt die Feinde und reinigt den Tempel

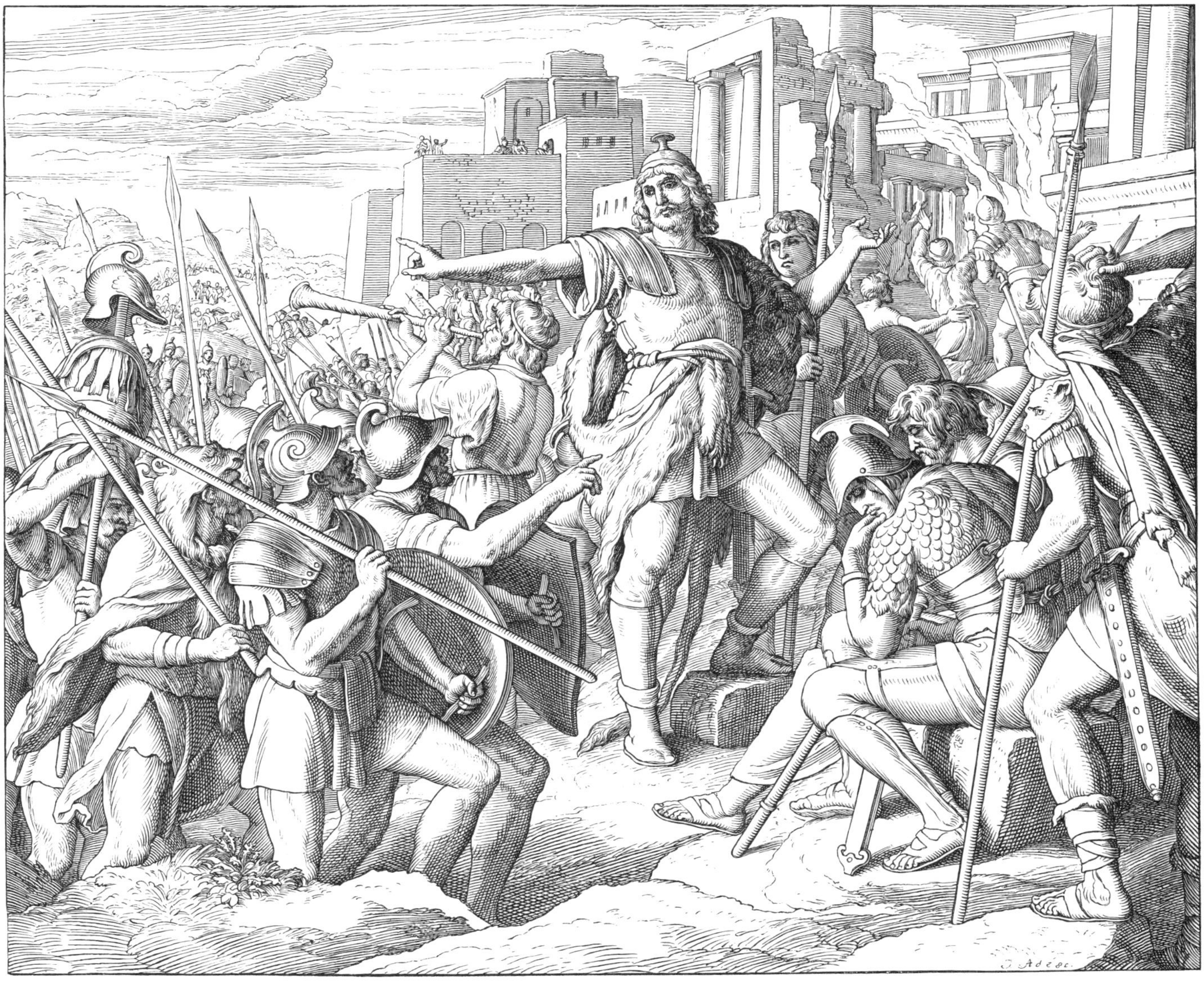

1. Makkabäer 4. 36–40

Judas aber und seine Brüder sprachen: Dieweil unsere Feinde verjagt sind, so laßt uns hinaufziehen und das Heiligtum wieder reinigen!
Darum kam das Kriegsvolk alles zusammen, und sie zogen miteinander auf den Berg Zion.
Und da sie sahen, wie das Heiligtum verwüstet war, der Altar entheiligt, die Pforten verbrannt, und daß der Platz umher mit Gras bewachsen war wie ein Wald oder Gebirge und der Priester Zellen zerfallen waren:
da zerrissen sie ihre Kleider und hatten eine große Klage, streuten Asche auf ihre Häupter,
fielen nieder auf ihr Angesicht und bliesen die Halldrommeten und schrien gen Himmel.

Simon wird von dem Volk zum Regenten und Hohenpriester gewählt

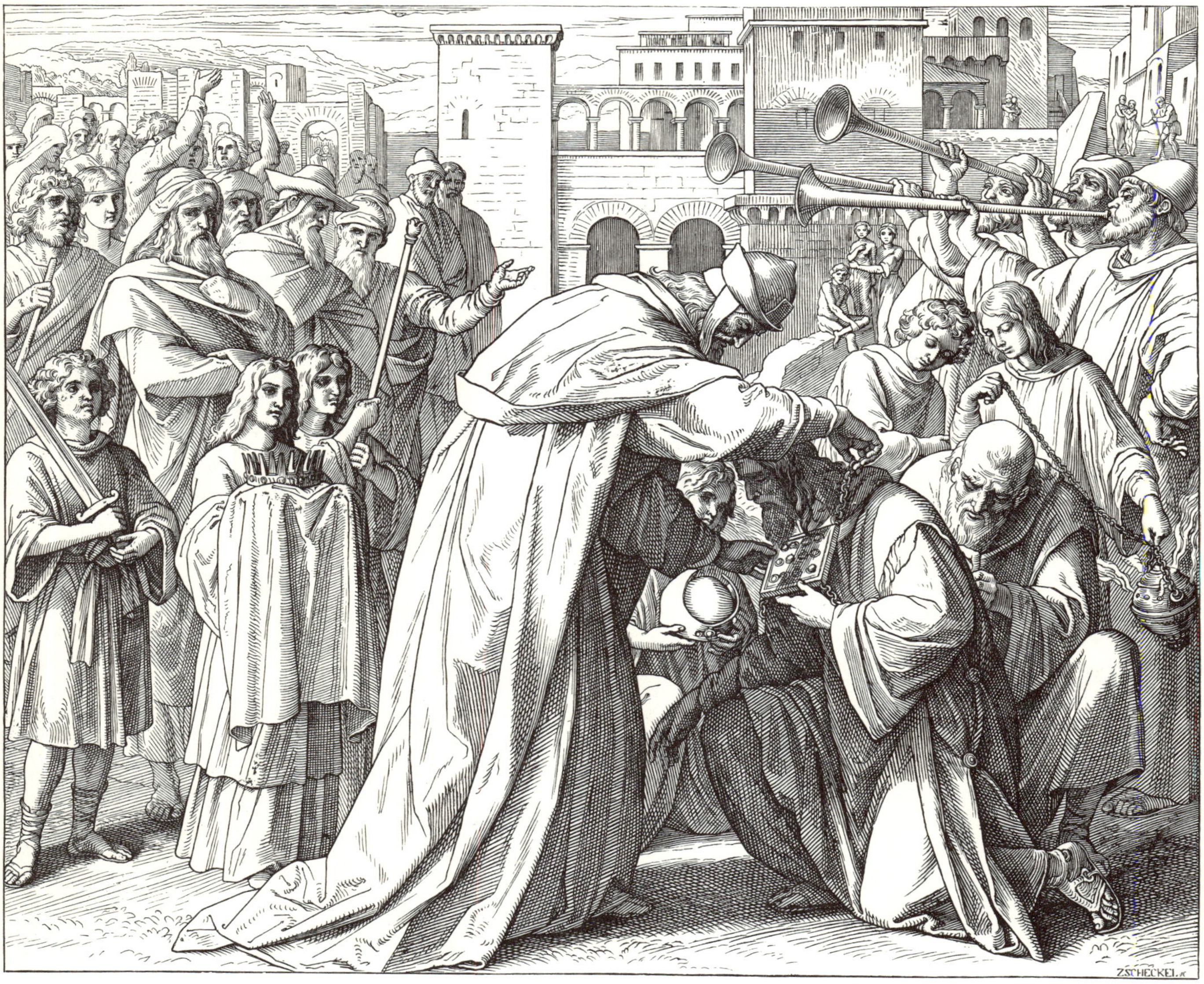

1. Makkabäer 14. 35

Dieweil nun das Volk die große Treue Simons erfahren hatte und wußte die Wohltat, die er dem Volk tat, wählte ihn das Volk zu ihrem Fürsten und Hohenpriester von wegen seiner Frömmigkeit und Treue, die er dem ganzen Volk erzeigte, und weil er in alle Wege Fleiß ankehrte, sein Volk zu erhöhen.

Der Tempelschatz wird wider Heliodor vor Plünderung geschützt

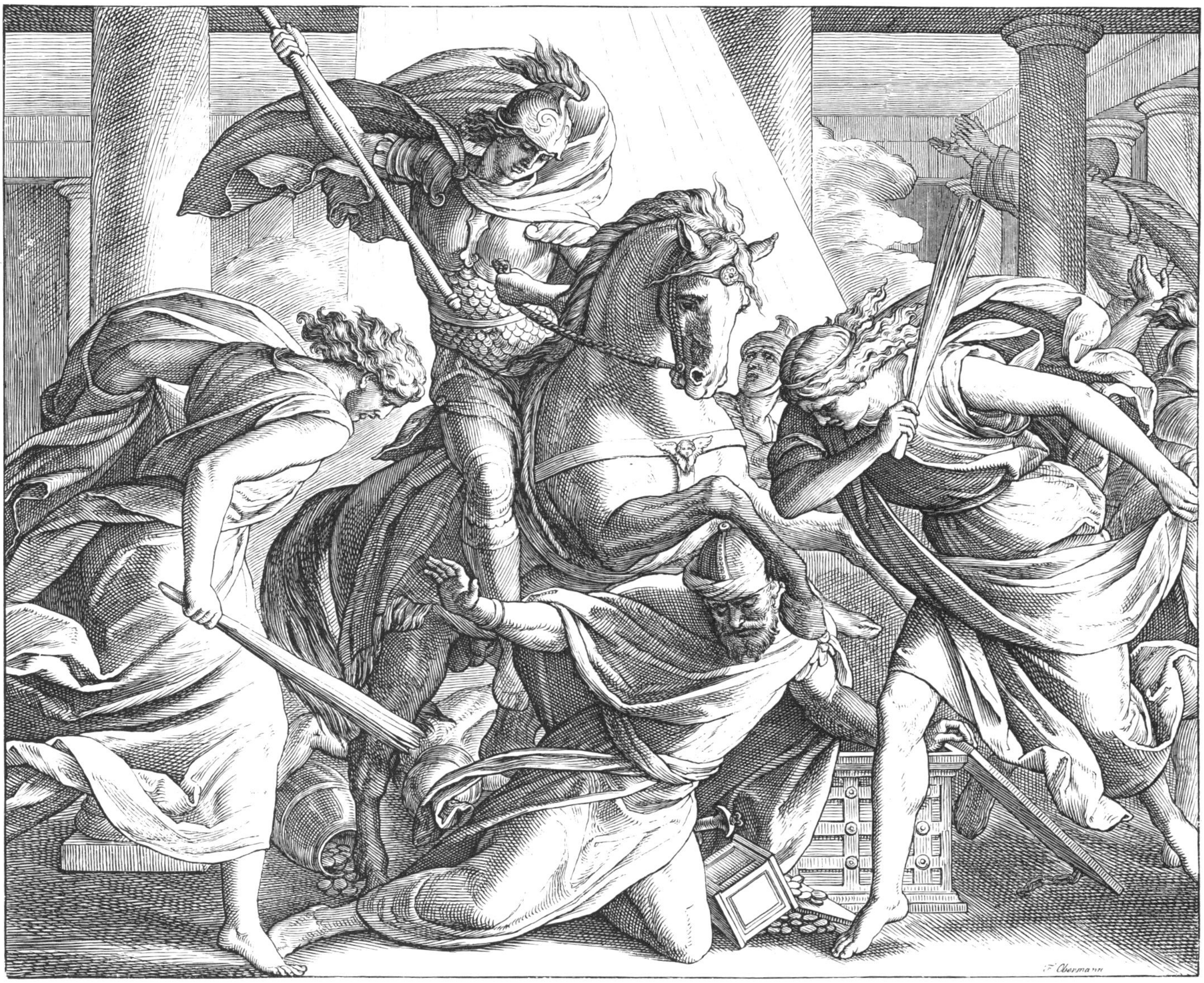

2. Makkabäer 3. 22–27

Wie sie also den allmächtigen Gott anriefen, daß er das Gut denen, so es hinterlegt hatten, erhalten wollte,
gedachte Heliodorus sein Vornehmen auszurichten. Und da er bei dem Gotteskasten steht mit Kriegsknechten,
tat der allmächtige Gott ein großes Zeichen, daß er und die um ihn waren, sich vor der Macht Gottes entsetzten und in große Furcht und Schrecken fielen;
denn sie sahen ein Pferd, das wohl geschmückt war, darauf saß ein schrecklicher Reiter; das rannte mit aller Macht auf den Heliodorus zu und stieß ihn mit den vordern zweien Füßen; und der Reiter auf dem Pferd hatte einen güldnen Harnisch an.
Sie sahen auch zwei junge Gesellen, die stark und schön waren und sehr wohl gekleidet; die standen dem Heliodorus zu beiden Seiten und schlugen getrost auf ihn,
daß er vor Ohnmacht zur Erde sank und ihm das Gesicht verging.

Märtyrertod der sieben Brüder und ihrer Mutter

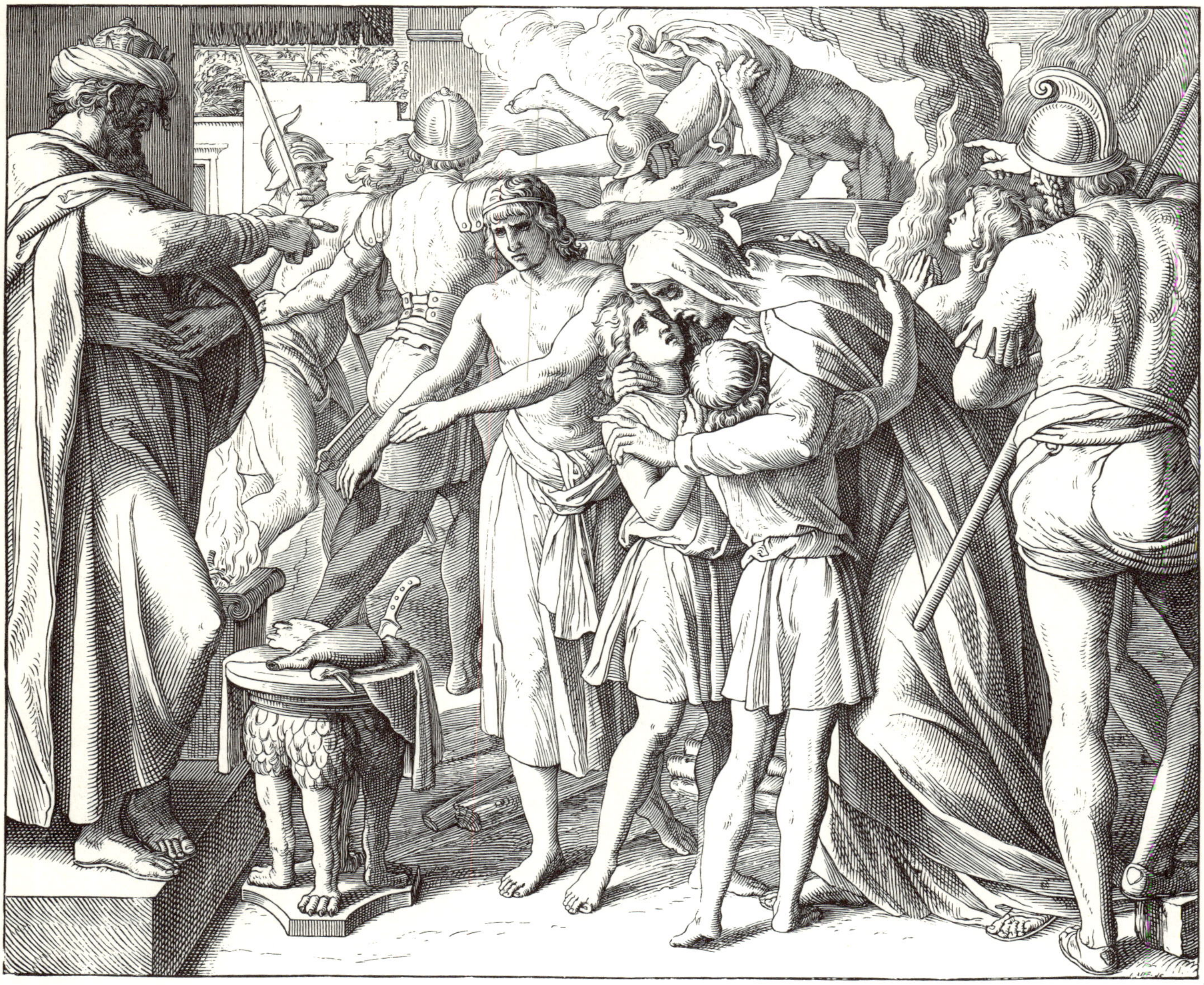

2. Makkabäer 7. 20–23

Es war aber ein großes Wunder an der Mutter und ist ein Beispiel, das wohl wert ist, daß man's von ihr schreibe. Denn sie sah ihre Söhne alle sieben auf einen Tag nacheinander martern und litt es mit großer Geduld um der Hoffnung willen, die sie zu Gott hatte.

Dadurch ward sie so mutig, daß sie einen Sohn nach dem andern auf ihre Sprache tröstete, und faßte ein männlich Herz und sprach zu ihnen:

Ich bin ja eure Mutter und habe euch geboren; aber den Odem und das Leben habe ich euch nicht gegeben, noch eure Gliedmaßen also gemacht.

Darum so wird der, der die Welt und alle Menschen geschaffen hat, euch den Odem und das Leben gnädiglich wiedergeben, wie ihr's jetzt um seines Gesetzes willen waget und fahren lasset.

Ein Engel des Herrn führt Israel gegen den Feind

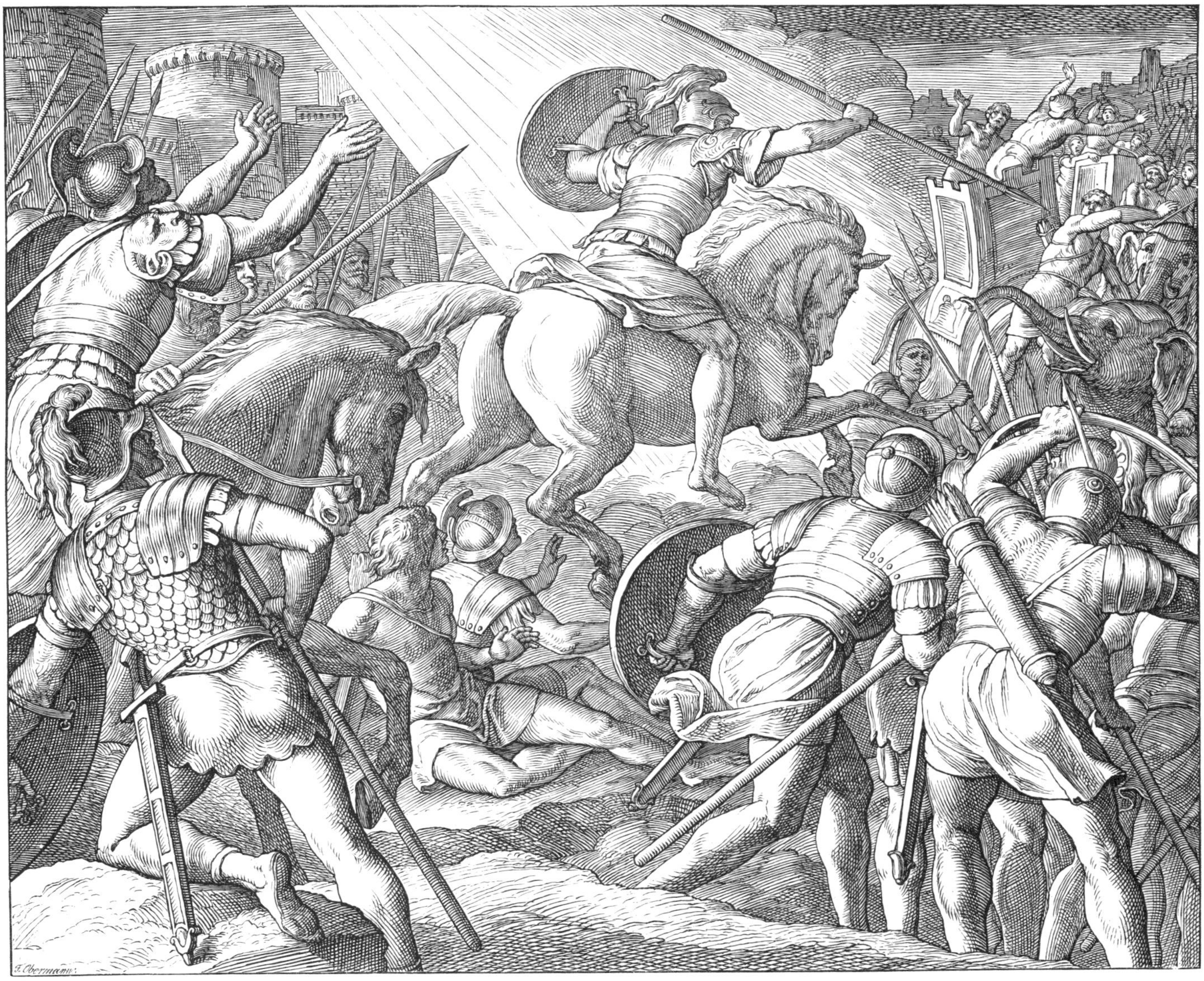

2. Makkabäer 11. 7–12

Und Makkabäus war der erste, der sich rüstete, und vermahnte die andern, daß sie sich mit ihm wagen und ihren Brüdern helfen wollten.
Und zogen also guten Muts miteinander aus. Sobald sie aber vor die Stadt Jerusalem hinauskamen, erschien ihnen einer zu Roß in einem weißen Kleid und goldenem Harnisch und zog vor ihnen her.
Da lobten sie alle den barmherzigen Gott und wurden keck, daß sie ihre Feinde schlagen wollten, wenn sie gleich die wildesten Tiere und eiserne Mauern vor sich hätten.
Mit einem solchen Mut zog das ganze Heer samt ihrem Gehilfen, den ihnen der barmherzige Gott vom Himmel gesandt hatte.
Und griffen ihre Feinde an wie die Löwen und erschlugen ihrer 11 000 zu Fuß und 1600 zu Roß.
Und trieben die andern alle in die Flucht, daß der meiste Haufe, so davonkam, verwundet ward. Und Lysias selbst floh auch schändlich und entrann.

Judas Makkabäus erblickt ein Gesicht

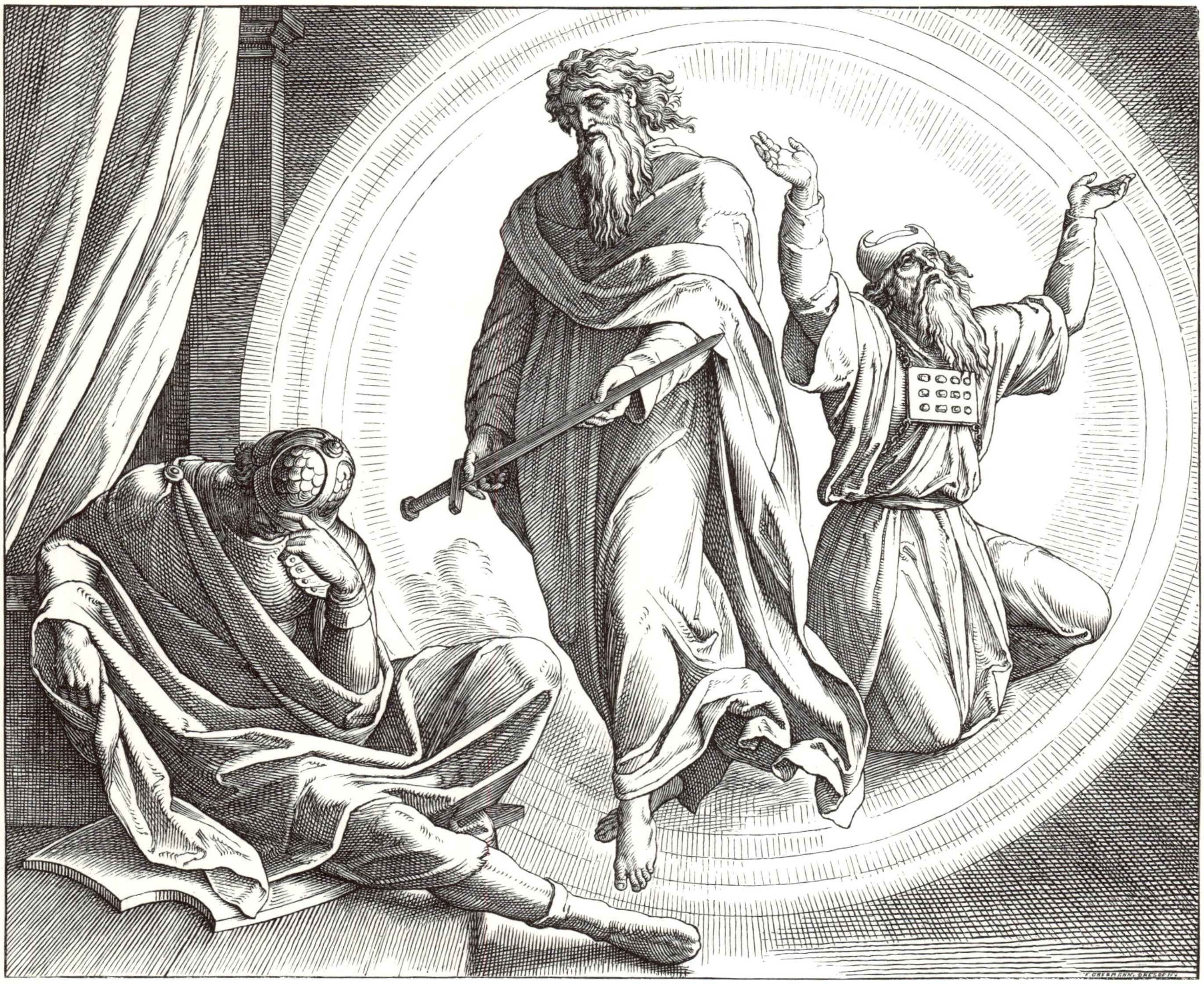

2. Makkabäer 15. 12–16

Onias, der Hohepriester, ein trefflicher, ehrlicher, gütiger, wohlberedter Mann, der sich von Jugend auf aller Tugend beflissen hatte, der reckte seine Hände aus und betete für das ganze Volk der Juden.
Darnach erschien ihm ein andrer alter herrlicher Mann in köstlichen Kleidern und in einer ganz herrlichen Gestalt.

Und Onias sprach zu Judas: Dieser ist Jeremias, der Prophet Gottes, der deine Brüder sehr lieb hat und betet stets für das Volk und die heilige Stadt.
Darnach gab Jeremias mit seinen Händen dem Judas ein golden Schwert,
und sprach zu ihm: Nimm hin das heilige Schwert, das dir Gott schenkt; damit sollst du die Feinde schlagen.

Hiobs Gelassenheit bei schweren Prüfungen

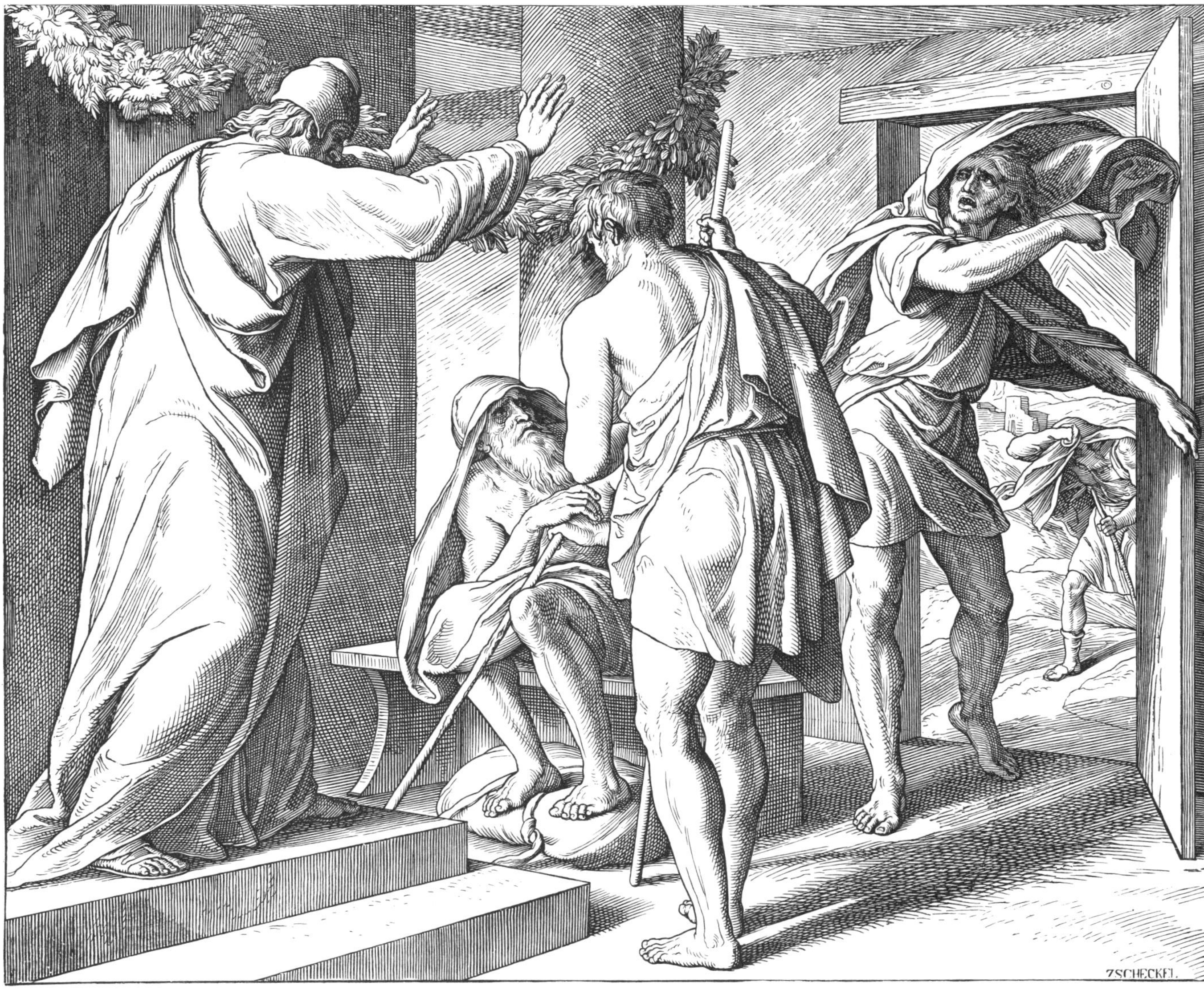

Hiob 1. 13–22

Des Tages aber, da seine Söhne und Töchter aßen und Wein tranken in ihres Bruders Hause, des Erstgeborenen,
kam ein Bote zu Hiob und sprach: Die Rinder pflügten, und die Eselinnen gingen neben ihnen auf der Weide,
da fielen die aus Saba herein und nahmen sie und schlugen die Knechte mit der Schärfe des Schwerts; und ich bin allein entronnen, daß ich dir's ansagte.
Da der noch redete, kam ein anderer und sprach: Das Feuer Gottes fiel vom Himmel und verbrannte Schafe und Knechte und verzehrte sie; und ich bin allein entronnen, daß ich dir's ansagte.
Da der noch redete, kam einer und sprach: Die Chaldäer machten drei Rotten und überfielen die Kamele und nahmen sie und schlugen die Knechte mit der Schärfe des Schwerts; und ich bin allein entronnen, daß ich dir's ansagte.
Da der noch redete, kam einer und sprach: Deine Söhne und Töchter aßen und tranken im Hause ihres Bruders, des Erstgeborenen,
und siehe, da kam ein großer Wind von der Wüste her und stieß auf die vier Ecken des Hauses und warf's auf die jungen Leute, daß sie starben; und ich bin allein entronnen, daß ich dir's ansagte.
Da stand Hiob auf und zerriß sein Kleid und raufte sein Haupt und fiel auf die Erde und betete an
und sprach: Ich bin nackt von meiner Mutter Leibe gekommen, nackt werde ich wieder dahinfahren. Der Herr hat's gegeben, der Herr hat's genommen; der Name des Herrn sei gelobt!
In diesem allem sündigte Hiob nicht und tat nichts Törichtes wider Gott.

Der leidende Hiob und seine Freunde

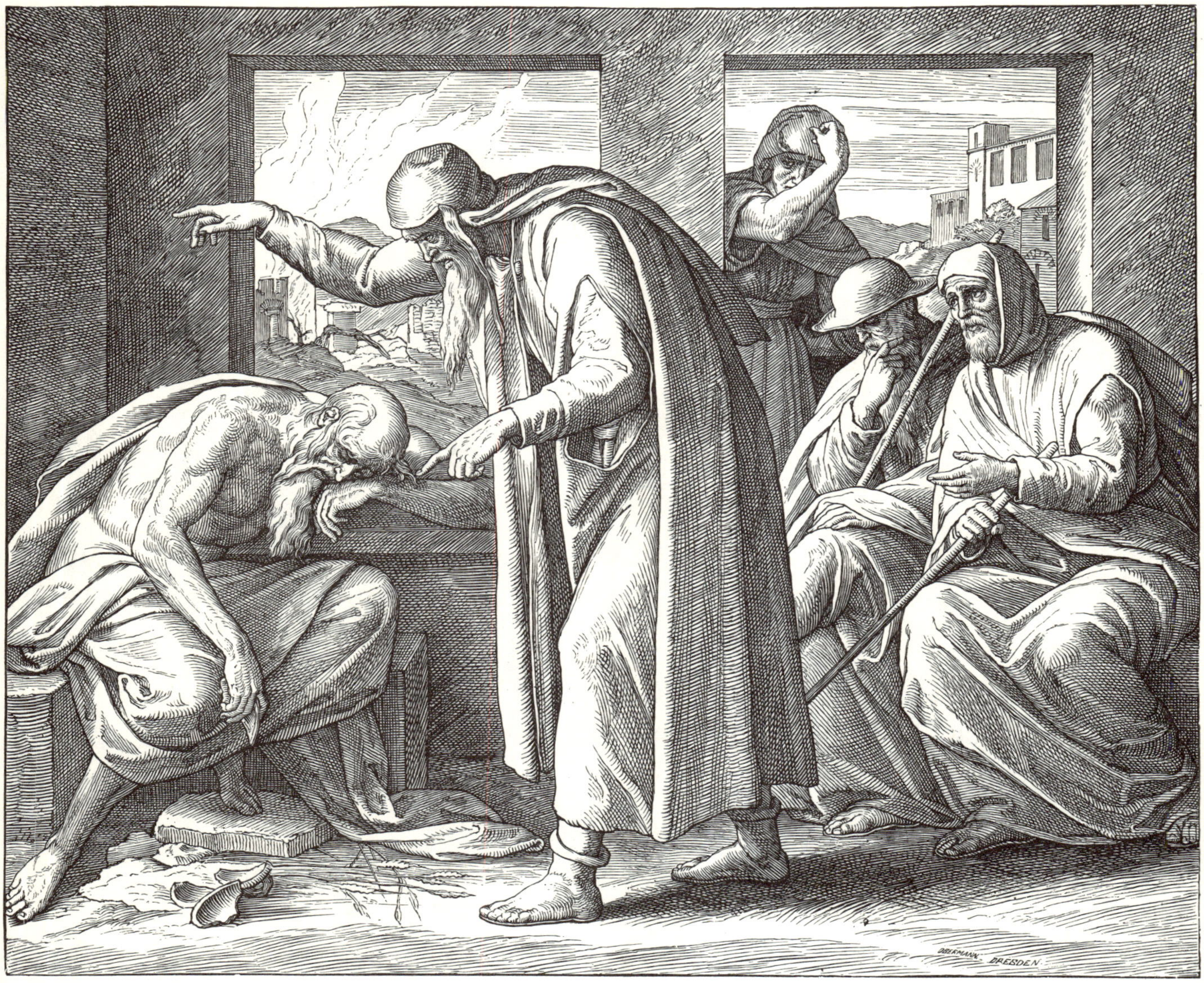

Hiob 2. 7–13

Da fuhr der Satan aus vom Angesicht des Herrn und schlug Hiob mit bösen Schwären von der Fußsohle an bis auf seinen Scheitel.
Und er nahm eine Scherbe und schabte sich und saß in der Asche.
Und sein Weib sprach zu ihm: Hältst du noch fest an deiner Frömmigkeit? Ja, sage Gott ab und stirb!
Er aber sprach zu ihr: Du redest, wie die närrischen Weiber reden. Haben wir Gutes empfangen von Gott und sollten das Böse nicht auch annehmen? In diesem allem versündigte sich Hiob nicht mit seinen Lippen.

Da aber die drei Freunde Hiobs hörten all das Unglück, das über ihn gekommen war, kamen sie, ein jeglicher aus seinem Ort: Eliphas von Theman, Bildad von Suah und Zophar von Naema. Denn sie wurden eins, daß sie kämen, ihn zu beklagen und zu trösten.
Und da sie ihre Augen aufhoben von ferne, kannten sie ihn nicht und hoben auf ihre Stimme und weinten, und ein jeglicher zerriß sein Kleid, und sie sprengten Erde auf ihr Haupt gen Himmel und saßen mit ihm auf der Erde sieben Tage und sieben Nächte und redeten nichts mit ihm; denn sie sahen, daß der Schmerz sehr groß war.

Hiobs neuer Wohlstand

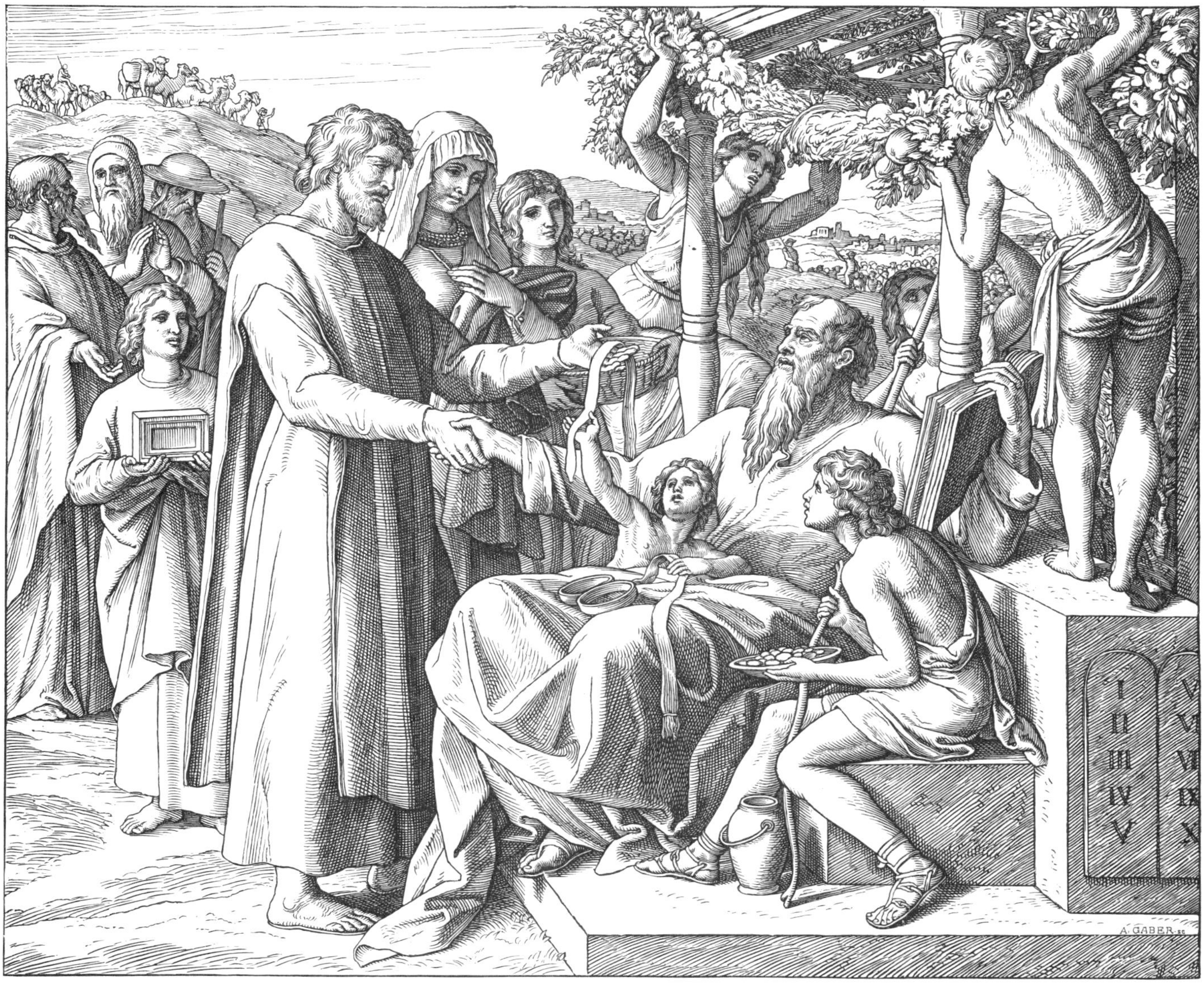

Hiob 42. 10–13, 16, 17

Und der Herr wandte das Gefängnis Hiobs, da er bat für seine Freunde. Und der Herr gab Hiob zwiefältig so viel, als er gehabt hatte.
Und es kamen zu ihm alle seine Brüder und alle seine Schwestern und alle, die ihn vormals kannten, und aßen mit ihm in seinem Hause und kehrten sich zu ihm und trösteten ihn über alles Übel, das der Herr über ihn hatte kommen lassen. Und ein jeglicher gab ihm einen schönen Groschen und ein goldenes Stirnband.
Und der Herr segnete hernach Hiob mehr denn zuvor, daß er kriegte 14 000 Schafe und 6000 Kamele und 1000 Joch Rinder und 1000 Eselinnen.
Und er kriegte sieben Söhne und drei Töchter;
Und Hiob lebte nach diesem hundertundvierzig Jahre, daß er sah Kinder und Kindeskinder bis in das vierte Glied.
Und Hiob starb alt und lebenssatt.

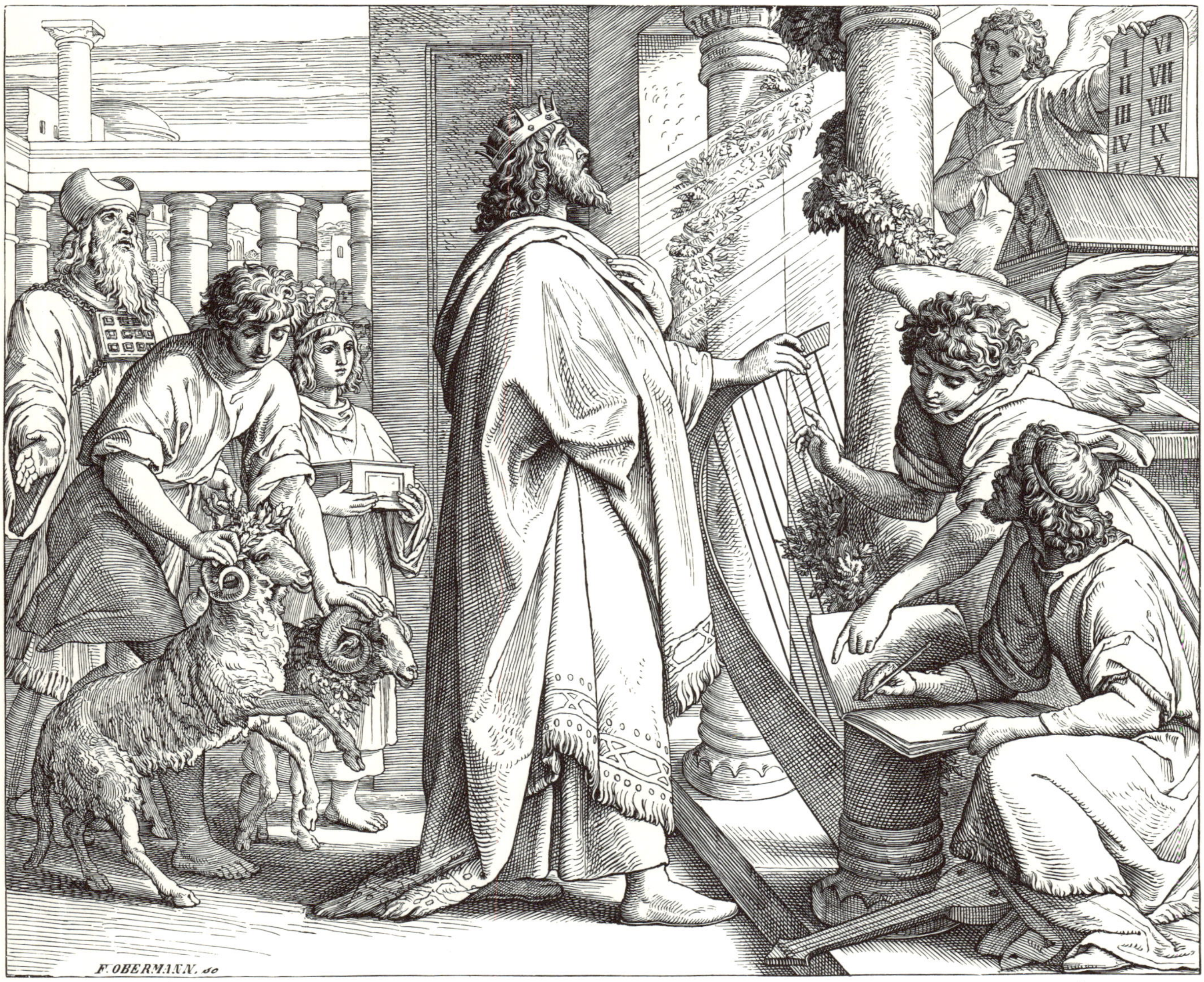

Psalm 29. 1, 2; 43. 3, 4; 106. 2, 3

Bringet her dem Herrn, ihr Gewaltigen, bringet her dem Herrn Ehre und Stärke!
Bringet dem Herrn die Ehre seines Namens; betet an den Herrn in heiligem Schmuck!
Sende dein Licht und deine Wahrheit, daß sie mich leiten und bringen zu deinem heiligen Berg und zu deiner Wohnung, daß ich hineingehe zum Altar Gottes, zu dem Gott, der meine Freude und Wonne ist, und dir, Gott, auf der Harfe danke, mein Gott.
Wer kann die großen Taten des Herrn ausreden und alle seine löblichen Werke preisen?
Wohl denen, die das Gebot halten und tun immerdar recht!

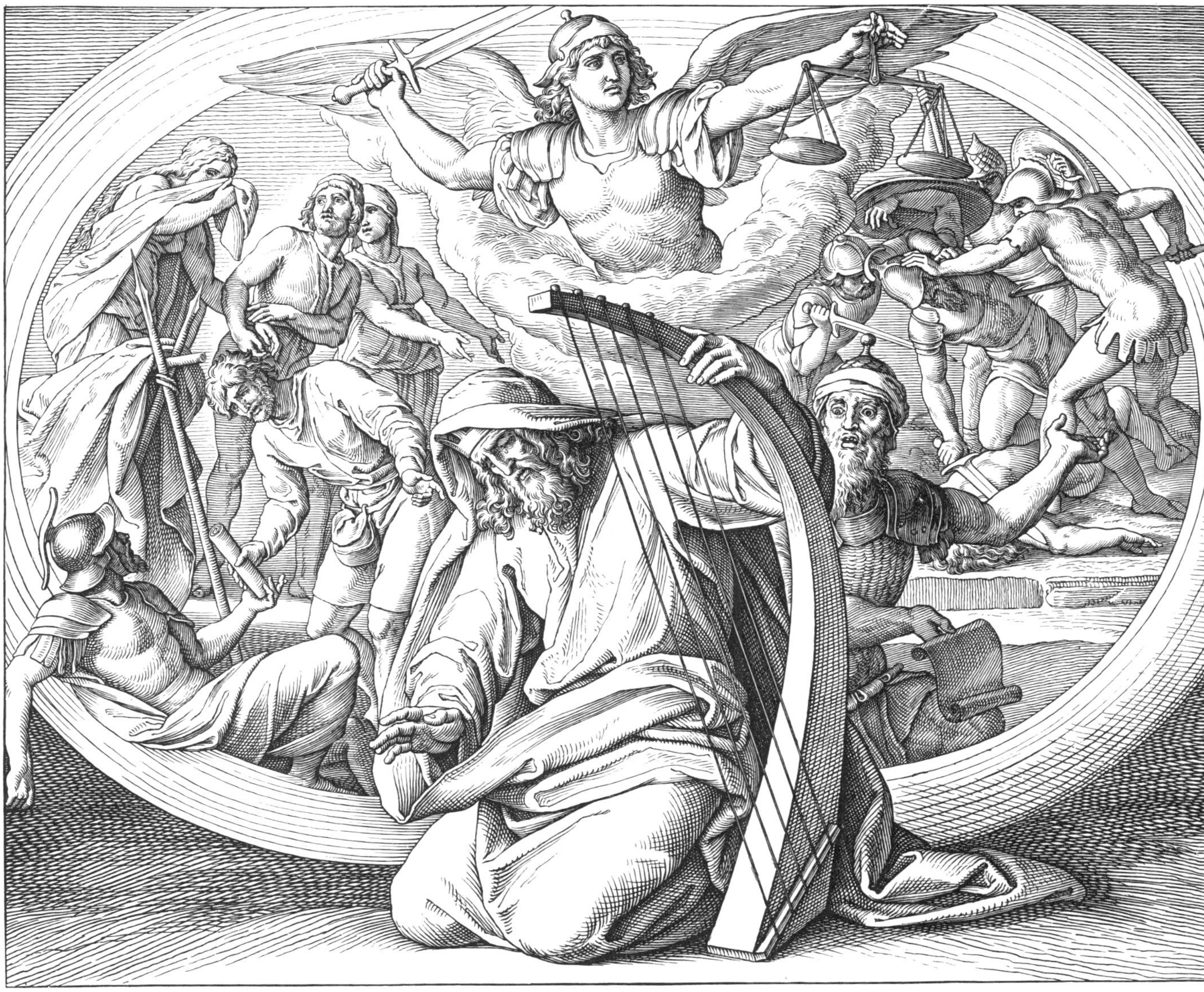

Psalm 51. 3–11

Gott, sei mir gnädig nach deiner Güte und tilge meine Sünden nach deiner großen Barmherzigkeit.
Wasche mich wohl von meiner Missetat und reinige mich von meiner Sünde.
Denn ich erkenne meine Missetat, und meine Sünde ist immer vor mir.
An dir allein habe ich gesündigt und übel vor dir getan, auf daß du recht behaltest in deinen Worten und rein bleibest, wenn du gerichtet wirst.
Siehe, ich bin in sündlichem Wesen geboren, und meine Mutter hat mich in Sünden empfangen.
Siehe, du hast Lust zur Wahrheit, die im Verborgenen liegt; du lässest mich wissen die heimliche Weisheit.
Entsündige mich mit Isop, daß ich rein werde; wasche mich, daß ich schneeweiß werde.
Laß mich hören Freude und Wonne, daß die Gebeine fröhlich werden, die du zerschlagen hast.
Verbirg dein Antlitz von meinen Sünden und tilge alle meine Missetaten.

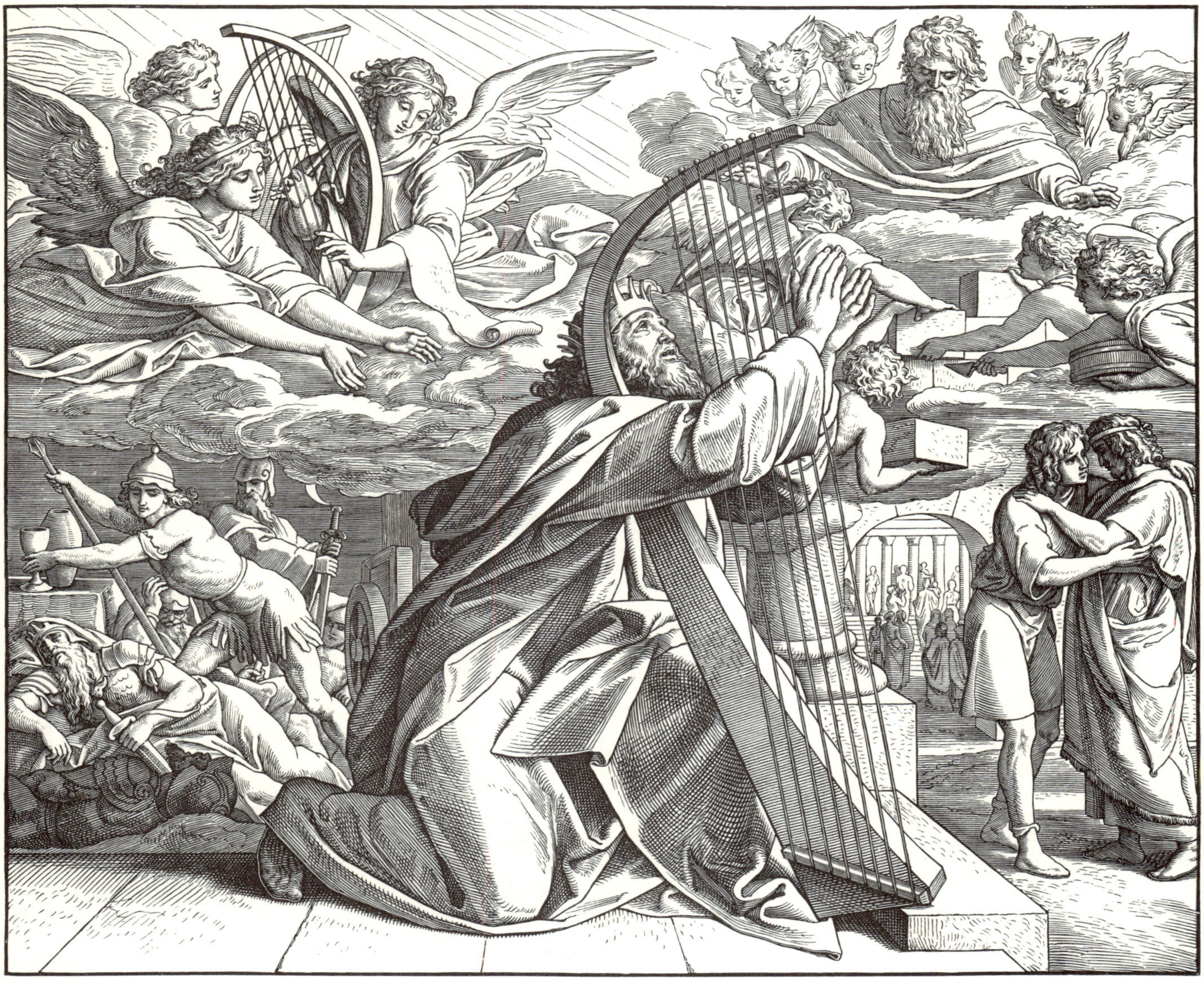

Psalm 51. 12–21

Schaffe in mir, Gott, ein reines Herz und gib mir einen neuen, gewissen Geist.
Verwirf mich nicht von deinem Angesicht und nimm deinen heiligen Geist nicht von mir.
Tröste mich wieder mit deiner Hilfe, und mit einem freudigen Geist rüste mich aus.
Ich will die Übertreter deine Wege lehren, daß sich die Sünder zu dir bekehren.
Errette mich von den Blutschulden, Gott, der du mein Gott und Heiland bist, daß meine Zunge deine Gerechtigkeit rühme.
Herr, tue meine Lippen auf, daß mein Mund deinen Ruhm verkündige.
Denn du hast nicht Lust zum Opfer – ich wollte dir's sonst wohl geben –, und Brandopfer gefallen dir nicht.
Die Opfer, die Gott gefallen, sind ein geängsteter Geist; ein geängstet und zerschlagen Herz wirst du, Gott, nicht verachten.
Tue wohl an Zion nach deiner Gnade; baue die Mauern zu Jerusalem.
Dann werden dir gefallen die Opfer der Gerechtigkeit, die Brandopfer und ganzen Opfer; dann wird man Farren auf deinem Altar opfern.

David, der Psalmist – Lob und Dank

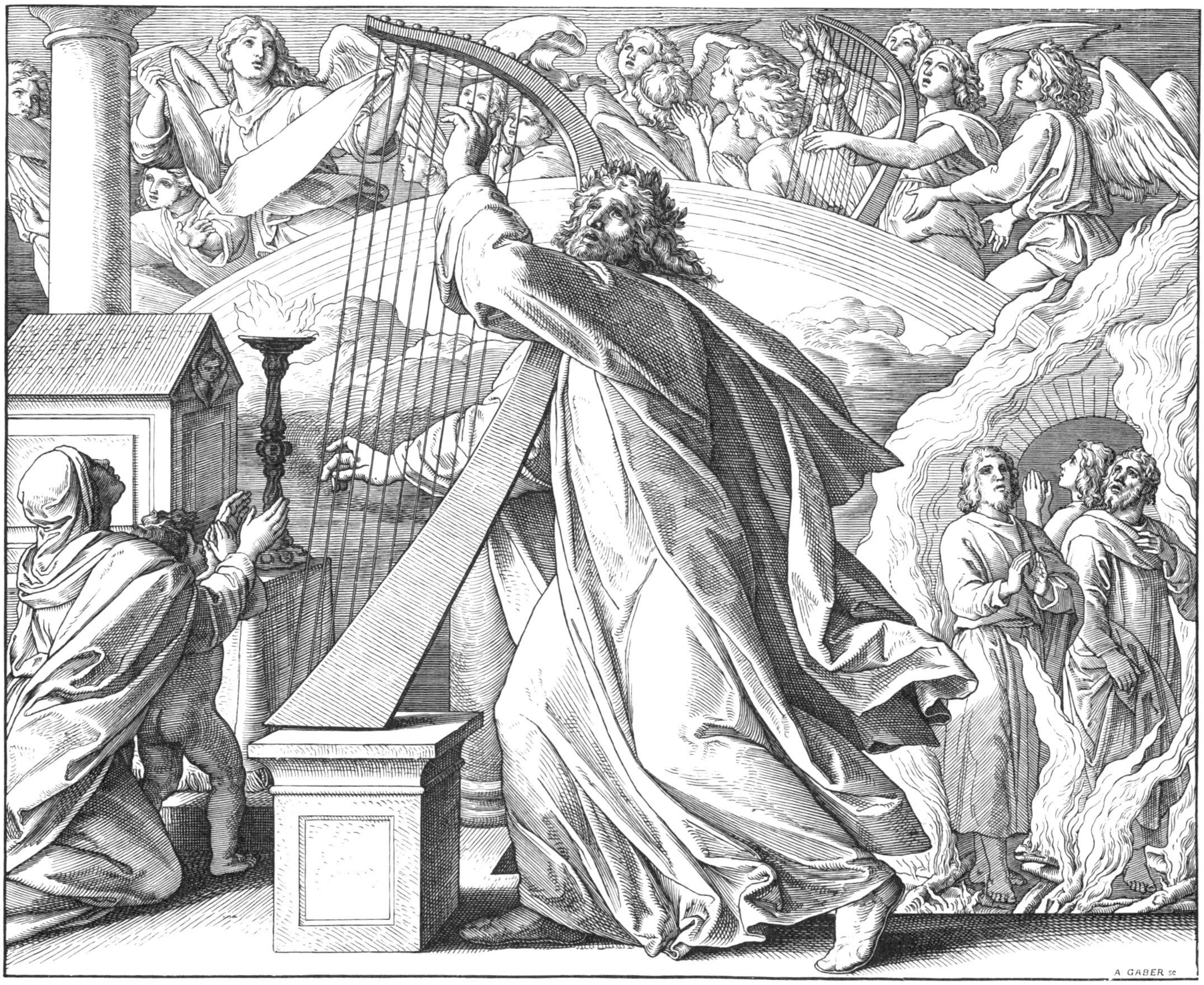

Psalm 103. 1–5, 19–22; 106. 1

Lobe den Herrn, meine Seele, und was in mir ist, seinen heiligen Namen!
Lobe den Herrn, meine Seele, und vergiß nicht, was er dir Gutes getan hat:
der dir alle deine Sünden vergibt und heilet alle deine Gebrechen,
der dein Leben vom Verderben erlöst, der dich krönet mit Gnade und Barmherzigkeit,
der deinen Mund fröhlich macht, und du wieder jung wirst wie ein Adler.

Der Herr hat seinen Stuhl im Himmel bereitet, und sein Reich herrscht über alles.
Lobet den Herrn, ihr seine Engel, ihr starken Helden, die ihr seinen Befehl ausrichtet, daß man höre auf die Stimme seines Worts!
Lobet den Herrn, alle seine Heerscharen, seine Diener, die ihr seinen Willen tut!
Danket dem Herrn; denn er ist freundlich, und seine Güte währet ewiglich.

Die Ruhe der Freundin unter dem Schutze des Freundes

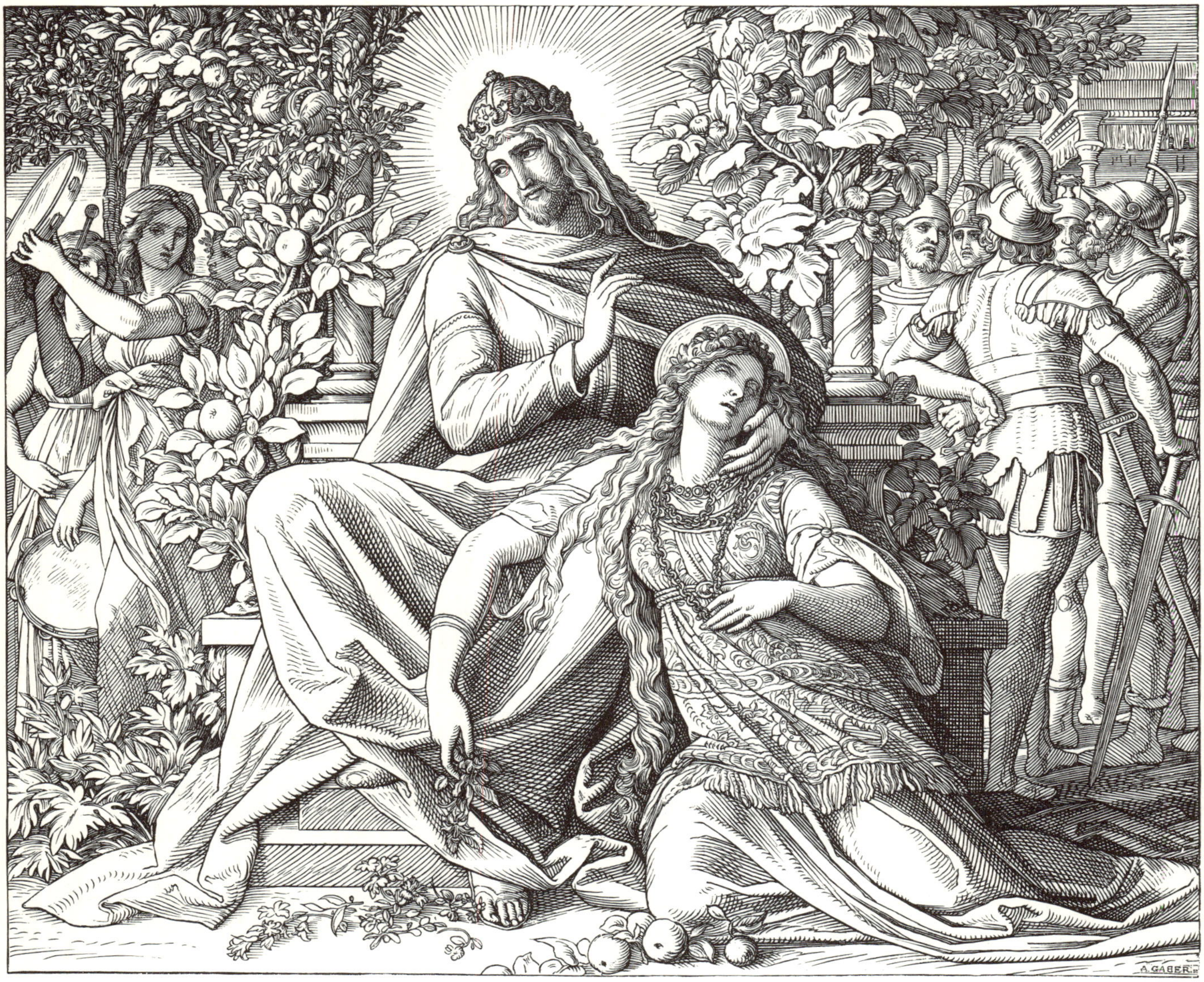

Hohelied 2. 1–6

Ich bin eine Blume zu Saron und eine Rose im Tal.
Wie eine Rose unter den Dornen, so ist meine Freundin unter den Töchtern.
Wie ein Apfelbaum unter den wilden Bäumen, so ist mein Freund unter den Söhnen. Ich sitze unter dem Schatten, des ich begehre, und seine Frucht ist meiner Kehle süß.
Er führt mich in den Weinkeller, und die Liebe ist sein Panier über mir.
Er erquickt mich mit Blumen und labt mich mit Äpfeln; denn ich bin krank vor Liebe.
Seine Linke liegt unter meinen Haupte, und seine Rechte herzt mich.

Ruhm der Weisheit und Furcht Gottes

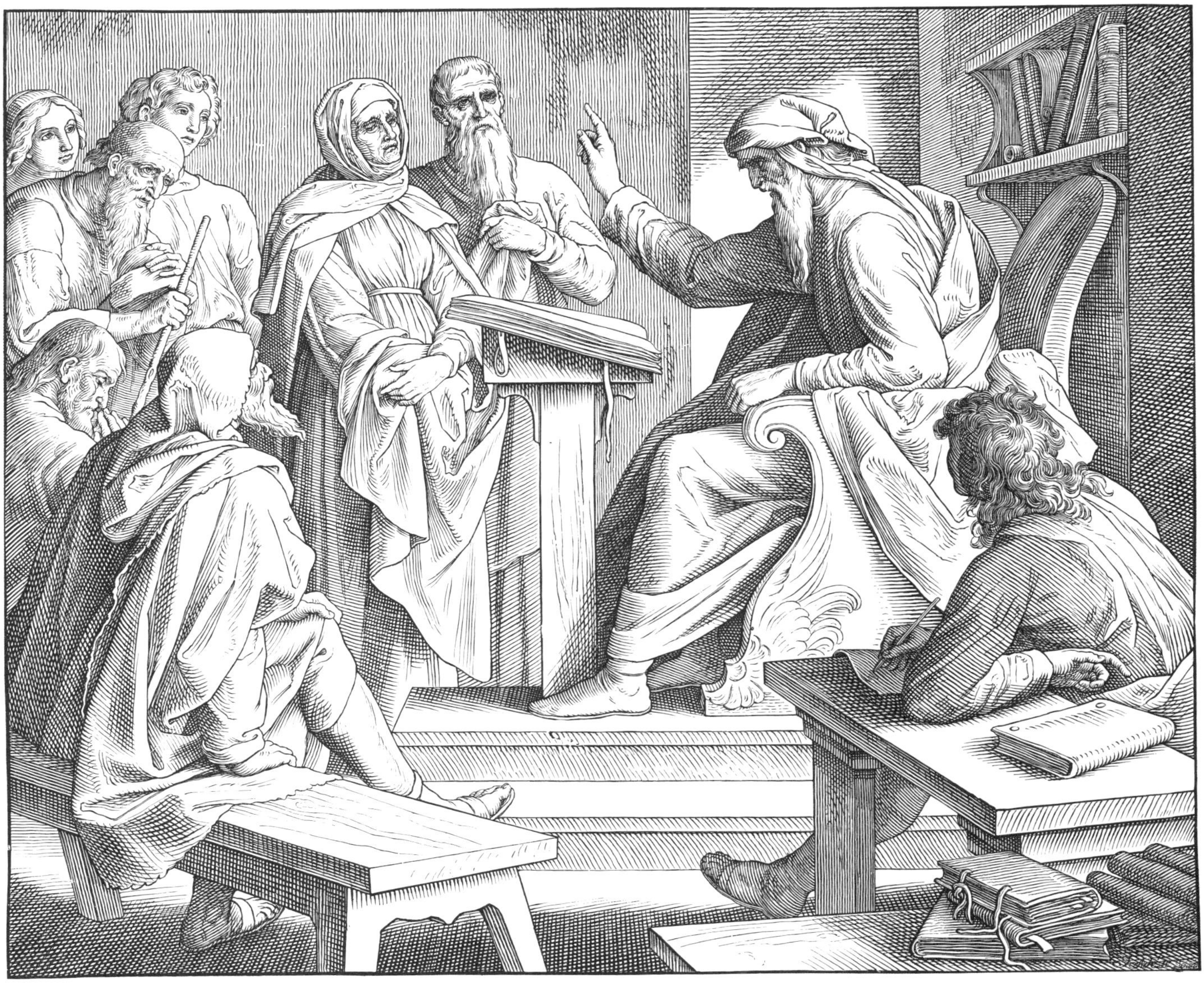

Jesus Sirach 1. 1–5, 11–18

Alle Weisheit ist von Gott dem Herrn und ist bei ihm ewiglich.
Wer aber zuvor gedacht, wieviel Sand im Meer, wieviel Tropfen im Regen und wieviel Tage der Welt werden sollten?
Wer hat zuvor gemessen, wie hoch der Himmel, wie breit die Erde, wie tief das Meer sein sollte? Wer hat Gott je gelehrt, was er machen sollte?
Denn seine Weisheit ist vor allen Dingen.
Das Wort Gottes, des Allerhöchsten, ist der Brunnen der Weisheit, und das ewige Gebot ist ihre Quelle.
Die Furcht des Herrn ist Ehre und Ruhm, Freude und eine schöne Krone.
Die Furcht des Herrn macht das Herz fröhlich und gibt Freude und Wonne ewiglich.
Wer den Herrn fürchtet, dem wird es wohlgehen in der letzten Not und wird endlich den Segen behalten.
Gott lieben, das ist die allerschönste Weisheit,
und wer sie ersieht, der liebt sie; denn er sieht, welch große Wunder sie tut.
Die Furcht des Herrn ist der Weisheit Anfang und ist im Herzensgrund allein bei den Gläubigen und wohnt allein bei den auserwählten Weibern, und man findet sie allein bei den Gerechten und Gläubigen.
Die Furcht des Herrn ist der rechte Gottesdienst;
der behütet und macht das Herz fromm und gibt Freude und Wonne.

Lob guter Kinderzucht

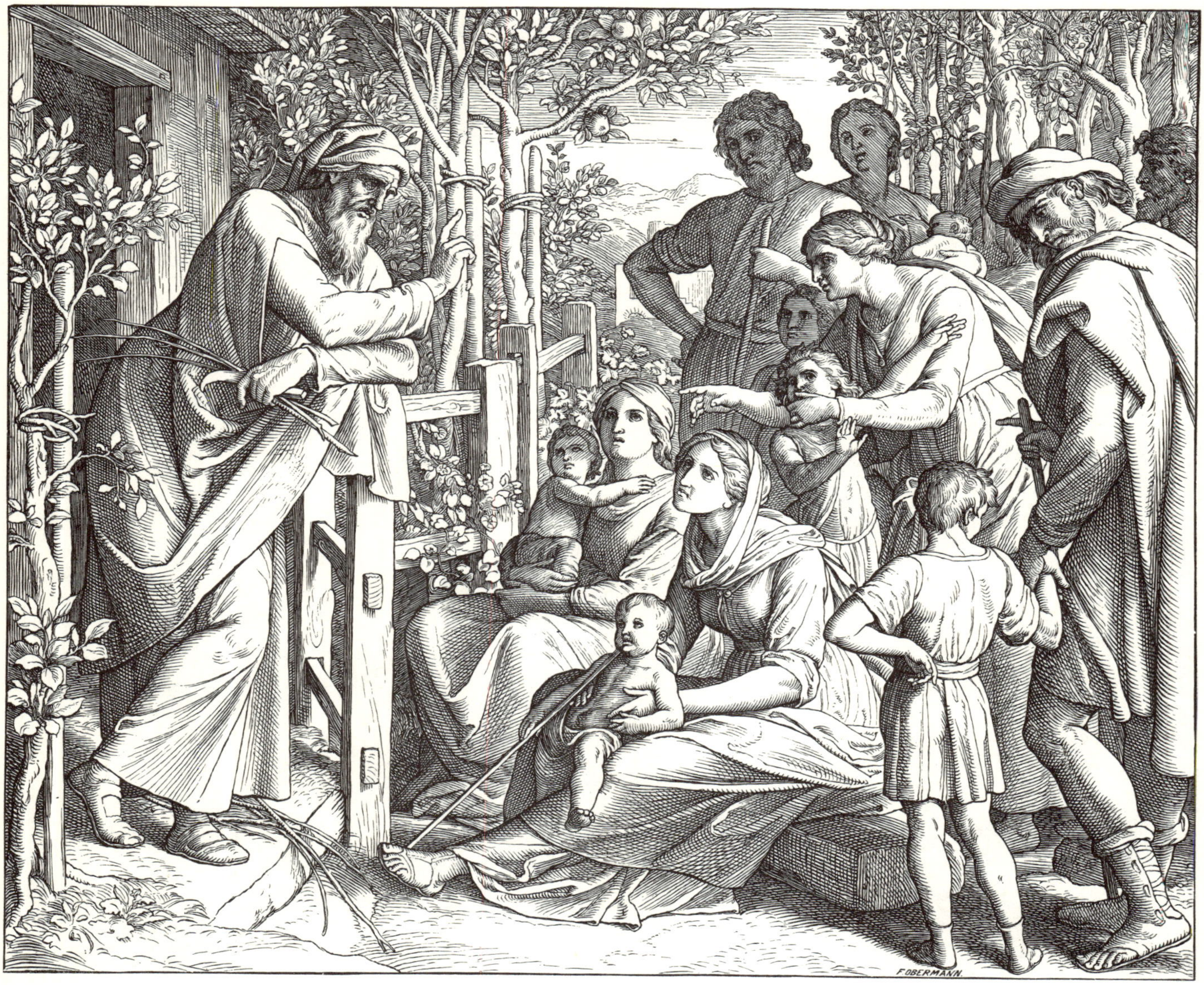

Jesus Sirach 30. 1, 2, 7, 8, 11–13

Wer sein Kind lieb hat, der hält es stets unter der Rute, daß er hernach Freude an ihm erlebe.
Wer sein Kind in der Zucht hält, der wird sich seiner freuen und darf sich seiner bei Bekannten nicht schämen.
Wer aber seinem Kinde zu weich ist, der klagt seine Striemen und erschrickt, so oft es weint.
Ein verwöhntes Kind wird mutwillig wie ein wildes Pferd.
Laß ihm seinen Willen nicht in der Jugend, und entschuldige seine Torheit nicht.
Beuge ihm den Hals, weil es noch jung ist; bleue ihm den Rücken, weil es noch klein ist, auf daß es nicht halsstarrig und dir ungehorsam werde.
Zeuch dein Kind, und laß es nicht müßig gehen, daß du nicht über ihm zuschanden werdest.

Der Prophet Jesaia

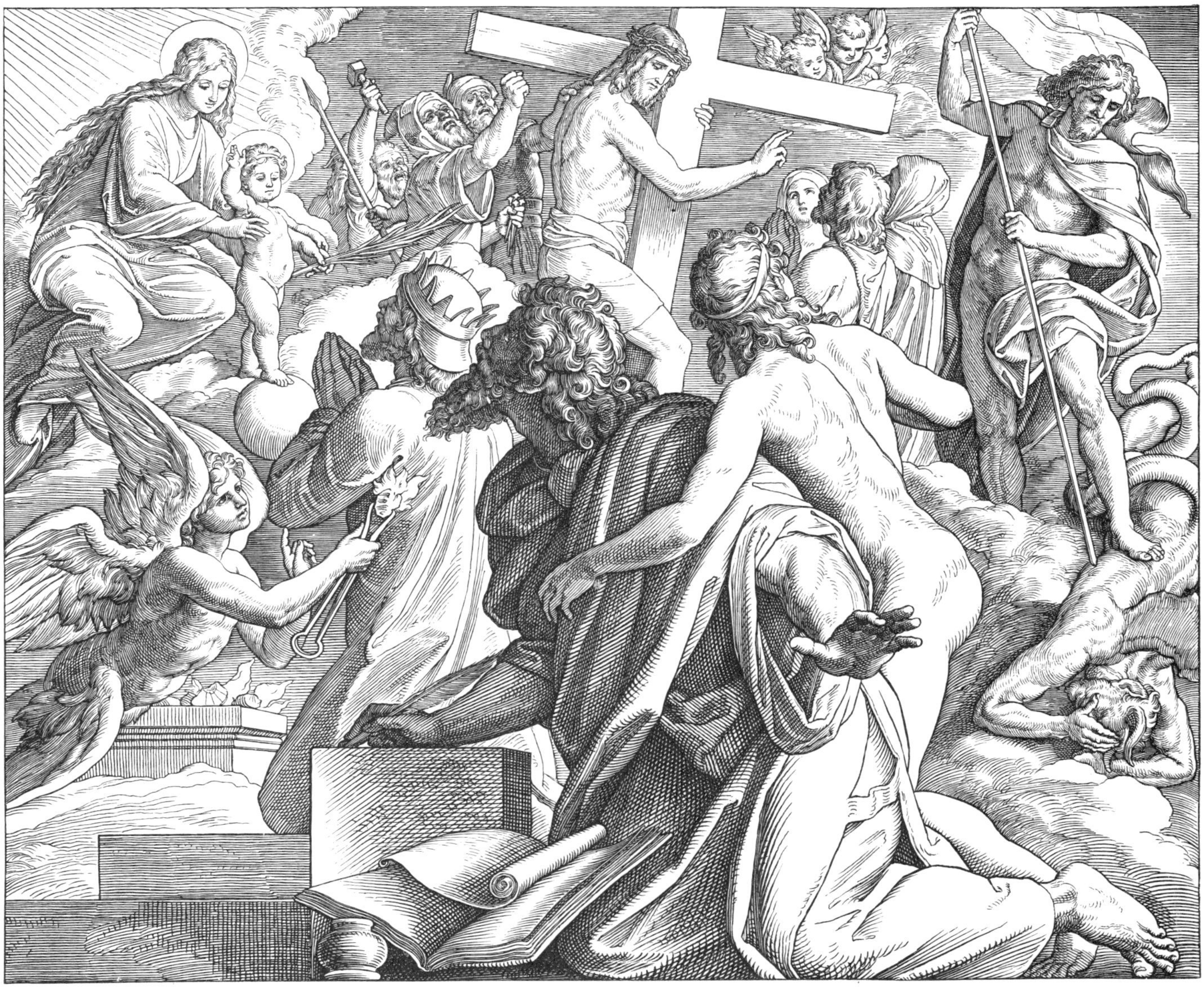

Jesaia 9. 6, 7; 53. 4, 5, 12

Denn uns ist ein Kind geboren, ein Sohn ist uns gegeben, und die Herrschaft ist auf seiner Schulter; und er heißt Wunderbar, Rat, Kraft, Held, Ewig-Vater, Friedefürst;
auf daß seine Herrschaft groß werde und des Friedens kein Ende auf dem Stuhl Davids und in seinem Königreich, daß er's zurichte und stärke mit Gericht und Gerechtigkeit von nun an bis in Ewigkeit. Solches wird tun der Eifer des Herrn Zebaoth.

Fürwahr, er trug unsre Krankheit und lud auf sich unsre Schmerzen. Wir aber hielten ihn für den, der geplagt und von Gott geschlagen und gemartert wäre.
Aber er ist um unsrer Missetat willen verwundet und um unsrer Sünde willen zerschlagen. Die Strafe liegt auf ihm, auf daß wir Frieden hätten, und durch seine Wunden sind wir geheilt.
Darum will ich ihm große Menge zur Beute geben, und er soll die Starken zum Raube haben, darum daß er sein Leben in den Tod gegeben hat und den Übeltätern gleich gerechnet ist und er vieler Sünde getragen hat und für die Übeltäter gebeten.

Der Prophet Jeremia

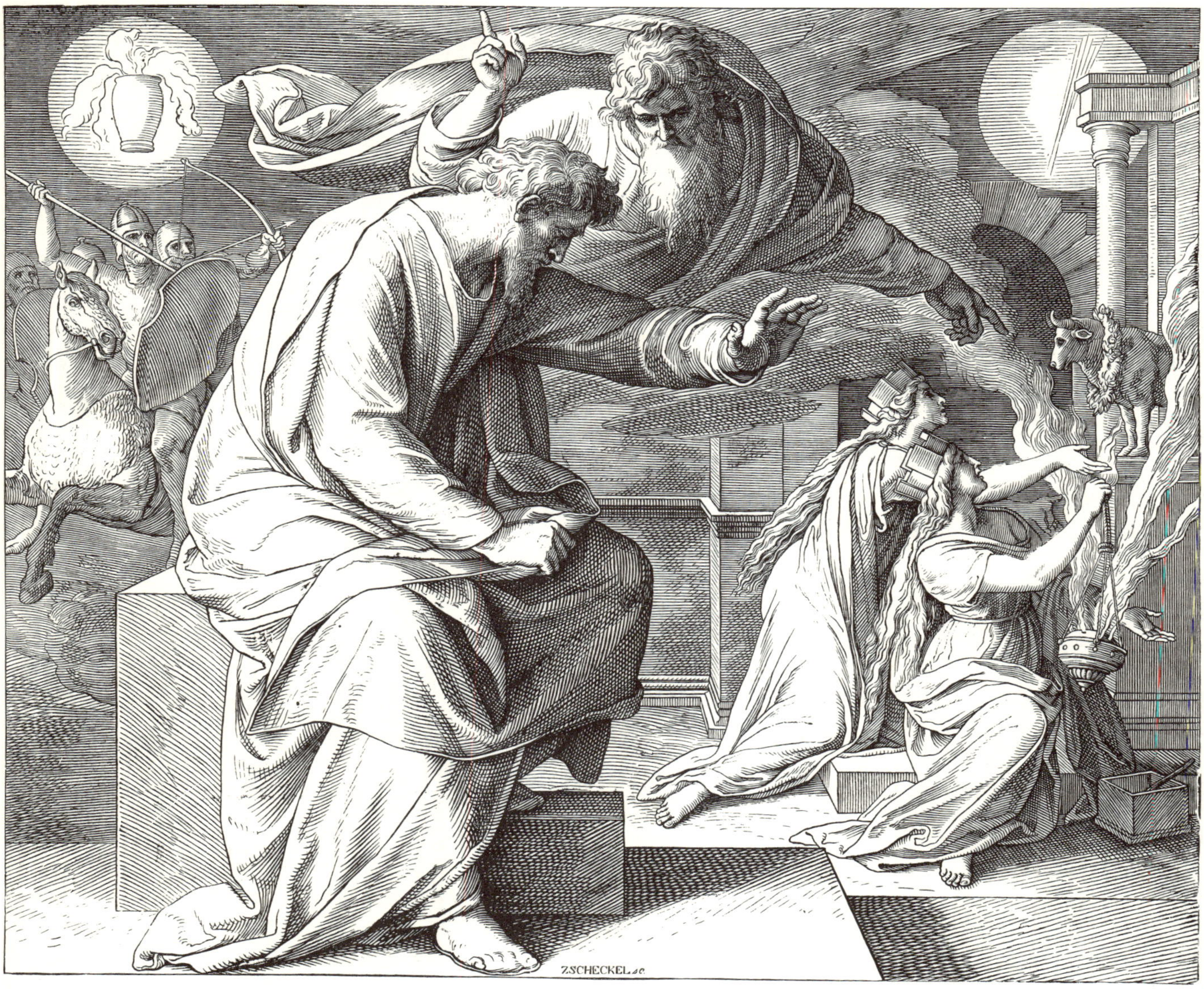

Jeremia 1. 11–19

Und es geschah des Herrn Wort zu mir und sprach: Jeremia, was siehst du? Ich sprach: Ich sehe einen erwachenden Zweig.
Und der Herr sprach zu mir: Du hast recht gesehen; denn ich will wachen über mein Wort, daß ich's tue.
Und es geschah des Herrn Wort zum andernmal zu mir und sprach: Was siehst du? Ich sprach: Ich sehe einen heißsiedenden Topf von Mitternacht her.
Und der Herr sprach zu mir: Von Mitternacht wird das Unglück ausbrechen über alle, die im Lande wohnen.
Denn siehe, ich will rufen alle Fürsten in den Königreichen gegen Mitternacht, spricht der Herr, daß sie kommen sollen und ihre Stühle setzen vor die Tore zu Jerusalem und rings um die Mauern her und vor alle Städte Judas.
Und ich will das Recht lassen über sie gehen um all ihrer Bosheit willen, daß sie mich verlassen und räuchern andern Göttern und beten an ihrer Hände Werk.
So begürte nun deine Lenden und mache dich auf und predige ihnen alles, was ich dich heiße. Erschrick nicht vor ihnen, auf daß ich dich nicht erschrecke vor ihnen;
denn ich will dich heute zur festen Stadt, zur eisernen Säule, zur ehernen Mauer machen im ganzen Lande wider die Könige Judas, wider ihre Fürsten, wider ihre Priester, wider das Volk im Lande,
daß, wenn sie gleich wider dich streiten, sie dennoch nicht sollen wider dich siegen; denn ich bin bei dir, spricht der Herr, daß ich dich errette.

Jeremiä Klage

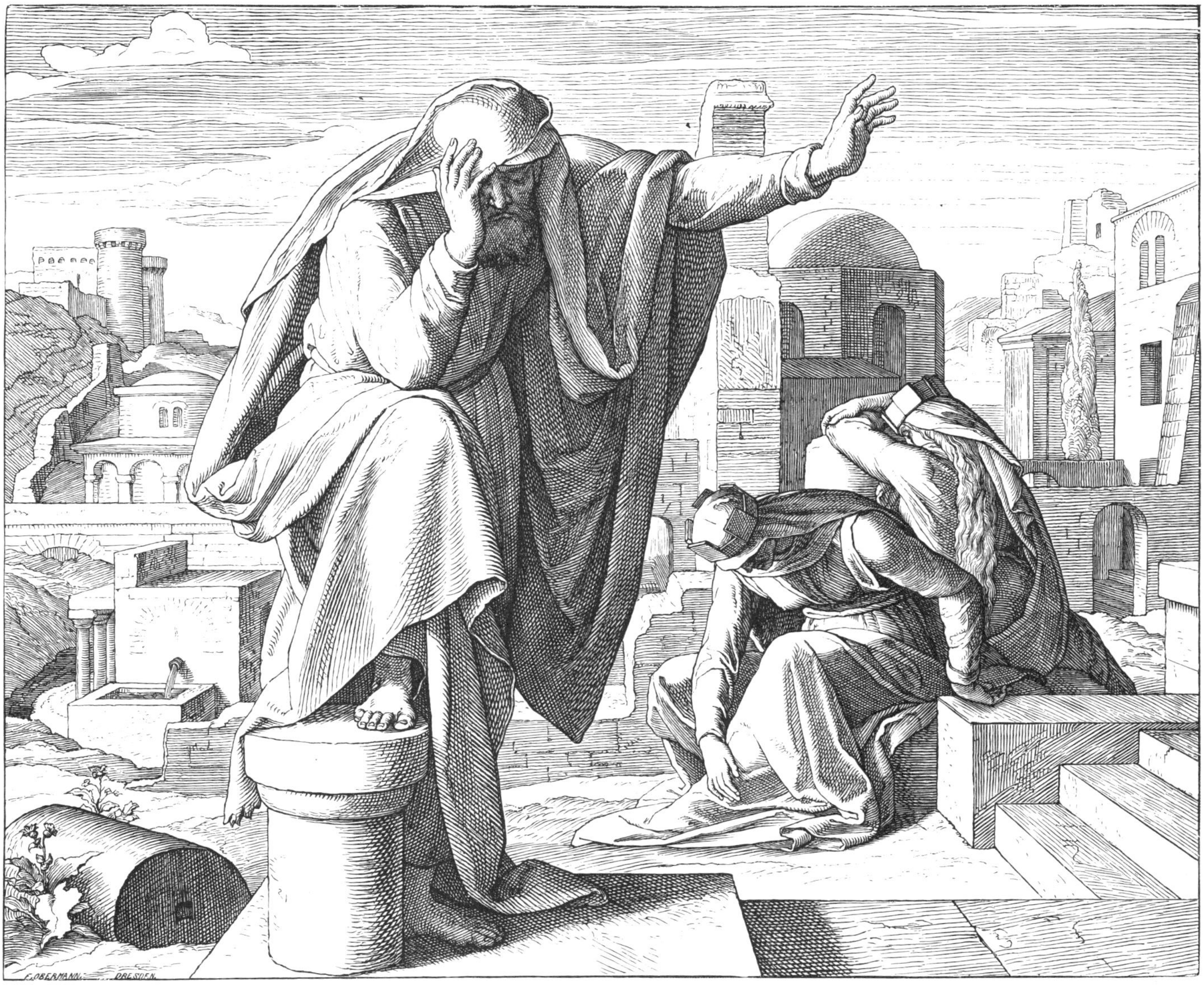

Klagelieder 1. 1–5, 11, 12

Wie liegt die Stadt so wüst, die voll Volks war! Sie ist wie eine Witwe, die Fürstin unter den Heiden; und die eine Königin in den Ländern war, muß nun dienen.
Sie weint des Nachts, daß ihr die Tränen über die Backen laufen; es ist niemand unter allen ihren Freunden, der sie tröste; alle ihre Nächsten sind ihr untreu und ihre Feinde geworden.
Juda ist gefangen in Elend und schwerem Dienst; sie wohnt unter den Heiden und findet keine Ruhe; alle ihre Verfolger halten sie übel.
Die Straßen gen Zion liegen wüst, weil niemand auf ein Fest kommt; alle ihre Tore stehen öde, ihre Priester seufzen; ihre Jungfrauen sehen jämmerlich, und sie ist betrübt.
Ihre Widersacher schweben empor, ihren Feinden geht's wohl; denn der Herr hat sie voll Jammers gemacht um ihrer großen Sünden willen, und ihre Kinder sind gefangen vor dem Feinde hin gezogen.
All ihr Volk seufzt und geht nach Brot; sie geben ihre Kleinode um Speise, daß sie die Seele laben. Ach Herr, siehe doch und schaue, wie schnöde ich geworden bin!
Euch sage ich allen, die ihr vorübergehet: Schauet doch und sehet, ob irgendein Schmerz sei wie mein Schmerz, der mich getroffen hat; denn der Herr hat mich voll Jammers gemacht am Tage seines grimmigen Zorns.

Der Prophet Hesekiel

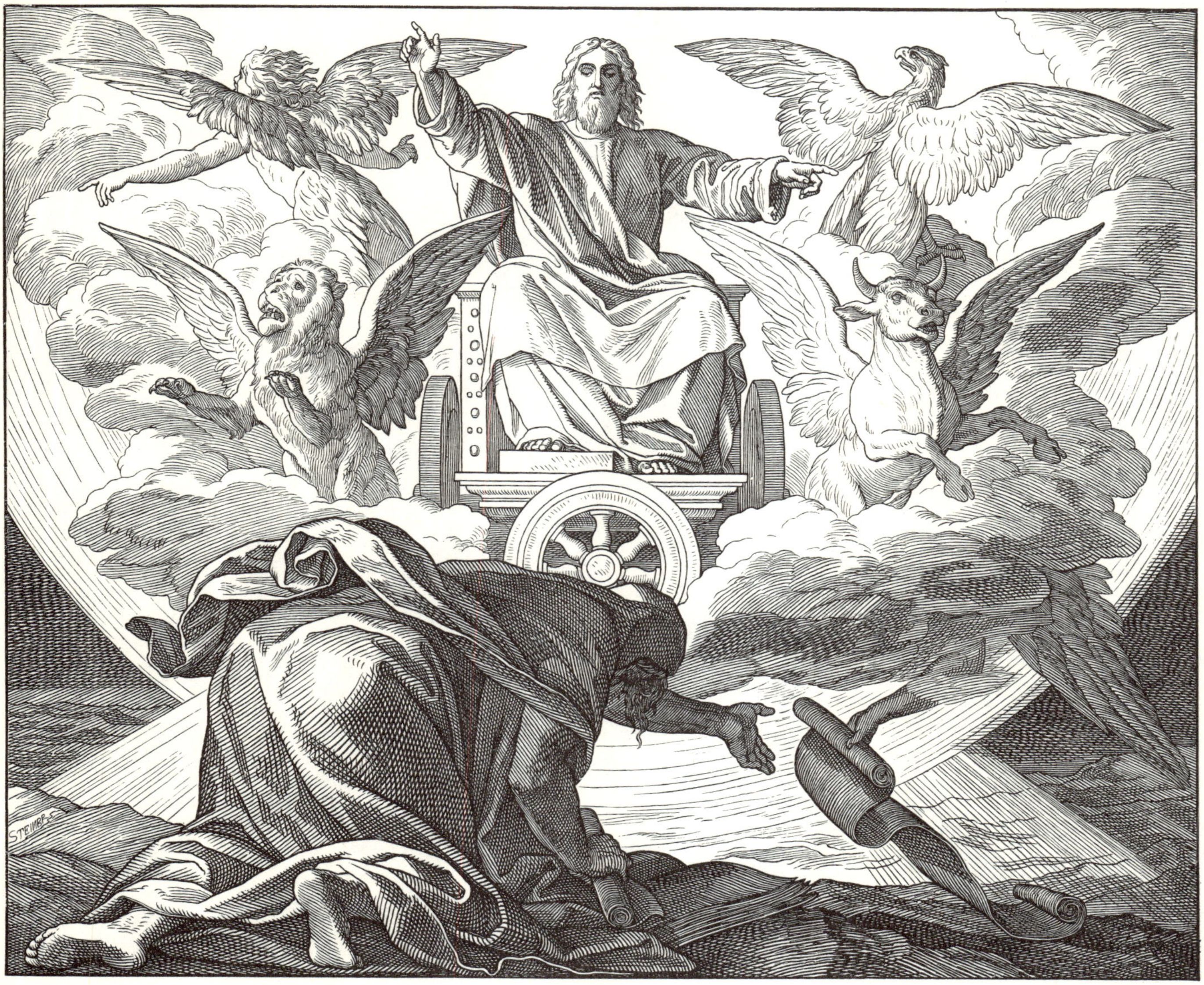

Hesekiel 1. 4, 5, 9, 10, 26–28

Und ich sah, und siehe, es kam ein ungestümer Wind von Mitternacht her mit einer großen Wolke voll Feuer, das allenthalben umher glänzte; und mitten in dem Feuer war es lichthell.

Und darin war es gestaltet wie vier Tiere, und dieselben waren anzusehen wie Menschen.

Und je einer der Flügel rührte an den andern; und wenn sie gingen, mußten sie sich nicht herumlenken, sondern wo sie hin gingen, gingen sie stracks vor sich.

Ihre Angesichter waren vorn gleich einem Menschen, und zur rechten Seite gleich einem Löwen bei allen vieren, und zur linken Seite gleich einem Ochsen bei allen vieren, und hinten gleich einem Adler bei allen vieren.

Und über dem Himmel, so oben über ihnen war, war es gestaltet wie ein Saphir, gleich wie ein Stuhl; und auf dem Stuhl saß einer, gleichwie ein Mensch gestaltet.

Und ich sah, und es war lichthell, und inwendig war es gestaltet wie ein Feuer um und um. Von seinen Lenden überwärts und unterwärts sah ich's wie Feuer glänzen um und um.

Gleichwie der Regenbogen sieht in den Wolken, wenn es geregnet hat, also glänzte es um und um. Dies war das Ansehen der Herrlichkeit des Herrn. Und da ich's gesehen hatte, fiel ich auf mein Angesicht und hörte einen reden.

Der Prophet Daniel

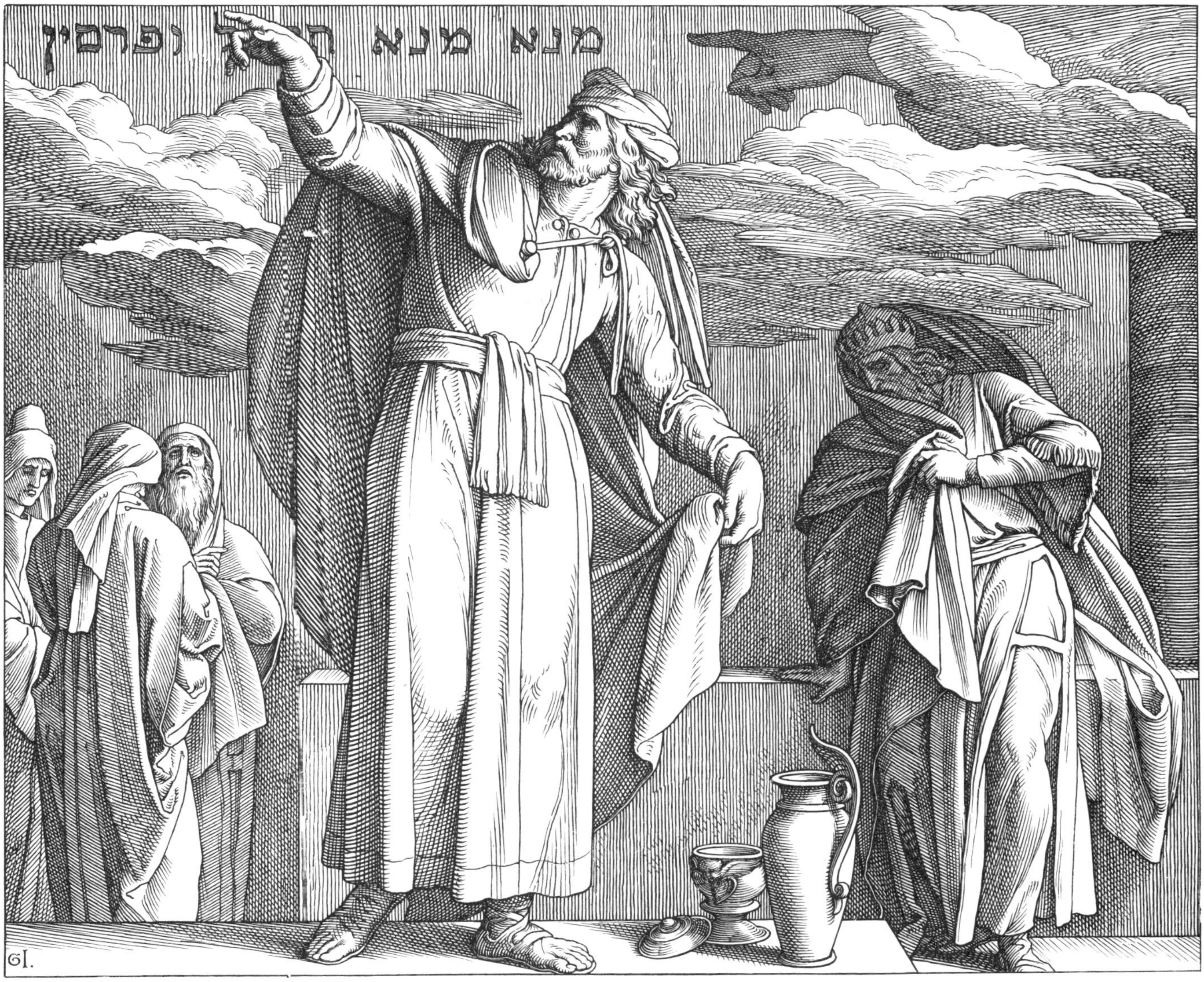

Daniel 5. 5–8, 13, 16, 17, 25–30

Eben zur selben Stunde gingen hervor Finger wie einer Menschenhand, die schrieben, gegenüber dem Leuchter, auf die getünchte Wand in dem königlichen Saal; und der König ward gewahr der Hand, die da schrieb.
Da entfärbte sich der König, und seine Gedanken erschreckten ihn, daß ihm die Lenden schütterten und die Beine zitterten.
Und der König rief überlaut, daß man die Weisen, Chaldäer und Wahrsager hereinbringen sollte. Und er ließ den Weisen zu Babel sagen: Welcher Mensch diese Schrift liest und sagen kann, was sie bedeute, der soll mit Purpur gekleidet werden und eine goldene Kette am Halse tragen und der dritte Herr sein in meinem Königreiche.
Da wurden alle Weisen des Königs hereingebracht; aber sie konnten weder die Schrift lesen noch die Deutung dem König anzeigen.
Da ward Daniel hinein vor den König gebracht. Und der König sprach zu Daniel: Bist du der Daniel, der Gefangenen einer aus Juda, die der König, mein Vater, aus Juda hergebracht hat?
Von dir aber höre ich, daß du könnest Deutungen geben und das Verborgene offenbaren. Kannst du nun die Schrift lesen und mir anzeigen, was sie bedeutet, so sollst du mit Purpur gekleidet werden und eine goldene Kette an deinem Halse tragen und der dritte Herr sein in meinem Königreiche.
Da fing Daniel an und redete vor dem König: Behalte deine Gaben selbst und gib dein Geschenk einem andern; ich will dennoch die Schrift dem König lesen und anzeigen, was sie bedeutet.
Das ist aber die Schrift, allda verzeichnet: Mene, Mene, Tekel, U-pharsin.
Und sie bedeutet dies: Mene, das ist: Gott hat dein Königreich gezählt und vollendet.
Tekel, das ist: man hat dich in einer Waage gewogen und zu leicht gefunden.
Peres, das ist: dein Königreich ist zerteilt und den Medern und Persern gegeben. –
Da befahl Belsazer, daß man Daniel mit Purpur kleiden sollte und ihm eine goldene Kette an den Hals geben, und ließ von ihm verkündigen, daß er der dritte Herr sei im Königreich.
Aber in derselben Nacht ward der Chaldäer König Belsazer getötet.

Susanna und die zwei Ältesten

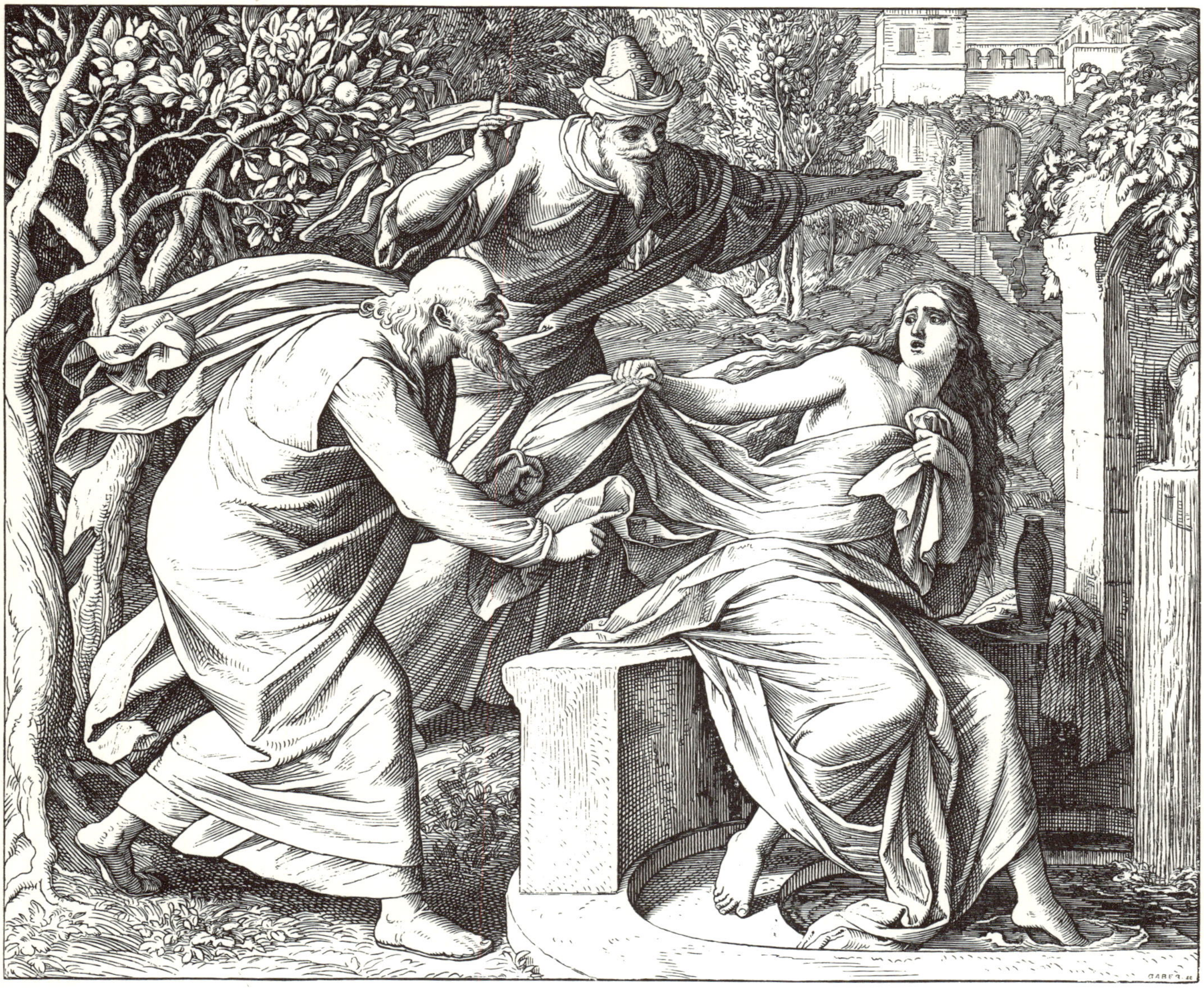

Daniel 19, 20, 22–24

Da nun die Mägde hinaus waren, kamen die zwei Ältesten hervor und liefen zu ihr und sprachen:
Siehe, der Garten ist zugeschlossen, und niemand sieht uns, und wir sind entbrannt in deiner Liebe; darum so tue unsern Willen.

Da erseufzte Susanna, und sprach: Ach, wie bin ich in so großen Ängsten! Denn wo ich solches tue, so bin ich des Todes; tue ich's aber nicht, so komme ich nicht aus euren Händen.
Doch will ich lieber unschuldig in der Menschen Hände kommen, denn wider den Herrn sündigen.
Und fing an, laut zu schreien; aber die Ältesten schrien auch über sie.

Daniel errettet Susanna vom Tode

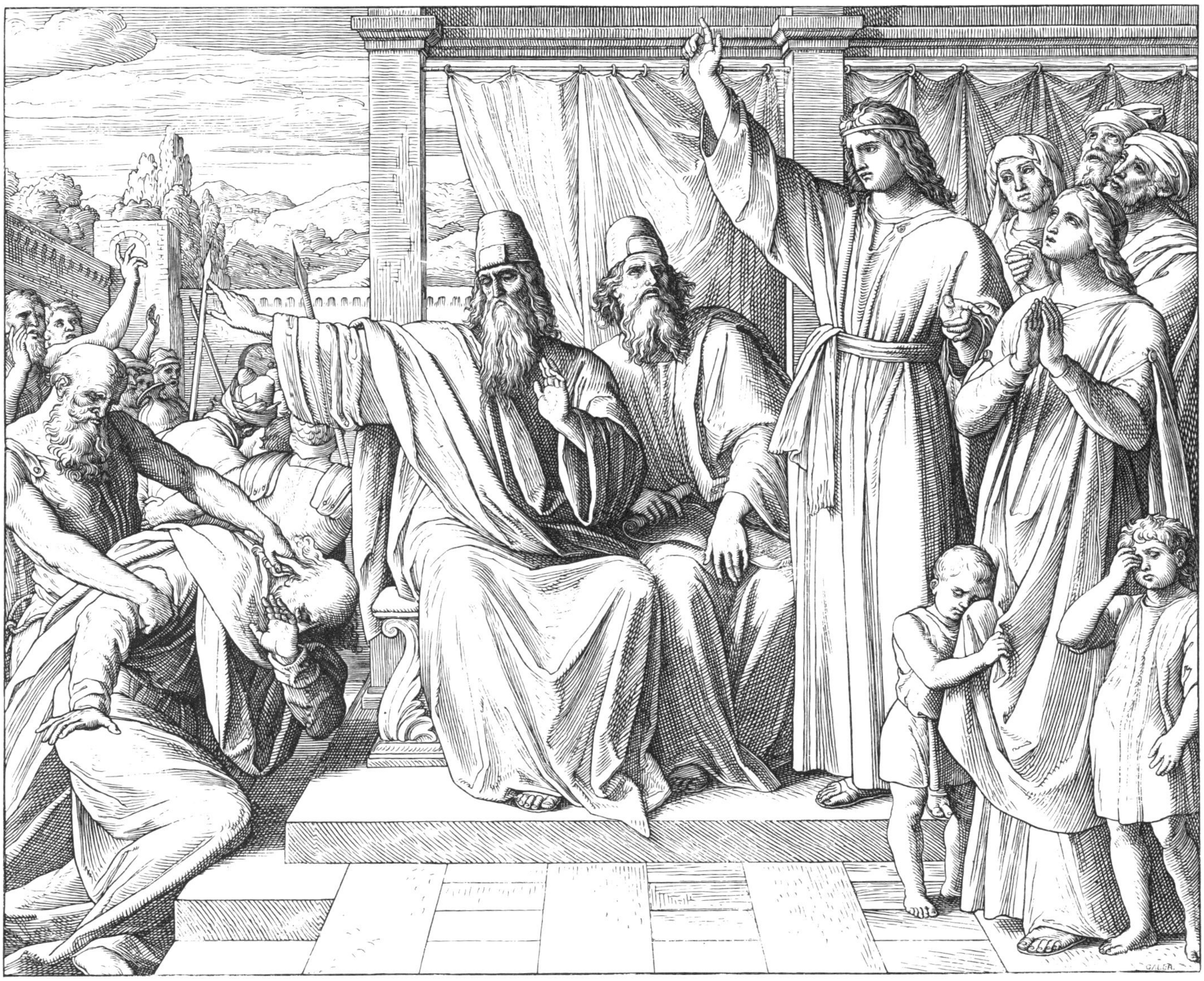

Daniel 59–62

Da sprach Daniel: O recht! der Engel des Herrn wird dich zeichnen und wird dich zerhauen; denn mit deiner Lüge bringst du dich selbst um dein Leben.
Da fing alles Volk an mit lauter Stimme zu rufen und priesen Gott, der da hilft denen, so auf ihn hoffen und vertrauen.

Und traten auf wider die zwei Ältesten, weil sie Daniel aus ihren eignen Worten überwiesen hatte, daß sie falsche Zeugen wären.
Und taten ihnen nach dem Gesetz Mose, wie sie gedacht hatten, ihrem Nächsten zu tun, und töteten sie. Also ward desselben Tages das unschuldige Blut errettet.

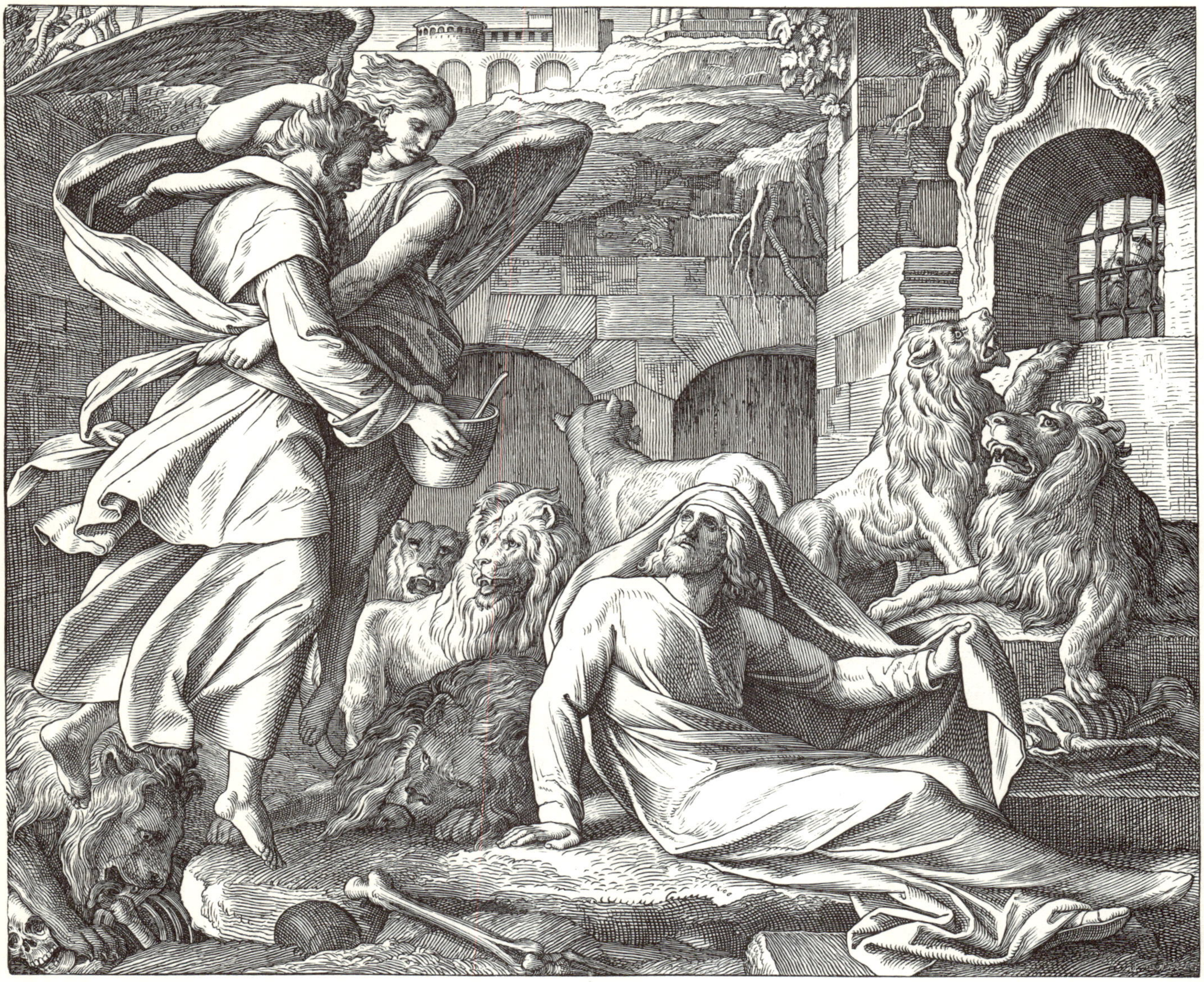

Daniel 33–38

Und der Engel des Herrn sprach zu Habakuk: Du mußt das Essen, das du trägst, dem Daniel bringen gen Babel in den Löwengraben.
Und Habakuk antwortete: Herr, ich habe die Stadt Babel nie gesehen und weiß nicht, wo der Graben ist.
Da faßte ihn der Engel oben bei dem Schopf und führte ihn wie ein starker Wind gen Babel an den Graben.
Und Habakuk rief und sprach: Daniel, Daniel, nimm hin das Essen, das dir Gott gesandt hat!
Und Daniel sprach: Herr, Gott, du gedenkst ja noch an mich und verläßt die nicht, die dich anrufen und dich lieben.
Und er stand auf und aß. Aber der Engel Gottes brachte Habakuk von Stund an wieder an seinen Ort.

Neues Testament

Inhaltsverzeichnis zum Neuen Testament

175 Der Engel Gabriel verkündet Zacharias die Geburt des Johannes
176 Gabriels Verkündigung an Maria
177 Mariä Heimsuchung
178 Des Johannes Geburt
179 Den Hirten wird die Geburt Christi verkündet
180 Christi Geburt
181 Hirten, die ersten Verkündiger des Evangeliums von Christus
182 Christi Darstellung im Tempel und Simeons Weissagung
183 Die Anbetung der Weisen aus dem Morgenland
184 Joseph erhält Befehl, mit Jesus und seiner Mutter nach Ägypten zu fliehen
185 Die Flucht nach Ägypten
186 Der Kindermord zu Bethlehem
187 Jesus als zwölfjähriger Knabe unter den Lehrern im Tempel
188 Johannes, der Prediger in der Wüste
189 Die Taufe Christi
190 Christi Versuchung
191 Das Zeugnis Johannes des Täufers von Christus
192 Jesu erste Jünger
193 Die Hochzeit zu Kana
194 Jesus reinigt den Tempel
195 Gespräch Christi mit Nikodemus vom Wege zum ewigen Leben
196 Jesus und die Samariterin
197 Die Heilung des Gichtbrüchigen
198 Die Auferweckung des Töchterleins Jairi
199 Zwei Blinde rufen Jesus um Hilfe an
200 Die Bergpredigt Jesu
201 Die Enthauptung Johannes des Täufers
202 Die Auferweckung des Jünglings zu Nain
203 Jesus und die Sünderin
204 Jesus schläft während des Sturmes
205 Jesus treibt Teufel aus
206 Die Aussendung der zwölf Apostel
207 Wunderbare Speisung des Volkes
208 Jesus hält den sinkenden Petrus über dem Meer
209 Die Verklärung Jesu
210 Jesus in dem Hause der Martha
211 Gleichnis vom barmherzigen Samariter
212 Gleichnis vom verlorenen Sohn
213 Das Gleichnis von dem reichen Manne und dem armen Lazarus
214 Das Gleichnis von dem Pharisäer und dem Zöllner
215 Die Ehebrecherin vor Christus
216 Die Auferweckung des Lazarus
217 Jesus ruft die Kindlein zu sich
218 Maria von Bethanien salbt Jesus zu seinem Begräbnis
219 Einzug Jesu in Jerusalem
220 Die Fußwaschung
221 Die Einsetzung des heiligen Abendmahls
222 Jesu Seelenkampf in Gethsemane
223 Die Gefangennahme Jesu
224 Jesus vor Kaiphas
225 Petrus verleugnet Jesus
226 Jesus mit Dornen gekrönt, geschlagen und verhöhnt
227 Das Volk fordert Jesu Blut von Pilatus
228 Des Verräters Judas Ischariot Ende
229 Die Kreuztragung
230 Jesu Tod am Kreuz
231 Die Grablegung
232 Die Auferstehung Jesu
233 Die Frauen am Grabe Jesu
234 Magdalena sucht den Herrn und findet ihn nicht
235 Der auferstandene Heiland erscheint Magdalena
236 Jesus erscheint zwei Jüngern auf dem Wege nach Emmaus
237 Jesus erscheint den versammelten Jüngern
238 Der auferstandene Heiland erscheint seinen Jüngern am See Genezareth
239 Die Himmelfahrt Jesu
240 Die Ausgießung des heiligen Geistes
241 Wunder an einem Lahmen
242 Die Steinigung des Stephanus
243 Bekehrung des Kämmerers aus dem Mohrenland
244 Sauls Bekehrung
245 Was Gott gereinigt hat, ist nicht gemein
246 Paulus und Barnabas zu Lystra
247 Paulus lehrt auf dem Richtplatz zu Athen
248 Paulus nimmt Abschied von den Ephesern
249 Pauli Ankunft in Rom
250 Jesus Christus offenbart sich Johannes
251 Eröffnung des siebenmal versiegelten Buchs durch das Lamm
252 Das siebente Siegel des Buchs wird von dem Lamme aufgetan
253 Der Sieg Michaels über den Drachen
254 Johannes erblickt das neue Jerusalem

Der Engel Gabriel verkündet Zacharias die Geburt des Johannes

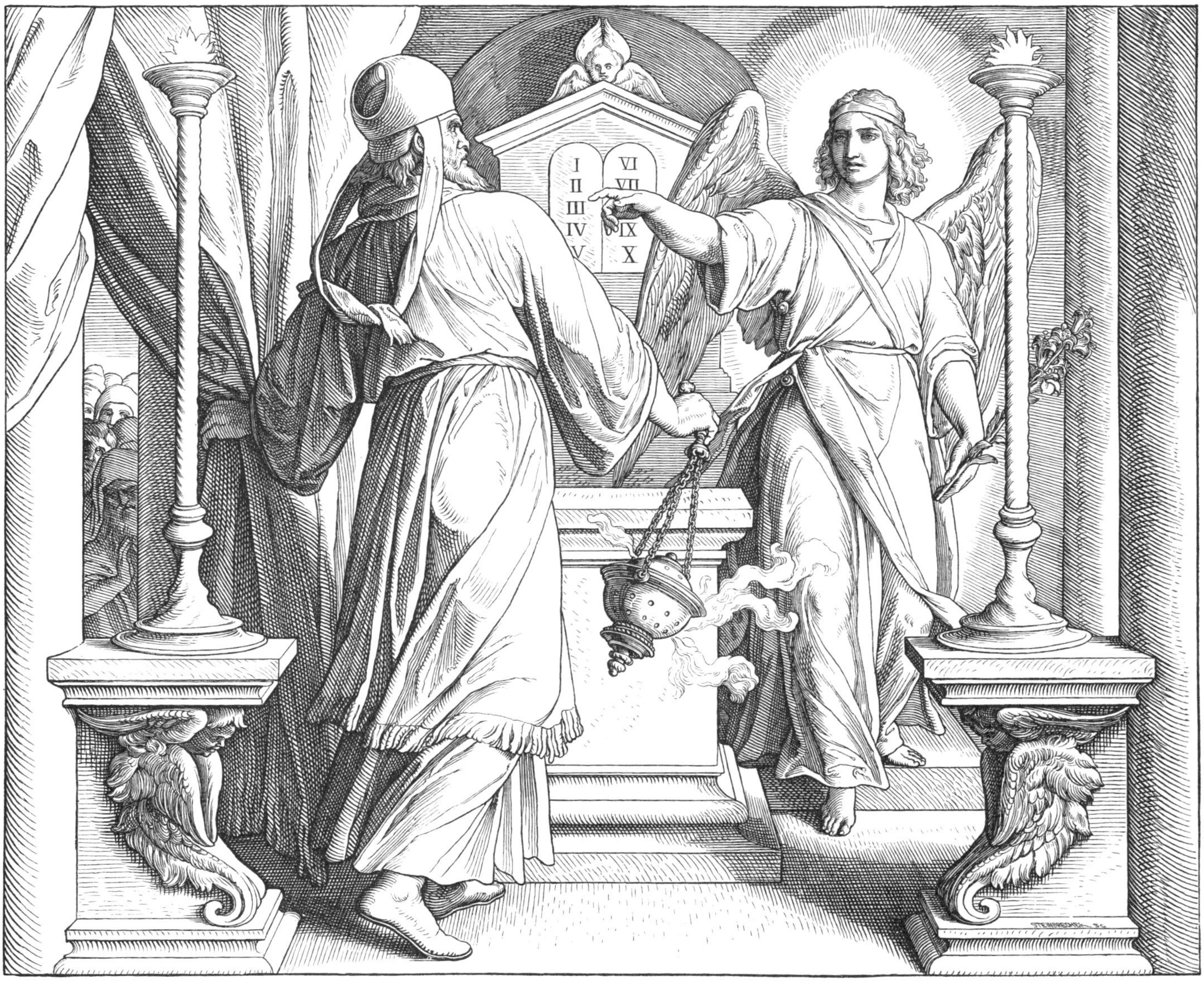

Lukas 1. 5–14, 16–22

Zu der Zeit des Herodes, des Königs von Judäa, war ein Priester von der Ordnung Abia, mit Namen Zacharias, und sein Weib war von den Töchtern Aarons; die hieß Elisabeth.
Sie waren aber alle beide fromm vor Gott und wandelten in allen Geboten und Satzungen des Herrn untadelig.
Und sie hatten kein Kind; denn Elisabeth war unfruchtbar, und beide waren wohlbetagt.
Und es begab sich, da er des Priesteramts waltete vor Gott, als seine Ordnung an der Reihe war,
traf ihn nach dem Brauch der Priesterschaft das Los, zu räuchern; und er ging in den Tempel des Herrn.
Und die ganze Menge des Volks war draußen und betete zur Stunde des Räucherns.
Es erschien ihm aber ein Engel des Herrn und stand zur rechten Hand am Räucheraltar.
Und als Zacharias ihn sah, erschrak er, und es kam ihn eine Furcht an.
Aber der Engel sprach zu ihm: Fürchte dich nicht, Zacharias, denn dein Gebet ist erhört, und dein Weib Elisabeth wird dir einen Sohn gebären, des Namen sollst du Johannes heißen.
Und du wirst Freude und Wonne haben, und viele werden sich seiner Geburt freuen.
Und er wird der Kinder Israel viele zu Gott, ihrem Herrn, bekehren.
Und er wird vor ihm hergehen in Geist und Kraft des Elia, zu bekehren die Herzen der Väter zu den Kindern und die Ungehorsamen zu der Klugheit der Gerechten, zuzurichten dem Herrn ein bereitet Volk.
Und Zacharias sprach zu dem Engel: Woran soll ich das erkennen? Denn ich bin alt, und mein Weib ist betagt.
Der Engel antwortete und sprach zu ihm: Ich bin Gabriel, der vor Gott steht, und bin gesandt, mit dir zu reden, daß ich dir solches verkündigte.
Und siehe, du wirst verstummen und nicht reden können bis auf den Tag, da dies geschehen wird, darum daß du meinen Worten nicht geglaubt hast, welche sollen erfüllt werden zu ihrer Zeit.
Und das Volk wartete auf Zacharias und verwunderte sich, daß er so lange im Tempel verweilte.
Und da er herausging, konnte er nicht mit ihnen reden; und sie merkten, daß er ein Gesicht gesehen hatte im Tempel. Und er winkte ihnen und blieb stumm.

Gabriels Verkündigung an Maria

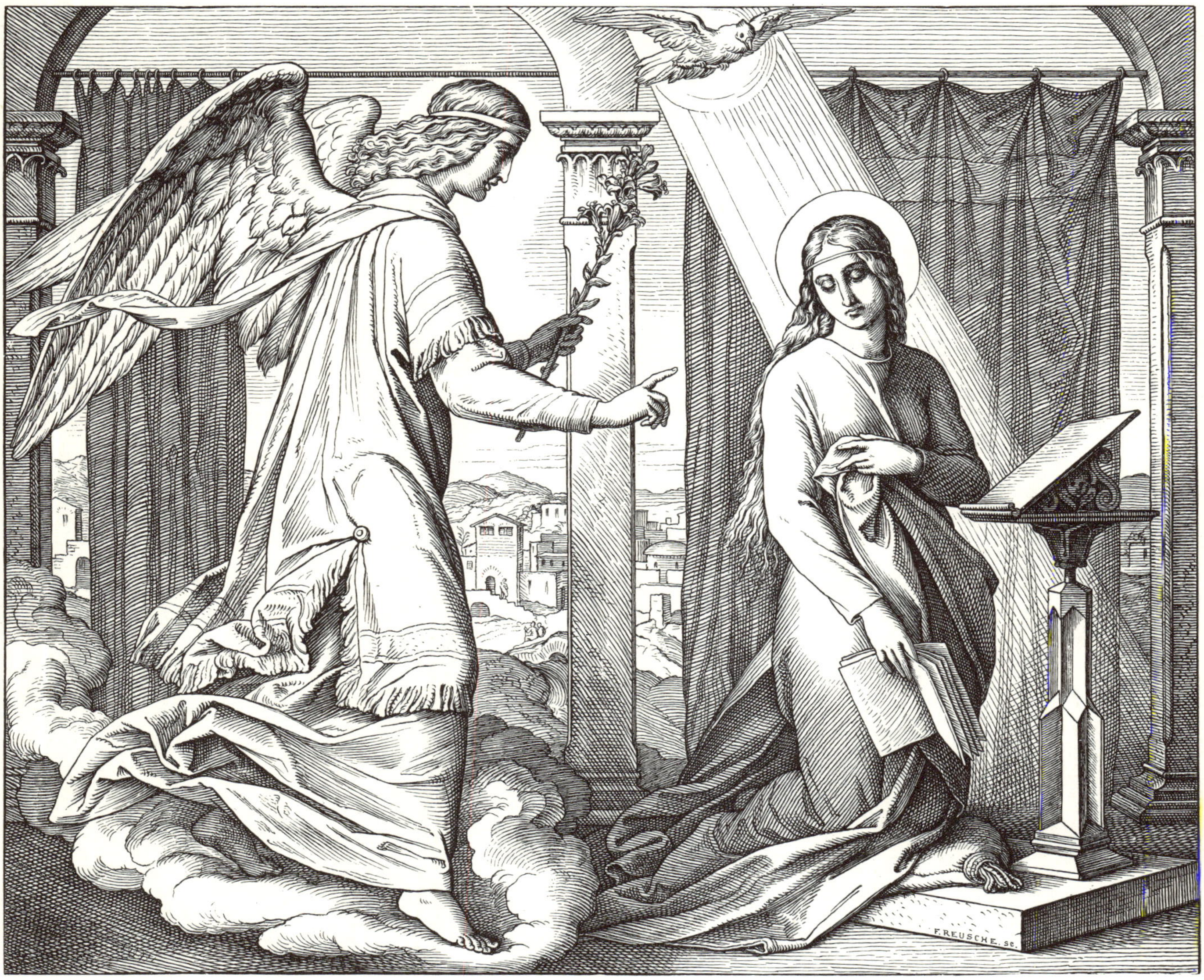

Lukas 1. 26–38

Und im sechsten Monat ward der Engel Gabriel gesandt von Gott in eine Stadt in Galiläa, die heißt Nazareth,
zu einer Jungfrau, die vertraut war einem Manne mit Namen Joseph, vom Hause David; und die Jungfrau hieß Maria.
Und der Engel kam zu ihr hinein und sprach: Gegrüßet seist du, Hochbegnadete! Der Herr ist mit dir!
Sie aber erschrak über seine Rede und dachte bei sich selbst: Welch ein Gruß ist das?
Und der Engel sprach zu ihr: Fürchte dich nicht, Maria, du hast Gnade bei Gott gefunden.
Siehe, du wirst einen Sohn gebären, des Namen sollst du Jesus heißen.
Der wird groß sein und ein Sohn des Höchsten genannt werden; und Gott der Herr wird ihm den Thron seines Vaters David geben,
und er wird ein König sein über das Haus Jakob ewiglich, und seines Reichs wird kein Ende sein.
Der heilige Geist wird über dich kommen, und die Kraft des Höchsten wird dich überschatten; darum wird auch das Heilige, das von dir geboren wird, Gottes Sohn genannt werden.
Maria aber sprach: Siehe, ich bin des Herrn Magd; mir geschehe, wie du gesagt hast. Und der Engel schied von ihr.

Mariä Heimsuchung

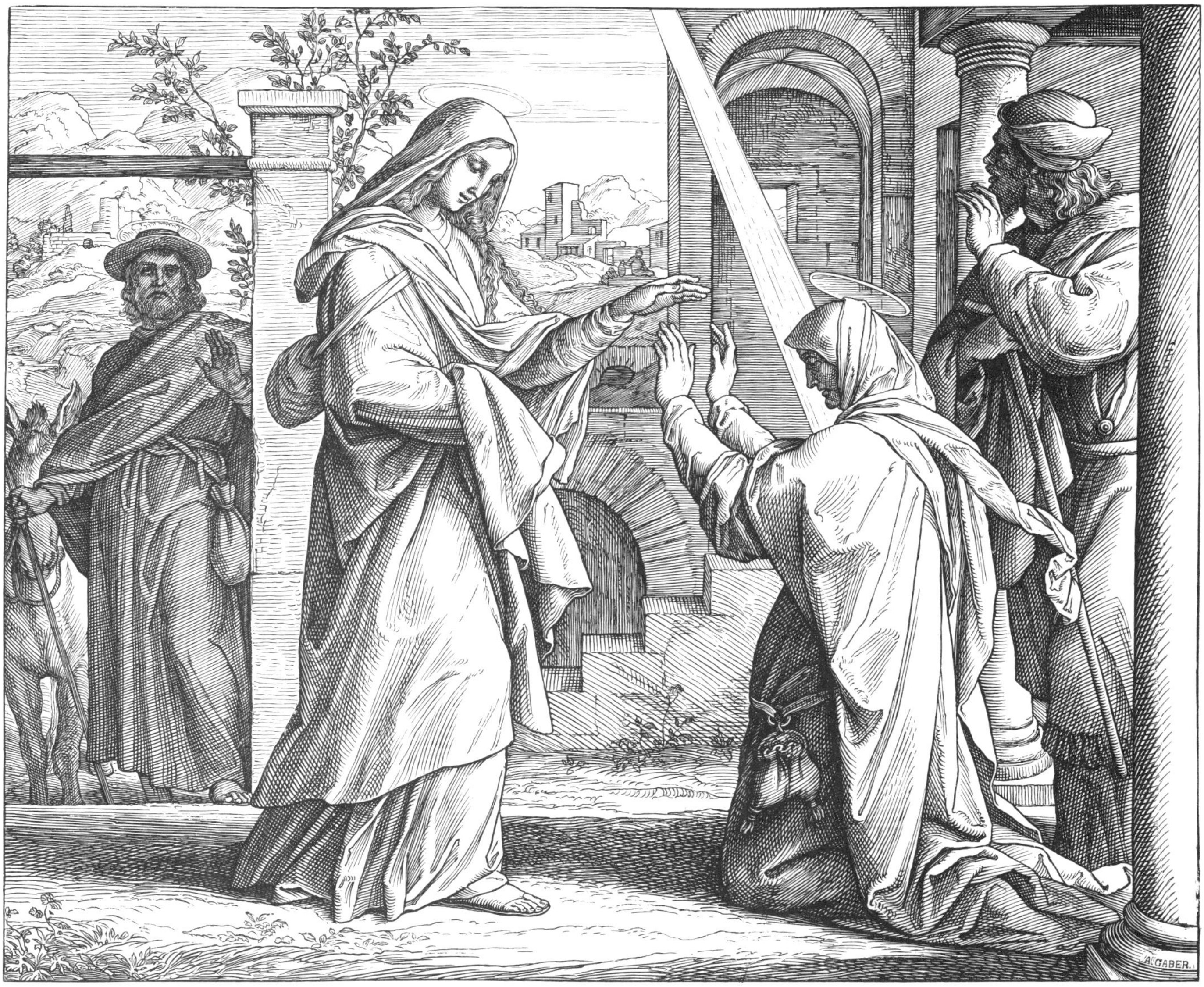

Lukas 1. 39–45

Maria aber stand auf in den Tagen und ging auf das Gebirge eilends zu einer Stadt in Juda
und kam in das Haus des Zacharias und grüßte Elisabeth.
Und Elisabeth ward des heiligen Geistes voll
und rief laut und sprach: Gebenedeit bist du unter den Weibern, und gebenedeit ist die Frucht deines Leibes!
Und woher kommt mir das, daß die Mutter meines Herrn zu mir kommt?
O selig bist du, die du geglaubt hast! Denn es wird vollendet werden, was dir gesagt ist von dem Herrn.

Des Johannes Geburt

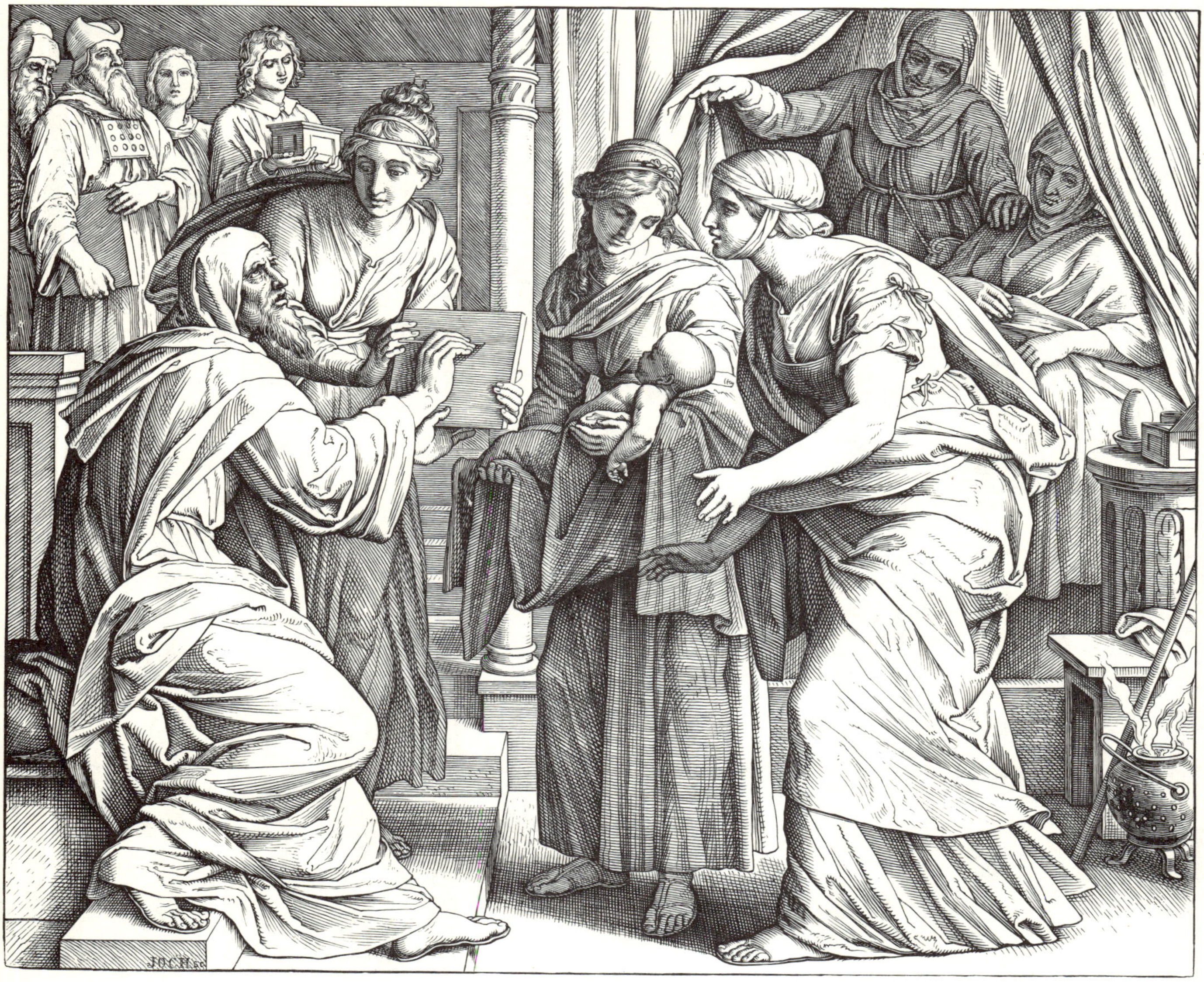

Lukas 1. 57–66

Und für Elisabeth kam ihre Zeit, daß sie gebären sollte; und sie gebar einen Sohn.
Und ihre Nachbarn und Verwandten hörten, daß der Herr große Barmherzigkeit an ihr getan hatte, und freuten sich mit ihr.
Und es begab sich am achten Tage, da kamen sie, zu beschneiden das Kindlein, und hießen es nach seinem Vater Zacharias.
Aber seine Mutter antwortete und sprach: Mitnichten, sondern er soll Johannes heißen.
Und sie sprachen zu ihr: Ist doch niemand in deiner Verwandtschaft, der so heißt.
Und sie winkten seinem Vater, wie er ihn wollte heißen lassen.
Und er forderte ein Täfelein und schrieb: Er heißt Johannes. Und sie verwunderten sich alle.
Und alsbald ward sein Mund und seine Zunge aufgetan, und er redete und lobte Gott.
Und es kam eine Furcht über alle Nachbarn; und diese ganze Geschichte ward kund auf dem ganzen Gebirge Judäas.
Und alle, die es hörten, nahmen's zu Herzen und sprachen: Was, meinest du, will aus dem Kindlein werden? Denn die Hand des Herrn war mit ihm.

Den Hirten wird die Geburt Christi verkündet

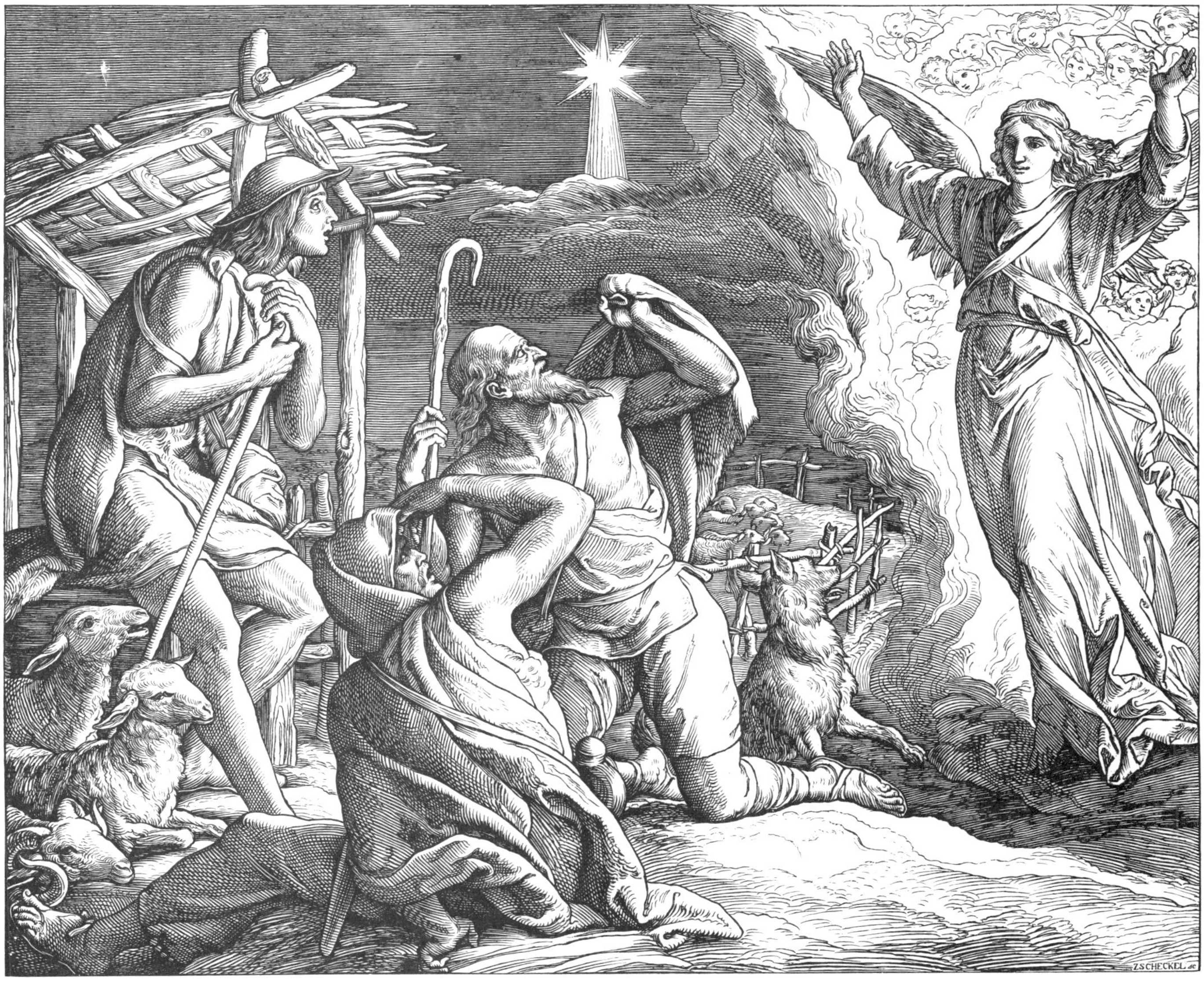

Lukas 2. 1–14

Es begab sich aber zu der Zeit, daß ein Gebot von dem Kaiser Augustus ausging, daß alle Welt geschätzt würde.
Und diese Schätzung war die allererste und geschah zur Zeit, da Cyrenius Landpfleger in Syrien war.
Und jedermann ging, daß er sich schätzen ließe, ein jeglicher in seine Stadt.
Da machte sich auf auch Joseph aus Galiläa, aus der Stadt Nazareth, in das jüdische Land zur Stadt Davids, die da heißt Bethlehem, darum daß er von dem Hause und Geschlechte Davids war, auf daß er sich schätzen ließe mit Maria, seinem vertrauten Weibe, die war schwanger.
Und als sie daselbst waren, kam die Zeit, daß sie gebären sollte.
Und sie gebar ihren ersten Sohn und wickelte ihn in Windeln und legte ihn in eine Krippe; denn sie hatten sonst keinen Raum in der Herberge.
Und es waren Hirten in derselben Gegend auf dem Felde bei den Hürden, die hüteten des Nachts ihre Herde.
Und siehe, des Herrn Engel trat zu ihnen, und die Klarheit des Herrn leuchtete um sie; und sie fürchteten sich sehr.
Und der Engel sprach zu ihnen: Fürchtet euch nicht! Siehe, ich verkündige euch große Freude, die allem Volk widerfahren wird; denn euch ist heute der Heiland geboren, welcher ist Christus, der Herr, in der Stadt Davids.
Und das habt zum Zeichen: ihr werdet finden das Kind in Windeln gewickelt und in einer Krippe liegen.
Und alsbald war da bei dem Engel die Menge der himmlischen Heerscharen, die lobten Gott und sprachen:
Ehre sei Gott in der Höhe und Friede auf Erden und den Menschen ein Wohlgefallen.

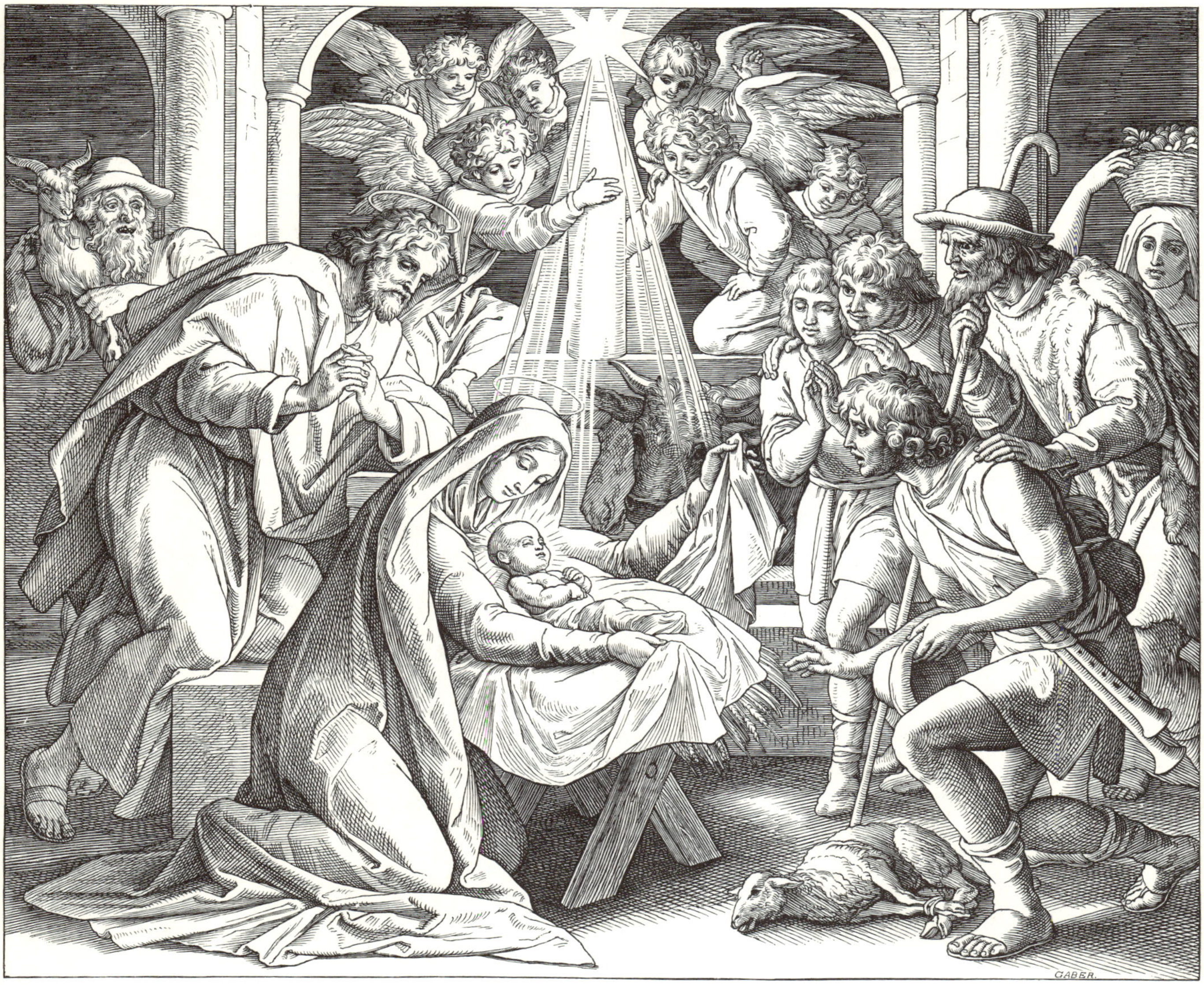

Lukas 2. 15, 16

Und da die Engel von ihnen gen Himmel fuhren, sprachen die Hirten untereinander: Laßt uns nun gehen nach Bethlehem und die Geschichte sehen, die da geschehen ist, die uns der Herr kundgetan hat.

Und sie kamen eilend und fanden beide, Maria und Joseph, dazu das Kind in der Krippe liegen.

Hirten, die ersten Verkünder des Evangeliums von Christus

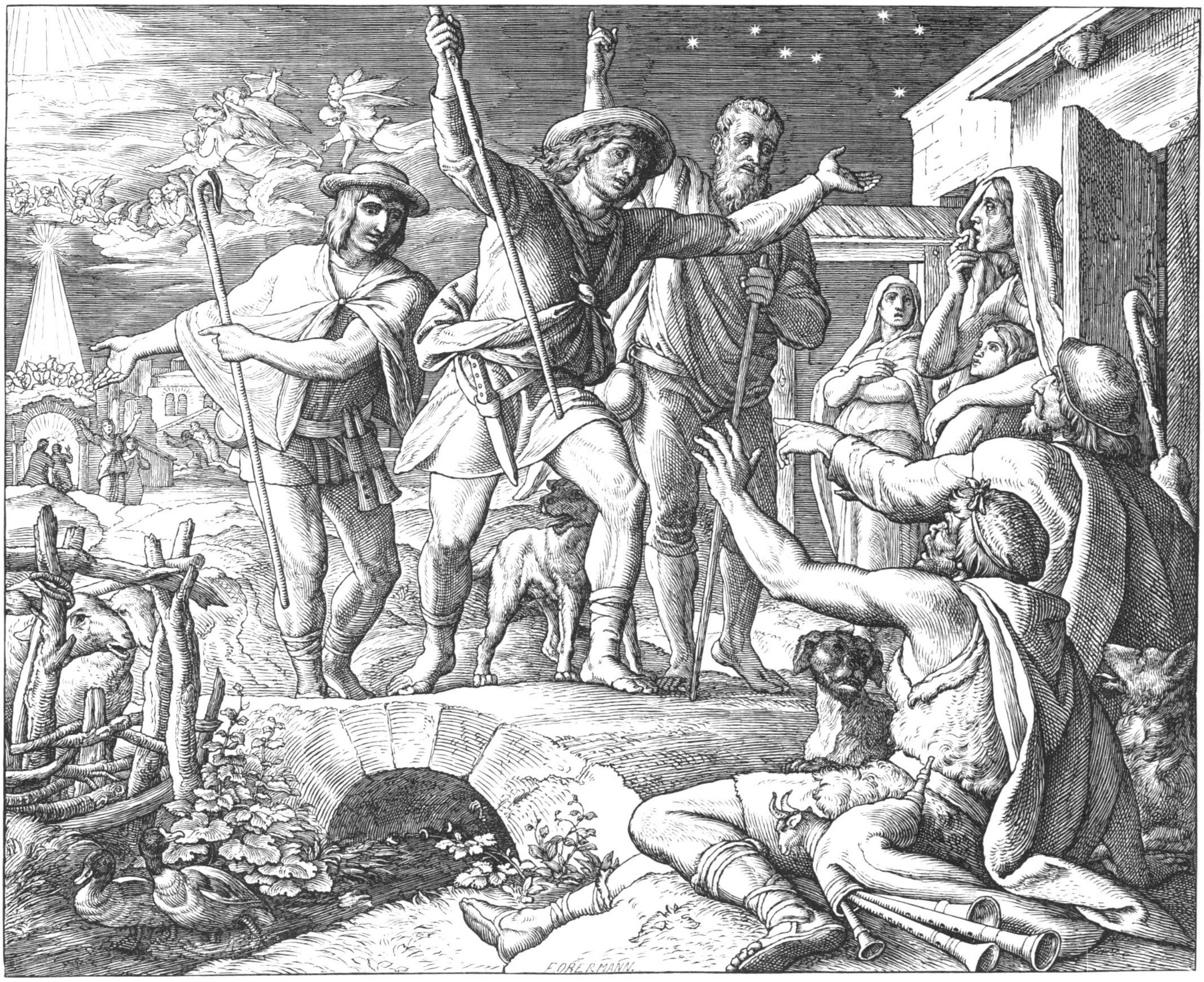

Lukas 2. 17–20

Da sie es aber gesehen hatten, breiteten sie das Wort aus, welches zu ihnen von diesem Kinde gesagt war.
Und alle, vor die es kam, wunderten sich der Rede, die ihnen die Hirten gesagt hatten.

Maria aber behielt alle diese Worte und bewegte sie in ihrem Herzen.
Und die Hirten kehrten wieder um, priesen und lobten Gott um alles, was sie gehört und gesehen hatten, wie denn zu ihnen gesagt war.

Christi Darstellung im Tempel und Simeons Weissagung

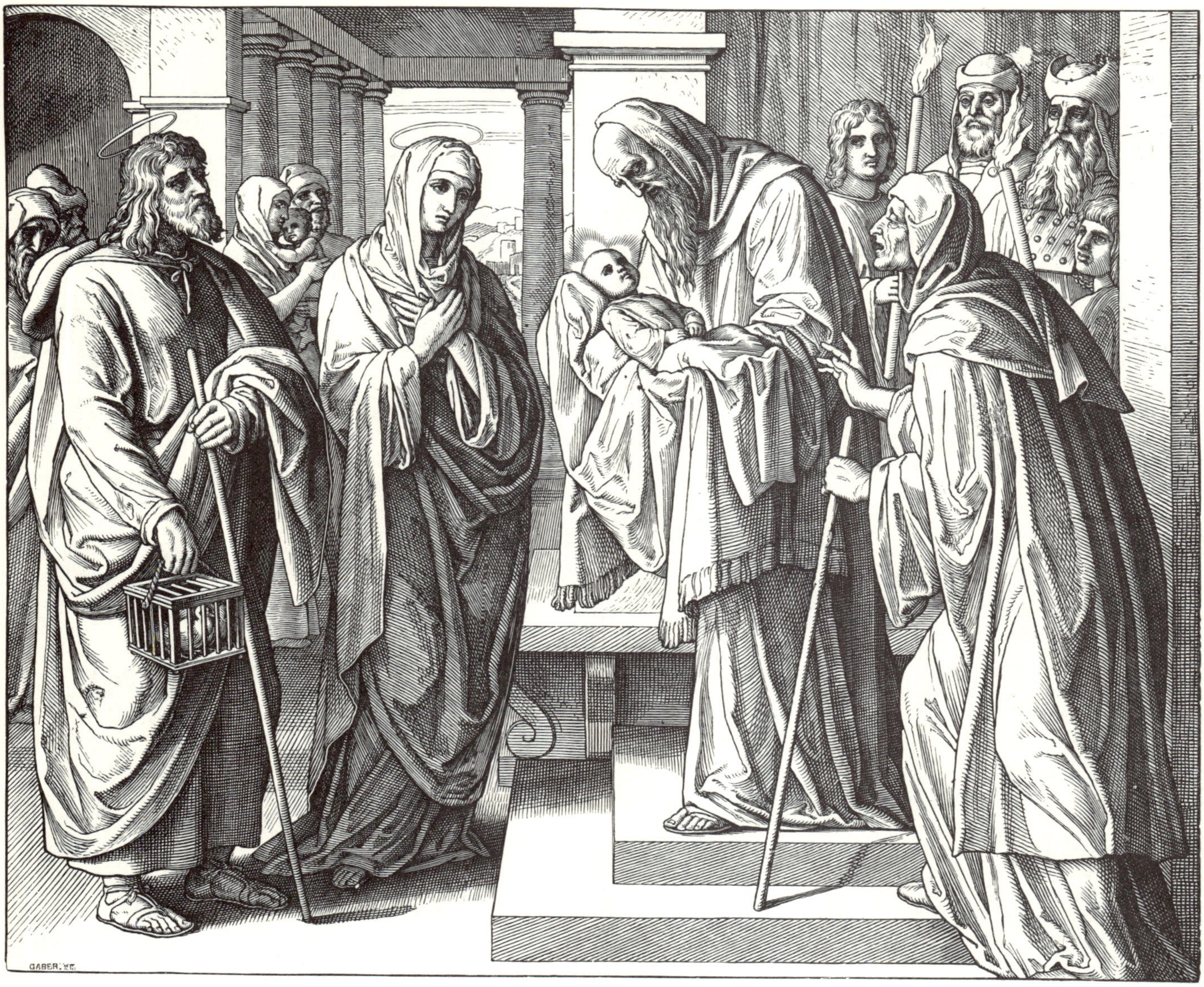

Lukas 2. 22, 24–40

Und da die Tage ihrer Reinigung nach dem Gesetz des Mose vollendet waren, brachten sie ihn nach Jerusalem, auf daß sie ihn darstellten dem Herrn,
und daß sie gäben das Opfer, wie es gesagt ist im Gesetz des Herrn: »Ein Paar Turteltauben oder zwei junge Tauben.«
Und siehe, ein Mensch war zu Jerusalem, mit Namen Simeon; und derselbe Mensch war fromm und gottesfürchtig und wartete auf den Trost Israels, und der heilige Geist war mit ihm.
Und ihm war eine Antwort geworden von dem heiligen Geist, er solle den Tod nicht sehen, er habe denn zuvor den Christ des Herrn gesehen.
Und er kam aus Anregen des Geistes in den Tempel. Und da die Eltern das Kind Jesus in den Tempel brachten, daß sie für ihn täten, wie man pflegt nach dem Gesetz,
da nahm er ihn auf seine Arme und lobte Gott und sprach:
Herr, nun lässest du deinen Diener im Frieden fahren, wie du gesagt hast;
denn meine Augen haben deinen Heiland gesehen,
welchen du bereitet hast vor allen Völkern,
ein Licht, zu erleuchten die Heiden, und zum Preis deines Volks Israel.
Und sein Vater und seine Mutter wunderten sich des, das von ihm geredet ward.
Und Simeon segnete sie und sprach zu Maria, seiner Mutter: Siehe, dieser wird gesetzt zum Fall und Aufstehen vieler in Israel und zu einem Zeichen, dem widersprochen wird
– und auch durch deine Seele wird ein Schwert dringen –, auf daß vieler Herzen Gedanken offenbar werden.
Und es war eine Prophetin, Hanna, eine Tochter Phanuels, vom Geschlecht Asser; die war hochbetagt und hatte gelebt sieben Jahre mit ihrem Manne nach ihrer Jungfrauschaft
und war nun eine Witwe bei vierundachtzig Jahren; die kam nimmer vom Tempel, diente Gott mit Fasten und Beten Tag und Nacht.
Die trat auch hinzu zu derselben Stunde und pries Gott und redete von ihm zu allen, die auf die Erlösung Jerusalems warteten.
Und da sie es alles vollendet hatten nach dem Gesetz des Herrn, kehrten sie wieder heim nach Galiläa in ihre Stadt Nazareth.
Aber das Kind wuchs und ward stark, voller Weisheit, und Gottes Gnade war bei ihm.

Die Anbetung der Weisen aus dem Morgenland

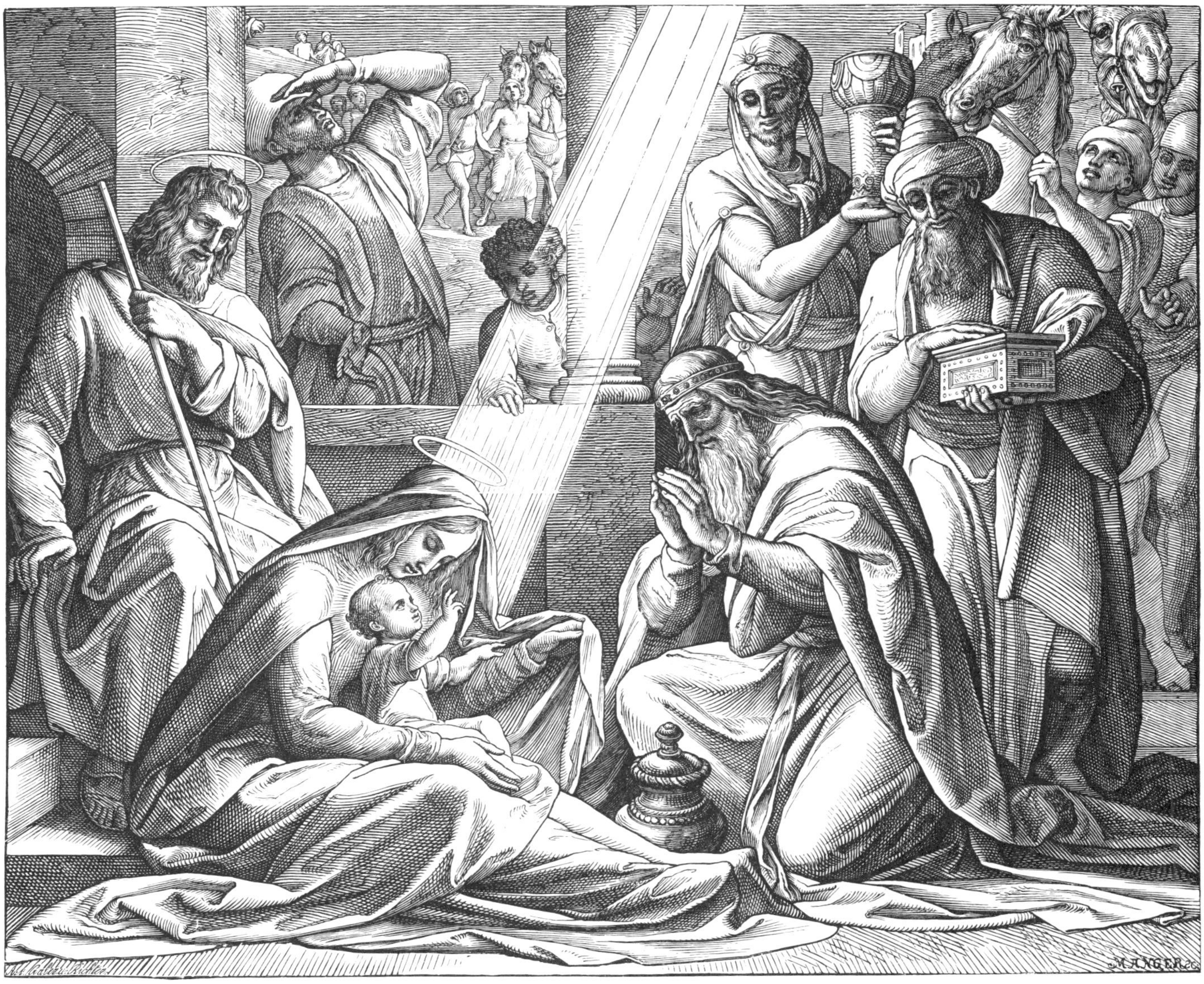

Matthäus 2. 1–12

Da Jesus geboren war zu Bethlehem im jüdischen Lande zur Zeit des Königs Herodes, siehe, da kamen Weise vom Morgenland nach Jerusalem und sprachen:
Wo ist der neugeborene König der Juden? Wir haben seinen Stern gesehen im Morgenland und sind gekommen, ihn anzubeten.
Da das der König Herodes hörte, erschrak er und mit ihm das ganze Jerusalem
und ließ versammeln alle Hohenpriester und Schriftgelehrten unter dem Volk und erforschte von ihnen, wo der Christus sollte geboren werden.
Und sie sagten ihm: Zu Bethlehem im jüdischen Lande; denn also steht geschrieben durch den Propheten:
»Und du Bethlehem im jüdischen Lande bist mitnichten die kleinste unter den Städten in Juda; denn aus dir soll mir kommen der Herzog, der über mein Volk Israel ein Herr sei.«
Da berief Herodes die Weisen heimlich und erkundete mit Fleiß von ihnen, wann der Stern erschienen wäre,
und wies sie nach Bethlehem und sprach: Ziehet hin und forschet fleißig nach dem Kindlein; und wenn ihr's findet, so sagt mir's wieder, daß ich auch komme und es anbete.
Als sie nun den König gehört hatten, zogen sie hin. Und siehe, der Stern, den sie im Morgenland gesehen hatten, ging vor ihnen hin, bis daß er kam und stand oben über, wo das Kindlein war.
Da sie den Stern sahen, wurden sie hoch erfreut
und gingen in das Haus und fanden das Kindlein mit Maria, seiner Mutter, und fielen nieder und beteten es an und taten ihre Schätze auf und schenkten ihm Gold, Weihrauch und Myrrhe.
Und Gott befahl ihnen im Traum, daß sie nicht sollten wieder zu Herodes gehen, und sie zogen auf einem andern Weg wieder in ihr Land.

Joseph erhält Befehl, mit Jesus und seiner Mutter nach Ägypten zu fliehen

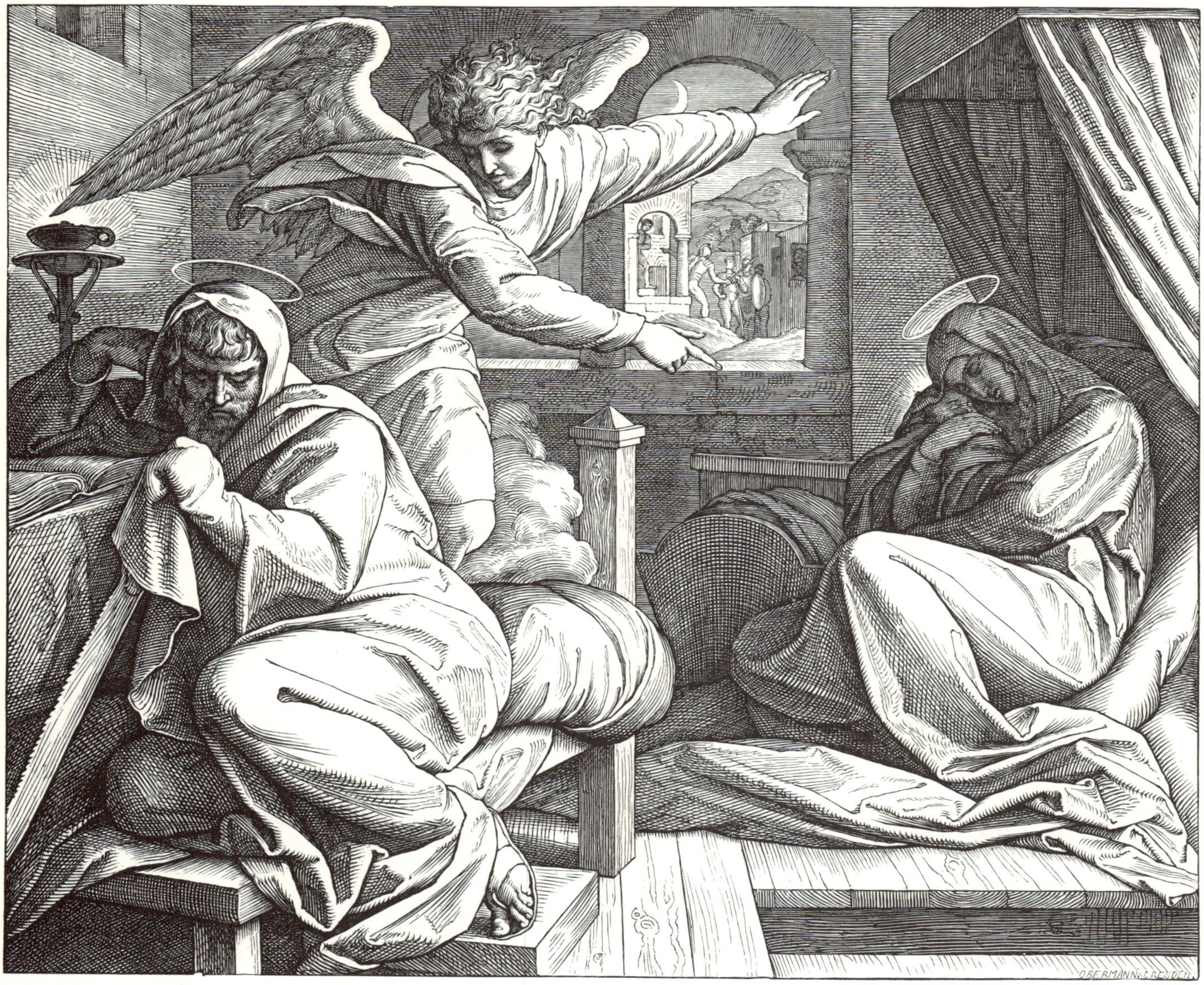

Matthäus 2. 13

Da sie aber hinweggezogen waren, siehe, da erschien der Engel des Herrn dem Joseph im Traum und sprach: Stehe auf und nimm das Kindlein und seine Mutter zu dir und flieh nach Ägyptenland und bleib allda, bis ich dir's sage; denn Herodes geht damit um, daß er das Kindlein suche, es umzubringen.

Die Flucht nach Ägypten

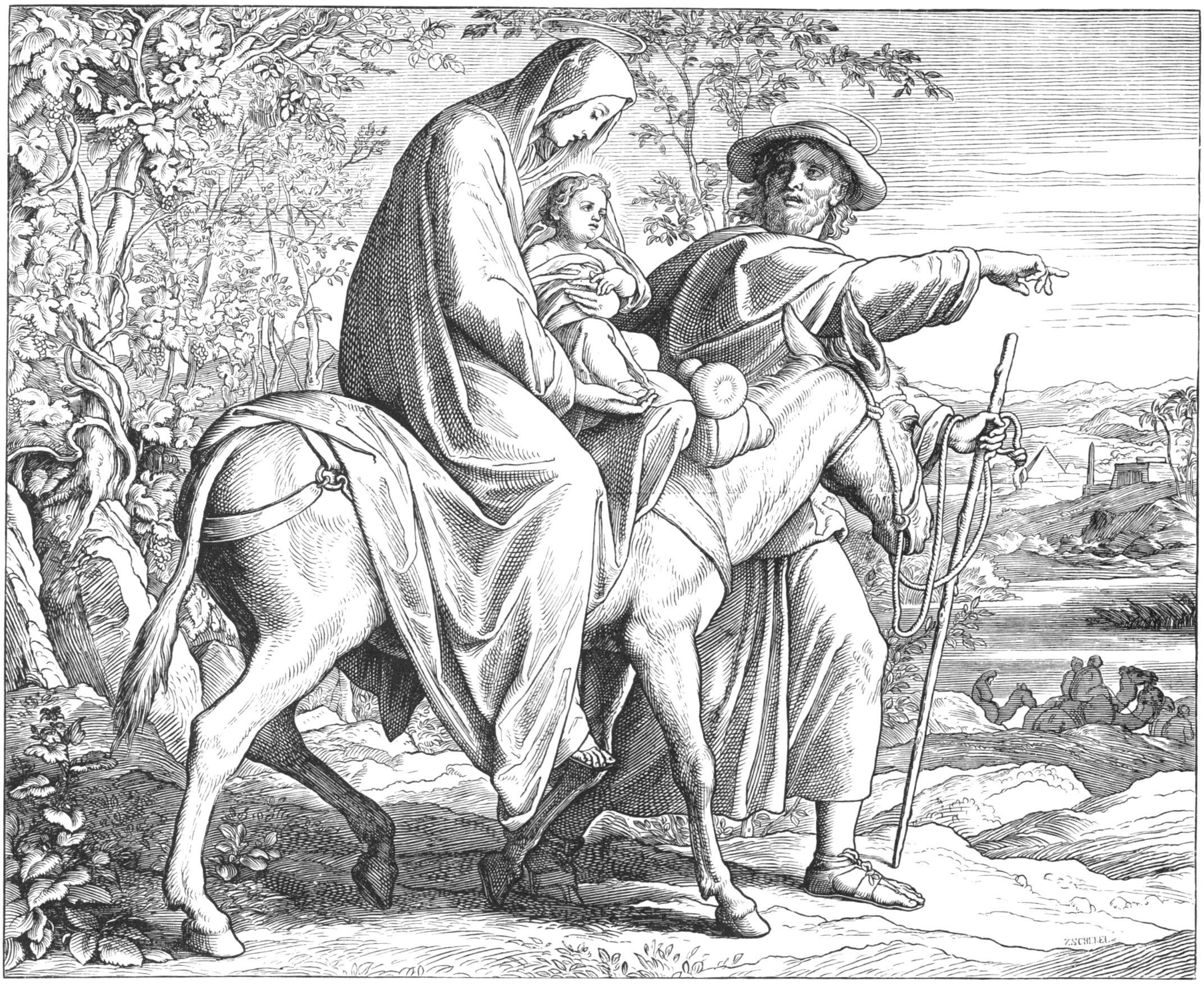

Matthäus 2. 14, 15

Und er stand auf und nahm das Kindlein und seine Mutter zu sich bei der Nacht und entwich nach Ägyptenland

und blieb allda bis nach dem Tod des Herodes, auf daß erfüllt würde, was der Herr durch den Propheten gesagt hat, der da spricht: »Aus Ägypten habe ich meinen Sohn gerufen.«

Der Kindermord zu Bethlehem

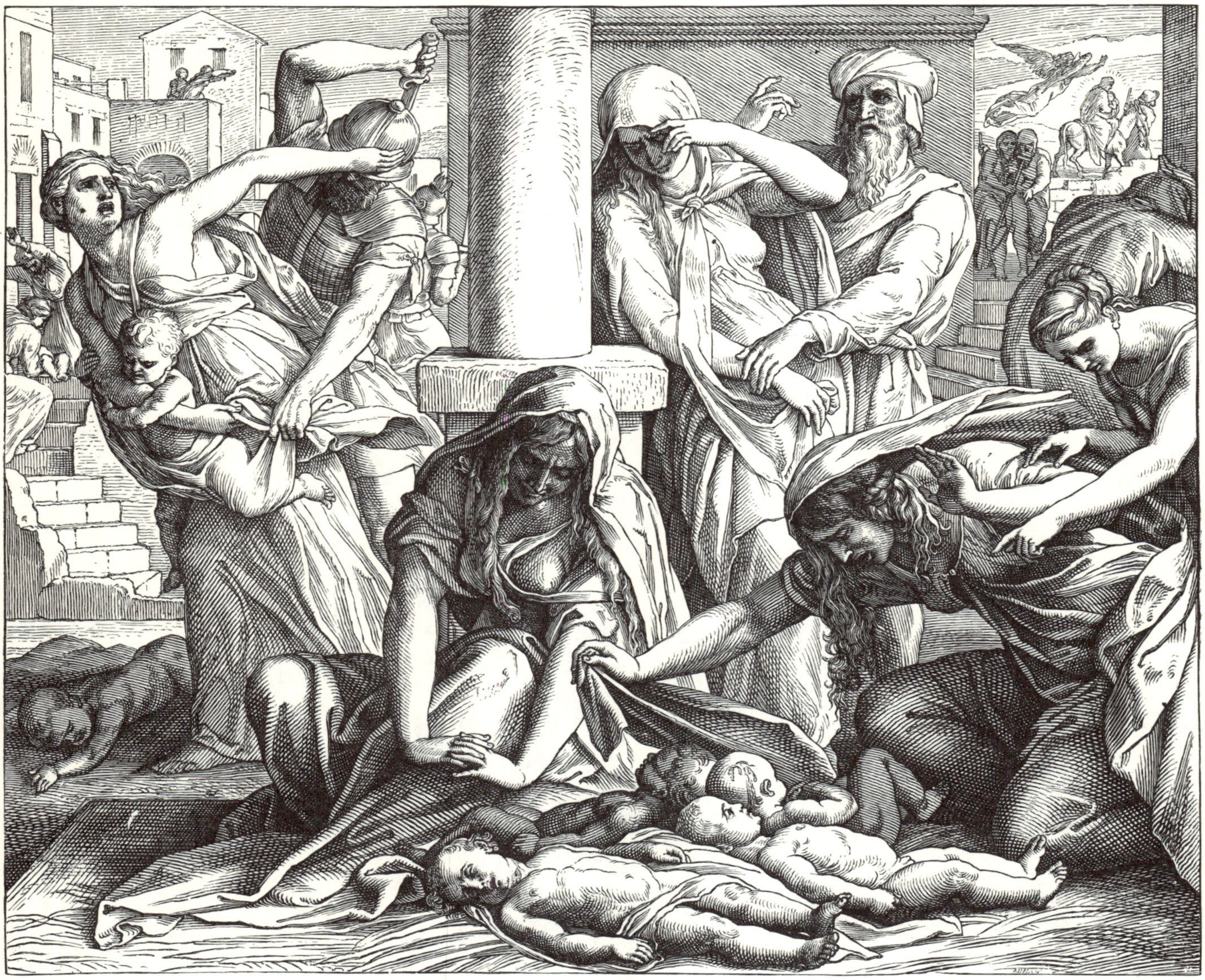

Matthäus 2. 16–18

Da Herodes nun sah, daß er von den Weisen betrogen war, ward er sehr zornig und schickte aus und ließ alle Knäblein zu Bethlehem töten und in der ganzen Gegend, die da zweijährig und darunter waren, nach der Zeit, die er mit Fleiß von den Weisen erkundet hatte.

Da ist erfüllt, was gesagt ist von dem Propheten Jeremia, der da spricht:
»Zu Rama hat man ein Geschrei gehört, viel Weinen und Heulen; Rahel beweinte ihre Kinder und wollte sich nicht trösten lassen, denn es war aus mit ihnen.«

Jesus als zwölfjähriger Knabe unter den Lehrern im Tempel

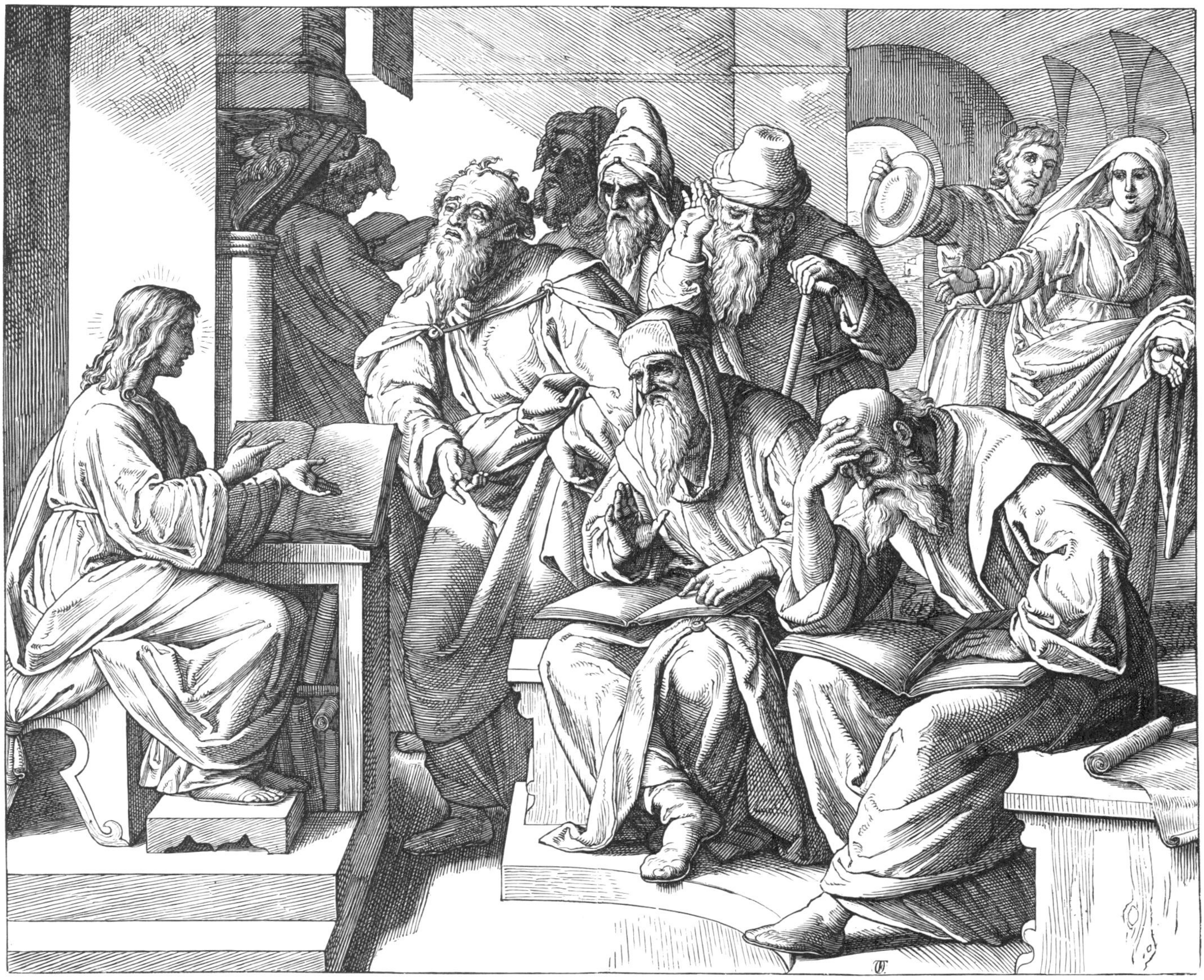

Lukas 2. 40–52

Aber das Kind wuchs und ward stark, voller Weisheit, und Gottes Gnade war bei ihm.
Und seine Eltern gingen alle Jahre nach Jerusalem auf das Osterfest.
Und da er zwölf Jahre alt war, gingen sie hinauf nach Jerusalem nach dem Brauch des Festes.
Und da die Tage vollendet waren und sie wieder nach Hause gingen, blieb das Kind Jesus zu Jerusalem, und seine Eltern wußten's nicht.
Sie meinten aber, er wäre unter den Gefährten, und kamen eine Tagereise weit und suchten ihn unter den Verwandten und Bekannten.
Und da sie ihn nicht fanden, gingen sie wiederum nach Jerusalem und suchten ihn.
Und es begab sich, nach drei Tagen fanden sie ihn im Tempel sitzen mitten unter den Lehrern, wie er ihnen zuhörte und sie fragte.
Und alle, die ihm zuhörten, verwunderten sich seines Verstandes und seiner Antworten.
Und da sie ihn sahen, entsetzten sie sich. Und seine Mutter sprach zu ihm: Mein Sohn, warum hast du uns das getan? Siehe, dein Vater und ich haben dich mit Schmerzen gesucht.
Und er sprach zu ihnen: Was ist's, daß ihr mich gesucht habt? Wisset ihr nicht, daß ich sein muß in dem, das meines Vaters ist?
Und sie verstanden das Wort nicht, das er zu ihnen redete.
Und er ging mit ihnen hinab und kam nach Nazareth und war ihnen untertan. Und seine Mutter behielt alle diese Worte in ihrem Herzen.
Und Jesus nahm zu an Weisheit, Alter und Gnade bei Gott und den Menschen.

Johannes, der Prediger in der Wüste

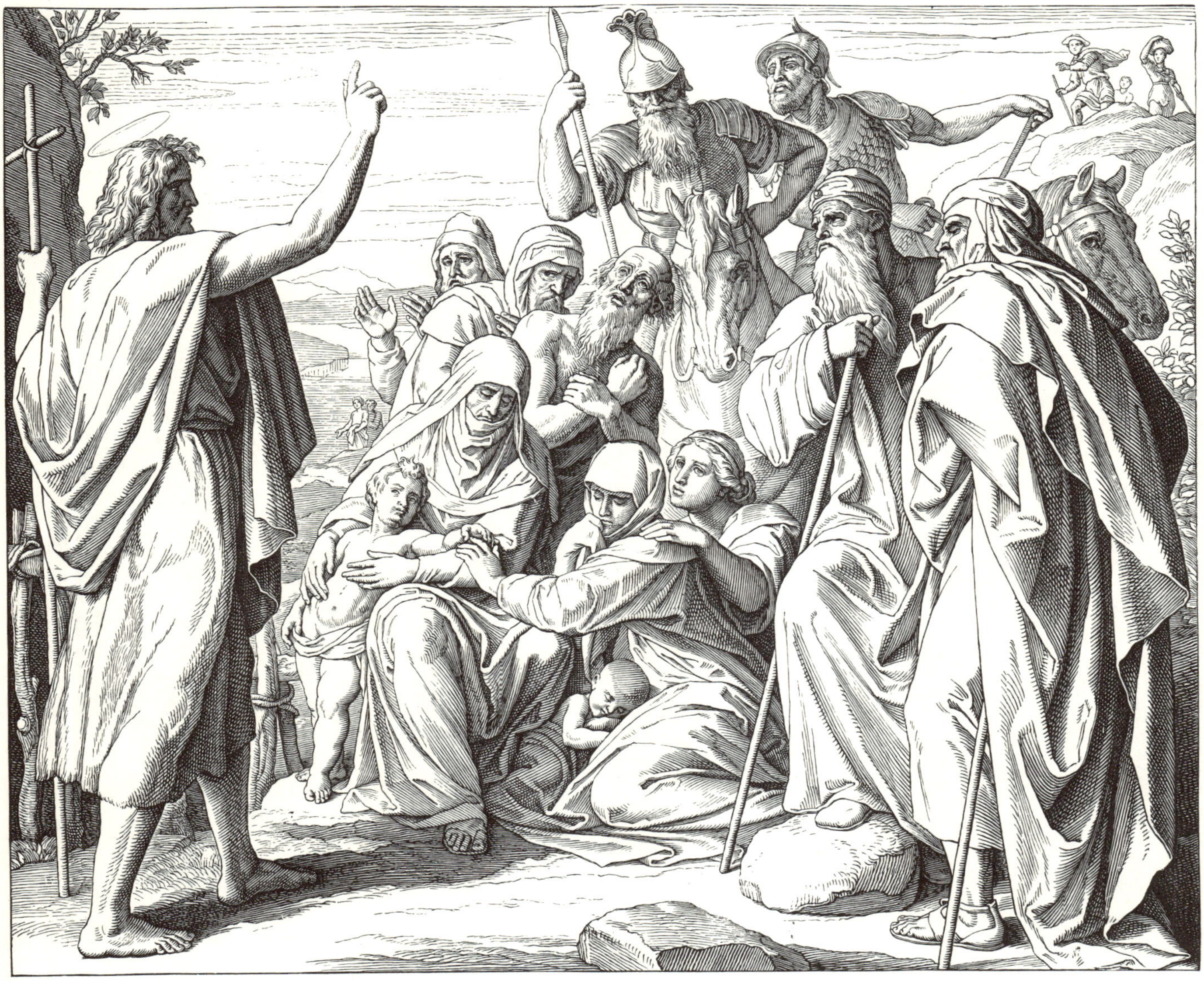

Lukas 3. 2–14, 18

Da geschah der Befehl Gottes an Johannes, des Zacharias Sohn, in der Wüste.
Und er kam in das ganze Land um den Jordan und predigte die Taufe der Buße zur Vergebung der Sünden,
wie geschrieben steht in dem Buch der Reden Jesajas, des Propheten, der da sagt: »Es ist eine Stimme eines Predigers in der Wüste: Bereitet den Weg des Herrn und machet seine Steige richtig!
Alle Täler sollen erhöht werden, und alle Berge und Hügel sollen erniedrigt werden; und was krumm ist, soll richtig werden, und was uneben ist, soll ebener Weg werden.
Und alles Fleisch wird den Heiland Gottes sehen.«
Da sprach Johannes zu dem Volk, das hinausging, daß es sich von ihm taufen ließe: Ihr Otterngezüchte, wer hat denn euch gewiesen, daß ihr dem zukünftigen Zorn entrinnen werdet?
Sehet zu, tut rechtschaffene Früchte der Buße; und nehmet euch nicht vor zu sagen: Wir haben Abraham zum Vater. Denn ich sage euch: Gott kann dem Abraham aus diesen Steinen Kinder erwecken.
Es ist schon die Axt den Bäumen an die Wurzel gelegt; welcher Baum nicht gute Frucht bringt, wird abgehauen und in das Feuer geworfen.
Und das Volk fragte ihn und sprach: Was sollen wir denn tun?
Er antwortete und sprach zu ihnen: Wer zwei Röcke hat, der gebe dem, der keinen hat; und wer Speise hat, tue auch also.
Es kamen auch die Zöllner, daß sie sich taufen ließen, und sprachen zu ihm: Meister, was sollen denn wir tun?
Er sprach zu ihnen: Fordert nicht mehr, als euch verordnet ist!
Da fragten ihn auch die Kriegsleute und sprachen: Was sollen denn wir tun? Und er sprach zu ihnen: Tut niemand Gewalt noch Unrecht und lasset euch genügen an eurem Solde!
Und mit vielem anderen mehr ermahnte er das Volk und verkündigte ihm das Heil.

Die Taufe Christi

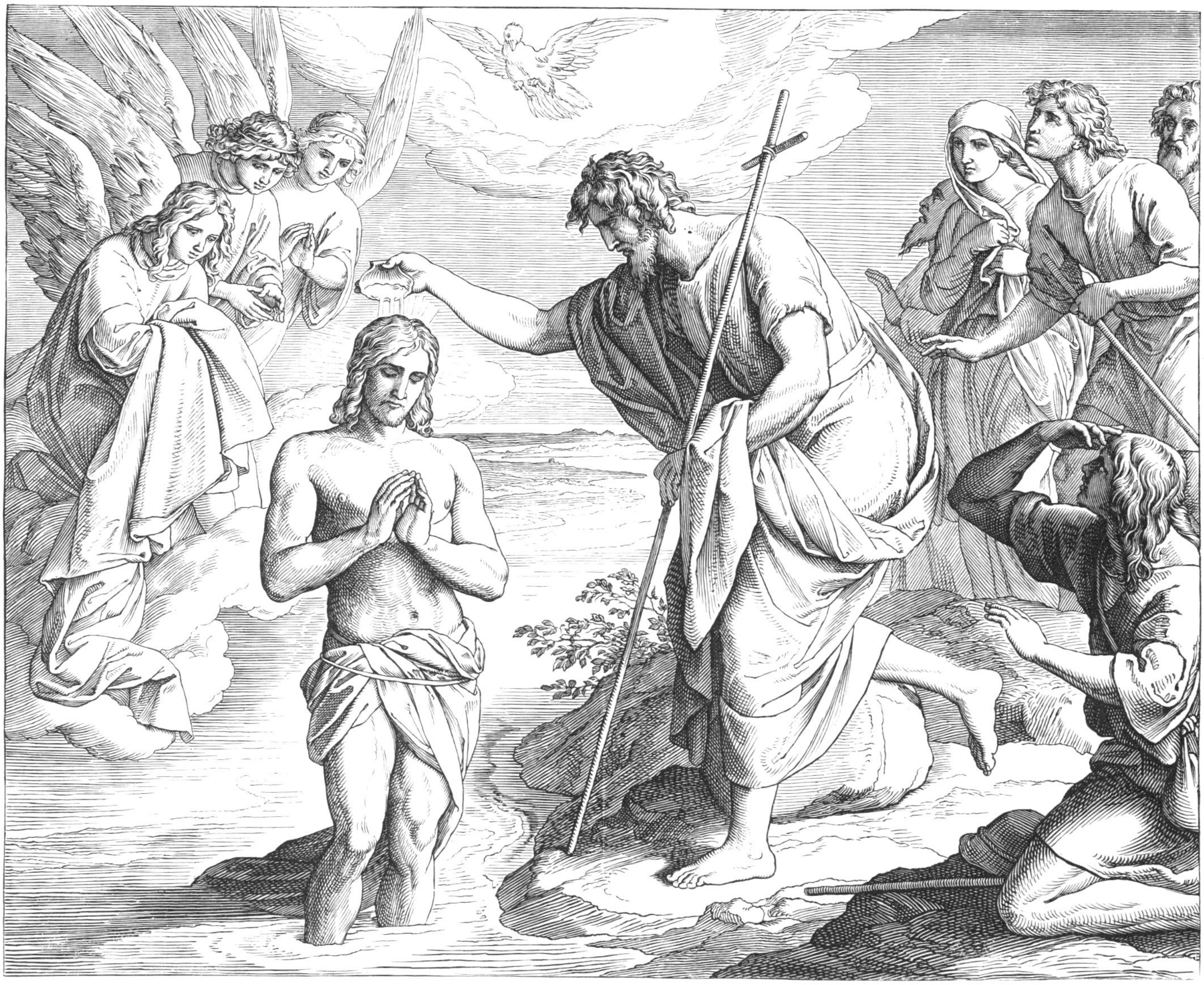

Matthäus 3. 13–17

Zu der Zeit kam Jesus aus Galiläa an den Jordan zu Johannes, daß er sich von ihm taufen ließe.
Aber Johannes wehrte ihm und sprach: Ich bedarf wohl, daß ich von dir getauft werde, und du kommst zu mir?
Jesus aber antwortete und sprach zu ihm: Laß es jetzt also geschehen, denn so gebührt es uns, alle Gerechtigkeit zu erfüllen. Da ließ er's ihm zu.
Und da Jesus getauft war, stieg er alsbald herauf aus dem Wasser. Und siehe, da tat sich der Himmel auf, und er sah den Geist Gottes wie eine Taube herabfahren und über sich kommen.
Und siehe, eine Stimme vom Himmel herab sprach: Dies ist mein lieber Sohn, an welchem ich Wohlgefallen habe.

Christi Versuchung

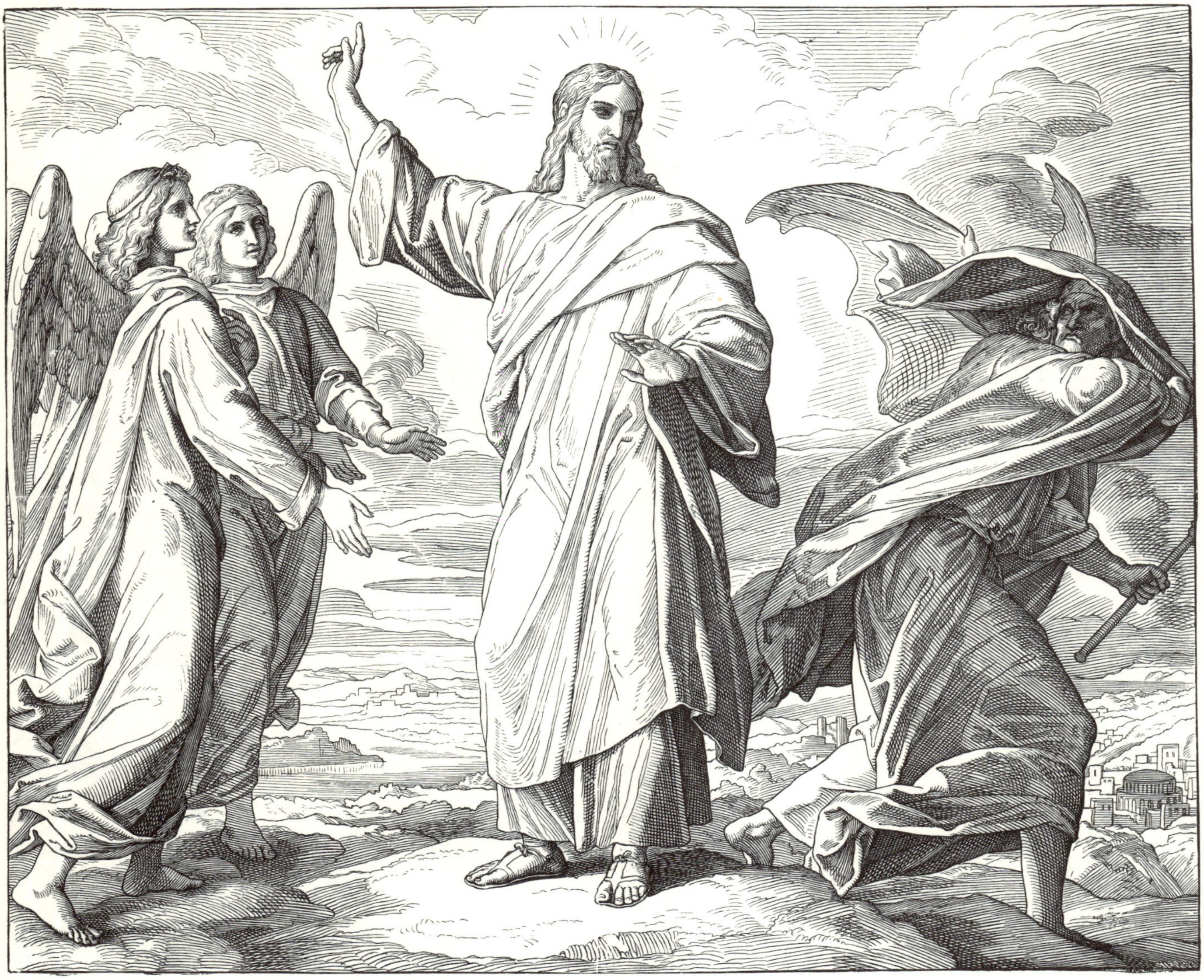

Matthäus 4. 1–11

Da ward Jesus vom Geist in die Wüste geführt, auf daß er von dem Teufel versucht würde.
Und da er vierzig Tage und vierzig Nächte gefastet hatte, hungerte ihn.
Und der Versucher trat zu ihm und sprach: Bist du Gottes Sohn, so sprich, daß diese Steine Brot werden.
Und er antwortete und sprach: Es steht geschrieben: »Der Mensch lebt nicht vom Brot allein, sondern von einem jeglichen Wort, das durch den Mund Gottes geht.«
Da führte ihn der Teufel mit sich in die heilige Stadt und stellte ihn auf die Zinne des Tempels
und sprach zu ihm: Bist du Gottes Sohn, so wirf dich hinab; denn es steht geschrieben: »Er wird seinen Engeln über dir Befehl tun, und sie werden dich auf den Händen tragen, auf daß du deinen Fuß nicht an einen Stein stoßest.«
Da sprach Jesus zu ihm: Wiederum steht auch geschrieben: »Du sollst Gott, deinen Herrn, nicht versuchen.«
Wiederum führte ihn der Teufel mit sich auf einen sehr hohen Berg und zeigte ihm alle Reiche der Welt und ihre Herrlichkeit und sprach zu ihm: Das alles will ich dir geben, so du niederfällst und mich anbetest.
Da sprach Jesus zu ihm: Hebe dich weg von mir, Satan! denn es steht geschrieben: »Du sollst anbeten Gott, deinen Herrn, und ihm allein dienen.«
Da verließ ihn der Teufel. Und siehe, da traten die Engel zu ihm und dienten ihm.

Das Zeugnis Johannes des Täufers von Christus

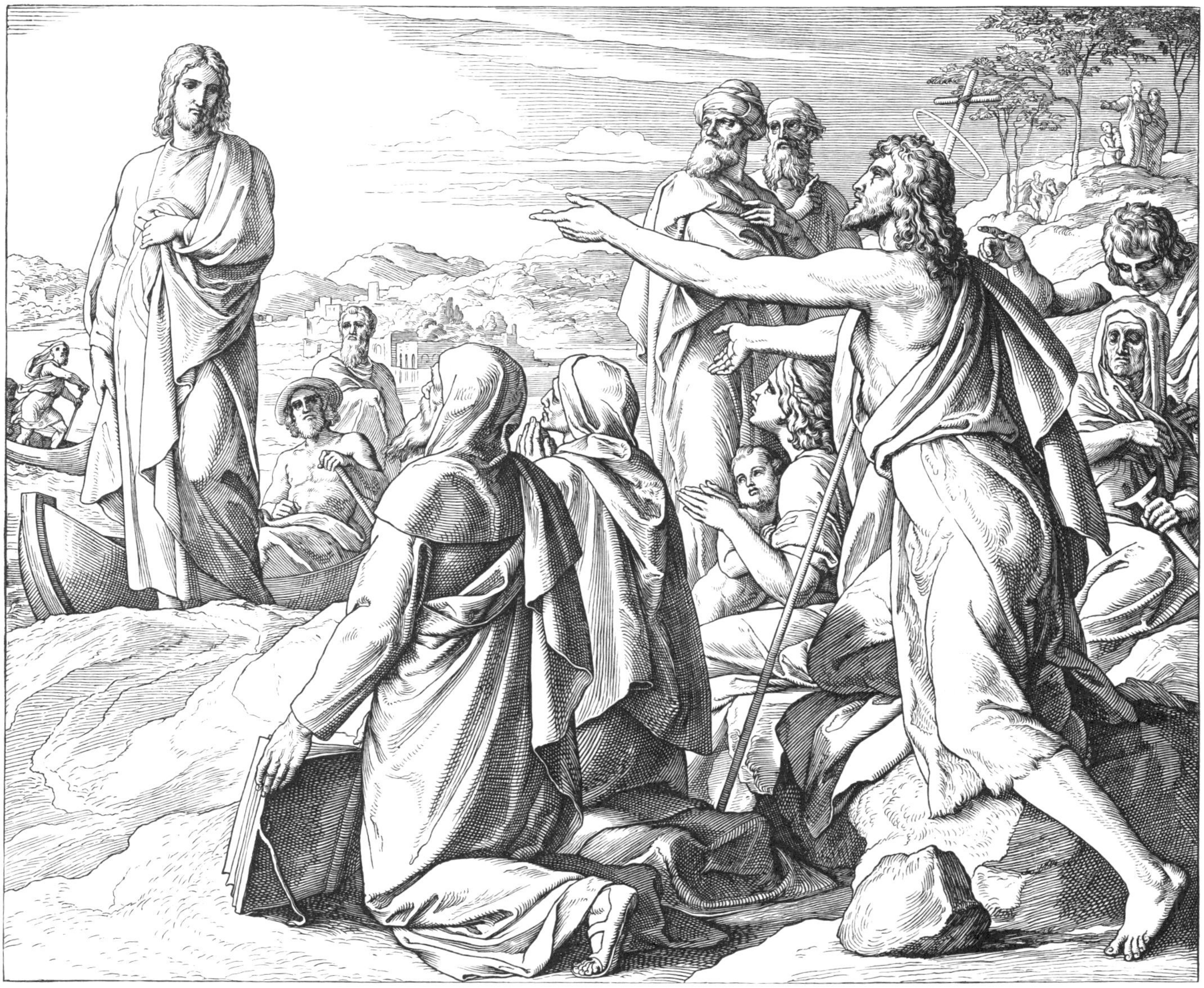

Johannes 1. 29–36

Des andern Tages sieht Johannes Jesus kommen und spricht: Siehe, das ist Gottes Lamm, welches der Welt Sünde trägt!
Dieser ist's, von dem ich gesagt habe: Nach mir kommt ein Mann, welcher vor mir gewesen ist, denn er war eher als ich.
Und ich kannte ihn nicht; sondern auf daß er offenbar würde in Israel, darum bin ich gekommen, zu taufen mit Wasser.
Und Johannes bezeugte und sprach: Ich sah, daß der Geist herabfuhr wie eine Taube vom Himmel und blieb auf ihm,
und ich kannte ihn nicht. Aber der mich sandte, zu taufen mit Wasser, der sprach zu mir: Über welchen du sehen wirst den Geist herabfahren und auf ihm bleiben, der ist's, der mit dem heiligen Geist tauft.
Und ich sah es und bezeugte, daß dieser ist Gottes Sohn.
Des andern Tages stand abermals Johannes und zwei seiner Jünger;
und als er sah Jesus wandeln, sprach er: Siehe, das ist Gottes Lamm!

Jesu erste Jünger

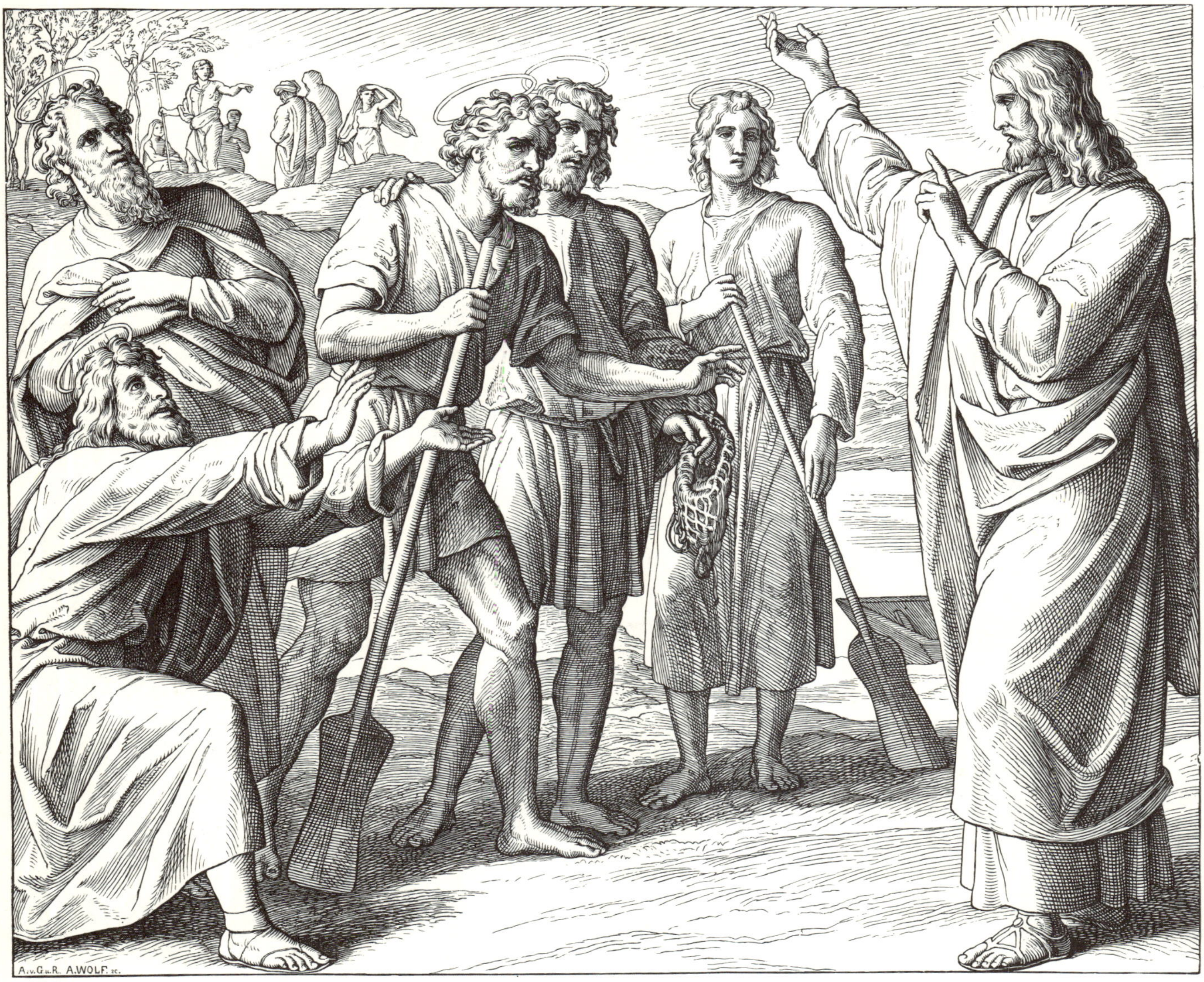

Johannes 1. 43–51

Des andern Tages wollte Jesus wieder nach Galiläa ziehen und findet Philippus und spricht zu ihm: Folge mir nach!
Philippus aber war von Bethsaida, aus der Stadt des Andreas und Petrus.
Philippus findet Nathanael und spricht zu ihm: Wir haben den gefunden, von welchem Mose im Gesetz und die Propheten geschrieben haben, Jesus, Josephs Sohn von Nazareth.
Und Nathanael sprach zu ihm: Was kann von Nazareth Gutes kommen? Philippus spricht zu ihm: Komm und sieh es!
Jesus sah Nathanael kommen und spricht von ihm: Siehe, ein rechter Israelit, in welchem kein Falsch ist.
Nathanael spricht zu ihm: Woher kennst du mich? Jesus antwortete und sprach zu ihm: Ehe denn dich Philippus rief, da du unter dem Feigenbaum warst, sah ich dich.
Nathanael antwortete ihm: Rabbi, du bist Gottes Sohn, du bist der König von Israel!
Jesus antwortete und sprach zu ihm: Du glaubst, weil ich dir gesagt habe, daß ich dich gesehen habe unter dem Feigenbaum; du wirst noch Größeres als das sehen.
Und spricht zu ihm: Wahrlich, wahrlich, ich sage euch: Ihr werdet den Himmel offen sehen und die Engel Gottes hinauf- und herabfahren auf des Menschen Sohn.

Die Hochzeit zu Kana

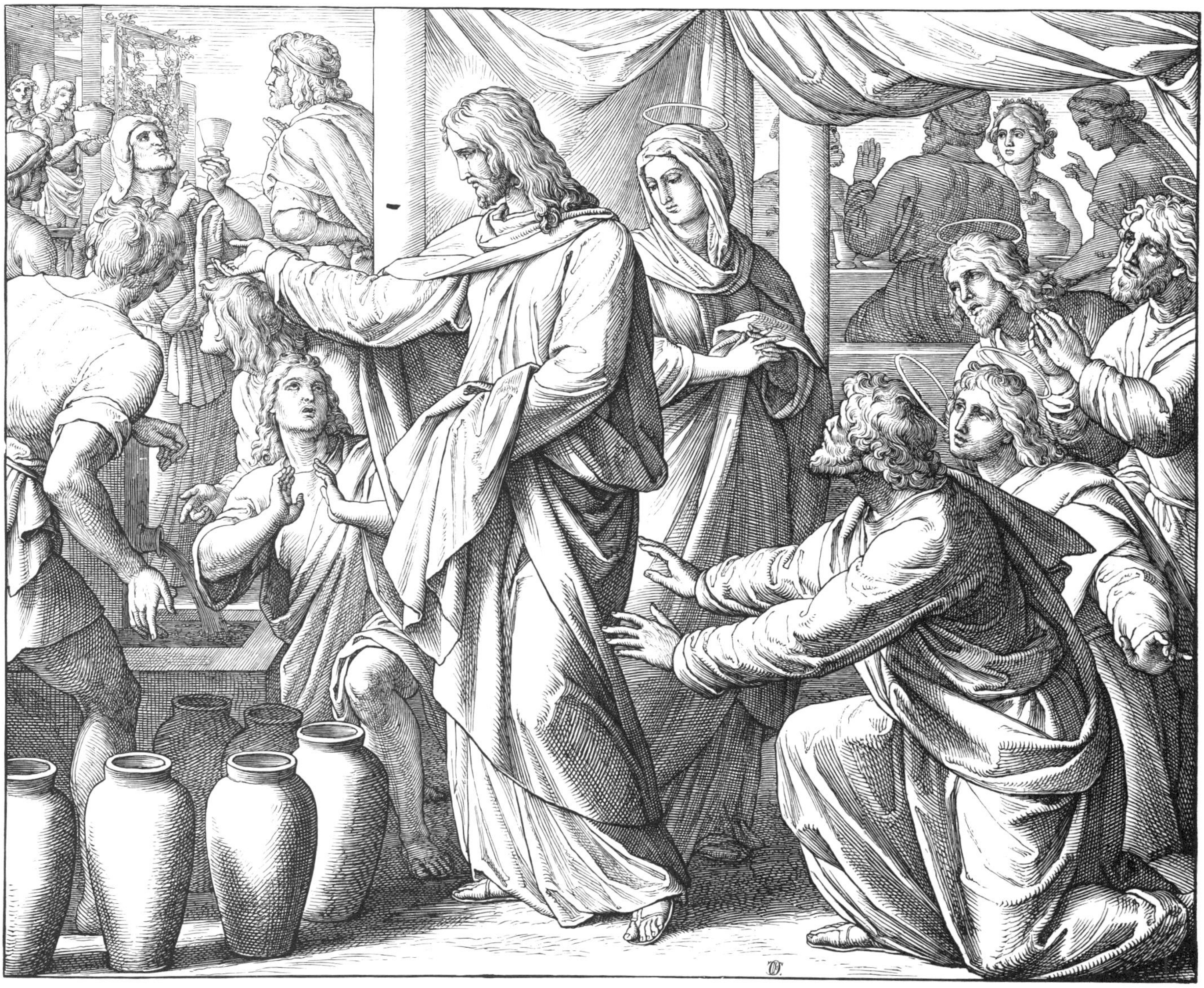

Johannes 2. 1–11

Und am dritten Tage war eine Hochzeit zu Kana in Galiläa, und die Mutter Jesu war da.
Jesus aber und seine Jünger wurden auch auf die Hochzeit geladen.
Und da es an Wein gebrach, spricht die Mutter Jesu zu ihm: Sie haben nicht Wein.
Jesus spricht zu ihr: Weib, was geht's dich an, was ich tue? Meine Stunde ist noch nicht gekommen.
Seine Mutter spricht zu den Dienern: Was er euch sagt, das tut.
Es waren aber allda sechs steinerne Wasserkrüge gesetzt nach der Sitte der jüdischen Reinigung, und es gingen in jeden zwei oder drei Maß.
Jesus spricht zu ihnen: Füllet die Wasserkrüge mit Wasser! Und sie füllten sie bis obenan.
Und er spricht zu ihnen: Schöpfet nun und bringet's dem Speisemeister! Und sie brachten's.
Als aber der Speisemeister kostete den Wein, der Wasser gewesen war, und wußte nicht, woher er kam – die Diener aber wußten's, die das Wasser geschöpft hatten –, ruft der Speisemeister den Bräutigam
und spricht zu ihm: Jedermann gibt zuerst den guten Wein und, wenn sie trunken geworden sind, alsdann den geringern; du hast den guten Wein bisher behalten.
Das ist das erste Zeichen, das Jesus tat, geschehen zu Kana in Gailäa, und offenbarte seine Herrlichkeit. Und seine Jünger glaubten an ihn.

Jesus reinigt den Tempel

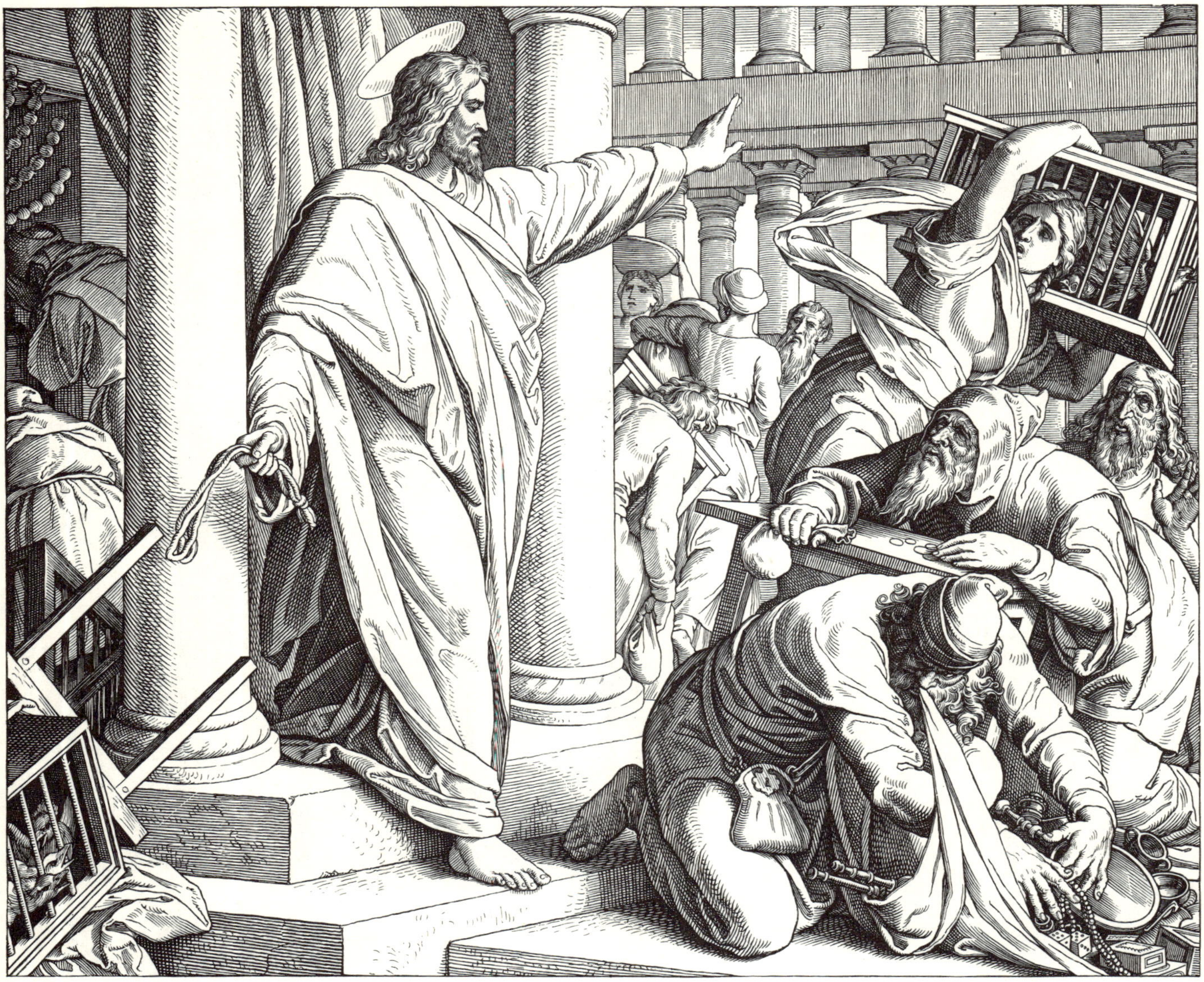

Johannes 2. 13–17

Und der Juden Ostern war nahe, und Jesus zog hinauf nach Jerusalem.
Und er fand im Tempel sitzen, die da Ochsen, Schafe und Tauben feilhielten, und die Wechsler.
Und er machte eine Geißel aus Stricken und trieb sie alle zum Tempel hinaus samt den Schafen und Ochsen und verschüttete den Wechslern das Geld und stieß die Tische um
und sprach zu denen, die die Tauben feilhielten: Traget das von dannen und machet nicht meines Vaters Haus zum Kaufhause!
Seine Jünger aber gedachten daran, daß geschrieben steht: »Der Eifer um dein Haus hat mich gefressen.«

Gespräch Christi mit Nikodemus vom Wege zum ewigen Leben

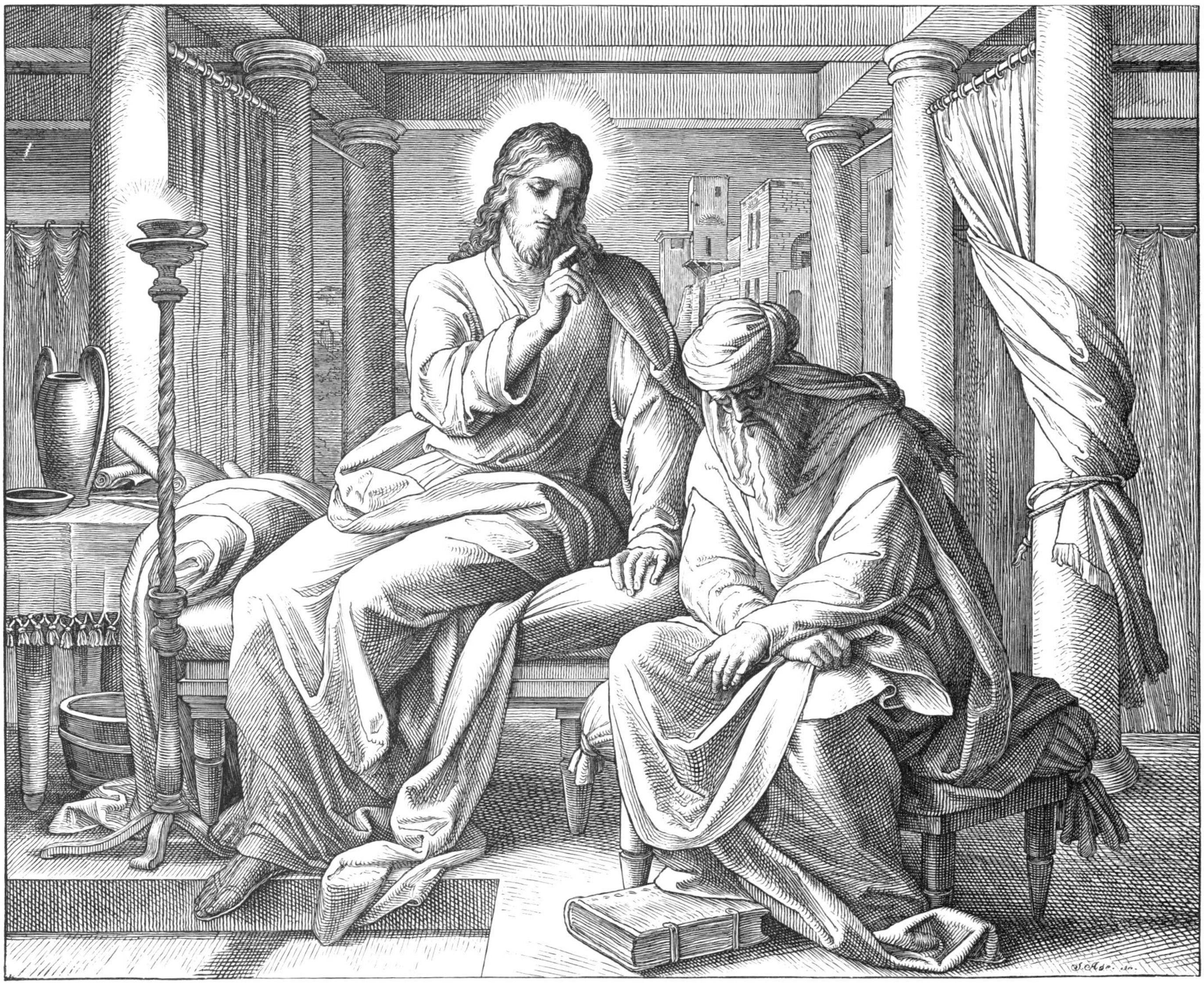

Johannes 3. 1–3

Es war aber ein Mensch unter den Pharisäern mit Namen Nikodemus, ein Oberster unter den Juden.
Der kam zu Jesus bei der Nacht und sprach zu ihm: Meister, wir wissen, daß du bist ein Lehrer von Gott gekommen; denn niemand kann die Zeichen tun, die du tust, es sei denn Gott mit ihm.

Jesus antwortete und sprach zu ihm: Wahrlich, wahrlich, ich sage dir: Es sei denn, daß jemand von neuem geboren werde, so kann er das Reich Gottes nicht sehen.

Jesus und die Samariterin

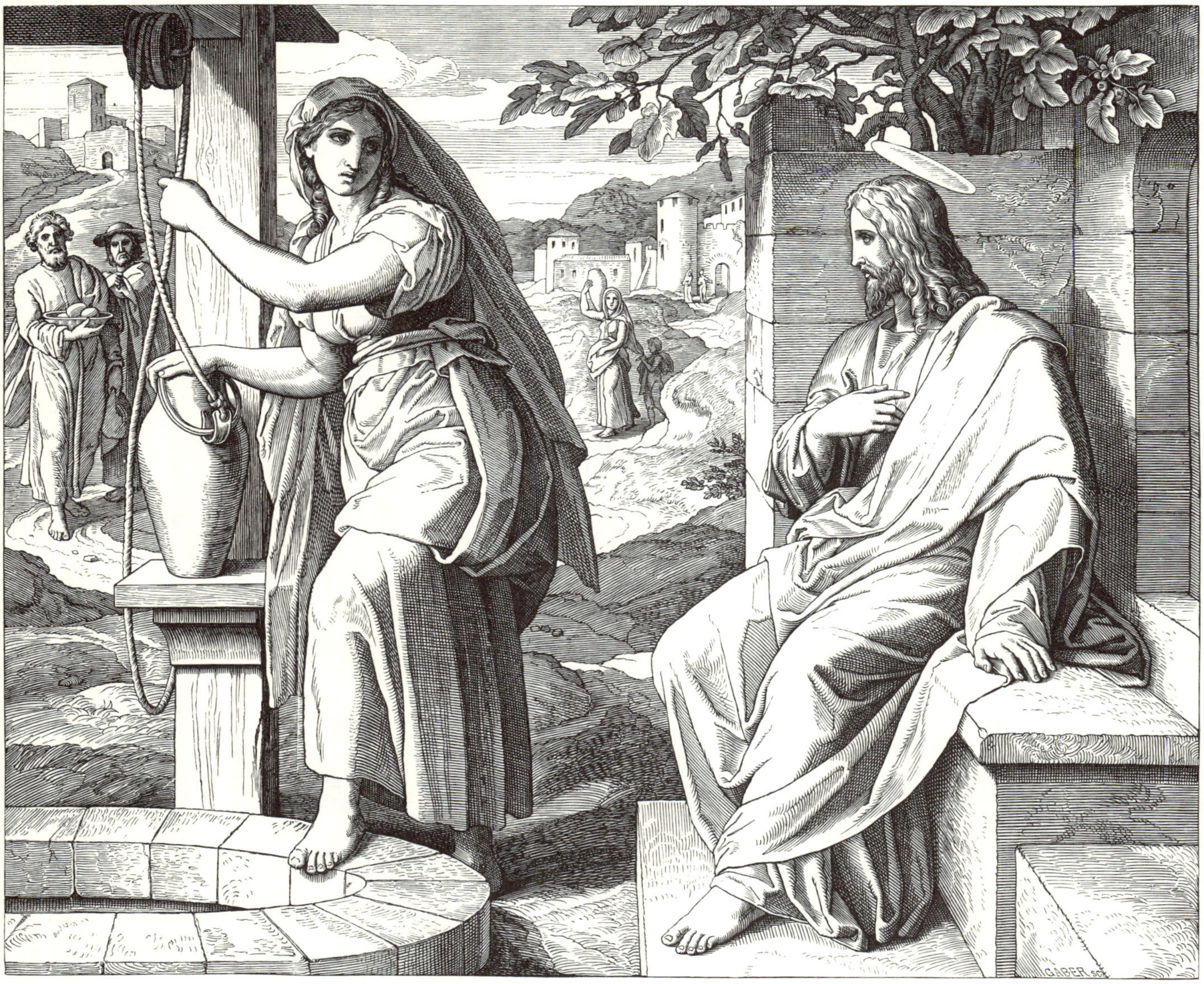

Johannes 4. 5–14

Da kam Jesus in eine Stadt Samariens, die heißt Sychar, nahe bei dem Feld, das Jakob seinem Sohn Joseph gab.
Es war aber daselbst Jakobs Brunnen. Da nun Jesus müde war von der Reise, setzte er sich auf den Brunnen; und es war um die sechste Stunde.
Da kommt eine Frau aus Samarien, Wasser zu schöpfen. Jesus spricht zu ihr: Gib mir zu trinken!
Denn seine Jünger waren in die Stadt gegangen, daß sie Speise kauften.
Spricht nun die samaritische Frau zu ihm: Wie bittest du von mir zu trinken, der du ein Jude bist, und ich ein samaritisch Weib? – Denn die Juden haben keine Gemeinschaft mit den Samaritern.
Jesus antwortete und sprach zu ihr: Wenn du erkenntest die Gabe Gottes und wer der ist, der zu dir sagt: Gib mir zu trinken! du bätest ihn, und er gäbe dir lebendiges Wasser.
Spricht zu ihm die Frau: Herr, hast du doch nichts, womit du schöpfest, und der Brunnen ist tief; woher hast du denn lebendiges Wasser?
Bist du mehr als unser Vater Jakob, der uns diesen Brunnen gegeben hat? Und er hat daraus getrunken und seine Kinder und sein Vieh.
Jesus antwortete und sprach zu ihr: Wer von diesem Wasser trinkt, den wird wieder dürsten;
wer aber von dem Wasser trinken wird, das ich ihm gebe, den wird ewiglich nicht dürsten, sondern das Wasser, das ich ihm geben werde, das wird in ihm ein Brunnen des Wassers werden, das in das ewige Leben quillt.

Die Heilung des Gichtbrüchigen

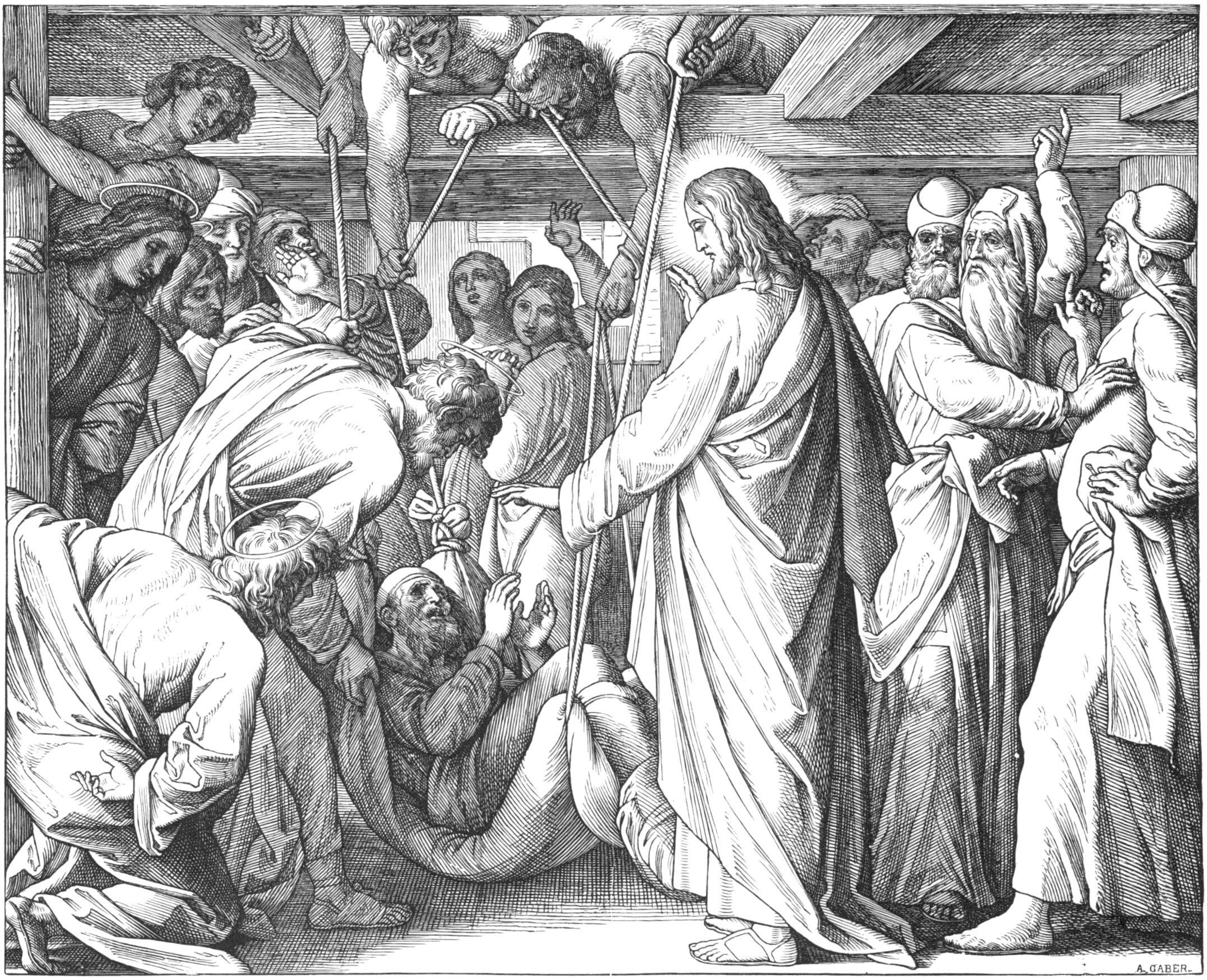

Lukas 5. 17–25

Und es begab sich auf einen Tag, daß er lehrte, und es saßen da die Pharisäer und Schriftgelehrten, die gekommen waren aus allen Orten in Galiläa und Judäa und von Jerusalem. Und die Kraft des Herrn wirkte, daß er die Kranken heilte.
Und siehe, etliche Männer brachten einen Menschen auf einem Bett, der war gichtbrüchig, und sie suchten, daß sie ihn hineinbrächten und vor ihn legten.
Und da sie vor dem Volk nicht fanden, wie sie ihn hineinbrächten, stiegen sie auf das Dach und ließen ihn durch die Ziegel hernieder mit dem Bett mitten unter sie vor Jesus.
Und da er ihren Glauben sah, sprach er zu ihm: Mensch, deine Sünden sind dir vergeben.
Und die Schriftgelehrten und Pharisäer fingen an, bei sich zu sprechen: Wer ist der, daß er Gotteslästerungen redet? Wer kann Sünden vergeben denn allein Gott?
Da aber Jesus ihre Gedanken merkte, antwortete er und sprach zu ihnen: Was denkt ihr in euren Herzen?
Was ist leichter, zu sagen: Dir sind deine Sünden vergeben, oder zu sagen: Stehe auf und wandle?
Auf daß ihr aber wisset, daß des Menschen Sohn Vollmacht hat, auf Erden Sünden zu vergeben, – sprach er zu dem Gichtbrüchigen: Ich sage dir, stehe auf, hebe dein Bett auf und gehe heim!
Und alsbald stand er auf vor ihren Augen und hob das Bett auf, darauf er gelegen hatte, und ging heim und pries Gott.

Die Auferweckung des Töchterleins Jairi

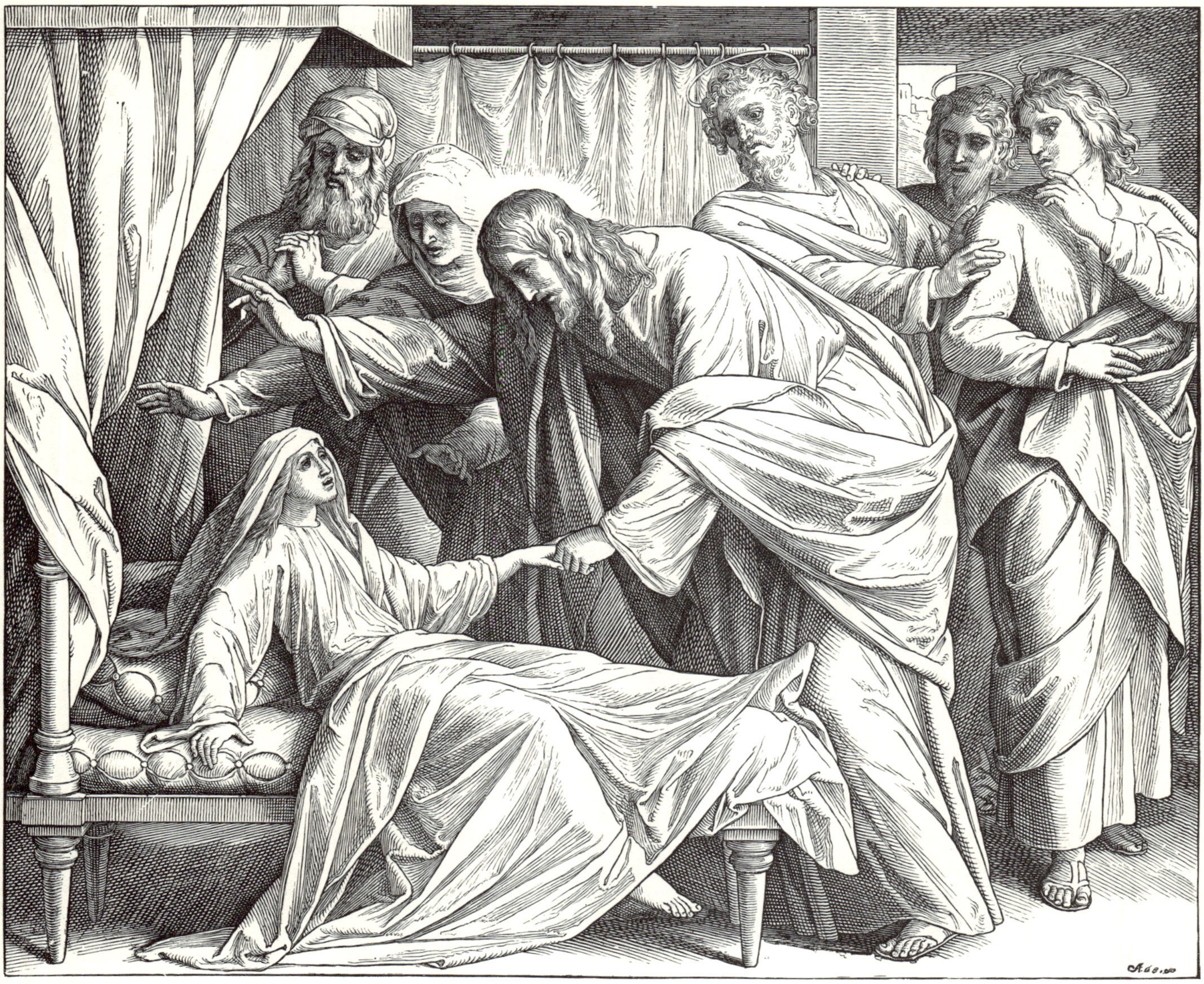

Markus 5. 22–24, 35–42

Da kam einer von den Obersten der Synagoge, mit Namen Jairus. Und da er Jesus sah, fiel er ihm zu Füßen
und bat ihn sehr und sprach: Meine Tochter liegt in den letzten Zügen; du wollest kommen und deine Hände auf sie legen, daß sie gesund werde und lebe.
Und er ging hin mit ihm; und es folgte ihm viel Volks nach, und sie drängten ihn.
Da er noch redete, kamen etliche aus dem Hause des Obersten der Synagoge und sprachen: Deine Tochter ist gestorben; was bemühest du weiter den Meister?
Jesus aber hörte mit an, was da gesagt ward, und sprach zu dem Obersten: Fürchte dich nicht, glaube nur!
Und ließ niemand mitgehen als Petrus und Jakobus und Johannes, den Bruder des Jakobus.
Und sie kamen in das Haus des Obersten, und er sah das Getümmel und wie sie sehr weinten und heulten.
Und er ging hinein und sprach zu ihnen: Was lärmet und weinet ihr? Das Kind ist nicht gestorben, sondern es schläft. Und sie verlachten ihn.
Er aber trieb sie alle hinaus und nahm mit sich den Vater des Kindes und die Mutter und die bei ihm waren, und ging hinein, wo das Kind lag,
und ergriff das Kind bei der Hand und sprach zu ihm: Talitha kumi! das ist verdolmetscht: Mägdlein, ich sage dir, stehe auf!
Und alsbald stand das Mädchen auf und ging umher; es war aber zwölf Jahre alt.

Zwei Blinde rufen Jesus um Hilfe an

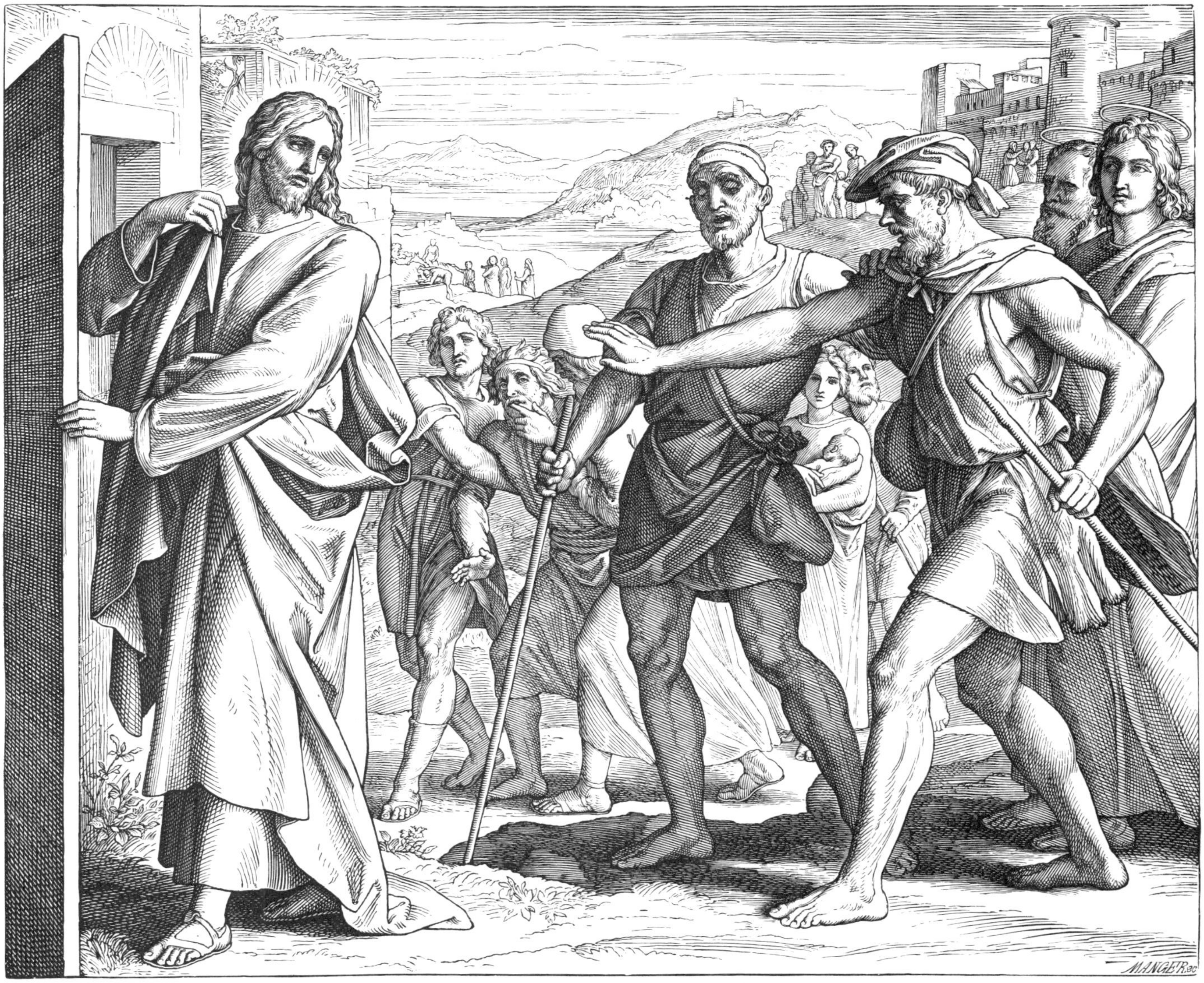

Matthäus 9. 27–30

Und als Jesus von dannen weiterging, folgten ihm zwei Blinde nach, die schrien und sprachen: Ach, du Sohn Davids, erbarme dich unser!
Und da er heimkam, traten die Blinden zu ihm. Und Jesus sprach zu ihnen: Glaubt ihr, daß ich euch solches tun kann? Da sprachen sie zu ihm: Herr, ja.
Da rührte er ihre Augen an und sprach: Euch geschehe nach eurem Glauben.
Und ihre Augen wurden geöffnet.

Die Bergpredigt Jesu

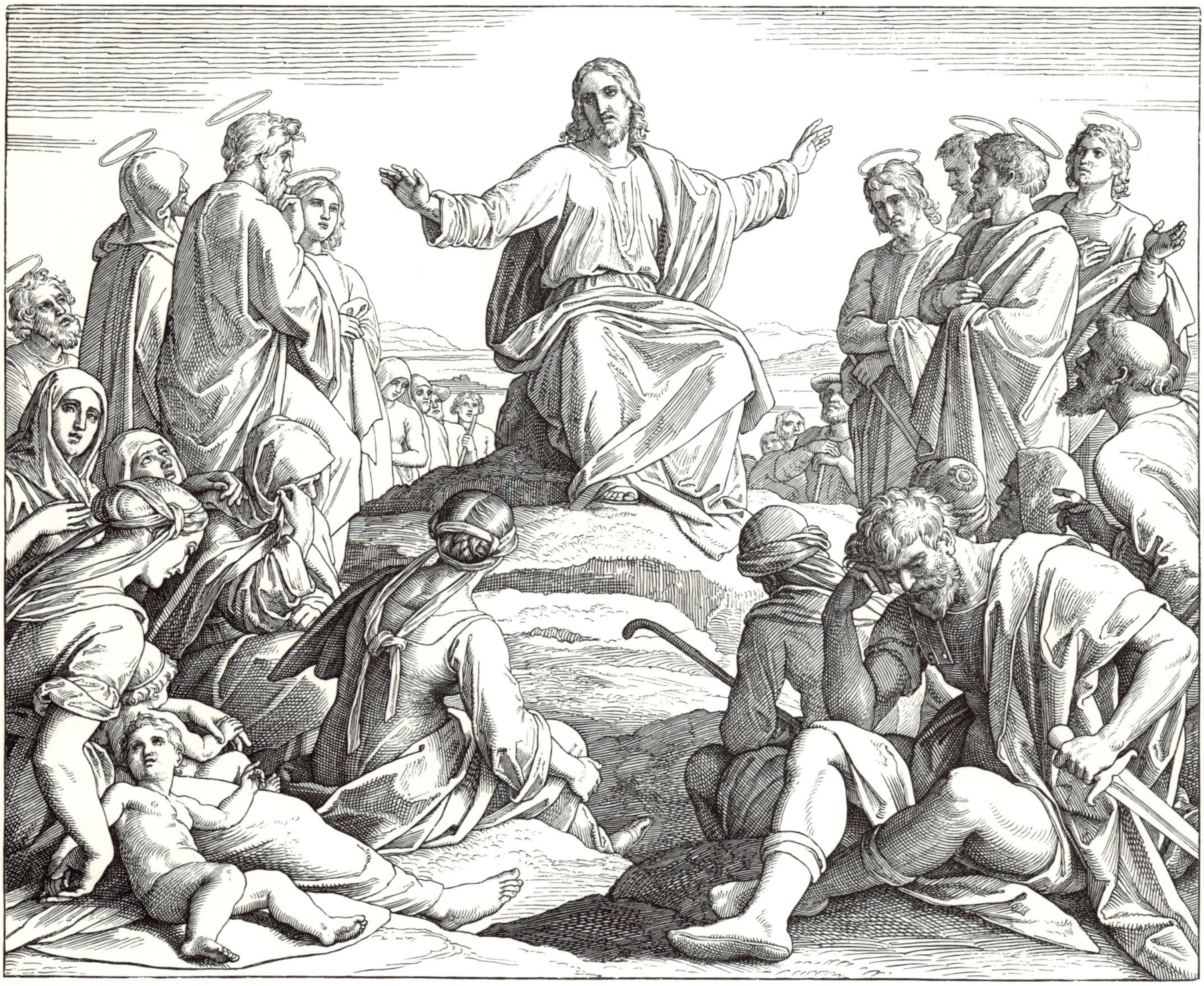

Matthäus 5. 1–12

Da er aber das Volk sah, ging er auf einen Berg und setzte sich; und seine Jünger traten zu ihm.
Und er tat seinen Mund auf, lehrte sie und sprach:
Selig sind, die da geistlich arm sind; denn das Himmelreich ist ihr.
Selig sind, die da Leid tragen; denn sie sollen getröstet werden.
Selig sind die Sanftmütigen; denn sie werden das Erdreich besitzen.
Selig sind, die da hungert und dürstet nach der Gerechtigkeit; denn sie sollen satt werden.
Selig sind die Barmherzigen; denn sie werden Barmherzigkeit erlangen.
Selig sind, die reines Herzens sind; denn sie werden Gott schauen.
Selig sind die Friedfertigen; denn sie werden Gottes Kinder heißen.
Selig sind, die um der Gerechtigkeit willen verfolgt werden; denn das Himmelreich ist ihr.
Selig seid ihr, wenn euch die Menschen um meinetwillen schmähen und verfolgen und reden allerlei Übles wider euch, so sie daran lügen.
Seid fröhlich und getrost; es wird euch im Himmel wohl belohnt werden. Denn also haben sie verfolgt die Propheten, die vor euch gewesen sind.

Die Enthauptung Johannes des Täufers

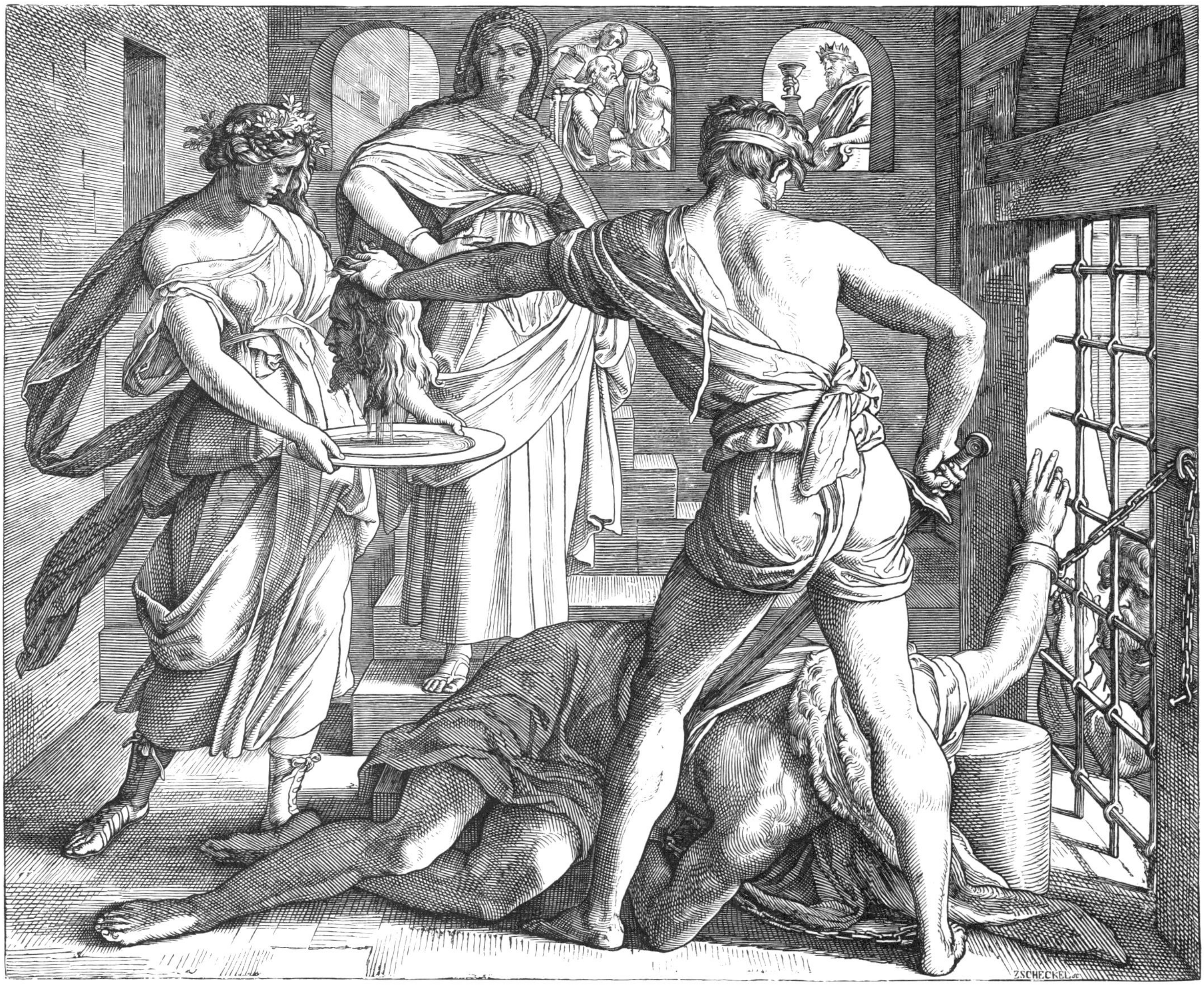

Markus 6. 20–28

Denn Herodes fürchtete den Johannes, weil er wußte, daß er ein frommer und heiliger Mann war, und verwahrte ihn; und wenn er ihn gehört hatte, ward er sehr unruhig; und doch hörte er ihn gerne.
Und es kam ein gelegener Tag, da Herodes an seinem Geburtstag ein Mahl gab seinen Großen und den Obersten und den Vornehmsten in Galiläa.
Da trat herein die Tochter der Herodias und tanzte und gefiel wohl dem Herodes und denen, die am Tisch saßen. Da sprach der König zu dem Mädchen: Bitte von mir, was du willst, ich will dir's geben.
Und er schwur ihr einen Eid: Was du wirst von mir bitten, will ich dir geben, bis an die Hälfte meines Königreichs.
Und sie ging hinaus und sprach zu ihrer Mutter: Was soll ich bitten? Die sprach: Das Haupt Johannes des Täufers.
Und sie ging alsbald hinein mit Eile zum König, bat und sprach: Ich will, daß du mir gebest jetzt zur Stunde auf einer Schüssel das Haupt Johannes des Täufers.
Und der König ward sehr betrübt; doch um des Eides willen und derer, die am Tische saßen, wollte er sie nicht lassen eine Fehlbitte tun.
Und alsbald schickte der König den Henker hin und hieß sein Haupt herbringen. Der ging hin und enthauptete ihn im Gefängnis
und trug her sein Haupt auf einer Schüssel und gab's dem Mädchen, und das Mädchen gab's seiner Mutter.

Die Auferweckung des Jünglings zu Nain

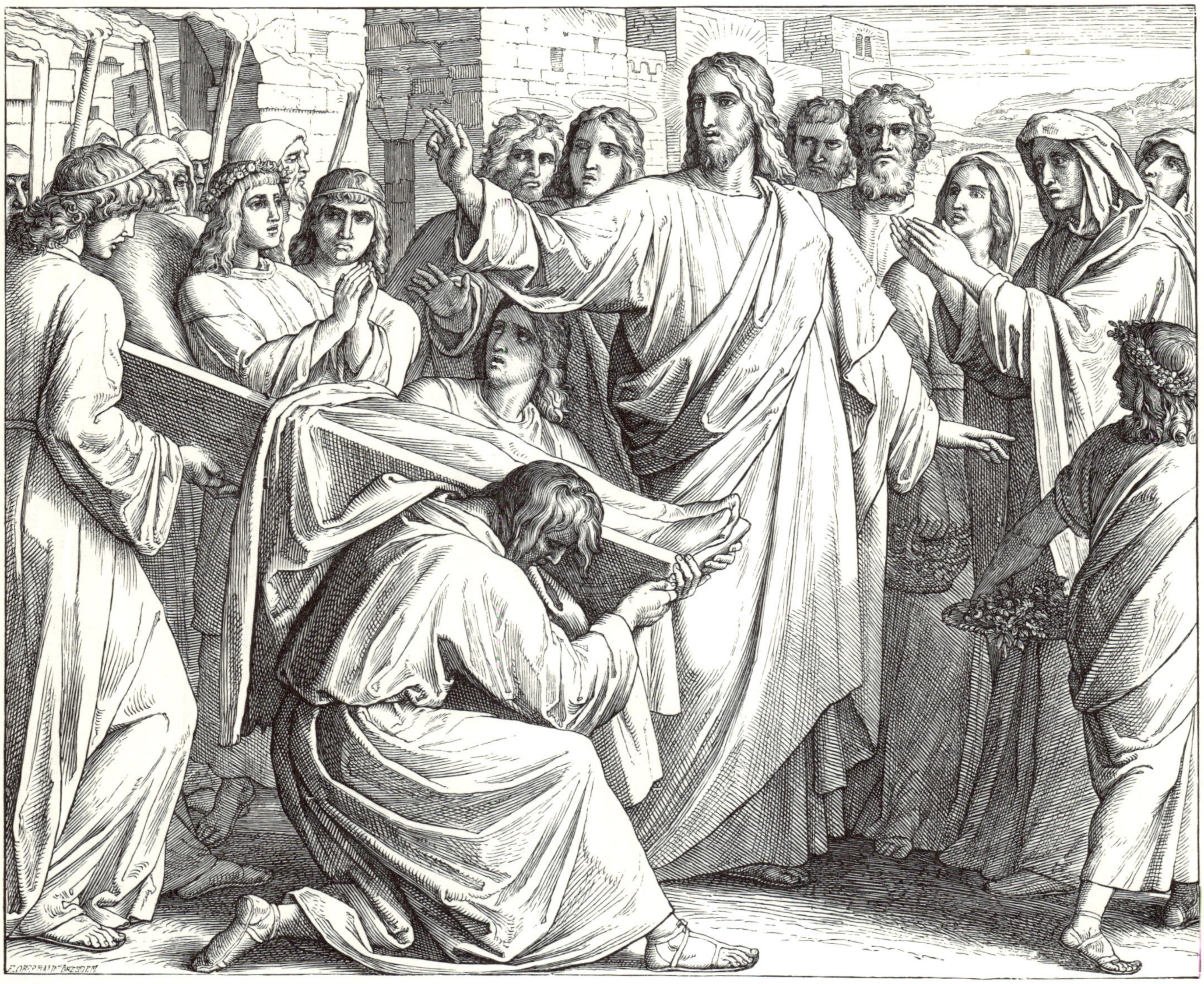

Lukas 7. 11–17

Und es begab sich danach, daß er in eine Stadt mit Namen Nain ging; und seine Jünger gingen mit ihm und viel Volks.

Als er aber nahe an das Stadttor kam, siehe, da trug man einen Toten heraus, der der einzige Sohn war seiner Mutter, und sie war eine Witwe; und viel Volks aus der Stadt ging mit ihr.

Und da sie der Herr sah, jammerte ihn derselben, und er sprach zu ihr: Weine nicht!

Und trat hinzu und rührte den Sarg an, und die Träger standen.

Und er sprach: Jüngling, ich sage dir, stehe auf!

Und der Tote richtete sich auf und fing an zu reden, und er gab ihn seiner Mutter.

Und es kam sie alle eine Furcht an, und sie priesen Gott und sprachen: Es ist ein großer Prophet unter uns aufgestanden, und: Gott hat sein Volk heimgesucht.

Und diese Rede über ihn erscholl in das ganze jüdische Land und in alle umliegenden Länder.

Jesus und die Sünderin

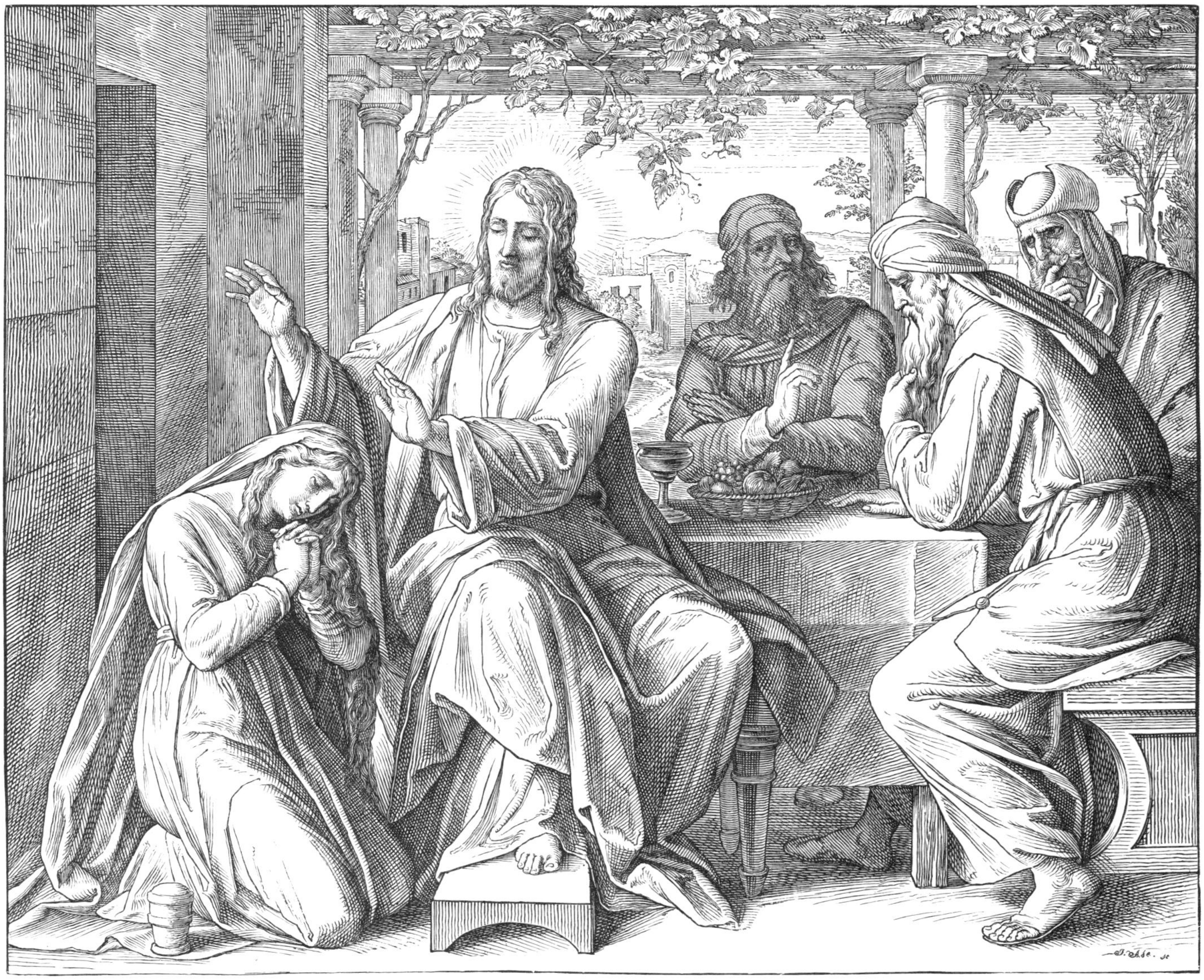

Lukas 7. 36–50

Es bat ihn aber der Pharisäer einer, daß er mit ihm äße. Und er ging hinein in des Pharisäers Haus und setzte sich zu Tisch.
Und siehe, eine Frau war in der Stadt, die war eine Sünderin. Da die vernahm, daß er zu Tische saß in des Pharisäers Hause, brachte sie ein Glas mit Salbe
und trat hinten zu seinen Füßen und weinte und fing an, seine Füße zu netzen mit Tränen und mit den Haaren ihres Hauptes zu trocknen, und küßte seine Füße und salbte sie mit Salbe.
Da aber das der Pharisäer sah, der ihn geladen hatte, sprach er bei sich selbst und sagte: Wenn dieser ein Prophet wäre, so wüßte er, wer und welch eine Frau das ist, die ihn anrührt; denn sie ist eine Sünderin.
Jesus antwortete und sprach zu ihm: Simon, ich habe dir etwas zu sagen. Er aber sprach: Meister, sage an.
Es hatte ein Gläubiger zwei Schuldner. Einer war schuldig fünfhundert Silbergroschen, der andere fünfzig.
Da sie aber nicht hatten, zu bezahlen, schenkte er's beiden. Sage an, welcher unter denen wird ihn am meisten lieben?
Simon antwortete und sprach: Ich achte, dem er am meisten geschenkt hat. Er aber sprach zu ihm: Du hast recht geurteilt.
Und er wandte sich zu der Frau und sprach zu Simon: Siehst du dieses Weib? Ich bin gekommen in dein Haus; du hast mir nicht Wasser gegeben für meine Füße; diese aber hat meine Füße mit Tränen genetzt und mit den Haaren ihres Hauptes getrocknet.
Du hast mir keinen Kuß gegeben; diese aber, nachdem ich hereingekommen bin, hat nicht abgelassen, meine Füße zu küssen.
Du hast mein Haupt nicht mit Öl gesalbt; sie aber hat meine Füße mit Salbe gesalbt.
Derhalben sage ich dir: Ihr sind viele Sünden vergeben, darum hat sie mir viel Liebe erzeigt; wem aber wenig vergeben wird, der liebt wenig.
Und er sprach zu ihr: Dir sind deine Sünden vergeben.
Da fingen an, die mit zu Tische saßen, und sprachen bei sich selbst: Wer ist dieser, der auch die Sünden vergibt?
Er aber sprach zu der Frau: Dein Glaube hat dir geholfen; gehe hin in Frieden!

Jesus schläft während des Sturmes

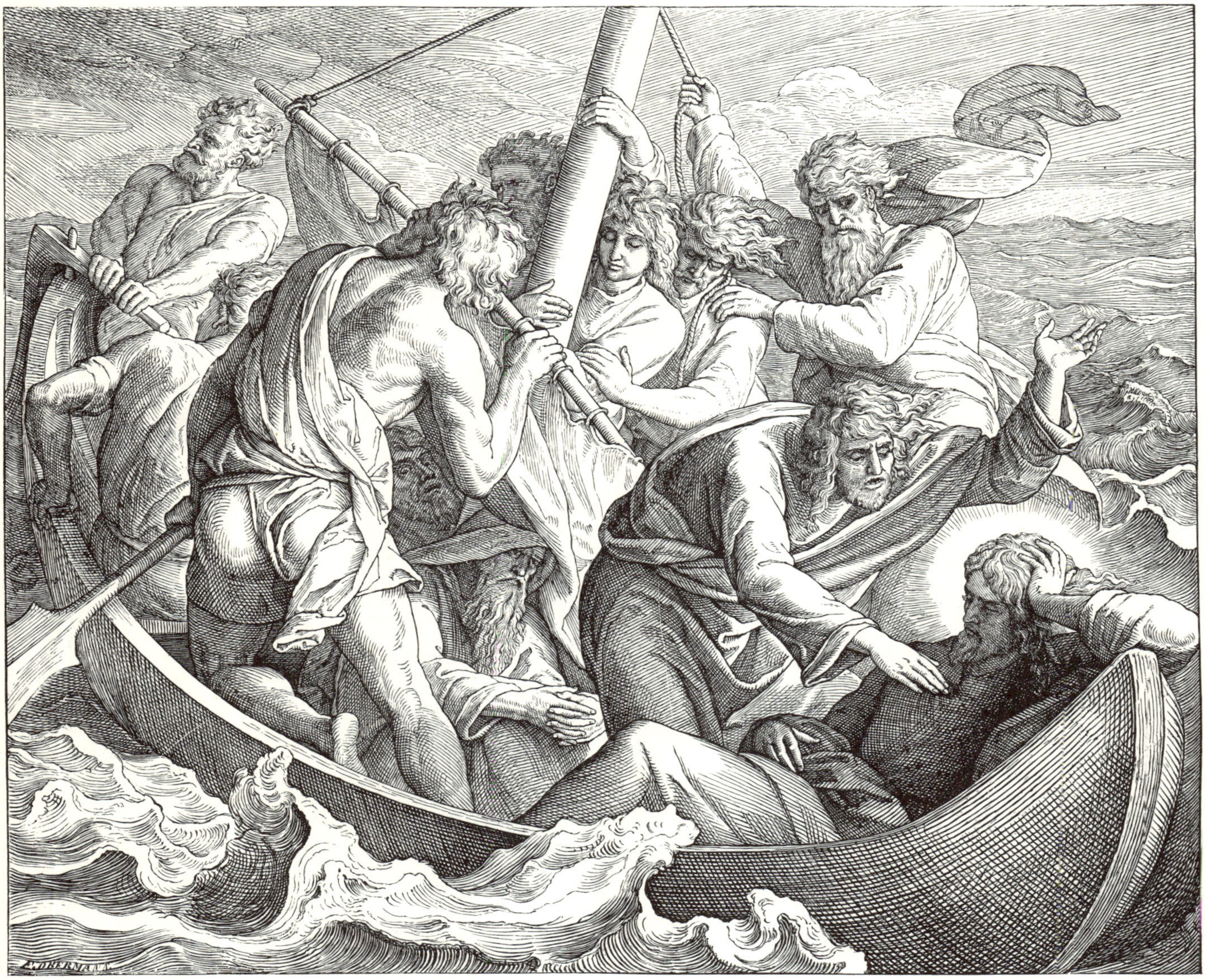

Matthäus 8. 23–27

Und Jesus trat in das Schiff, und seine Jünger folgten ihm. Und siehe, da erhob sich ein großes Ungestüm im Meer, so daß auch das Schiff mit Wellen bedeckt ward. Und er schlief. Und die Jünger traten zu ihm und weckten ihn auf und sprachen: Herr, hilf uns, wir verderben!

Da sagt er zu ihnen: Ihr Kleingläubigen, warum seid ihr so furchtsam? Und stand auf und bedrohte den Wind und das Meer. Da ward es ganz stille.

Die Menschen aber verwunderten sich und sprachen: Was ist das für ein Mann, daß ihm Wind und Meer gehorsam sind?

Jesus treibt Teufel aus

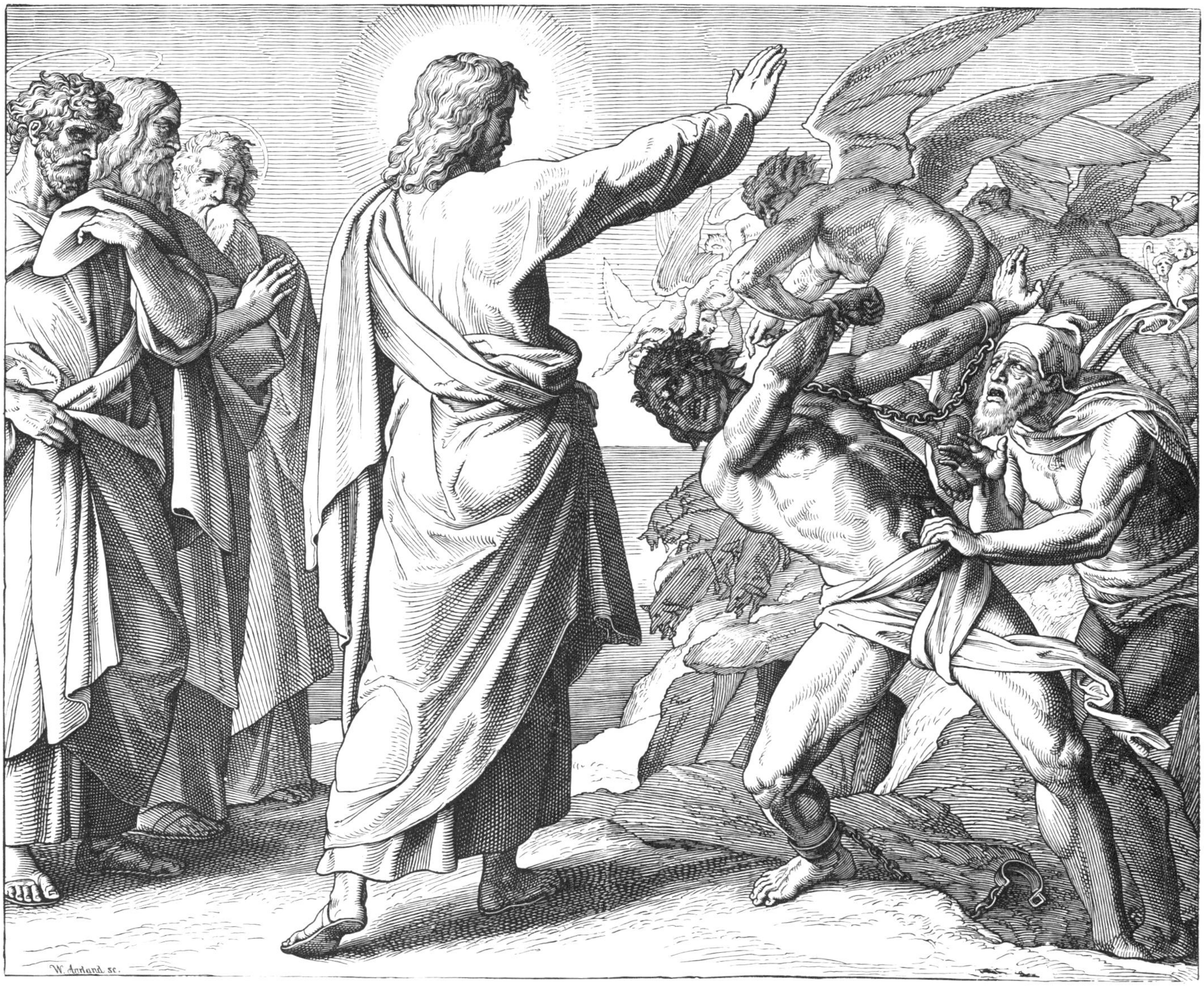

Matthäus 8. 28–34

Und Jesus kam ans andere Ufer in die Gegend der Gadarener. Da liefen ihm entgegen zwei Besessene, die kamen aus den Grabhöhlen und waren sehr gefährlich, so daß niemand diese Straße gehen konnte.
Und siehe, sie schrien und sprachen: Was willst du von uns du Sohn Gottes? Bist du hergekommen, uns zu quälen, ehe denn es Zeit ist?
Es war aber ferne von ihnen eine große Herde Säue auf der Weide.
Da baten ihn die bösen Geister und sprachen: Willst du uns austreiben, so laß uns in die Herde Säue fahren.
Und er sprach: Fahret hin! Da fuhren sie aus und fuhren in die Säue. Und siehe, die ganze Herde stürzte sich den Abhang hinunter ins Meer und ersoffen im Wasser.
Und die Hirten flohen und gingen hin in die Stadt und sagten das alles und wie es mit den Besessenen ergangen war.
Und siehe, da ging die ganze Stadt heraus Jesus entgegen. Und da sie ihn sahen, baten sie ihn, daß er aus ihrer Gegend weichen möchte.

Die Aussendung der zwölf Apostel

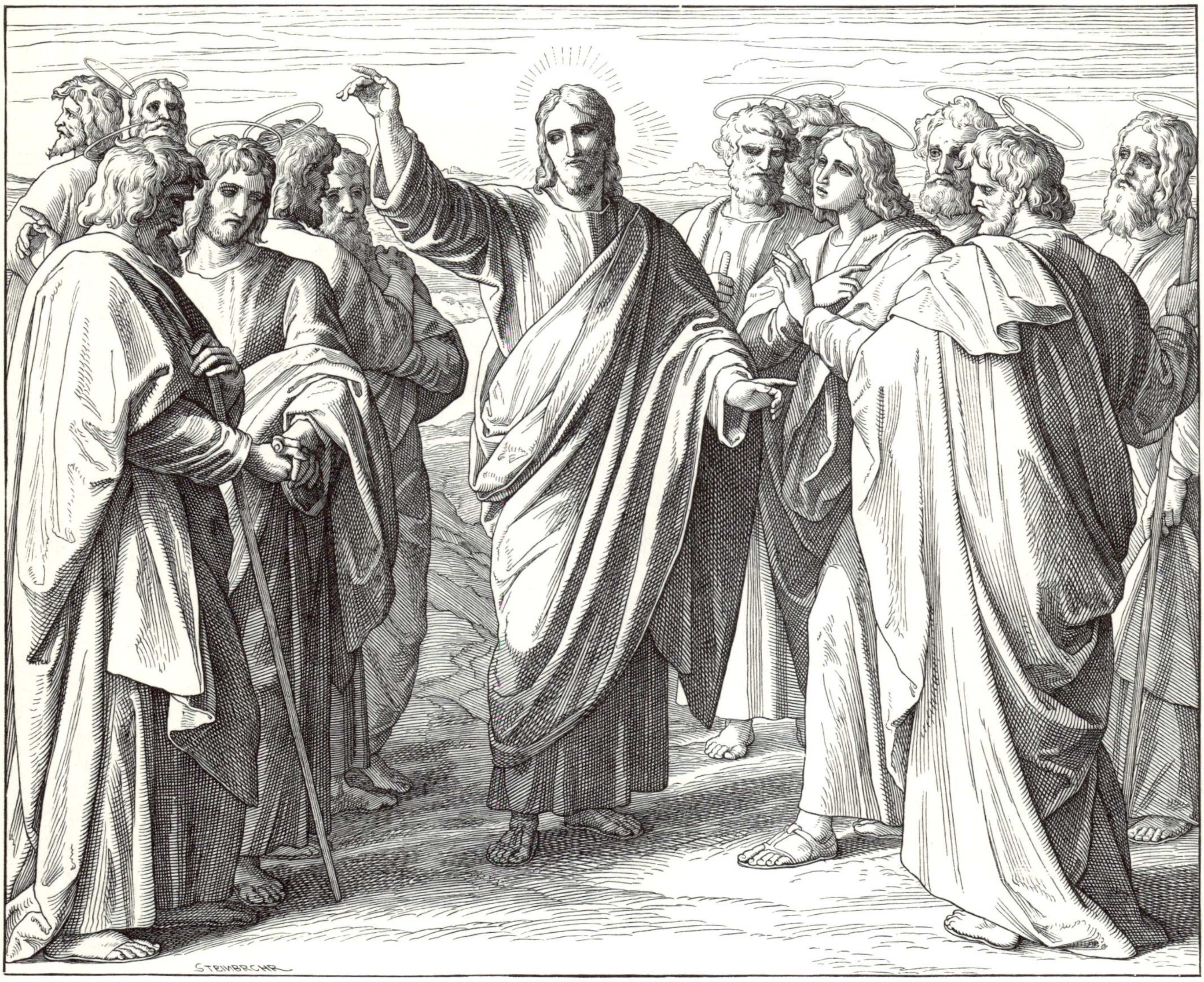

Matthäus 10. 5–16

Diese zwölf sandte Jesus, gebot ihnen und sprach: Gehet nicht auf der Heiden Straße und ziehet nicht in der Samariter Städte, sondern gehet hin zu den verlorenen Schafen aus dem Hause Israel.
Geht aber und predigt und sprecht: Das Himmelreich ist nahe herbeigekommen.
Macht Kranke gesund, weckt Tote auf, reinigt Aussätzige, treibt böse Geister aus. Umsonst habt ihr's empfangen, umsonst gebt es auch.
Ihr sollt nicht Gold noch Silber noch Kupfer in euren Gürteln haben,
auch keine Tasche zur Wegfahrt, auch nicht zwei Röcke, keine Schuhe, auch keinen Stecken. Denn der Arbeiter ist seiner Speise wert.

Wenn ihr aber in eine Stadt oder ein Dorf geht, da erkundigt euch, ob jemand darin sei, der es wert ist; und bei demselben bleibet, bis ihr von dannen zieht.
Wenn ihr aber in ein Haus geht, so grüßet es;
und wenn es das Haus wert ist, wird euer Friede auf sie kommen. Ist es aber nicht wert, so wird sich euer Friede wieder zu euch wenden.
Und wenn euch jemand nicht aufnehmen wird noch eure Rede hören, so geht heraus von jenem Hause oder jener Stadt und schüttelt den Staub von euren Füßen.
Wahrlich, ich sage euch: Dem Lande der Sodomer und Gomorrer wird es erträglicher gehen am Tage des Gerichts als solcher Stadt.
Siehe, ich sende euch wie Schafe mitten unter die Wölfe. Darum seid klug wie die Schlangen und ohne Falsch wie die Tauben.

Wunderbare Speisung des Volkes

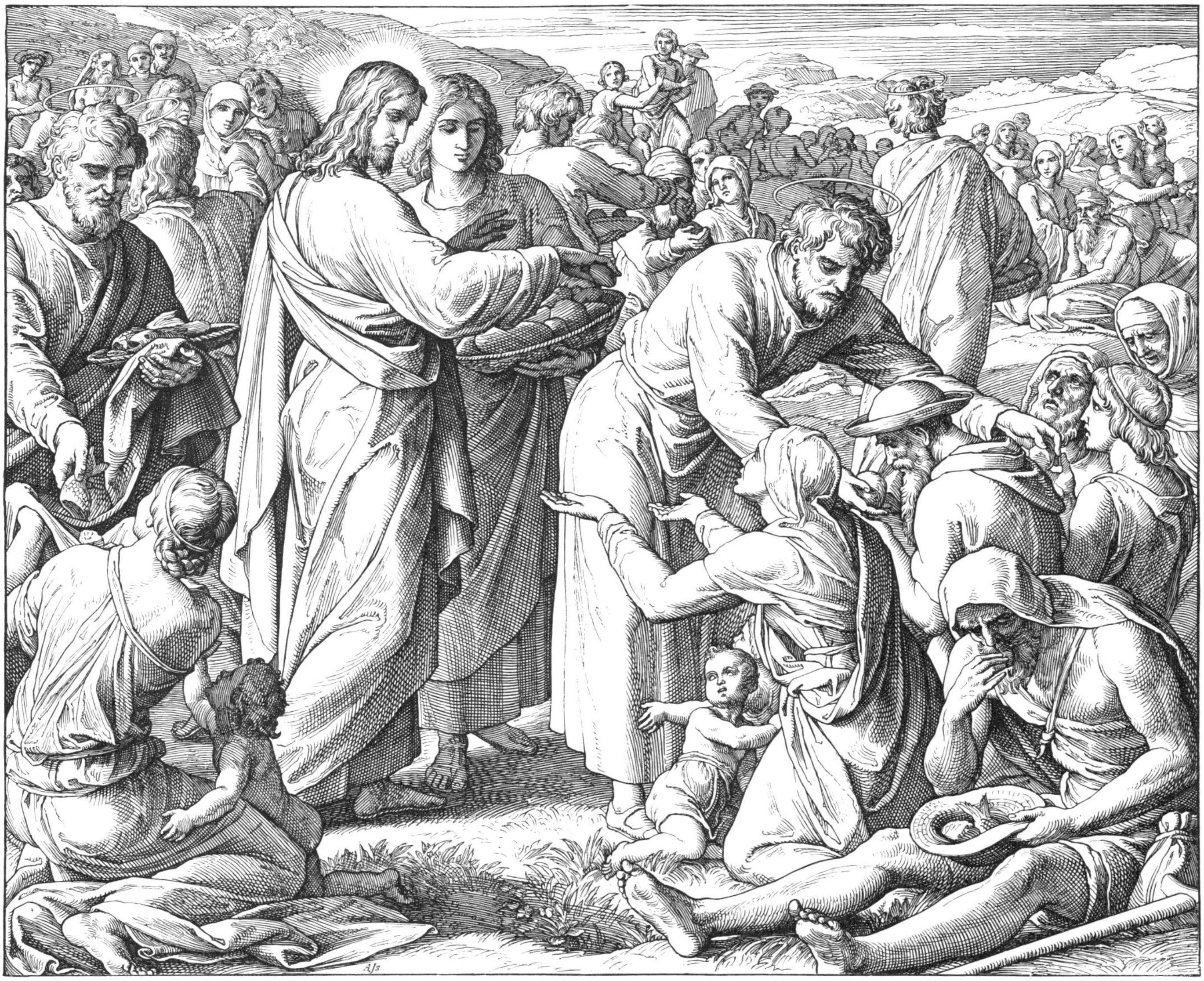

Johannes 6. 3–14

Jesus aber ging hinauf auf den Berg und setzte sich daselbst mit seinen Jüngern.
Es war aber nahe Ostern, der Juden Fest.
Da hob Jesus seine Augen auf und sieht, daß viel Volks zu ihm kommt, und spricht zu Philippus: Wo kaufen wir Brot, daß diese essen?
Das sagte er aber, ihn zu prüfen; denn er wußte wohl, was er tun wollte.
Philippus antwortete ihm: Für zweihundert Silbergroschen Brot ist nicht genug unter sie, daß ein jeglicher ein wenig nehme.
Spricht zu ihm einer seiner Jünger, Andreas, der Bruder des Simon Petrus:
Es ist ein Knabe hier, der hat fünf Gerstenbrote und zwei Fische; aber was ist das unter so viele?
Jesus aber sprach: Schaffet, daß sich das Volk lagere. Es war aber viel Gras an dem Ort. Da lagerten sich bei fünftausend Mann.
Jesus aber nahm die Brote, dankte und gab sie denen, die sich gelagert hatten; desgleichen auch von den Fischen, wieviel sie wollten.
Da sie aber satt waren, sprach er zu seinen Jüngern: Sammelt die übrigen Brocken, daß nichts umkomme.
Da sammelten sie und füllten von den fünf Gerstenbroten zwölf Körbe mit Brocken, die übrigblieben denen, die gespeist worden.
Da nun die Menschen das Zeichen sahen, das Jesus tat, sprachen sie: Das ist wahrlich der Prophet, der in die Welt kommen soll.

Jesus hält den sinkenden Petrus über dem Meer

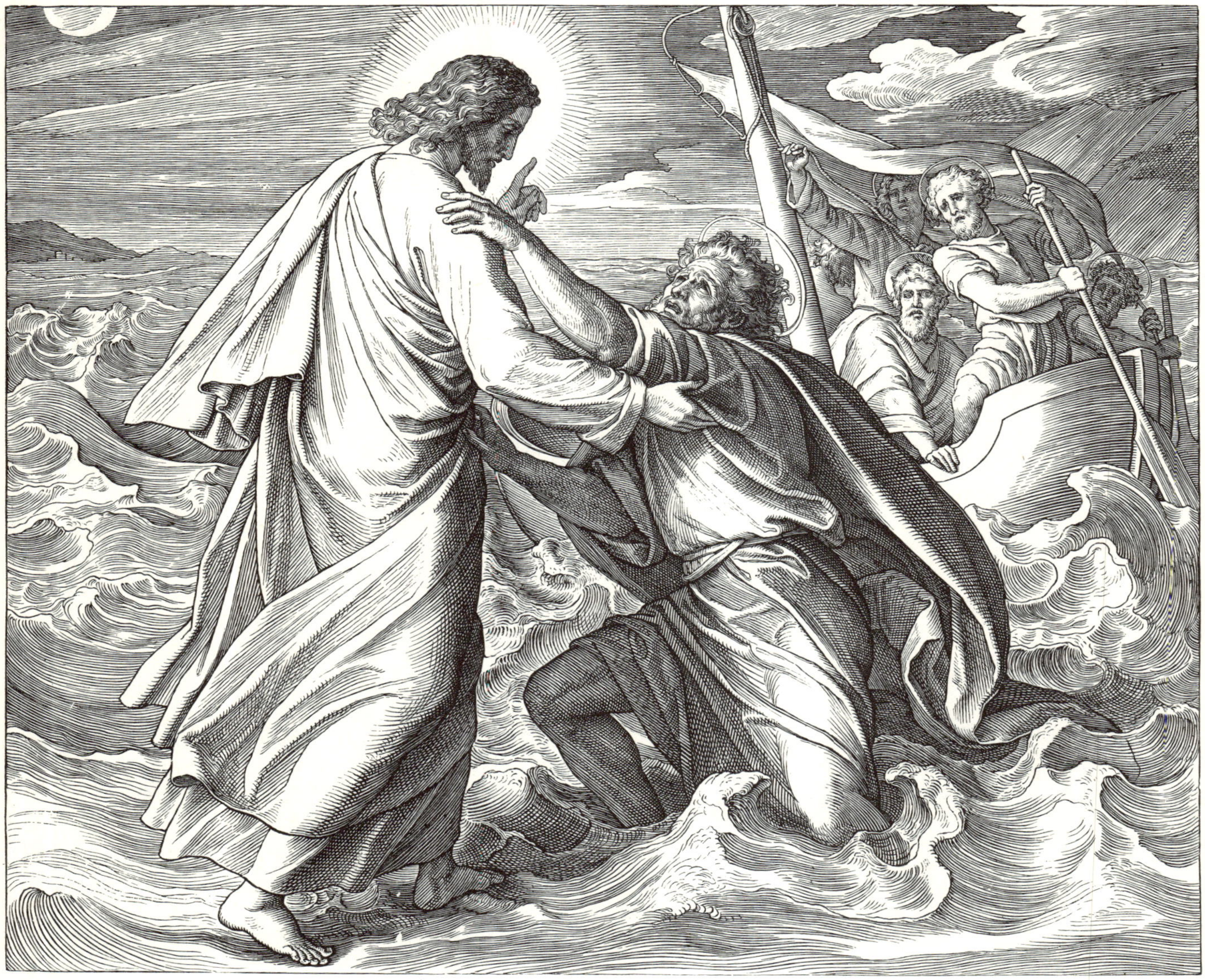

Matthäus 14. 22–33

Und alsbald trieb Jesus seine Jünger, daß sie in das Schiff traten und vor ihm hinüberfuhren, bis er das Volk von sich ließe.
Und da er das Volk von sich gelassen hatte, stieg er auf einen Berg allein, daß er betete. Und am Abend war er allein daselbst.
Und das Schiff war schon mitten auf dem Meer und litt Not von den Wellen; denn der Wind war ihnen entgegen.
Aber in der vierten Nachtwache kam Jesus zu ihnen und ging auf dem Meer.
Und da ihn die Jünger sahen auf dem Meer gehen, erschraken sie und sprachen: Es ist ein Gespenst! und schrien vor Furcht.
Aber alsbald redete Jesus mit ihnen und sprach: Seid getrost, ich bin's; fürchtet euch nicht!
Petrus aber antwortete ihm und sprach: Herr, bist du es, so heiß mich zu dir kommen auf dem Wasser.
Und er sprach: Komm her! Und Petrus trat aus dem Schiff und ging auf dem Wasser und kam auf Jesus zu.
Als er aber den Wind sah, erschrak er und hob an zu sinken, schrie und sprach: Herr, hilf mir!
Jesus aber reckte alsbald die Hand aus und ergriff ihn und sprach zu ihm: O du Kleingläubiger, warum zweifeltest du?
Und sie traten in das Schiff, und der Wind legte sich.
Die aber im Schiff waren, fielen vor ihm nieder und sprachen: Du bist wahrlich Gottes Sohn!

Die Verklärung Jesu

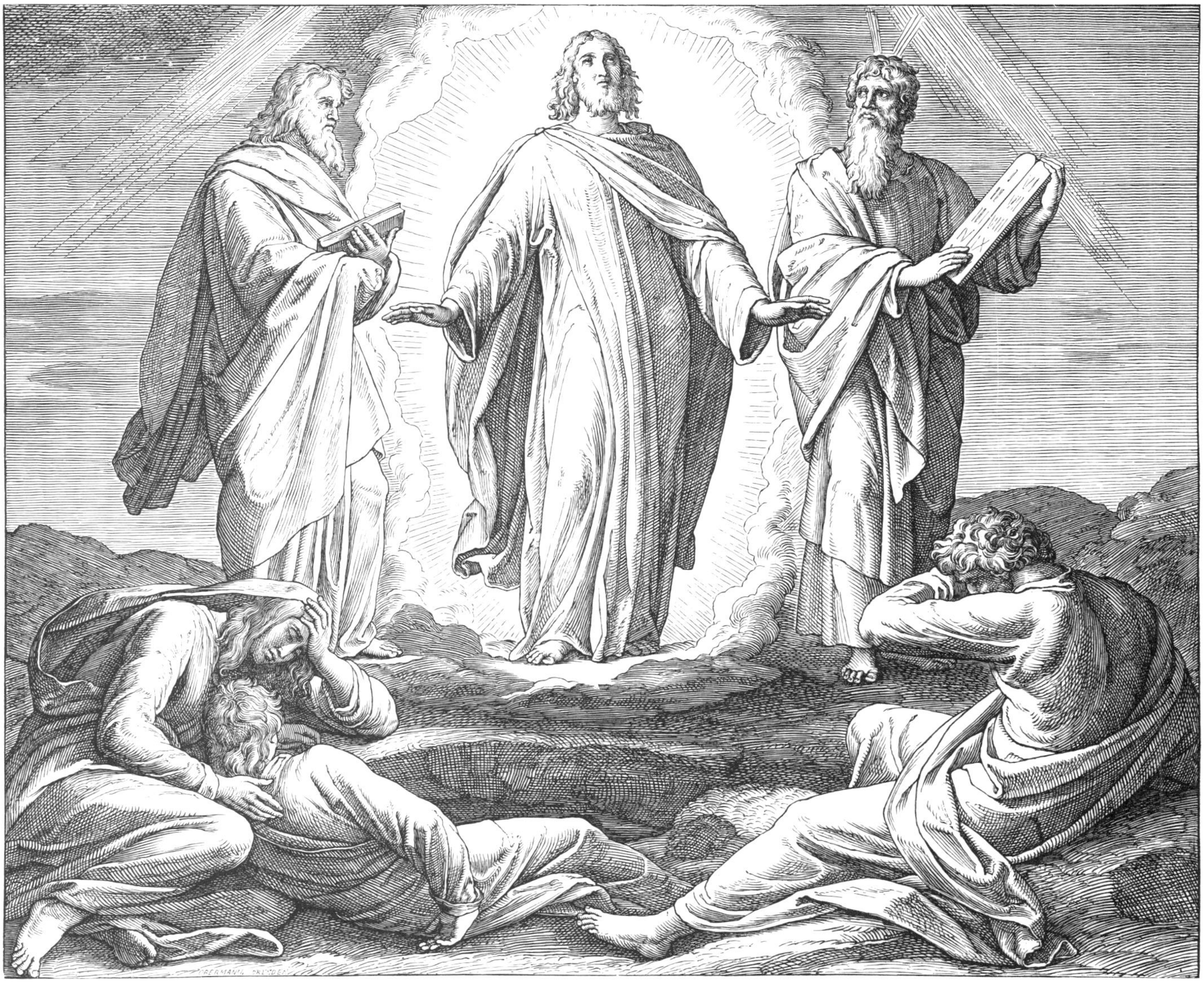

Matthäus 17. 1–8

Und nach sechs Tagen nahm Jesus zu sich Petrus und Jakobus und Johannes, seinen Bruder, und ging mit ihnen allein auf einen hohen Berg.
Und er ward verklärt vor ihnen, und sein Angesicht leuchtete wie die Sonne, und seine Kleider wurden weiß wie das Licht.
Und siehe, da erschienen ihnen Mose und Elia; die redeten mit ihm.
Petrus aber hob an und sprach zu Jesus: Herr, hier ist für uns gut sein! Willst du, so wollen wir hier drei Hütten machen, dir eine, Mose eine und Elia eine.
Da er noch redete, siehe, da überschattete sie eine lichte Wolke. Und siehe, eine Stimme aus der Wolke sprach: Dies ist mein lieber Sohn, an welchem ich Wohlgefallen habe; den sollt ihr hören!
Da das die Jünger hörten, fielen sie auf ihr Angesicht und erschraken sehr.
Jesus aber trat zu ihnen, rührte sie an und sprach: Stehet auf und fürchtet euch nicht!
Da sie aber ihre Augen aufhoben, sahen sie niemand als Jesus allein.

Jesus in dem Hause der Martha

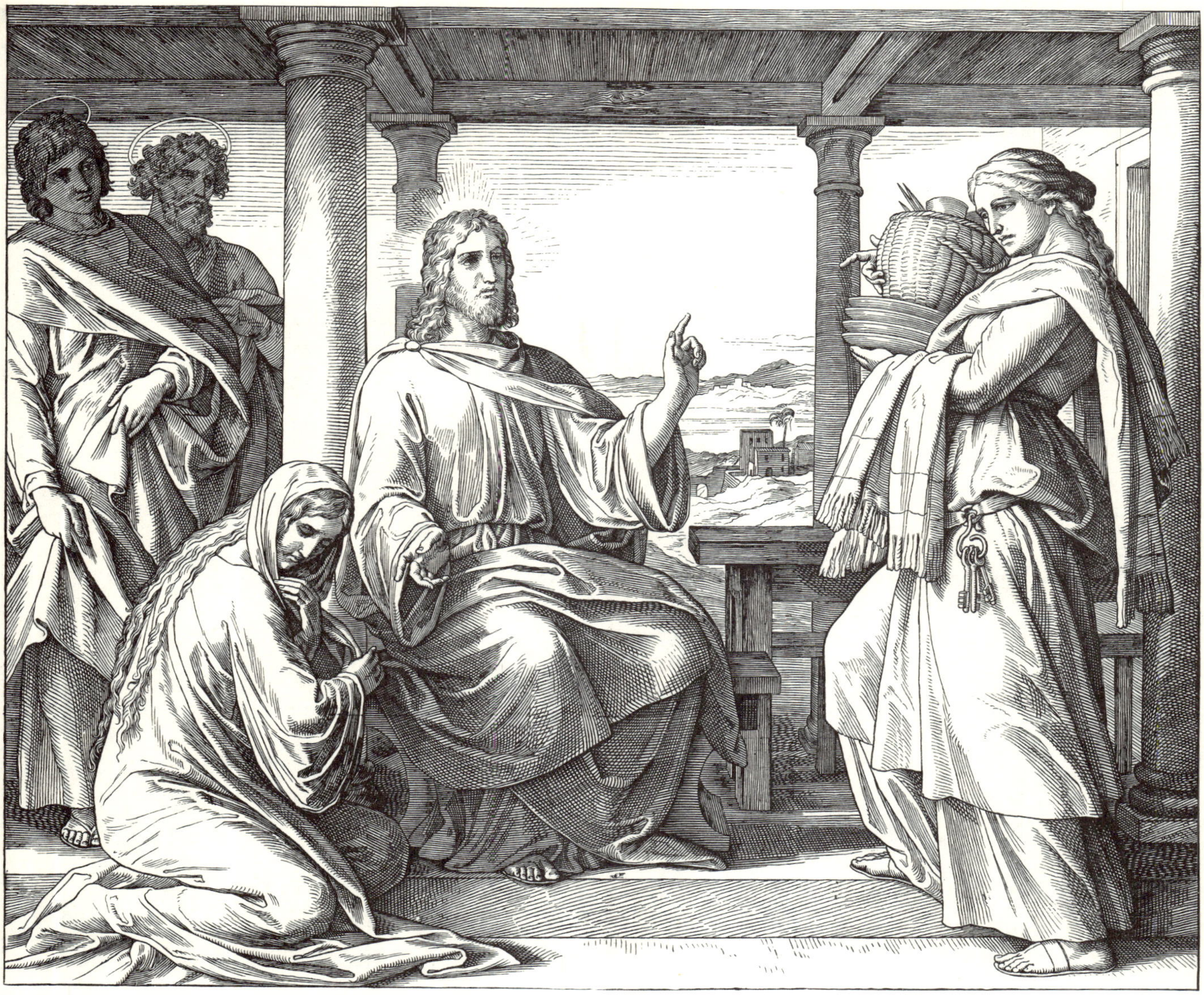

Lukas 10. 38–42

Es begab sich aber, da sie weiterzogen, kam Jesus in ein Dorf. Da war eine Frau mit Namen Martha, die nahm ihn auf in ihr Haus.
Und sie hatte eine Schwester, die hieß Maria; die setzte sich zu Jesu Füßen und hörte seiner Rede zu.
Martha aber machte sich viel zu schaffen, ihm zu dienen. Und sie trat hinzu und sprach: Herr, fragst du nicht danach, daß mich meine Schwester läßt allein dienen? Sage ihr doch, daß sie es auch angreife!
Der Herr aber antwortete und sprach zu ihr: Martha, Martha, du hast viel Sorge und Mühe.
Eins aber ist not: Maria hat das gute Teil erwählt; das soll nicht von ihr genommen werden.

Gleichnis vom barmherzigen Samariter

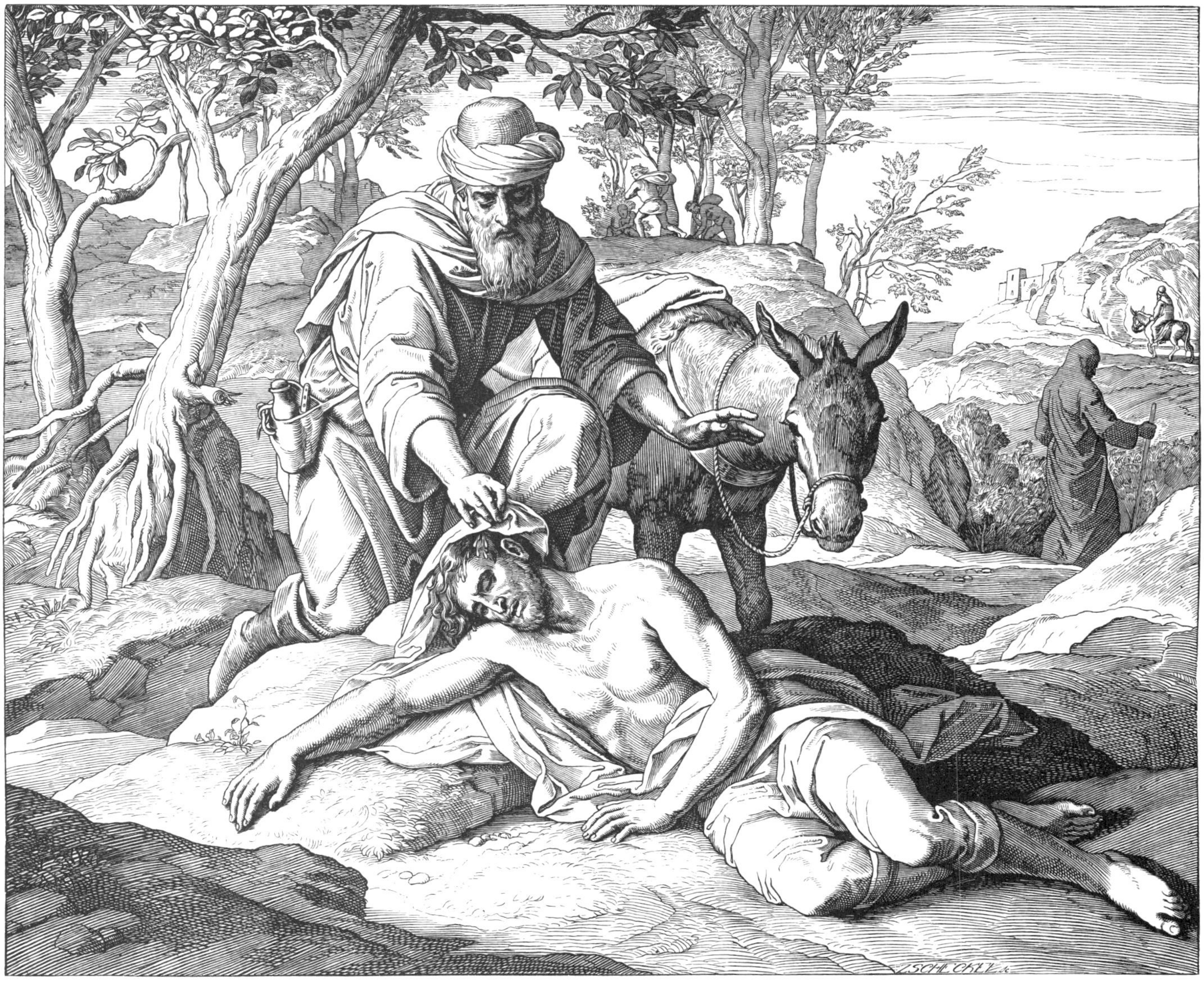

Lukas 10. 25–37

Und siehe, da stand ein Schriftgelehrter auf, versuchte Jesus und sprach: Meister, was muß ich tun, daß ich das ewige Leben ererbe?
Er aber sprach zu ihm: Was steht im Gesetz geschrieben? Wie liest du?
Er antwortete und sprach: »Du sollst Gott, deinen Herrn, lieben von ganzem Herzen, von ganzer Seele, von allen Kräften und von ganzem Gemüte und deinen Nächsten wie dich selbst.«
Er aber sprach zu ihm: Du hast recht geantwortet; tue das, so wirst du leben.
Er aber wollte sich selbst rechtfertigen und sprach zu Jesus: Wer ist denn mein Nächster?
Da antwortete Jesus und sprach: Es war ein Mensch, der ging von Jerusalem hinab nach Jericho und fiel unter die Räuber; die zogen ihn aus und schlugen ihn und gingen davon und ließen ihn halbtot liegen.
Es begab sich aber von ungefähr, daß ein Priester dieselbe Straße hinabzog; und da er ihn sah, ging er vorüber.
Desgleichen auch ein Levit; da er kam zu der Stätte und sah ihn, ging er vorüber.
Ein Samariter aber reiste und kam dahin; und da er ihn sah, jammerte ihn sein,
ging zu ihm, goß Öl und Wein auf seine Wunden und verband sie ihm und hob ihn auf sein Tier und führte ihn in eine Herberge und pflegte sein.
Des andern Tages zog er heraus zwei Silbergroschen und gab sie dem Wirte und sprach zu ihm: Pflege sein und so du was mehr wirst dartun, will ich dir's bezahlen, wenn ich wiederkomme.
Welcher dünkt dich, der unter diesen dreien der Nächste sei gewesen dem, der unter die Räuber gefallen war?
Er sprach: Der die Barmherzigkeit an ihm tat. Da sprach Jesus zu ihm: So gehe hin und tue desgleichen!

Das Gleichnis vom verlorenen Sohn

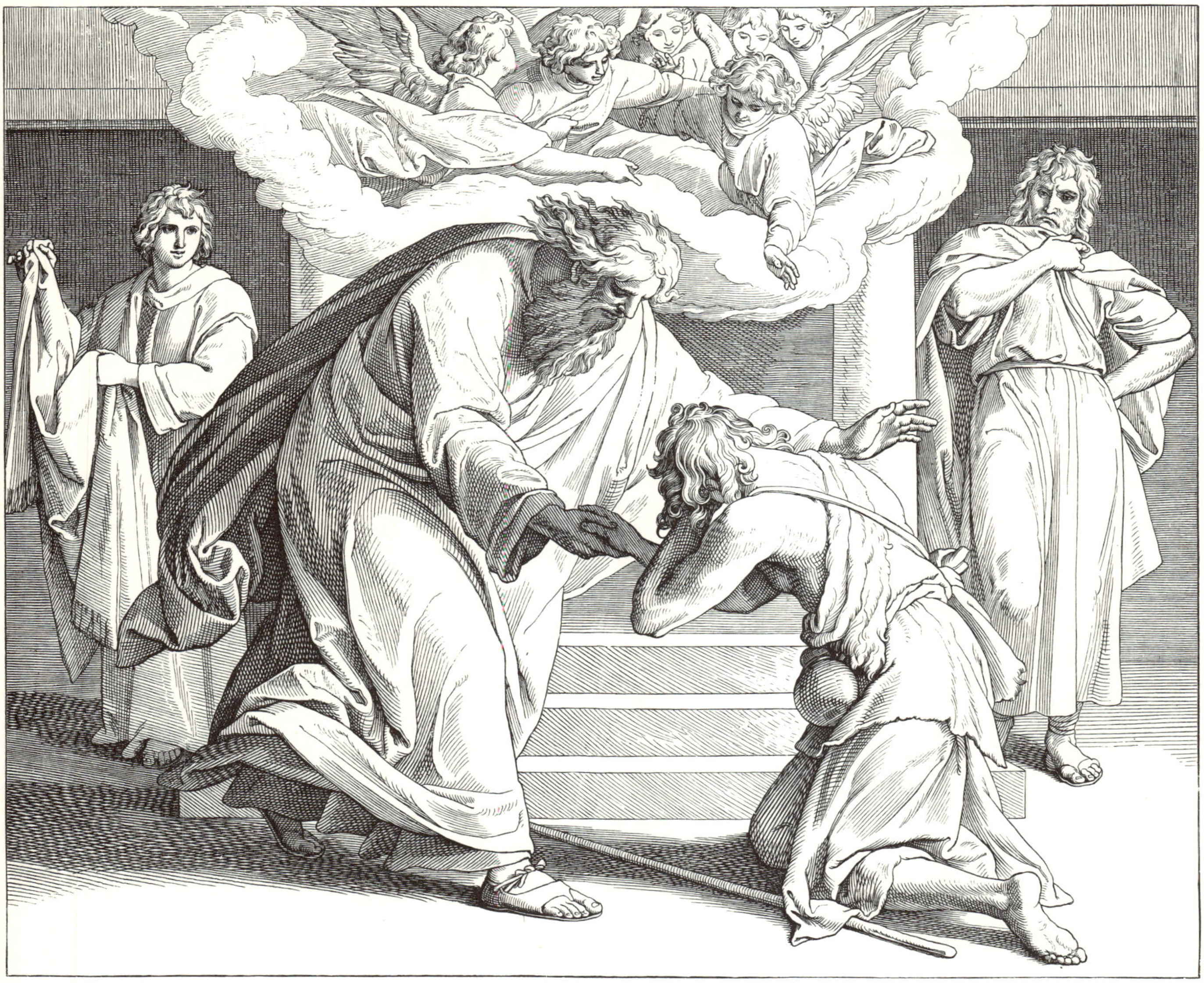

Lukas 15. 11–24

Und Jesus sprach: Ein Mensch hatte zwei Söhne.
Und der jüngere unter ihnen sprach zu dem Vater: Gib mir, Vater, den Teil der Güter, der mir gehört. Und er teilte ihnen das Gut.
Und nicht lange danach sammelte der jüngere Sohn alles zusammen und zog ferne über Land; und daselbst brachte er sein Gut um mit Prassen.
Als er nun all das Seine verzehrt hatte, ward eine große Teuerung durch dasselbe ganze Land, und er fing an zu darben
und ging hin und hängte sich an einen Bürger desselben Landes; der schickte ihn auf seinen Acker, die Säue zu hüten.
Und er begehrte, seinen Bauch zu füllen mit Trebern, die die Säue aßen; und niemand gab sie ihm.
Da schlug er in sich und sprach: Wieviel Tagelöhner hat mein Vater, die Brot die Fülle haben, und ich verderbe im Hunger!
Ich will mich aufmachen und zu meinem Vater gehen und zu ihm sagen: Vater, ich habe gesündigt gegen den Himmel und vor dir.
Ich bin hinfort nicht mehr wert, daß ich dein Sohn heiße; mache mich zu einem deiner Tagelöhner!
Und er machte sich auf und kam zu seinem Vater. Da er aber noch ferne von dannen war, sah ihn sein Vater, und es jammerte ihn, er lief und fiel ihm um den Hals und küßte ihn.
Der Sohn aber sprach zu ihm: Vater, ich habe gesündigt gegen den Himmel und vor dir; ich bin hinfort nicht mehr wert, daß ich dein Sohn heiße.
Aber der Vater sprach zu seinen Knechten: Bringt schnell das beste Kleid hervor und tut es ihm an und gebt ihm einen Fingerreif an seine Hand und Schuhe an seine Füße,
und bringt das Kalb, das wir gemästet haben, und schlachtet's; lasset uns essen und fröhlich sein!
Denn dieser mein Sohn war tot und ist wieder lebendig geworden; er war verloren und ist gefunden worden. Und sie fingen an, fröhlich zu sein.

Das Gleichnis von dem reichen Manne und dem armen Lazarus

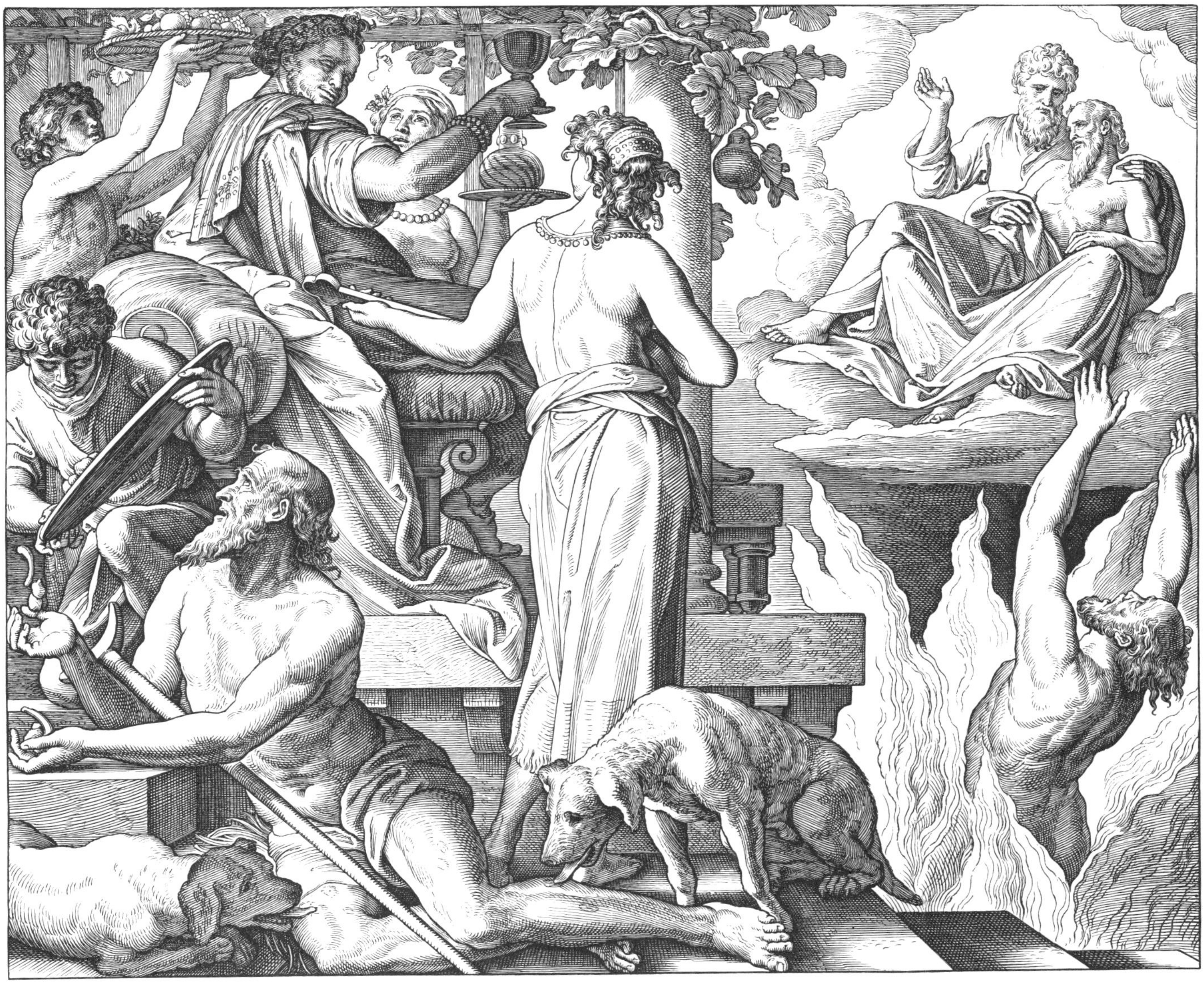

Lukas 16. 19–31

Es war aber ein reicher Mann, der kleidete sich mit Purpur und köstlicher Leinwand und lebte alle Tage herrlich und in Freuden.
Es war aber ein Armer mit Namen Lazarus, der lag vor seiner Tür voller Schwären
und begehrte, sich zu sättigen von dem, was von des Reichen Tische fiel; dazu kamen auch noch die Hunde und leckten ihm seine Schwären.
Es begab sich aber, daß der Arme starb und ward getragen von den Engeln in Abrahams Schoß. Der Reiche aber starb auch und ward begraben.
Als er nun bei den Toten war, hob er seine Augen auf in seiner Qual und sah Abraham von ferne und Lazarus in seinem Schoß.
Und er rief und sprach: Vater Abraham, erbarme dich mein und sende Lazarus, daß er das Äußerste seines Fingers ins Wasser tauche und kühle meine Zunge; denn ich leide Pein in dieser Flamme.
Abraham aber sprach: Gedenke, Sohn, daß du dein Gutes empfangen hast in deinem Leben, Lazarus dagegen hat Böses empfangen; nun wird er hier getröstet, und du wirst gepeinigt.
Und über das alles ist zwischen uns und euch eine große Kluft befestigt, daß, die da wollten von hier hinüberfahren zu euch, könnten nicht, und auch nicht die von dort zu uns herüber können.
Da sprach er: So bitte ich dich, Vater, daß du ihn sendest in meines Vaters Haus;
denn ich habe noch fünf Brüder, daß er sie warne, auf daß sie nicht auch kommen an diesen Ort der Qual.
Abraham sprach: Sie haben Mose und die Propheten; laß sie dieselben hören.
Er aber sprach: Nein, Vater Abraham, sondern wenn einer von den Toten zu ihnen ginge, so würden sie Buße tun.
Er sprach zu ihm: Hören sie Mose und die Propheten nicht, so werden sie auch nicht glauben, wenn jemand von den Toten aufstünde.

Das Gleichnis von dem Pharisäer und dem Zöllner

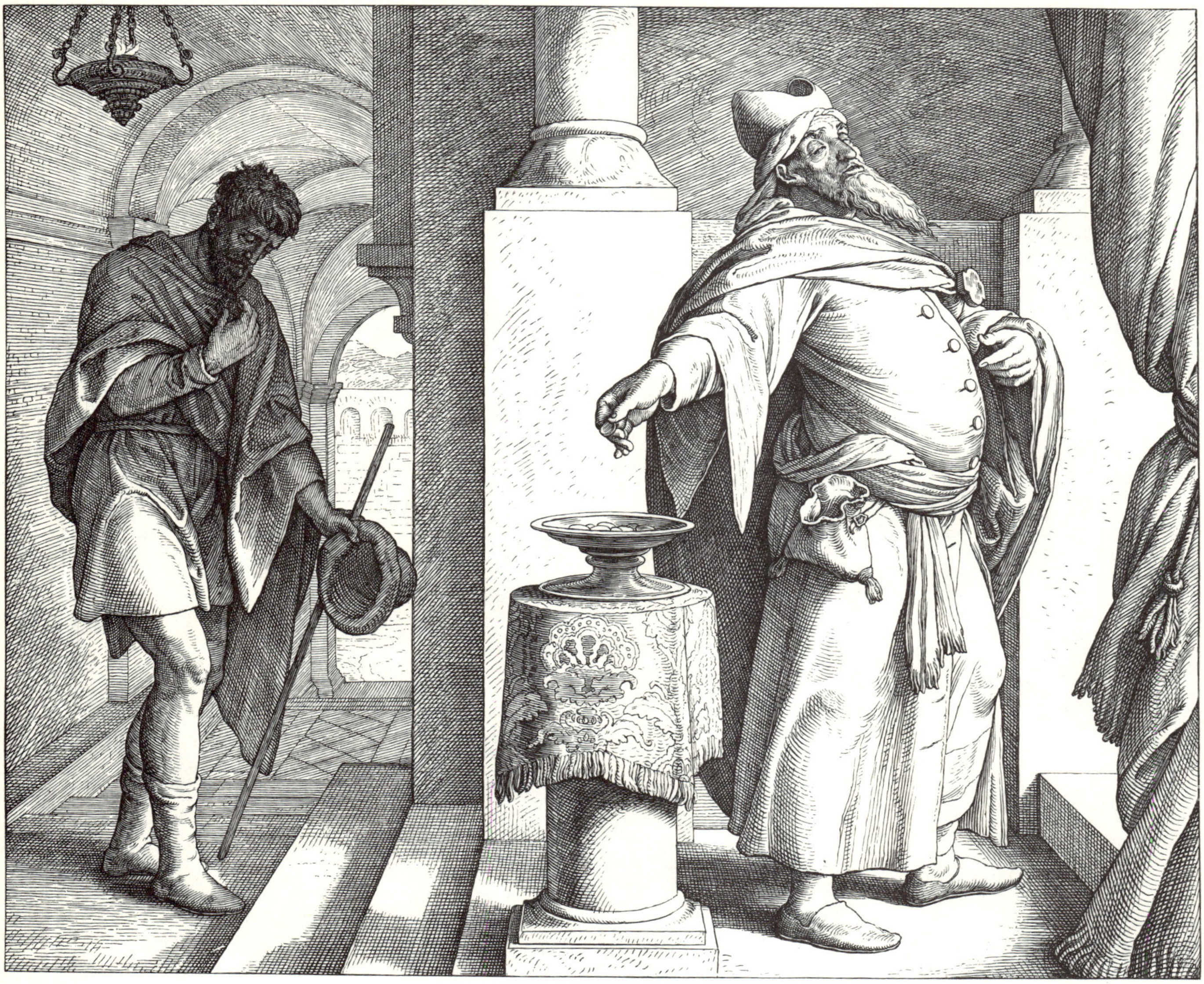

Lukas 18. 10–14

Es gingen zwei Menschen hinauf in den Tempel, zu beten, einer ein Pharisäer, der andere ein Zöllner.
Der Pharisäer stand und betete bei sich selbst: Ich danke dir, Gott, daß ich nicht bin wie die andern Leute, Räuber, Ungerechte, Ehebrecher oder auch wie dieser Zöllner.
Ich faste zweimal in der Woche und gebe den Zehnten von allem, was ich einnehme.
Und der Zöllner stand von ferne, wollte auch seine Augen nicht aufheben gen Himmel, sondern schlug an seine Brust und sprach: Gott, sei mir Sünder gnädig!
Ich sage euch: Dieser ging hinab gerechtfertigt in sein Haus, nicht jener. Denn wer sich selbst erhöht, der wird erniedrigt werden; und wer sich selbst erniedrigt, der wird erhöht werden.

Die Ehebrecherin vor Christus

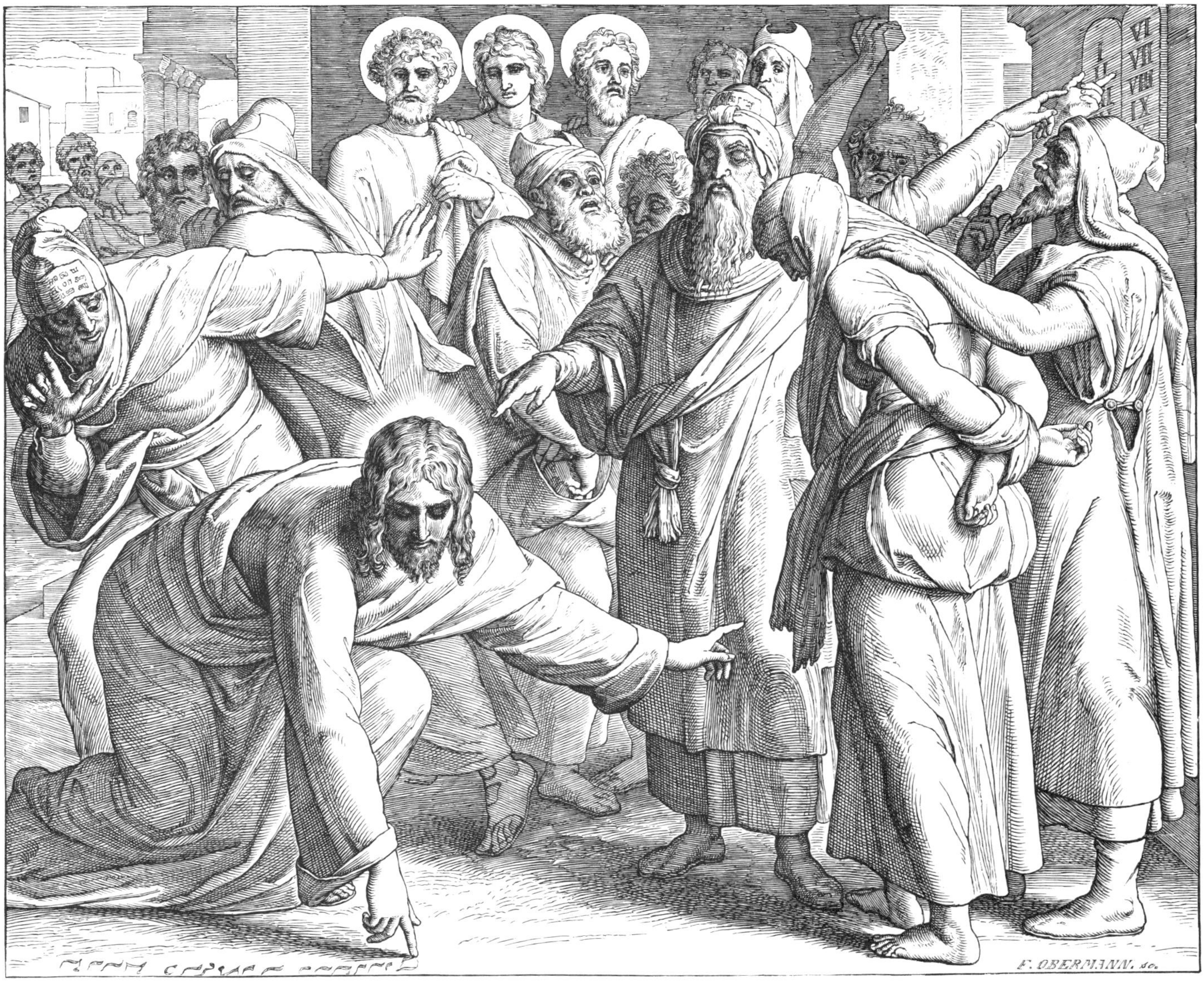

Johannes 8. 2–11

Und frühmorgens kam Jesus wieder in den Tempel, und alles Volk kam zu ihm; und er setzte sich und lehrte sie.
Aber die Schriftgelehrten und Pharisäer brachten eine Frau zu ihm, im Ehebruch ergriffen, und stellten sie in die Mitte
und sprachen zu ihm: Meister, diese Frau ist ergriffen auf frischer Tat im Ehebruch.
Mose aber hat uns im Gesetz geboten, solche zu steinigen. Was sagst du?
Das sprachen sie aber, ihn zu versuchen, auf daß sie eine Sache wider ihn hätten. Aber Jesus bückte sich nieder und schrieb mit dem Finger auf die Erde.
Als sie nun anhielten, ihn zu fragen, richtete er sich auf und sprach zu ihnen: Wer unter euch ohne Sünde ist, der werfe den ersten Stein auf sie.
Und bückte sich wieder nieder und schrieb auf die Erde.
Da sie aber das hörten, gingen sie hinaus, einer nach dem andern, von den Ältesten an; und Jesus ward allein gelassen und die Frau in der Mitte stehend.
Jesus aber richtete sich auf und sprach zu ihr: Weib, wo sind sie, deine Ankläger? Hat dich niemand verdammt?
Sie aber sprach: Herr, niemand. Jesus aber sprach: So verdamme ich dich auch nicht; gehe hin und sündige hinfort nicht mehr.

Die Auferweckung des Lazarus

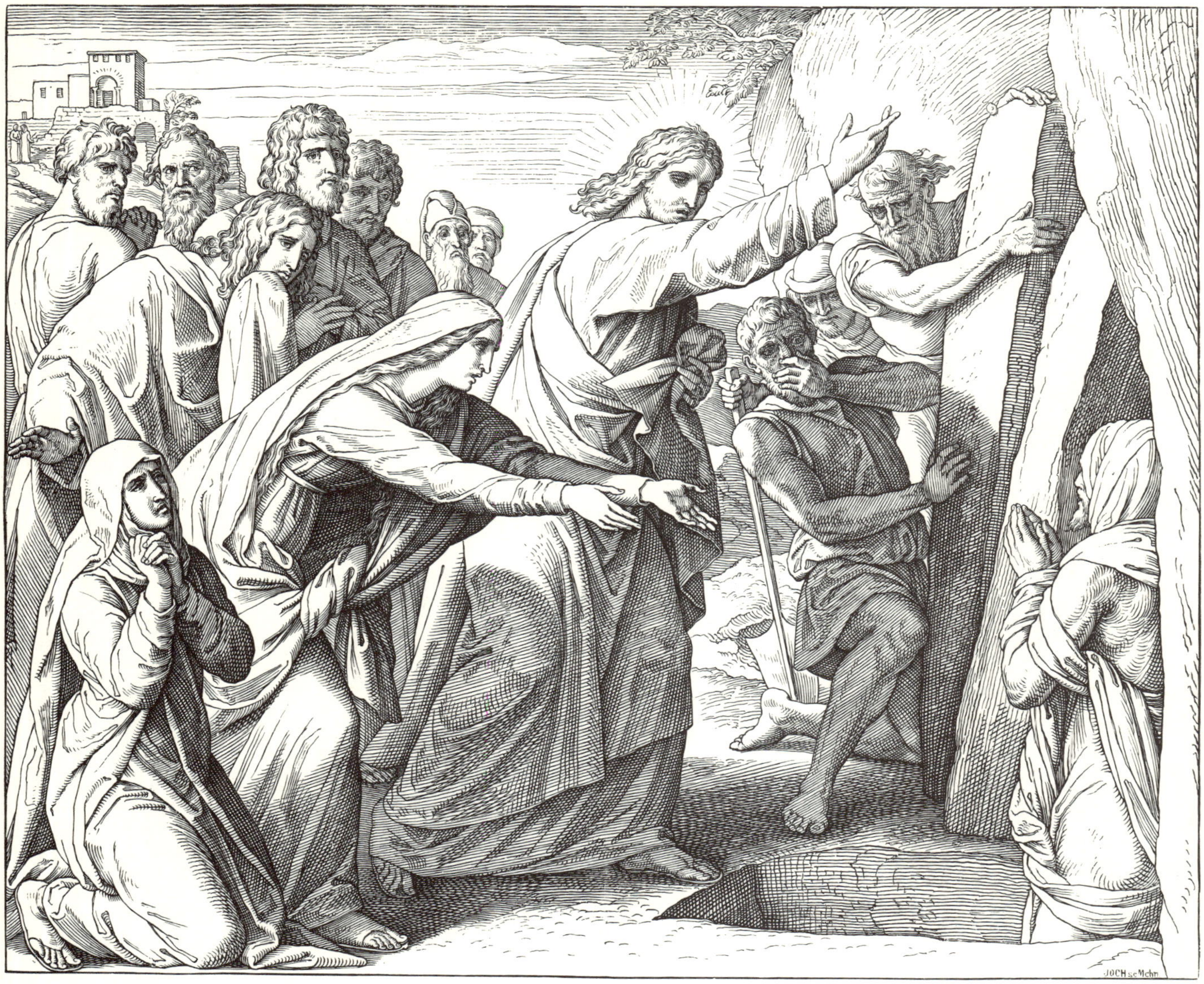

Johannes 11. 39–44

Jesus sprach: Hebt den Stein weg! Spricht zu ihm Martha, die Schwester des Verstorbenen: Herr, er stinkt schon; denn er hat vier Tage gelegen.
Jesus spricht zu ihr: Habe ich dir nicht gesagt: wenn du glaubtest, so würdest du die Herrlichkeit Gottes sehen?
Da hoben sie den Stein weg. Jesus aber hob seine Augen empor und sprach: Vater, ich danke dir, daß du mich erhört hast. Ich wußte wohl, daß du mich allezeit hörst; aber um des Volks willen, das umhersteht, habe ich geredet, damit sie glauben, daß du mich gesandt hast.
Da er das gesagt hatte, rief er mit lauter Stimme: Lazarus, komm heraus!
Und der Verstorbene kam heraus, gebunden mit Grabtüchern an Füßen und Händen und sein Angesicht verhüllt mit einem Schweißtuch. Jesus spricht zu ihnen: Löset die Binden und lasset ihn gehen!

Jesus ruft die Kindlein zu sich

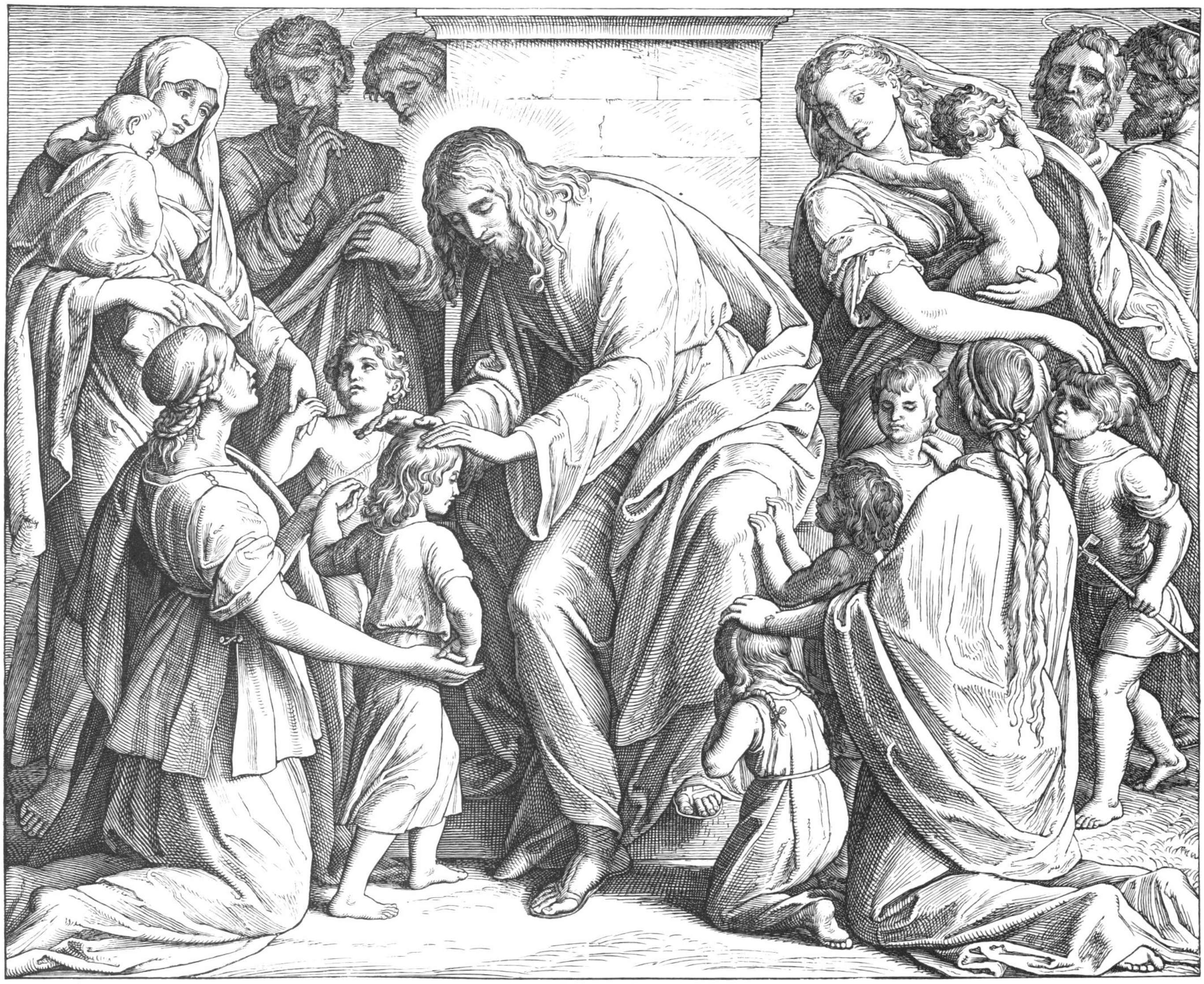

Markus 10. 13–16

Und sie brachten Kinder zu ihm, daß Jesus sie anrührte. Die Jünger aber fuhren die an, die sie trugen.
Da es aber Jesus sah, ward er unwillig und sprach zu ihnen: Lasset die Kinder zu mir kommen und wehret ihnen nicht; denn solcher ist das Reich Gottes.
Wahrlich, ich sage euch: Wer das Reich Gottes nicht empfängt wie ein Kind, der wird nicht hineinkommen.
Und er herzte sie und legte sie Hände auf sie und segnete sie.

Maria von Bethanien salbt Jesus zu seinem Begräbnis

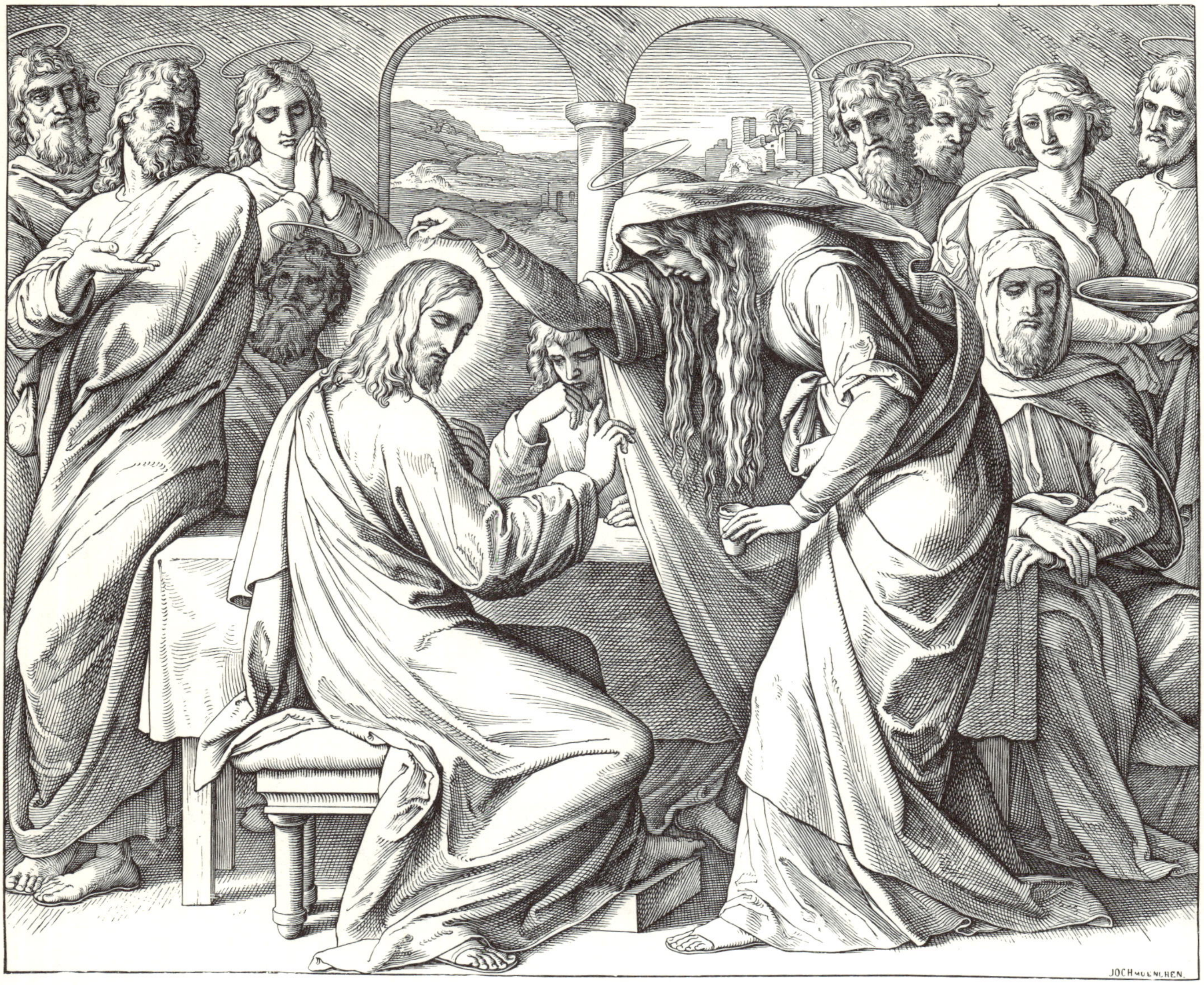

Matthäus 26. 6–13

Da nun Jesus war zu Bethanien im Hause Simons, des Aussätzigen,
trat zu ihm eine Frau, die hatte ein Glas mit köstlichem Wasser und goß es auf sein Haupt, als er zu Tische saß.
Da das seine Jünger sahen, wurden sie unwillig und sprachen: Wozu diese Vergeudung?
Dieses Wasser hätte können teuer verkauft und den Armen gegeben werden.
Da das Jesus merkte, sprach er zu ihnen: Was bekümmert ihr die Frau? Sie hat ein gutes Werk an mir getan.
Arme habt ihr allezeit bei euch; mich aber habt ihr nicht allezeit.
Daß sie dies Wasser hat auf meinen Leib gegossen, hat sie getan, daß sie mich fürs Grab bereite.
Wahrlich, ich sage euch: Wo dieses Evangelium gepredigt wird in der ganzen Welt, da wird man auch sagen zu ihrem Gedächtnis, was sie getan hat.

Einzug Jesu in Jerusalem

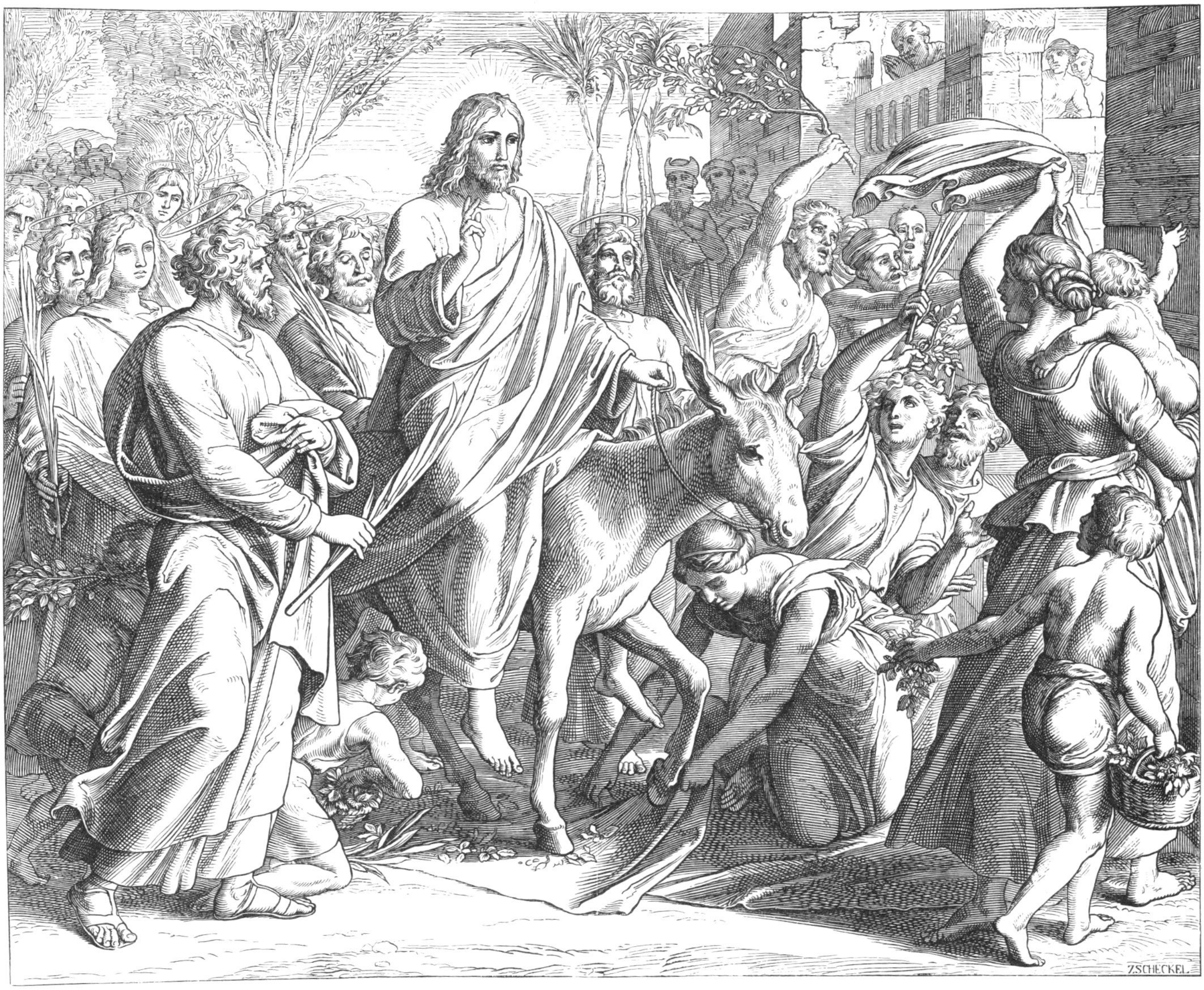

Matthäus 21. 1–9

Da sie nun nahe an Jerusalem kamen, nach Bethphage an den Ölberg, sandte Jesus seiner Jünger zwei
und sprach zu ihnen: Gehet hin in den Flecken, der vor euch liegt, und alsbald werdet ihr eine Eselin finden angebunden und ein Füllen bei ihr; bindet sie los und führt sie zu mir!
Und wenn euch jemand etwas wird sagen, so sprecht: Der Herr bedarf ihrer. Alsbald wird er sie euch lassen.
Das geschah aber, auf daß erfüllt würde, was gesagt ist durch den Propheten, der da spricht:
»Saget der Tochter Zion: Siehe, dein König kommt zu dir sanftmütig und reitet auf einem Esel und auf einem Füllen der lastbaren Eselin.«
Die Jünger gingen hin und taten, wie ihnen Jesus befohlen hatte,
und brachten die Eselin und das Füllen und legten ihre Kleider darauf, und er setzte sich darauf.
Aber viel Volks breitete die Kleider auf den Weg; andere hieben Zweige von den Bäumen und streuten sie auf den Weg.
Das Volk aber, das ihm voranging und nachfolgte, schrie und sprach: Hosianna dem Sohn Davids! Gelobt sei, der da kommt in dem Namen des Herrn! Hosianna in der Höhe!

Die Fußwaschung

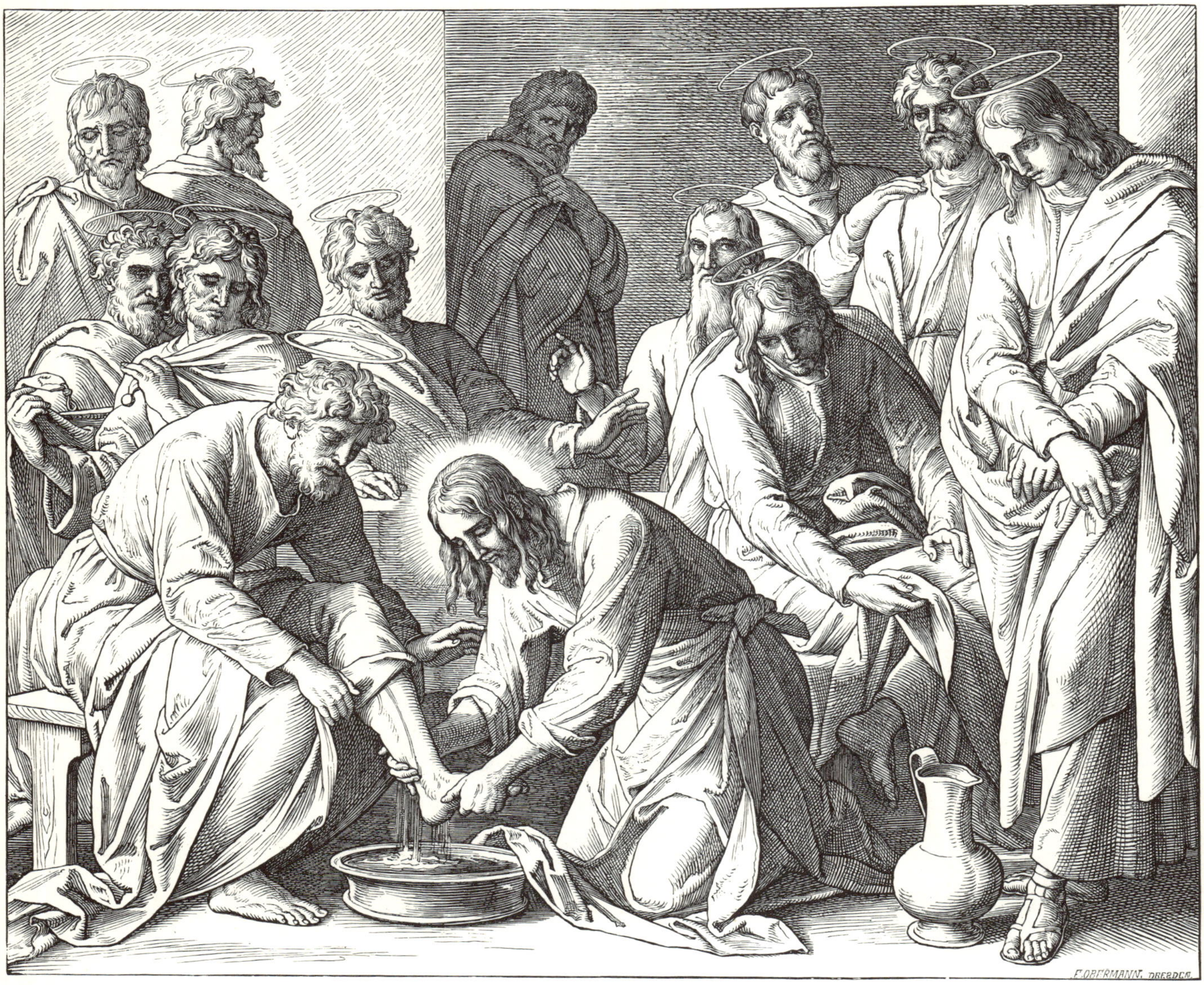

Johannes 13. 1–11

Vor dem Osterfest aber erkannte Jesus, daß seine Stunde gekommen war, daß er aus dieser Welt ginge zum Vater; und wie er hatte geliebt die Seinen, die in der Welt waren, so liebte er sie bis ans Ende.
Und bei dem Abendessen, da schon der Teufel hatte dem Judas, Simons Sohn, dem Ischarioth, ins Herz gegeben, daß er ihn verriete,
und Jesus wußte, daß ihm der Vater hatte alles in seine Hände gegeben und daß er von Gott gekommen war und zu Gott ging:
stand er vom Abendmahl auf, legte seine Kleider ab und nahm einen Schurz und umgürtete sich.
Danach goß er Wasser in ein Becken, hob an, den Jüngern die Füße zu waschen, und trocknete sie mit dem Schurz, mit dem er umgürtet war.
Da kam er zu Simon Petrus; der sprach zu ihm: Herr, solltest du mir meine Füße waschen?
Jesus antwortete und sprach zu ihm: Was ich tue, das weißt du jetzt nicht; du wirst es aber hernach erfahren.
Da sprach Petrus zu ihm: Nimmermehr sollst du mir die Füße waschen! Jesus antwortete ihm: Werde ich dich nicht waschen, so hast du kein Teil an mir.
Spricht zu ihm Simon Petrus: Herr, nicht die Füße allein, sondern auch die Hände und das Haupt!
Spricht Jesus zu ihm: Wer gewaschen ist, der bedarf nichts als noch die Füße waschen; denn er ist ganz rein. Und ihr seid rein, aber nicht alle.
Denn er wußte seinen Verräter wohl; darum sprach er: Ihr seid nicht alle rein.

Die Einsetzung des heiligen Abendmahls

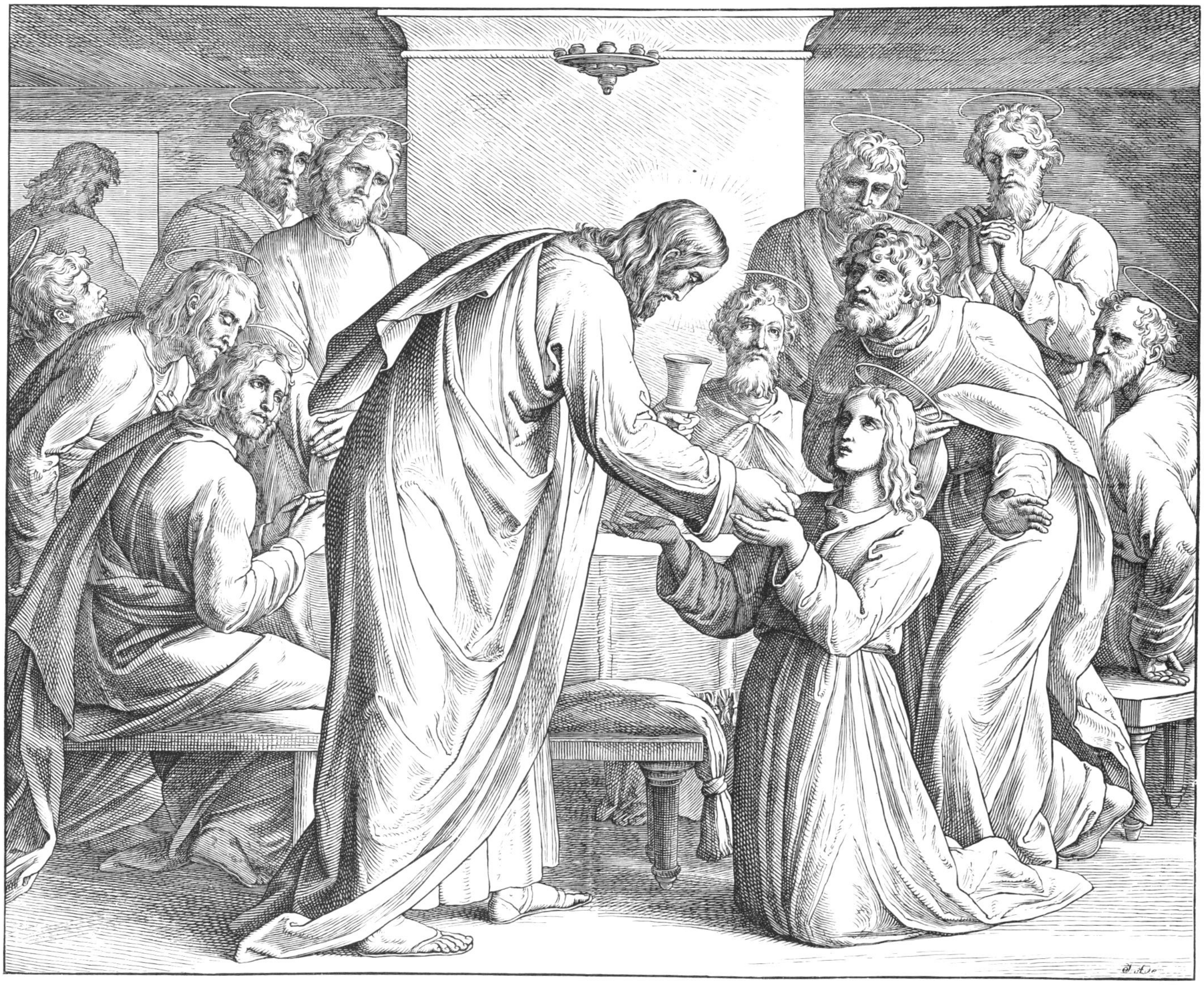

Matthäus 26. 20–29

Und am Abend setzte Jesus sich zu Tisch mit den Zwölfen.
Und da sie aßen, sprach er: Wahrlich, ich sage euch: Einer unter euch wird mich verraten.
Und sie wurden sehr betrübt und hoben an, ein jeglicher unter ihnen, und sagten zu ihm: Herr, bin ich's?
Er antwortete und sprach: Der die Hand mit mir in die Schüssel getaucht hat, der wird mich verraten.
Des Menschen Sohn geht zwar dahin, wie von ihm geschrieben steht; doch weh dem Menschen, durch welchen des Menschen Sohn verraten wird! Es wäre ihm besser, daß derselbe Mensch nie geboren wäre.
Da antwortete Judas, der ihn verriet, und sprach: Bin ich's, Rabbi? Er sprach zu ihm: Du sagst es.
Da sie aber aßen, nahm Jesus das Brot, dankte und brach's und gab's den Jüngern und sprach: Nehmet, esset; das ist mein Leib.
Und er nahm den Kelch und dankte, gab ihnen den und sprach: Trinket alle daraus;
das ist mein Blut des neuen Testaments, welches vergossen wird für viele zur Vergebung der Sünden.
Ich sage euch: Ich werde von nun an nicht mehr von diesem Gewächs des Weinstocks trinken bis an den Tag, da ich's neu trinken werde mit euch in meines Vaters Reich.

Jesu Seelenkampf in Gethsemane

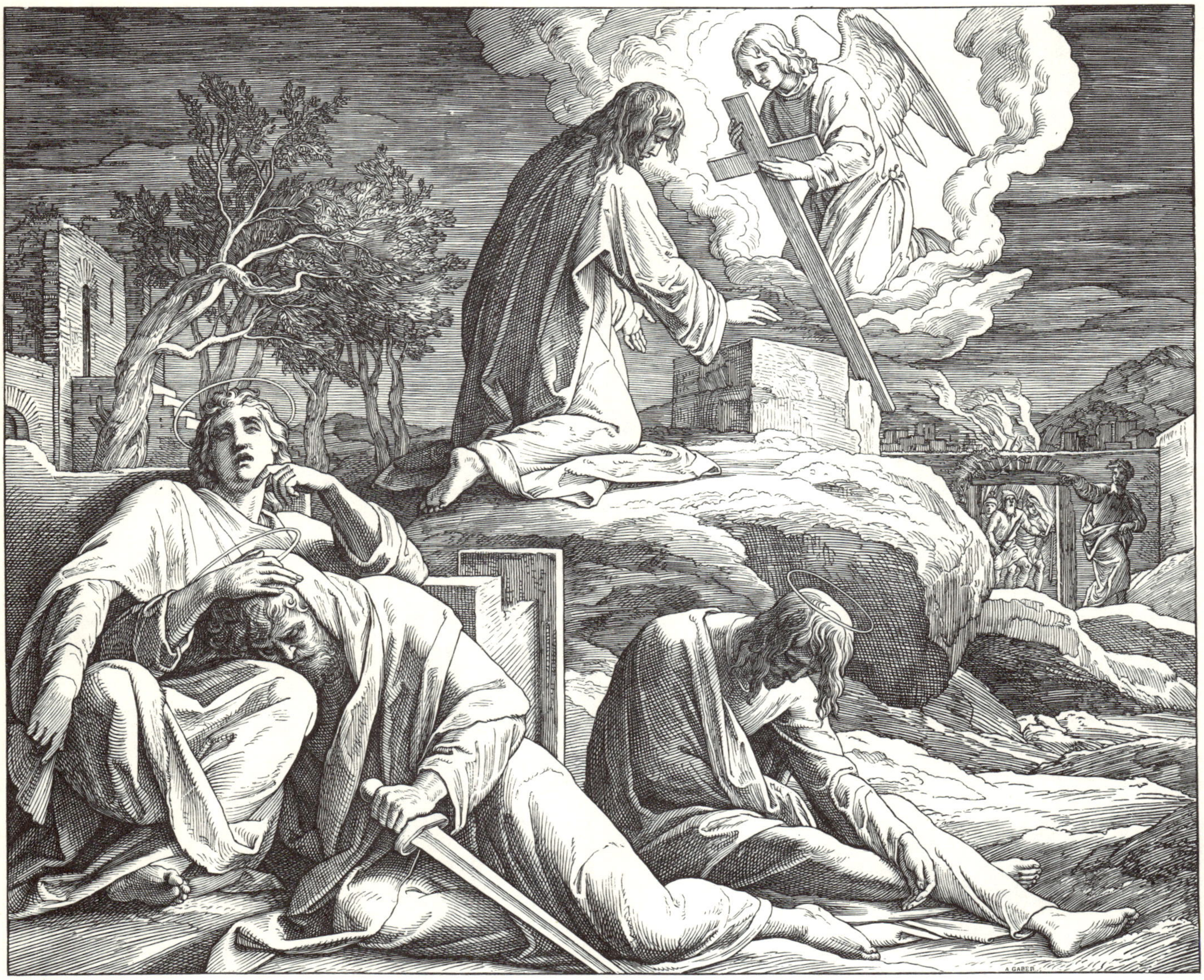

Matthäus 26. 36–46

Da kam Jesus mit ihnen zu einem Hofe, der hieß Gethsemane, und sprach zu seinen Jüngern: Setzet euch hier, bis daß ich dorthin gehe und bete.
Und er nahm zu sich Petrus und die zwei Söhne des Zebedäus und fing an zu trauern und zu zagen.
Da sprach Jesus zu ihnen: Meine Seele ist betrübt bis an den Tod; bleibet hier und wachet mit mir!
Und er ging hin ein wenig, fiel nieder auf sein Angesicht und betete und sprach: Mein Vater, ist's möglich, so gehe dieser Kelch an mir vorüber; doch nicht wie ich will, sondern wie du willst!
Und er kam zu seinen Jüngern und fand sie schlafend und sprach zu Petrus: Könnet ihr denn nicht eine Stunde mit mir wachen? Wachet und betet, daß ihr nicht in Anfechtung fallet! Der Geist ist willig; aber das Fleisch ist schwach.
Zum andern Mal ging er wieder hin, betete und sprach: Mein Vater, ist's nicht möglich, daß dieser Kelch an mir vorübergehe, ich trinke ihn denn, so geschehe dein Wille!
Und er kam und fand sie abermals schlafend, und ihre Augen waren voll Schlafs.
Und er ließ sie und ging abermals hin und betete zum dritten Mal und redete dieselben Worte.
Da kam er zu seinen Jüngern und sprach zu ihnen: Ach, wollt ihr nun schlafen und ruhen? Siehe, die Stunde ist da, daß des Menschen Sohn in der Sünder Hände überantwortet wird.
Stehet auf, laßt uns gehen! Siehe, er ist da, der mich verrät.

Die Gefangennahme Jesu

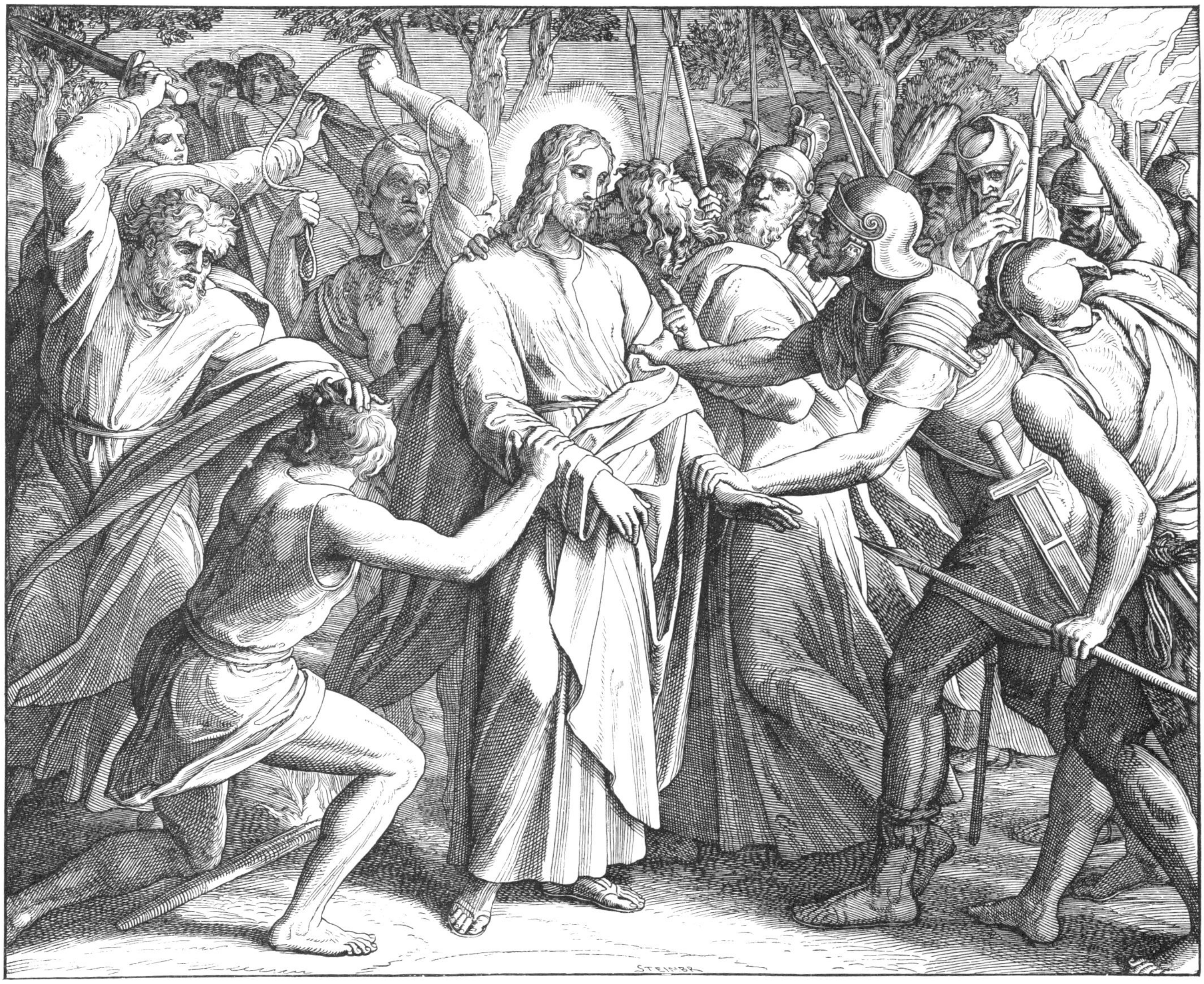

Matthäus 26, 47–56

Und als Jesus noch redete, siehe, da kam Judas, der Zwölfe einer, und mit ihm eine große Schar mit Schwertern und mit Stangen von den Hohenpriestern und Ältesten des Volkes.
Und der Verräter hatte ein Zeichen gegeben und gesagt: Welchen ich küssen werde, der ist's; den greifet.
Und alsbald trat er zu Jesus und sprach: Gegrüßet seist du, Rabbi! und küßte ihn.
Jesus aber sprach zu ihm: Mein Freund, warum bist du gekommen? Da traten sie hinzu und legten die Hände an Jesus und griffen ihn.
Und siehe, einer von denen, die mit Jesus waren, reckte die Hand aus und zog sein Schwert und schlug nach des Hohenpriesters Knecht und hieb ihm ein Ohr ab.
Da sprach Jesus zu ihm: Stecke dein Schwert an seinen Ort! Denn wer das Schwert nimmt, der soll durch das Schwert umkommen.
Oder meinst du, daß ich nicht könnte meinen Vater bitten, daß er mir zuschickte alsbald mehr als zwölf Legionen Engel?
Wie würde dann aber die Schrift erfüllt, daß es muß also geschehen?
Zu der Stunde sprach Jesus zu den Scharen: Ihr seid ausgegangen wie zu einem Mörder mit Schwertern und mit Stangen, mich zu fangen. Habe ich doch täglich im Tempel gesessen und habe gelehrt, und ihr habt mich nicht gegriffen.
Aber das ist alles geschehen, damit erfüllt würden die Schriften der Propheten. Da verließen ihn alle Jünger und flohen.

Jesus vor Kaiphas

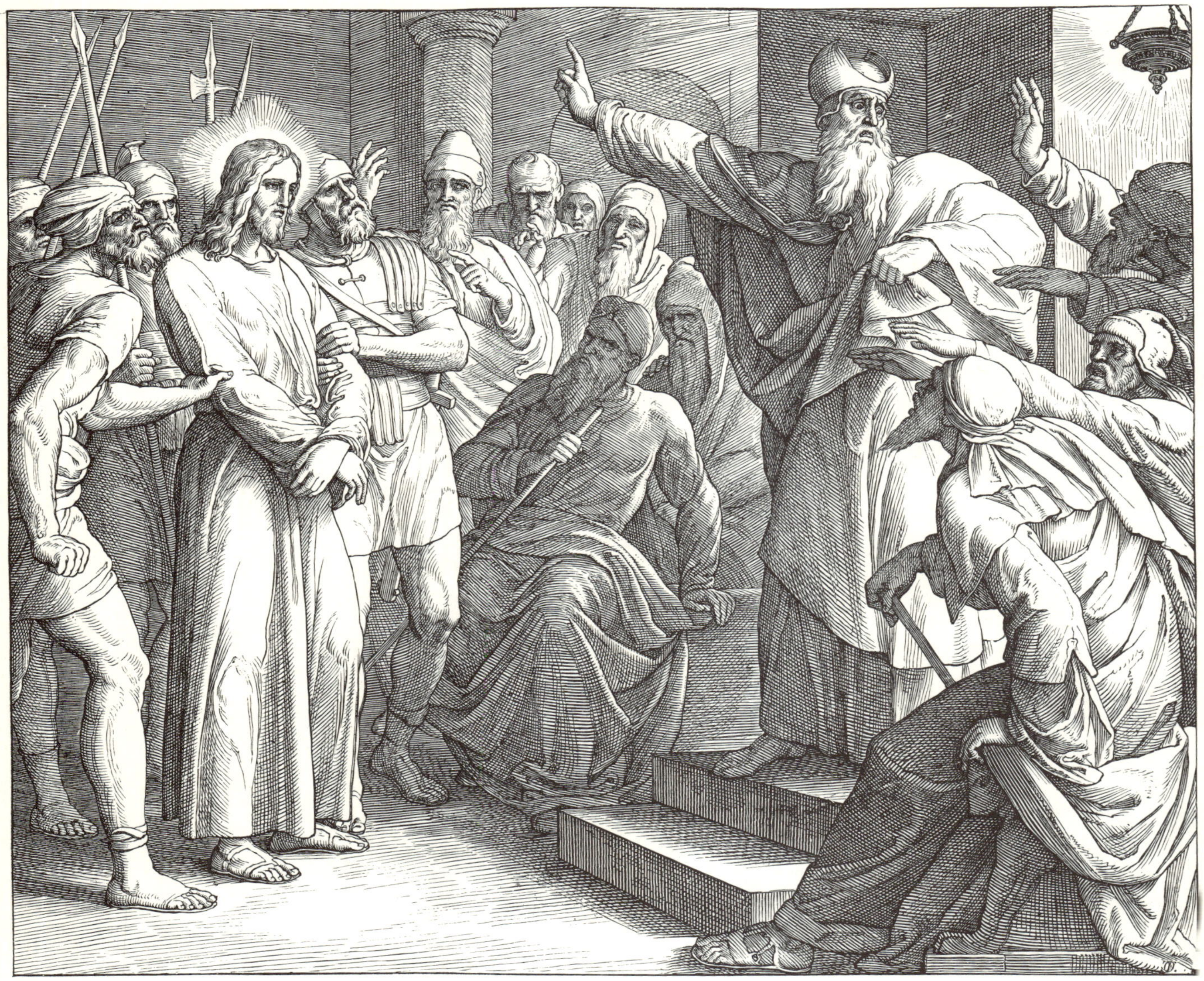

Matthäus 26. 57–66

Die aber Jesus gegriffen hatten, führten ihn zu dem Hohenpriester Kaiphas, wo die Schriftgelehrten und Ältesten sich versammelt hatten.
Petrus aber folgte ihm nach von ferne bis in den Palast des Hohenpriesters und ging hinein und setzte sich zu den Knechten, auf daß er sähe, wo es hinaus wollte.
Die Hohenpriester aber und der ganze Hohe Rat suchten falsch Zeugnis wider Jesus, auf daß sie ihn töteten.
Und wiewohl viele falsche Zeugen herzutraten, fanden sie doch keins. Zuletzt traten zwei herzu
und sprachen: Er hat gesagt: Ich kann den Tempel Gottes abbrechen und in drei Tagen aufbauen.
Und der Hohepriester stand auf und sprach zu ihm: Antwortest du nichts zu dem, was diese wider dich zeugen?
Aber Jesus schwieg stille. Und der Hohepriester sprach zu ihm: Ich beschwöre dich bei dem lebendigen Gott, daß du uns sagest, ob du seist der Christus, der Sohn Gottes.
Jesus sprach zu ihm: Du sagst es. Auch sage ich euch: Von nun an wird's geschehen, daß ihr sehen werdet des Menschen Sohn sitzen zur Rechten der Kraft und kommen in den Wolken des Himmels.
Da zerriß der Hohepriester seine Kleider und sprach: Er hat Gott gelästert! Was bedürfen wir weiter Zeugnis? Siehe, jetzt habt ihr seine Gotteslästerung gehört.
Was dünkt euch? Sie antworteten und sprachen: Er ist des Todes schuldig.

Petrus verleugnet Jesus

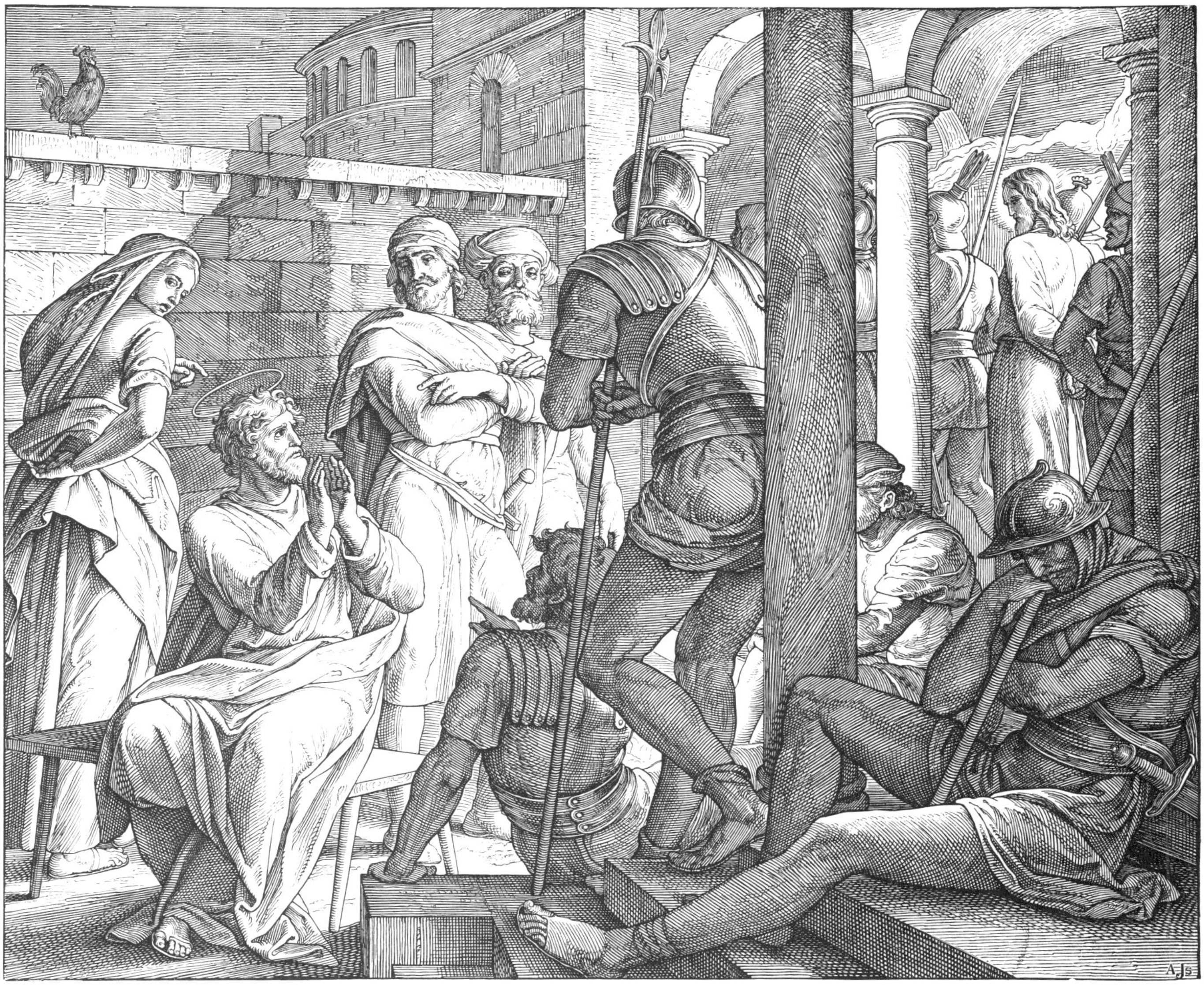

Lukas 22. 54–62

Sie griffen Jesus aber und führten ihn hin und brachten ihn in des Hohenpriesters Haus. Petrus aber folgte von ferne.
Da zündeten sie ein Feuer an mitten im Hof und setzten sich zusammen; und Petrus setzte sich unter sie.
Da sah ihn eine Magd beim Feuer sitzen und sah genau auf ihn und sprach: Dieser war auch mit ihm.
Er aber leugnete und sprach: Weib, ich kenne ihn nicht.
Und über eine kleine Weile sah ihn ein anderer und sprach: Du bist auch deren einer. Petrus aber sprach: Mensch, ich bin's nicht.
Und über eine Weile, wohl nach einer Stunde, bekräftigte es ein anderer und sprach: Wahrlich, dieser war auch mit ihm; denn er ist ein Galiläer.
Petrus aber sprach: Mensch, ich weiß nicht, was du sagst. Und alsbald, da er noch redete, krähte der Hahn.
Und der Herr wandte sich und sah Petrus an. Und Petrus gedachte an des Herrn Wort, wie er zu ihm gesagt hatte: Ehe der Hahn heute kräht, wirst du mich dreimal verleugnen.
Und Petrus ging hinaus und weinte bitterlich.

Jesus mit Dornen gekrönt, geschlagen und verhöhnt

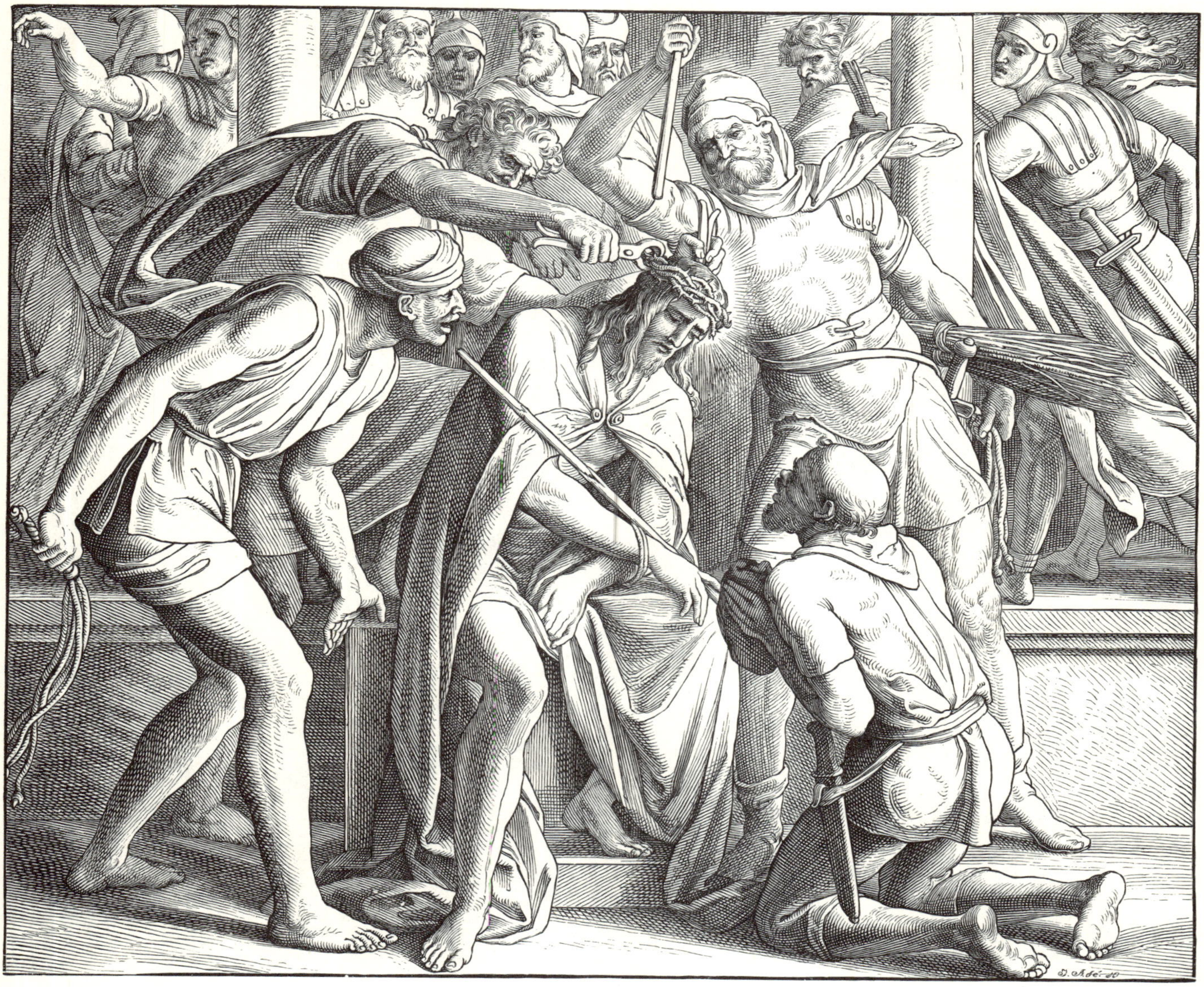

Markus 15. 16–19

Die Kriegsknechte aber führten Jesus hinein in die Burg, das ist ins Richthaus, und riefen zusammen die ganze Schar,
und sie zogen ihm einen Purpur an und flochten eine Dornenkrone und setzten sie ihm auf

und fingen an, ihn zu grüßen: Gegrüßet seist du, der Juden König!
Und schlugen ihm das Haupt mit einem Rohr und spien ihn an und fielen auf die Knie und huldigten ihm.

Das Volk fordert Jesu Blut von Pilatus

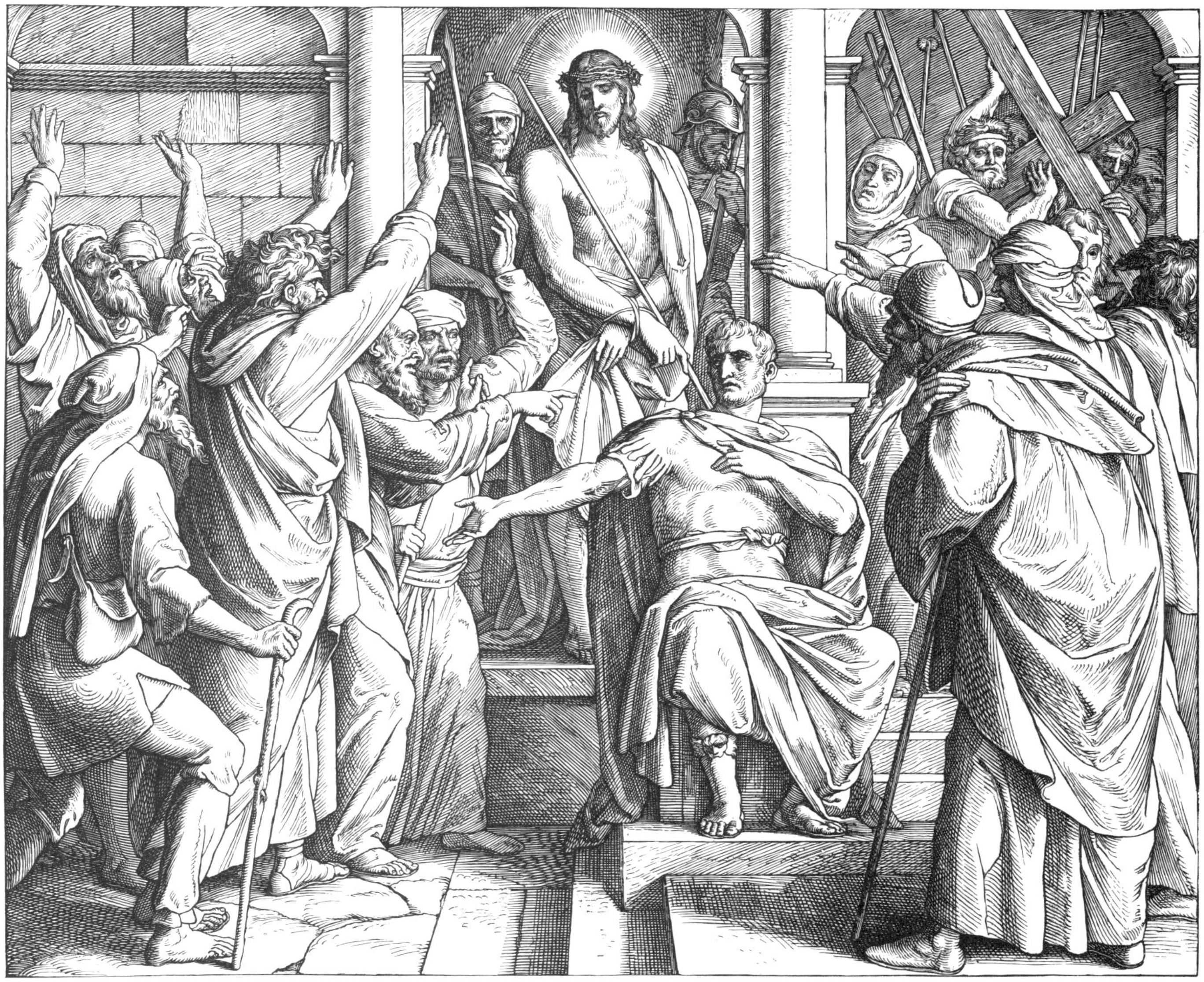

Johannes 19. 12–16

Von da an trachtete Pilatus, wie er Jesus losließe. Die Juden aber schrien und sprachen: Läßt du diesen los, so bist du des Kaisers Freund nicht; denn wer sich zum König macht, der ist wider den Kaiser.
Da Pilatus das Wort hörte, führte er Jesus heraus und setzte sich auf den Richterstuhl an der Stätte, die da heißt Steinpflaster, auf hebräisch Gabbatha.

Es war aber der Rüsttag auf Ostern um die sechste Stunde. Und er spricht zu den Juden: Sehet, das ist euer König!
Sie schrien aber: Weg, weg mit dem! Kreuzige ihn! Spricht Pilatus zu ihnen: Soll ich euren König kreuzigen? Die Hohenpriester antworteten: Wir haben keinen König denn den Kaiser.
Da überantwortete er ihnen Jesus, daß er gekreuzigt würde.

Des Verräters Judas Ischariot Ende

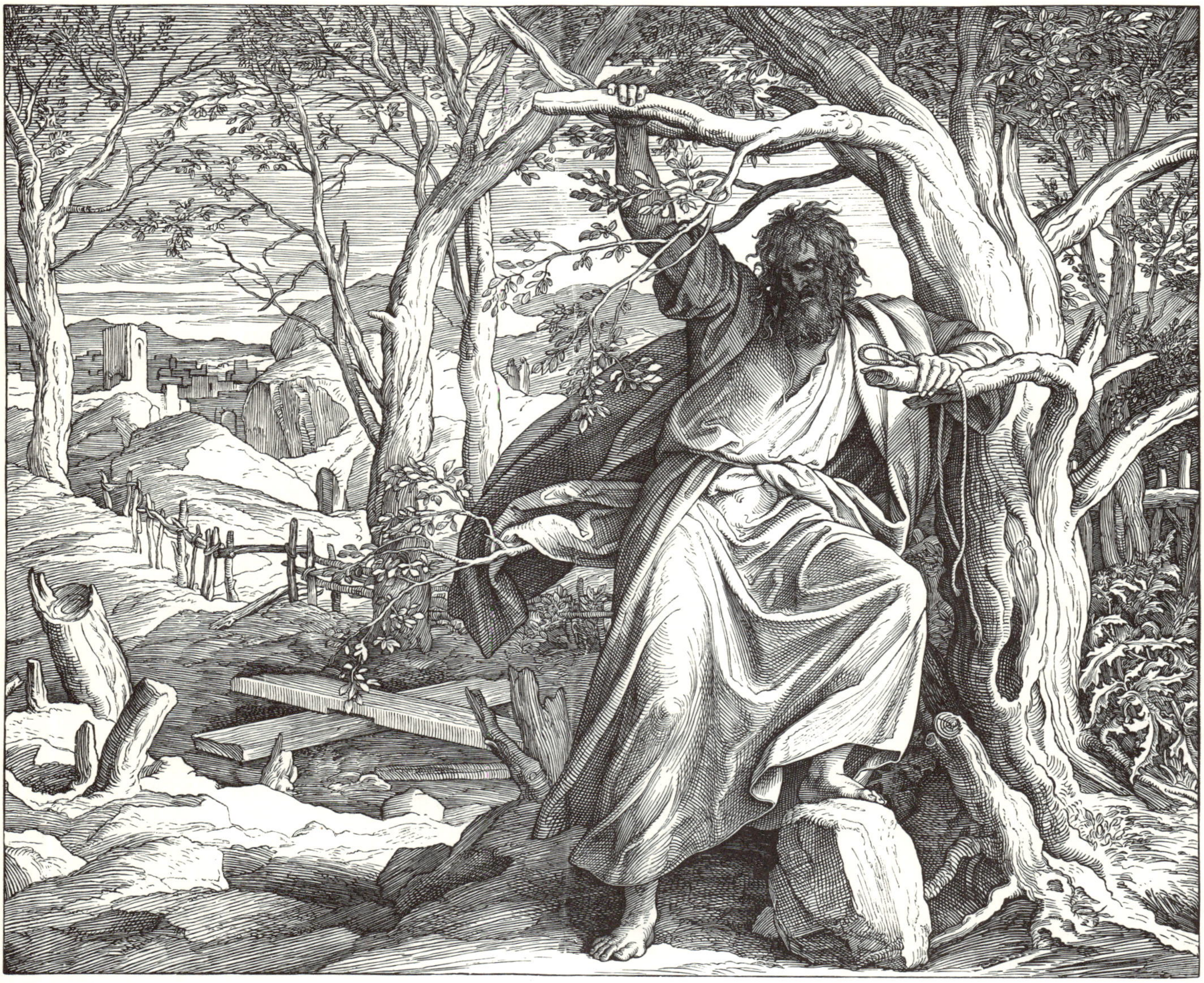

Matthäus 27. 3–5

Da das sah Judas, der Jesus verraten hatte, daß er verdammt war zum Tode, gereute es ihn, und brachte wieder die dreißig Silberlinge den Hohenpriestern und den Ältesten und sprach: Ich habe übel getan, daß ich unschuldig Blut verraten habe. Sie sprachen: Was geht uns das an? Da siehe du zu! Und er warf die Silberlinge in den Tempel, hob sich davon, ging hin und erhängte sich selbst.

Die Kreuztragung

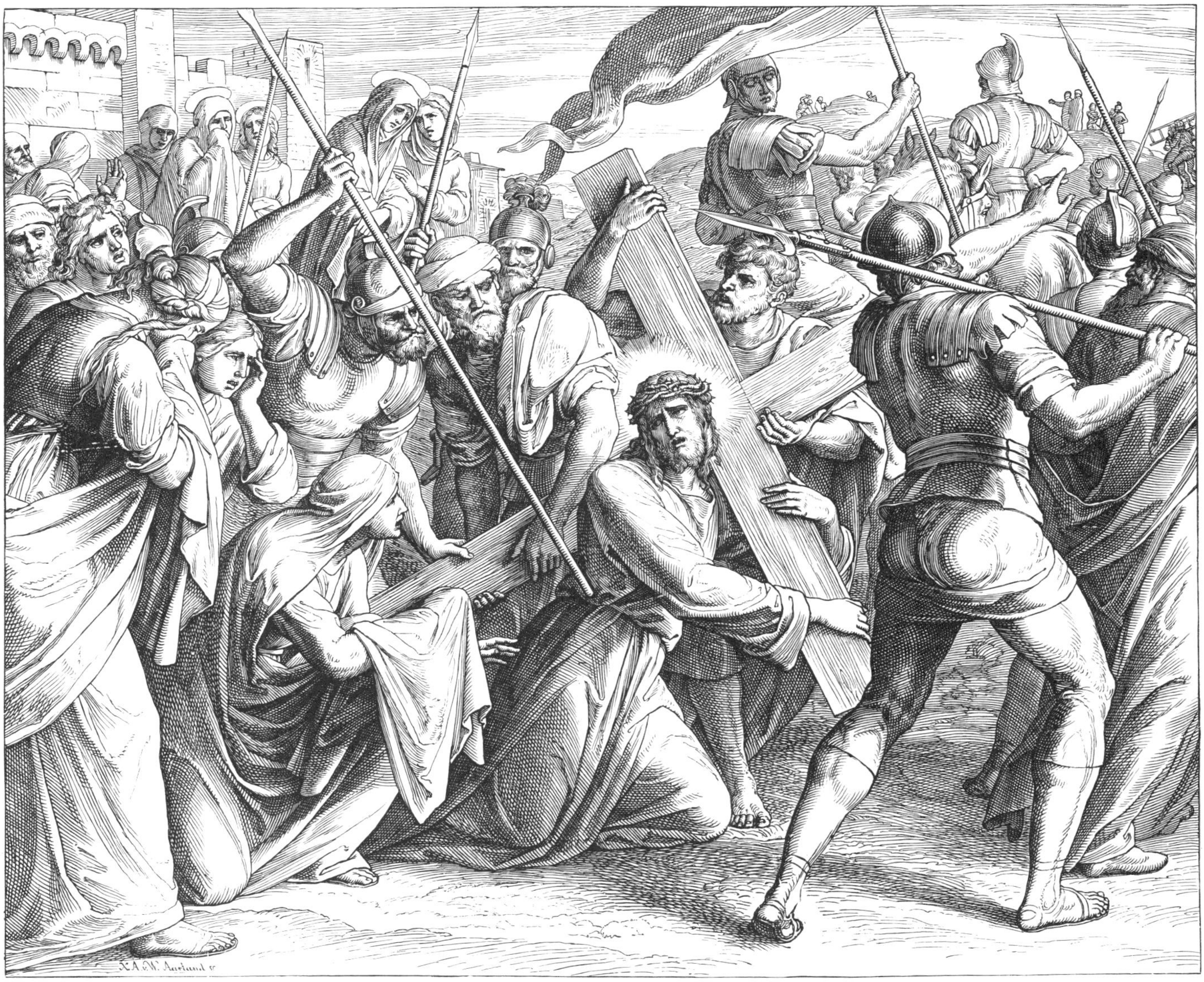

Lukas 23. 27, 28

Es folgte Jesus aber noch ein großer Haufe Volks und Frauen, die klagten und beweinten ihn.

Jesus aber wandte sich um zu ihnen und sprach: Ihr Töchter von Jerusalem, weinet nicht über mich, sondern weinet über euch selbst und über eure Kinder.

Jesu Tod am Kreuz

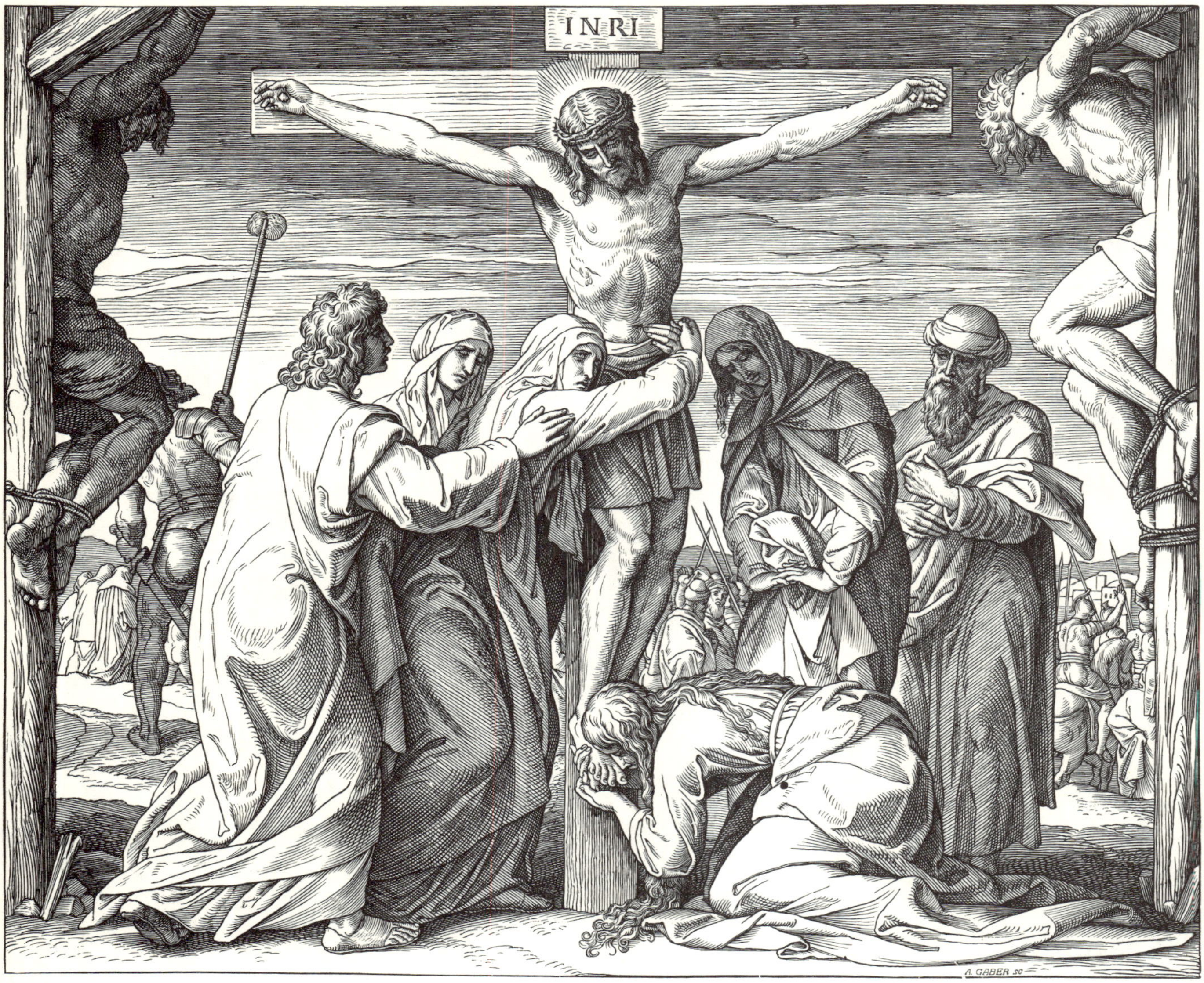

Johannes 19. 26–30

Da nun Jesus seine Mutter sah und den Jünger dabeistehen, den er liebhatte, spricht er zu seiner Mutter: Weib, siehe, das ist dein Sohn!
Danach spricht er zu dem Jünger: Siehe, das ist deine Mutter! Und von der Stunde an nahm sie der Jünger zu sich.
Danach, da Jesus wußte, daß schon alles vollbracht war, auf daß die Schrift erfüllt würde, spricht er: Mich dürstet!
Da stand ein Gefäß voll Essig. Sie aber füllten einen Schwamm mit Essig und steckten ihn auf einen Ysop und hielten es ihm dar zum Munde.
Da nun Jesus den Essig genommen hatte, sprach er: Es ist vollbracht! und neigte das Haupt und verschied.

Die Grablegung

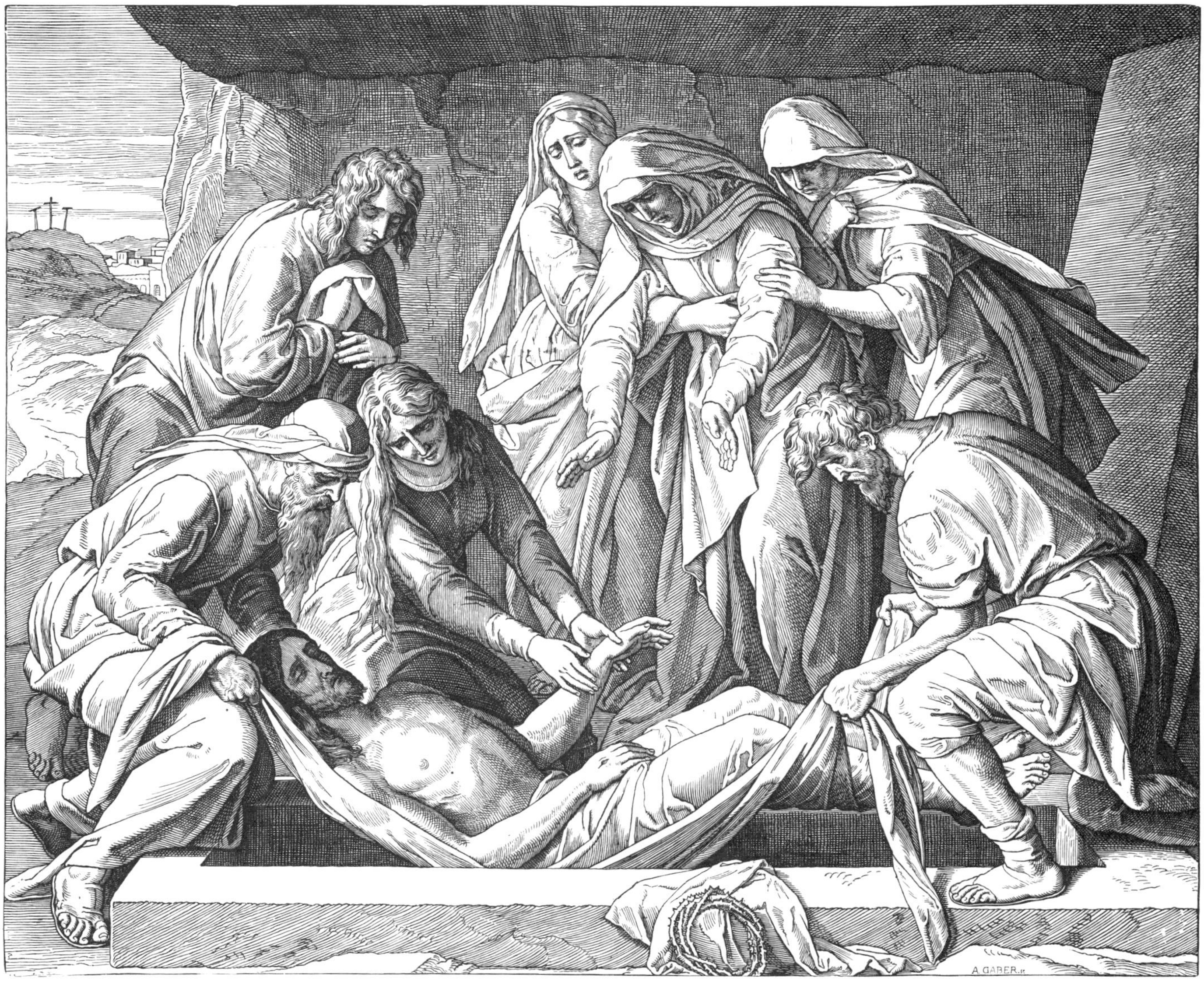

Johannes 19. 38–42

Danach bat den Pilatus Joseph von Arimathia, der ein Jünger Jesu war, doch heimlich aus Furcht vor den Juden, daß er den Leichnam Jesu dürfte abnehmen. Und Pilatus erlaubte es. Da kam er und nahm den Leichnam Jesu herab.
Es kam aber auch Nikodemus, der vormals bei der Nacht zu Jesus gekommen war, und brachte Myrrhe und Aloe untereinander gemengt, bei hundert Pfunden.
Da nahmen sie den Leichnam Jesu und banden ihn in leinene Tücher mit den Spezereien, wie die Juden pflegen zu begraben.
Es war aber an der Stätte, da er gekreuzigt ward, ein Garten und im Garten ein neues Grab, in welches niemand je gelegt war.
Dahin legten sie Jesus um des Rüsttages willen der Juden, weil das Grab nahe war.

Die Auferstehung Jesu

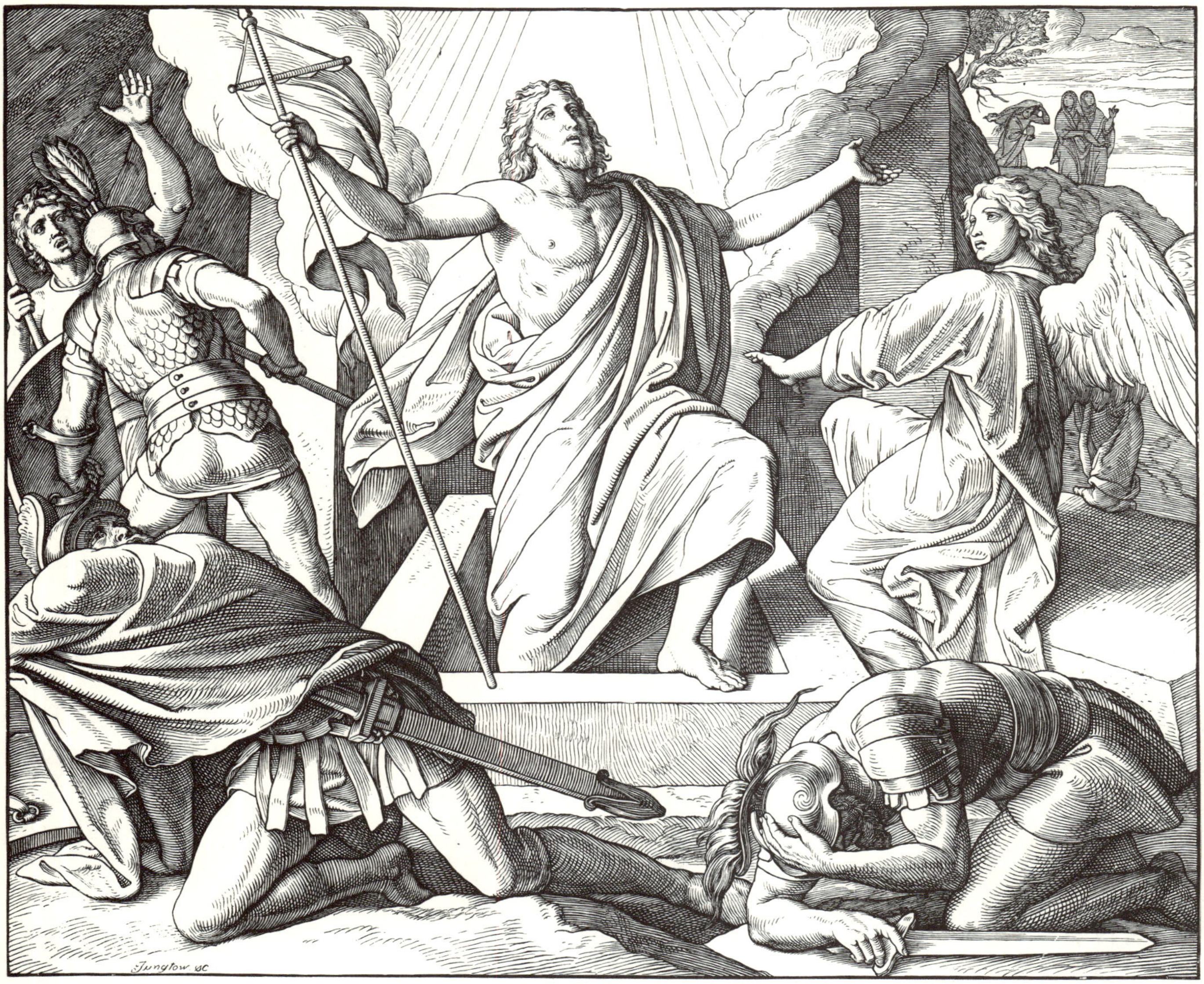

Matthäus 28. 2–4

Und siehe, es geschah ein großes Erdbeben. Denn ein Engel des Herrn kam vom Himmel herab, trat hinzu und wälzte den Stein ab und setzte sich darauf.

Und seine Erscheinung war wie der Blitz und sein Kleid weiß wie Schnee.
Die Hüter aber erschraken vor Furcht und wurden, als wären sie tot.

Die Frauen am Grabe Jesu

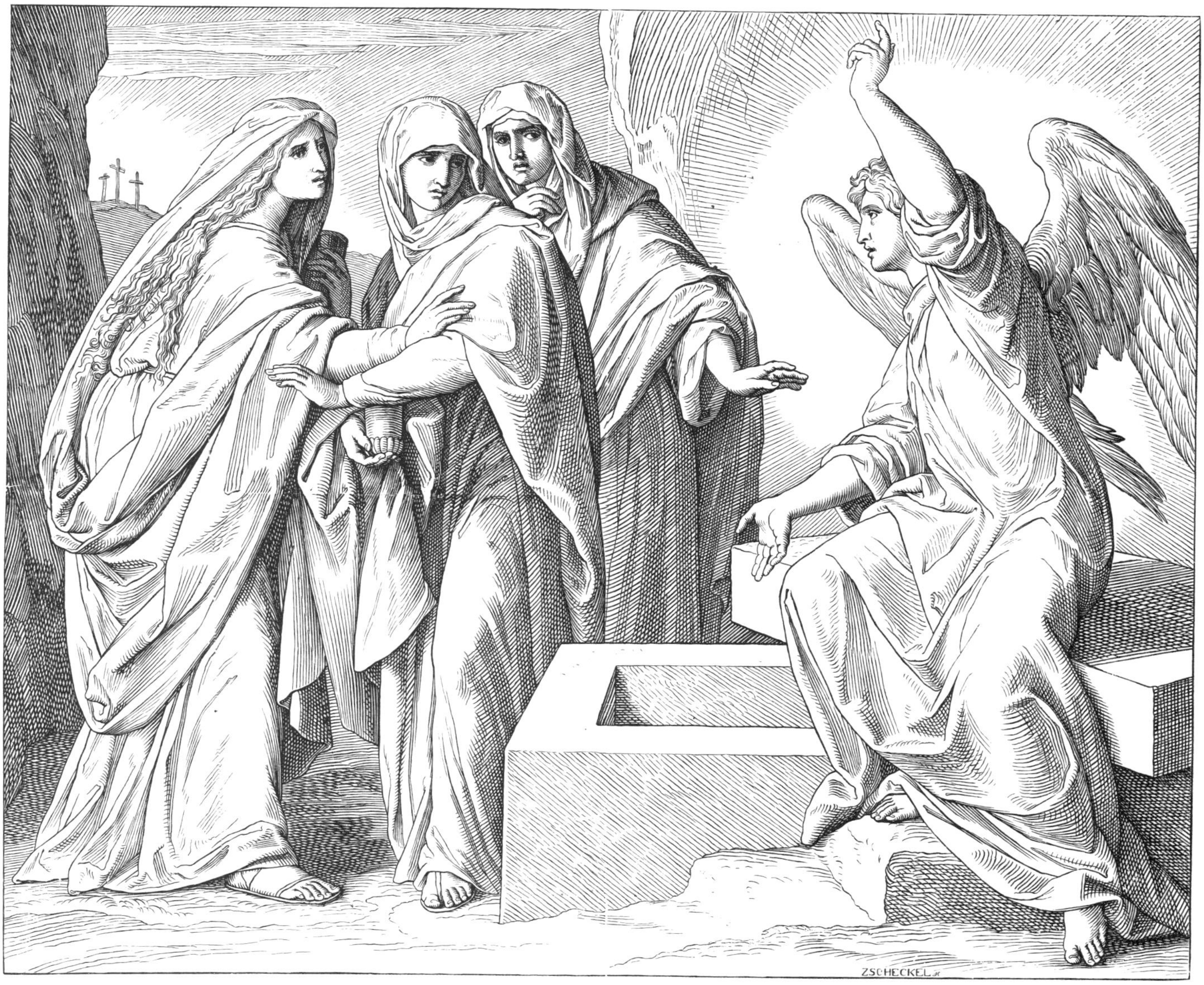

Markus 16. 1–8

Und da der Sabbat vergangen war, kauften Maria Magdalena und Maria, des Jakobus Mutter, und Salome Spezerei, auf daß sie kämen und salbten ihn.
Und sie kamen zum Grabe am ersten Tage der Woche sehr früh, als die Sonne aufging.
Und sie sprachen untereinander: Wer wälzt uns den Stein von des Grabes Tür?
Und sie sahen auf und wurden gewahr, daß der Stein abgewälzt war; denn er war sehr groß.
Und sie gingen hinein in das Grab und sahen einen Jüngling zur rechten Hand sitzen, der hatte ein langes weißes Kleid an, und sie entsetzten sich.
Er aber sprach zu ihnen: Entsetzet euch nicht! Ihr suchet Jesus von Nazareth, den Gekreuzigten. Er ist auferstanden, er ist nicht hier. Siehe da die Stätte, wo sie ihn hinlegten!
Gehet aber hin und saget seinen Jüngern und Petrus, daß er vor euch hingehen wird nach Galiläa; da werdet ihr ihn sehen, wie er euch gesagt hat.
Und sie gingen hinaus und flohen von dem Grabe; denn es war sie Zittern und Entsetzen angekommen. Und sagten niemand etwas; denn sie fürchteten sich.

Magdalena sucht den Herrn und findet ihn nicht

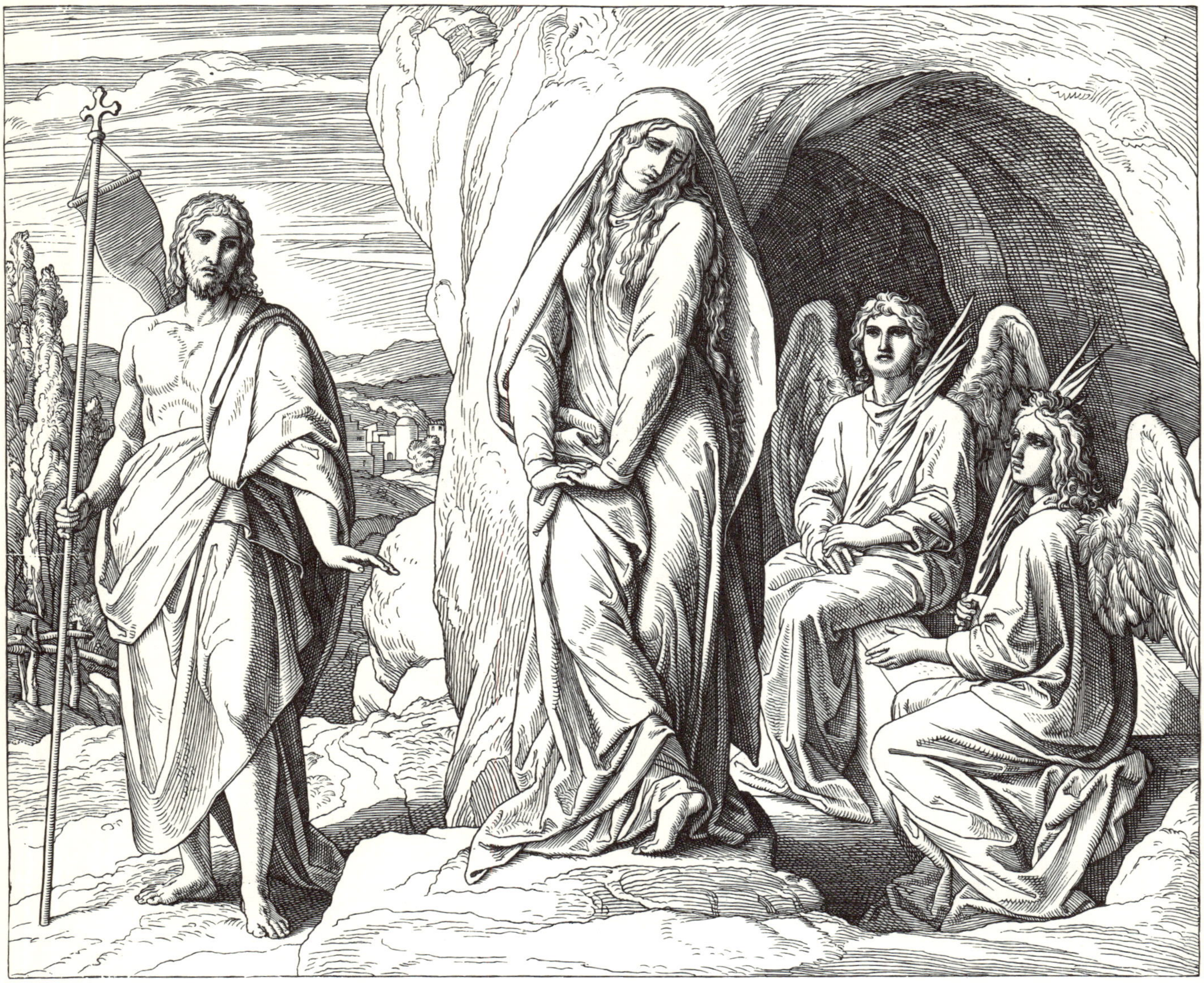

Johannes 20. 11–13

Maria aber stand vor dem Grabe und weinte draußen. Als sie nun weinte, schaute sie in das Grab
und sieht zwei Engel in weißen Kleidern sitzen, einen zu den Häupten und den andern zu den Füßen, da sie den Leichnam Jesu hingelegt hatten.

Und dieselben sprachen zu ihr: Weib, was weinest du? Sie spricht zu ihnen: Sie haben meinen Herrn weggenommen, und ich weiß nicht, wo sie ihn hingelegt haben.

Der auferstandene Heiland erscheint Magdalena

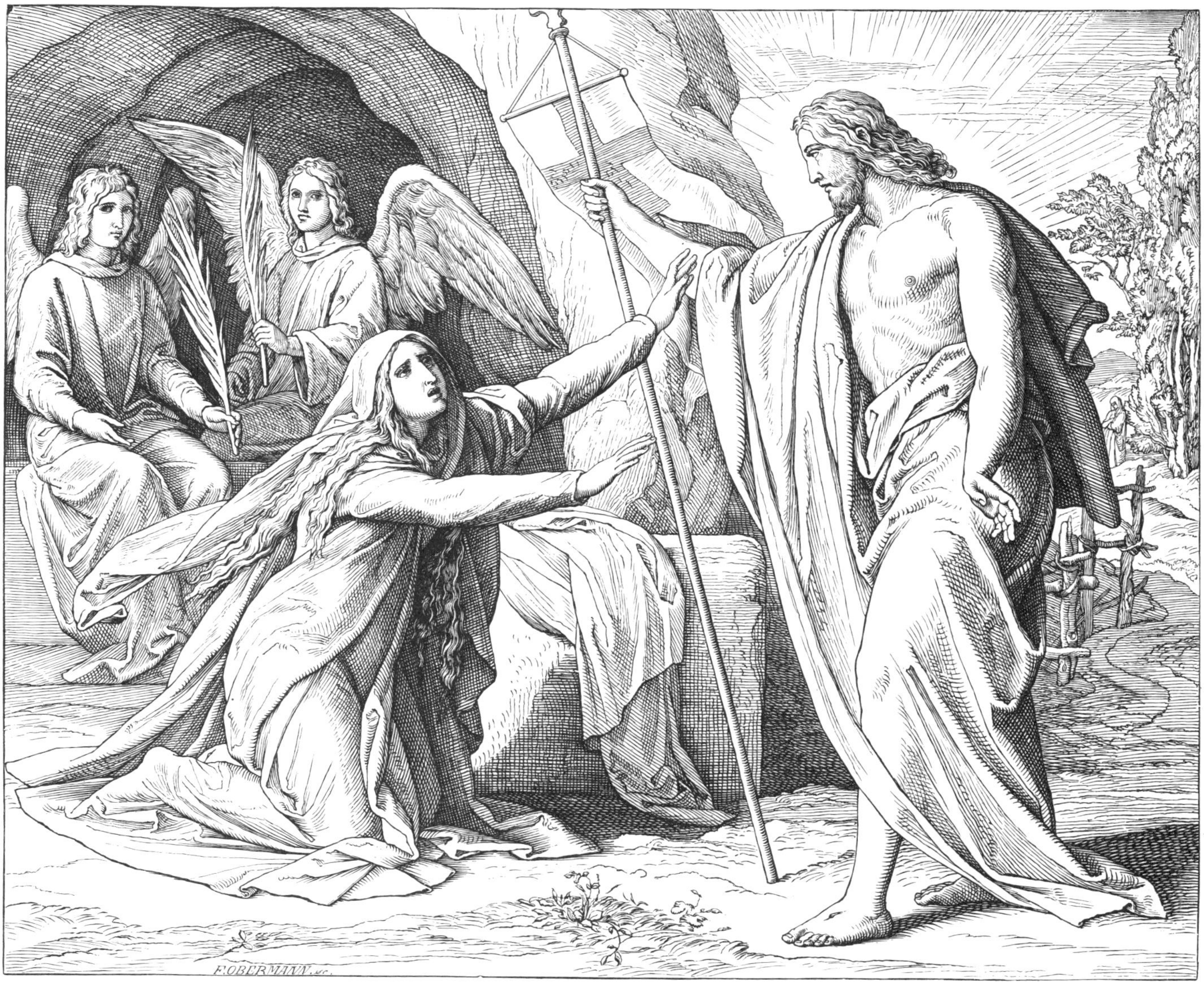

Johannes 20. 14–17

Und als Magdalena das sagte, wandte sie sich zurück und sieht Jesus stehen und weiß nicht, daß es Jesus ist.
Spricht Jesus zu ihr: Weib, was weinest du? Wen suchest du? Sie meint, es sei der Gärtner, und spricht zu ihm: Herr, hast du ihn weggetragen, so sage mir, wo hast du ihn hingelegt, so will ich ihn holen.

Spricht Jesus zu ihr: Maria! Da wandte sie sich um und spricht zu ihm auf hebräisch: Rabbuni! das heißt: Meister!
Spricht Jesus zu ihr: Rühre mich nicht an! denn ich bin noch nicht aufgefahren zum Vater. Gehe aber hin zu meinen Brüdern und sage ihnen: Ich fahre auf zu meinem Vater und zu eurem Vater, zu meinem Gott und zu eurem Gott.

Jesus erscheint zwei Jüngern auf dem Wege nach Emmaus

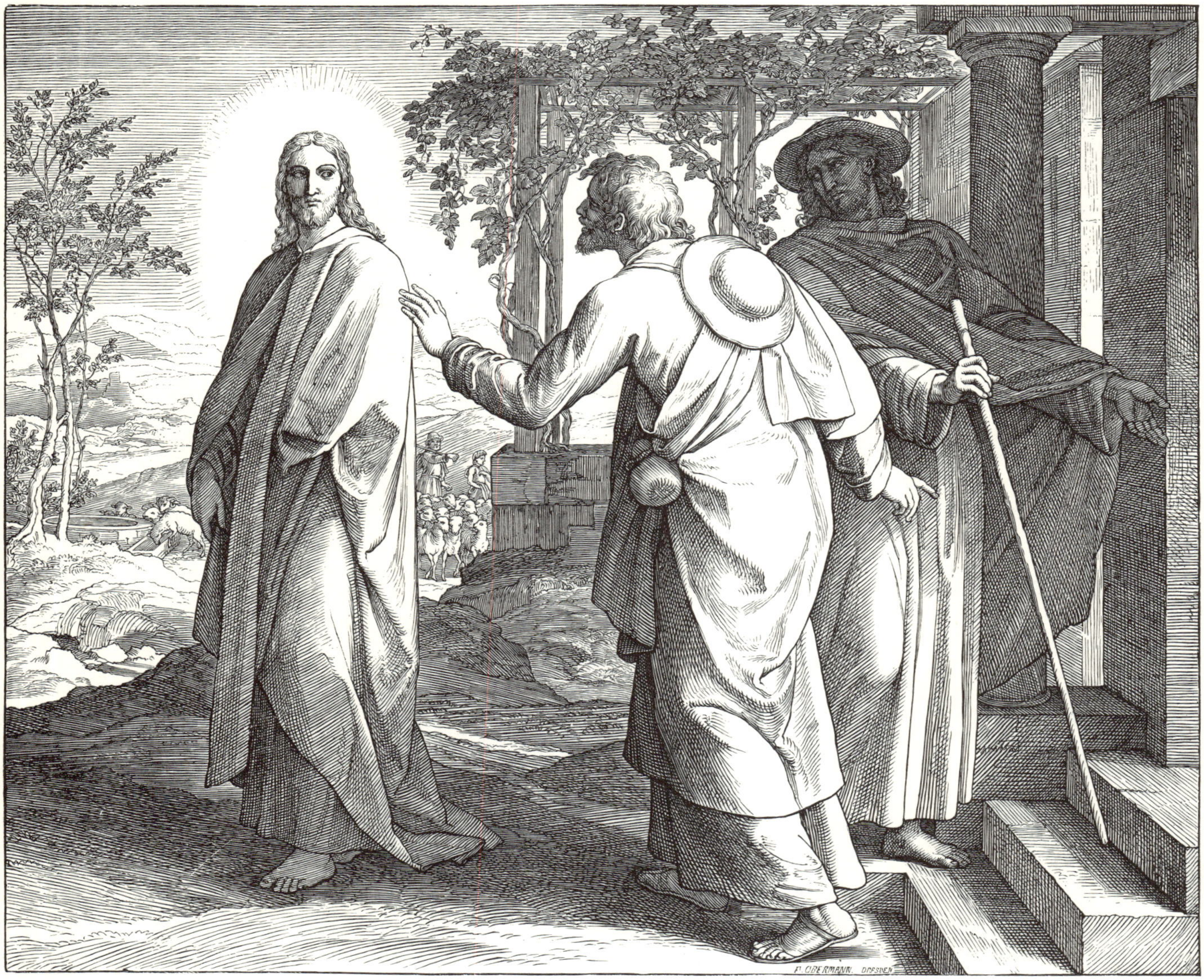

Lukas 24. 28, 29

Und sie kamen nahe zu dem Orte, da sie hingingen. Und Jesus stellte sich, als wollte er weitergehen.

Und sie nötigten ihn und sprachen: Bleibe bei uns; denn es will Abend werden, und der Tag hat sich geneigt. Und er ging hinein, bei ihnen zu bleiben.

Jesus erscheint den versammelten Jüngern

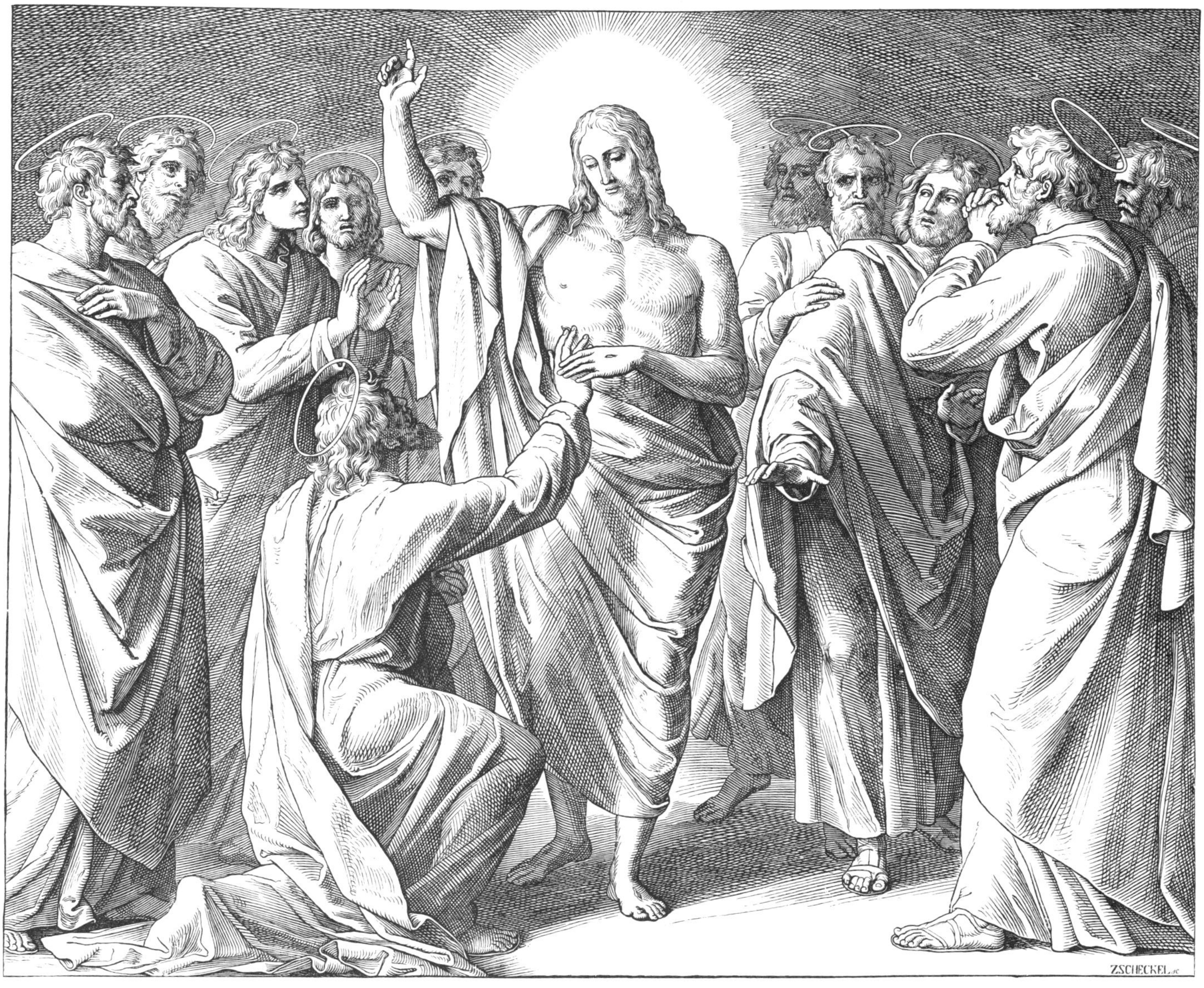

Johannes 20. 24–31

Thomas aber, der Zwölfe einer, der da heißt Zwilling, war nicht bei ihnen, als Jesus kam.
Da sagten die andern Jünger zu ihm: Wir haben den Herrn gesehen. Er aber sprach zu ihnen: Wenn ich nicht in seinen Händen sehe die Nägelmale und lege meinen Finger in die Nägelmale und lege meine Hand in seine Seite, kann ich's nicht glauben.
Und über acht Tage waren abermals seine Jünger drinnen und Thomas mit ihnen. Kommt Jesus, da die Türen verschlossen waren, und tritt mitten ein und spricht: Friede sei mit euch!
Danach spricht er zu Thomas: Reiche deinen Finger her und sieh meine Hände und reiche deine Hand her und lege sie in meine Seite und sei nicht ungläubig, sondern gläubig!
Thomas antwortete und sprach zu ihm: Mein Herr und mein Gott!
Spricht Jesus zu ihm: Weil du mich gesehen hast, Thomas, so glaubst du. Selig sind, die nicht sehen und doch glauben!
Noch viele andere Zeichen tat Jesus vor den Jüngern, die nicht geschrieben sind in diesem Buch.
Diese aber sind geschrieben, daß ihr glaubet, Jesus sei der Christus, der Sohn Gottes, und daß ihr durch den Glauben das Leben habet in seinem Namen.

Der auferstandene Heiland erscheint seinen Jüngern am See Genezareth

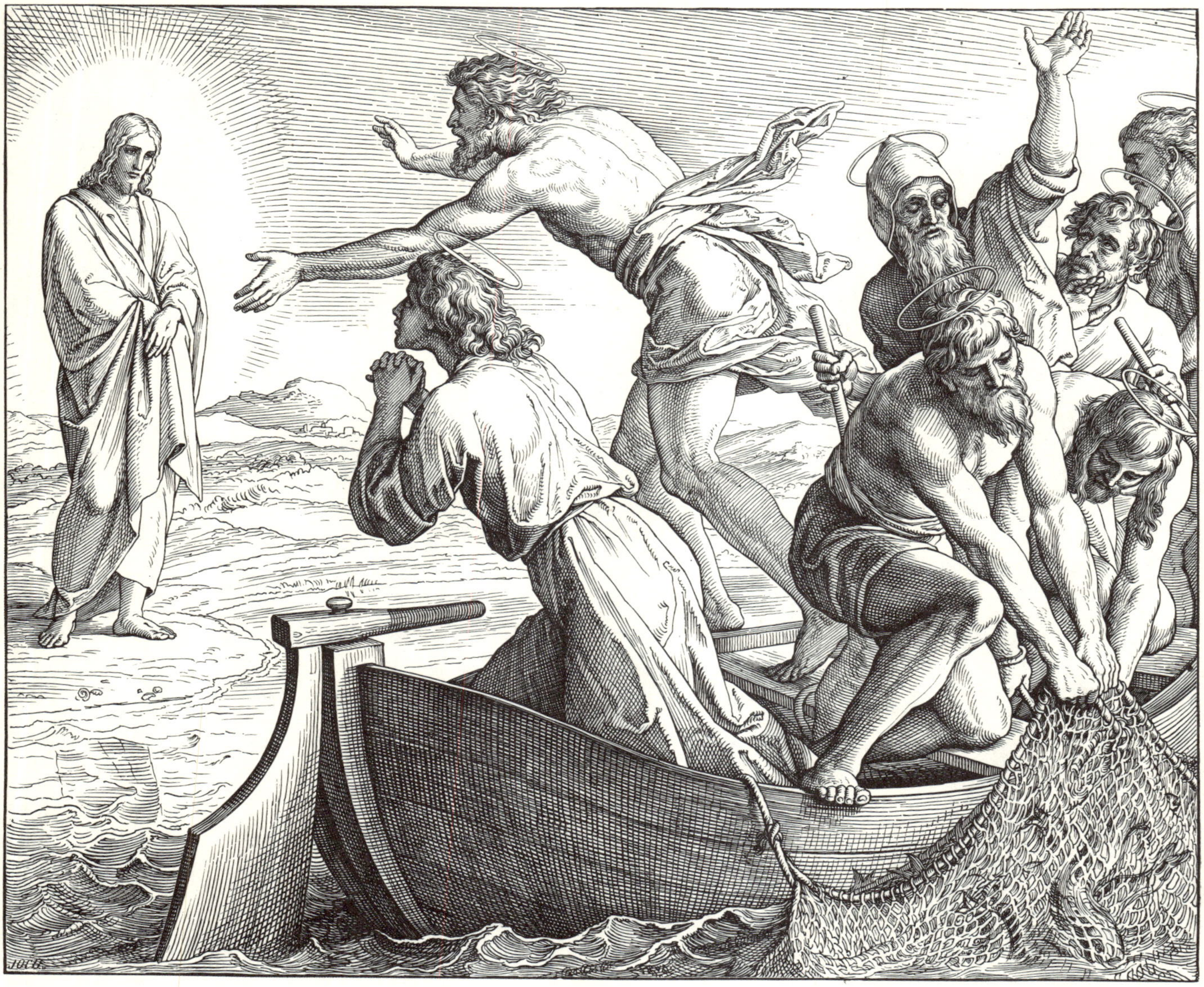

Johannes 21. 1–7

Danach offenbarte sich Jesus abermals den Jüngern am See Tiberias. Er offenbarte sich aber so:
Es waren beieinander Simon Petrus und Thomas, der da heißt Zwilling, und Nathanael von Kana in Galiläa und die Söhne des Zebedäus und andere zwei seiner Jünger.
Spricht Simon Petrus zu ihnen: Ich will fischen gehen. Sie sprechen zu ihm: So wollen wir mit dir gehen. Sie gingen hinaus und traten in das Schiff, und in derselben Nacht fingen sie nichts.
Als es aber schon Morgen wurde, stand Jesus am Ufer, aber die Jünger wußten nicht, daß es Jesus war.
Spricht Jesus zu ihnen: Kinder, habt ihr nichts zu essen? Sie antworteten ihm: Nein.
Er aber sprach zu ihnen: Werfet das Netz zur Rechten des Schiffs, so werdet ihr finden. Da warfen sie und konnten's nicht mehr ziehen vor der Menge der Fische.
Da spricht der Jünger, welchen Jesus liebhatte, zu Petrus: Es ist der Herr! Da Simon Petrus hörte, daß es der Herr war, gürtete er den Rock um, denn er war nackt, und warf sich ins Meer.

Die Himmelfahrt Jesu

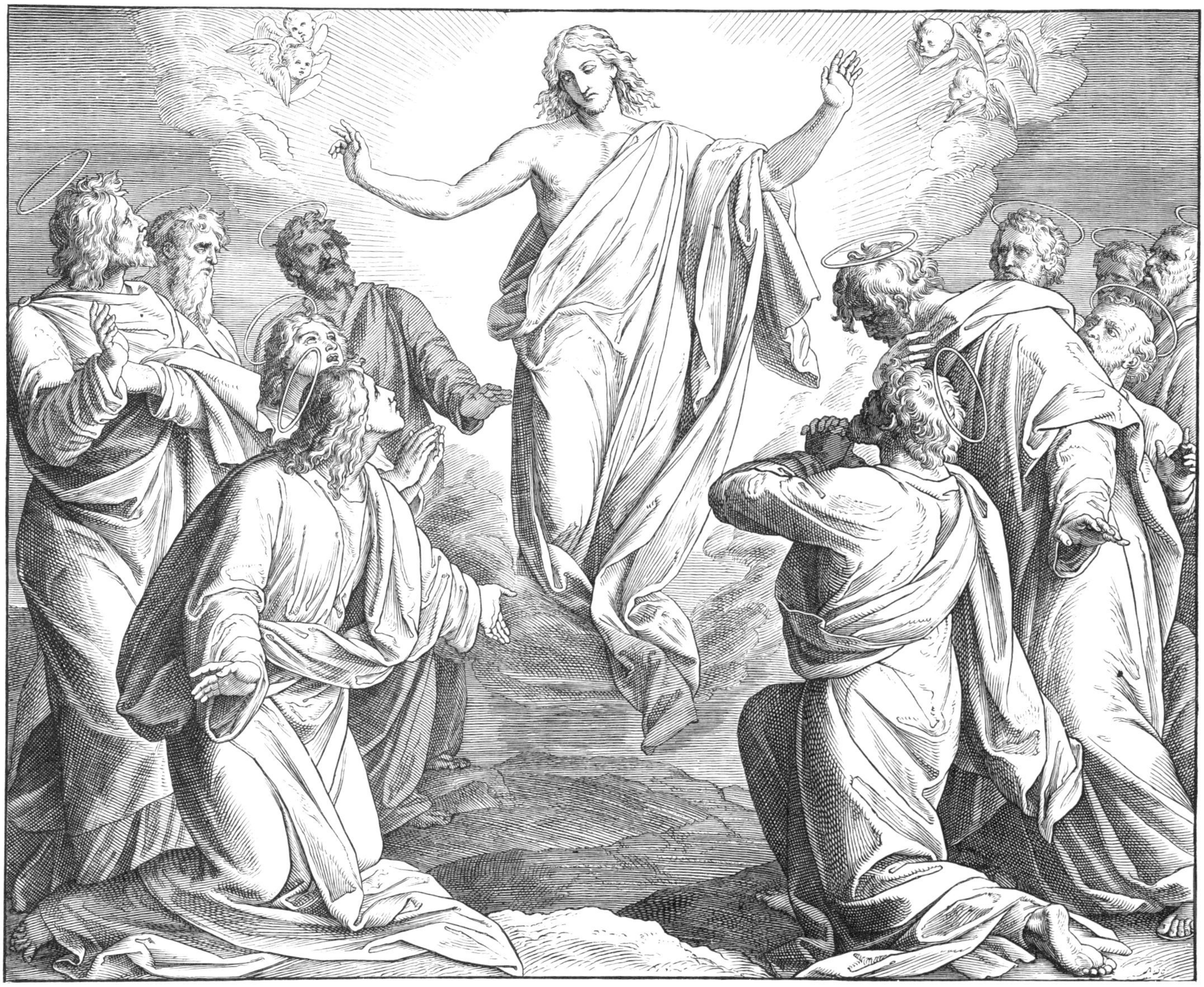

Lukas 24. 50–52

Jesus führte sie aber hinaus bis nach Bethanien und hob die Hände auf und segnete sie.

Und es geschah, da er sie segnete, schied er von ihnen und fuhr auf gen Himmel.
Sie aber kehrten wieder nach Jerusalem mit großer Freude.

Die Ausgießung des heiligen Geistes

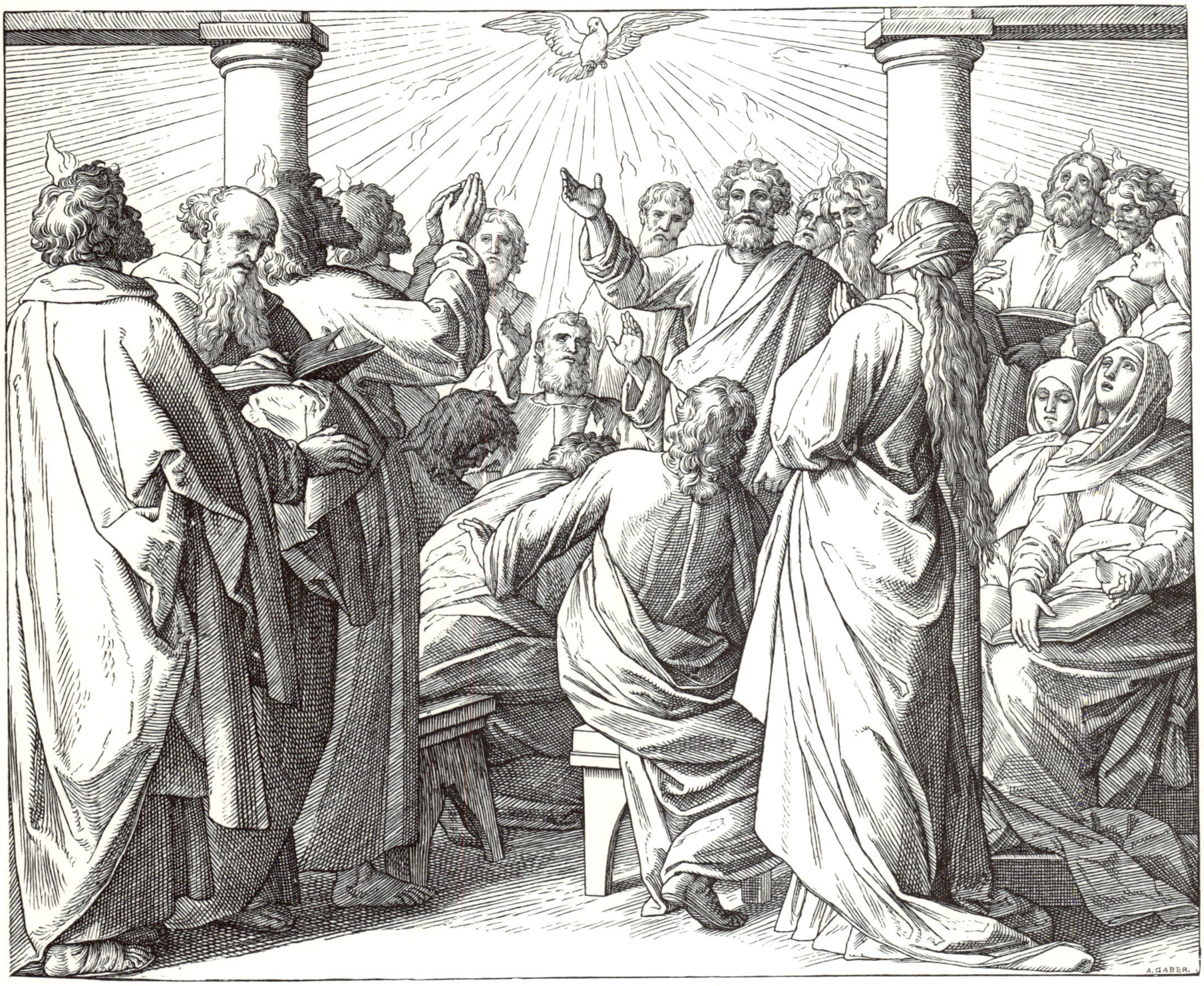

Apostelgeschichte 2. 1–4

Und als der Tag der Pfingsten erfüllt war, waren sie alle beieinander an einem Ort.
Und es geschah plötzlich ein Brausen vom Himmel wie eines gewaltigen Windes und erfüllte das ganze Haus, da sie saßen.
Und es erschienen ihnen Zungen, zerteilt, wie von Feuer; und er setzte sich auf einen jeglichen unter ihnen,
und sie wurden alle voll des heiligen Geistes und fingen an zu predigen in anderen Zungen, wie der Geist ihnen gab auszusprechen.

Wunder an einem Lahmen

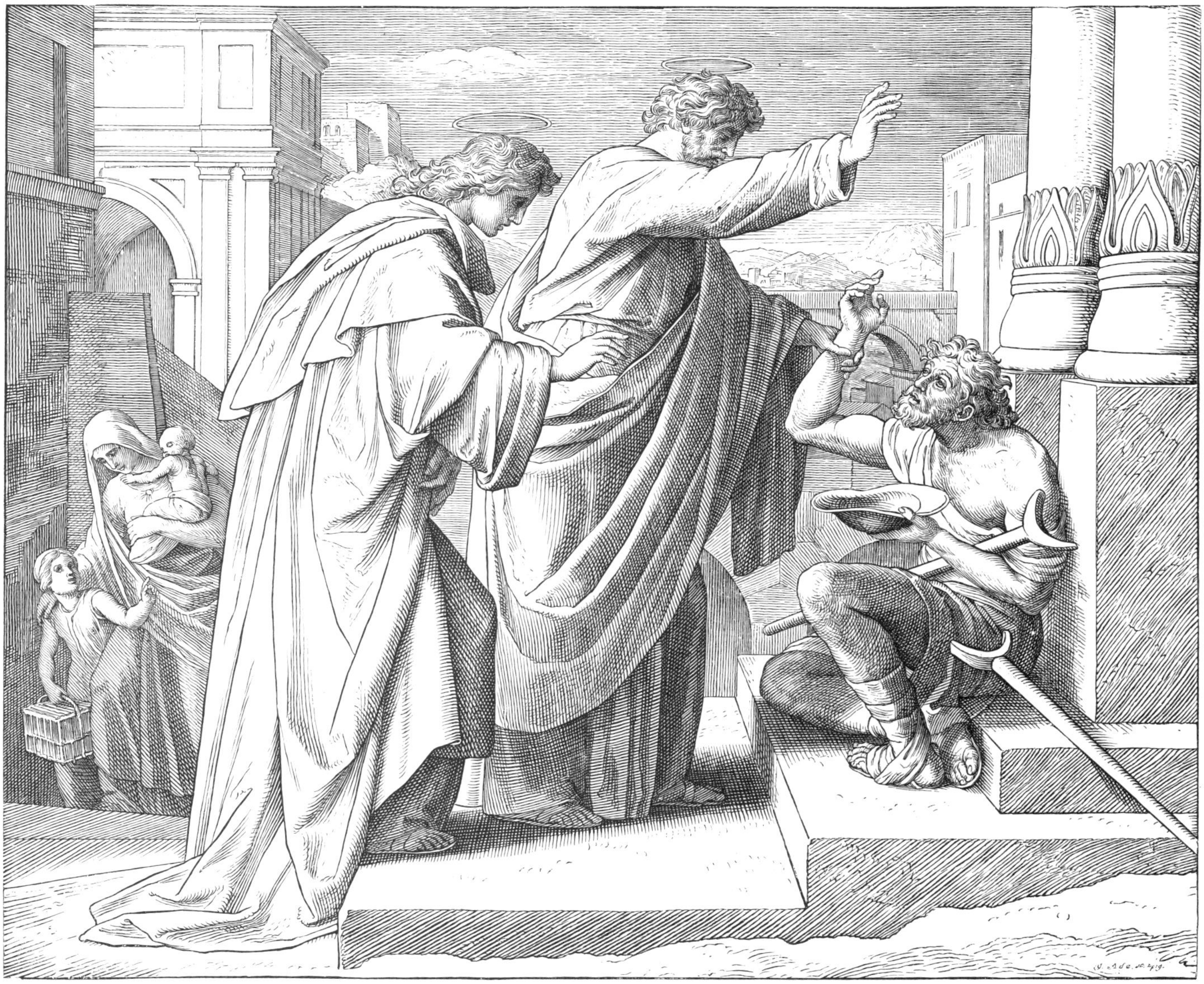

Apostelgeschichte 3, 1–8

Petrus aber und Johannes gingen hinauf in den Tempel um die neunte Stunde, da man pflegt zu beten.
Und es ward ein Mann herbeigetragen, lahm von Mutterleibe; den setzten sie täglich vor des Tempels Tür, die da heißt die schöne, daß er bettelte um ein Almosen von denen, die in den Tempel gingen.
Da er nun sah Petrus und Johannes, wie sie wollten zum Tempel hineingehen, bat er um ein Almosen.
Petrus aber sah ihn an mit Johannes und sprach: Sieh uns an!
Und er sah sie an und wartete, daß er etwas von ihnen empfinge.
Petrus aber sprach: Silber und Gold habe ich nicht; was ich aber habe, das gebe ich dir: Im Namen Jesu Christi von Nazareth stehe auf und wandle!
Und griff ihn bei der rechten Hand und richtete ihn auf. Alsbald standen seine Füße und Knöchel fest,
und er sprang auf, konnte gehen und stehen und ging mit ihnen in den Tempel, wandelte und sprang und lobte Gott.

Die Steinigung des Stephanus

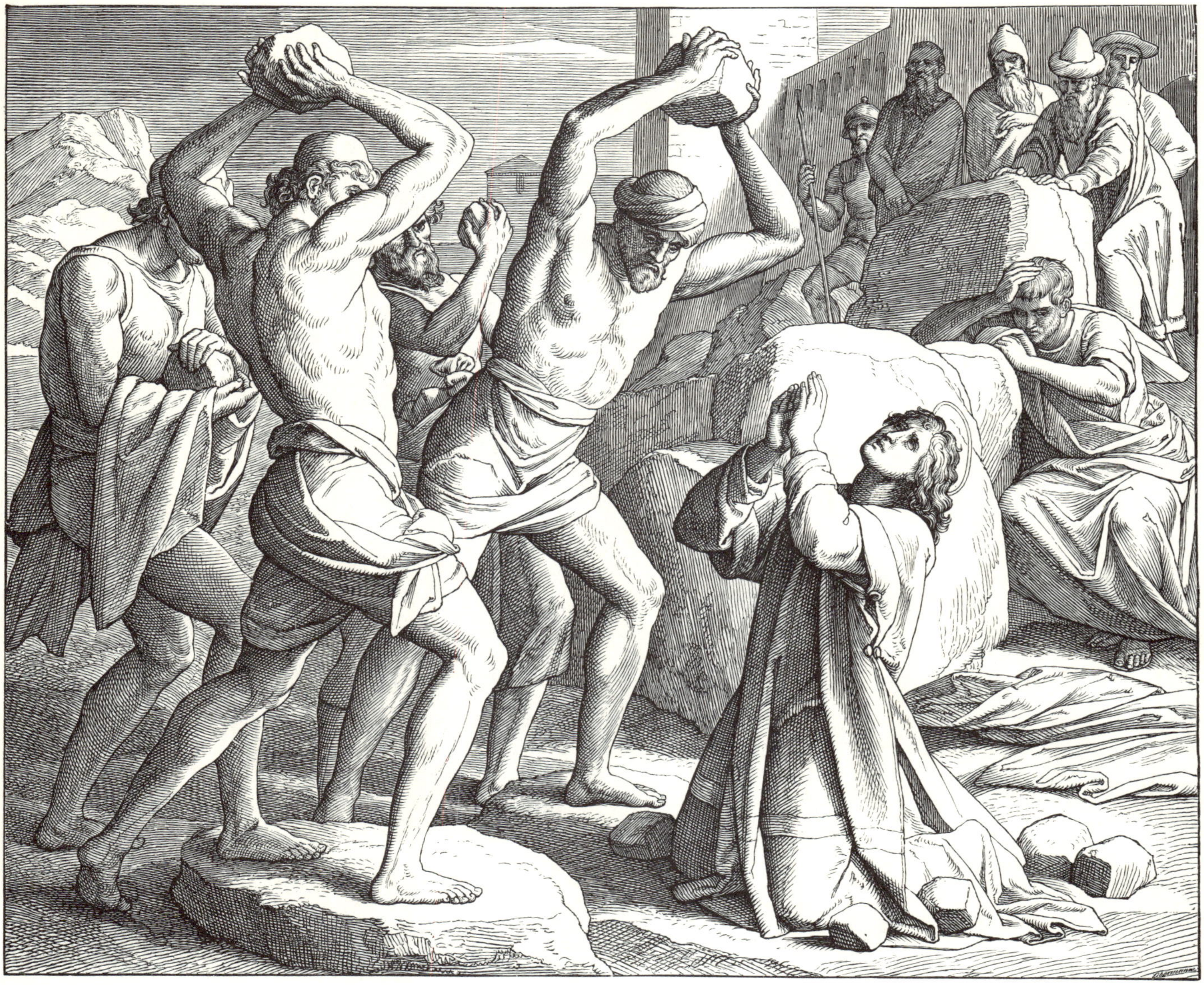

Apostelgeschichte 7. 55–59

Stephanus aber voll heiligen Geistes sah auf gen Himmel und sah die Herrlichkeit Gottes und Jesus stehen zur Rechten Gottes und sprach: Siehe, ich sehe den Himmel offen und des Menschen Sohn zur Rechten Gottes stehen.
Sie schrien aber laut und hielten ihre Ohren zu und stürmten einmütig auf ihn ein, stießen ihn zur Stadt hinaus und steinigten ihn.
Und die Zeugen legten ab ihre Kleider zu den Füßen eines Jünglings, der hieß Saulus,
und steinigten Stephanus, der betete und sprach: Herr Jesus, nimm meinen Geist auf!
Er kniete aber nieder und schrie laut: Herr, behalte ihnen diese Sünde nicht! Und als er das gesagt, entschlief er.

Bekehrung des Kämmerers aus dem Mohrenland

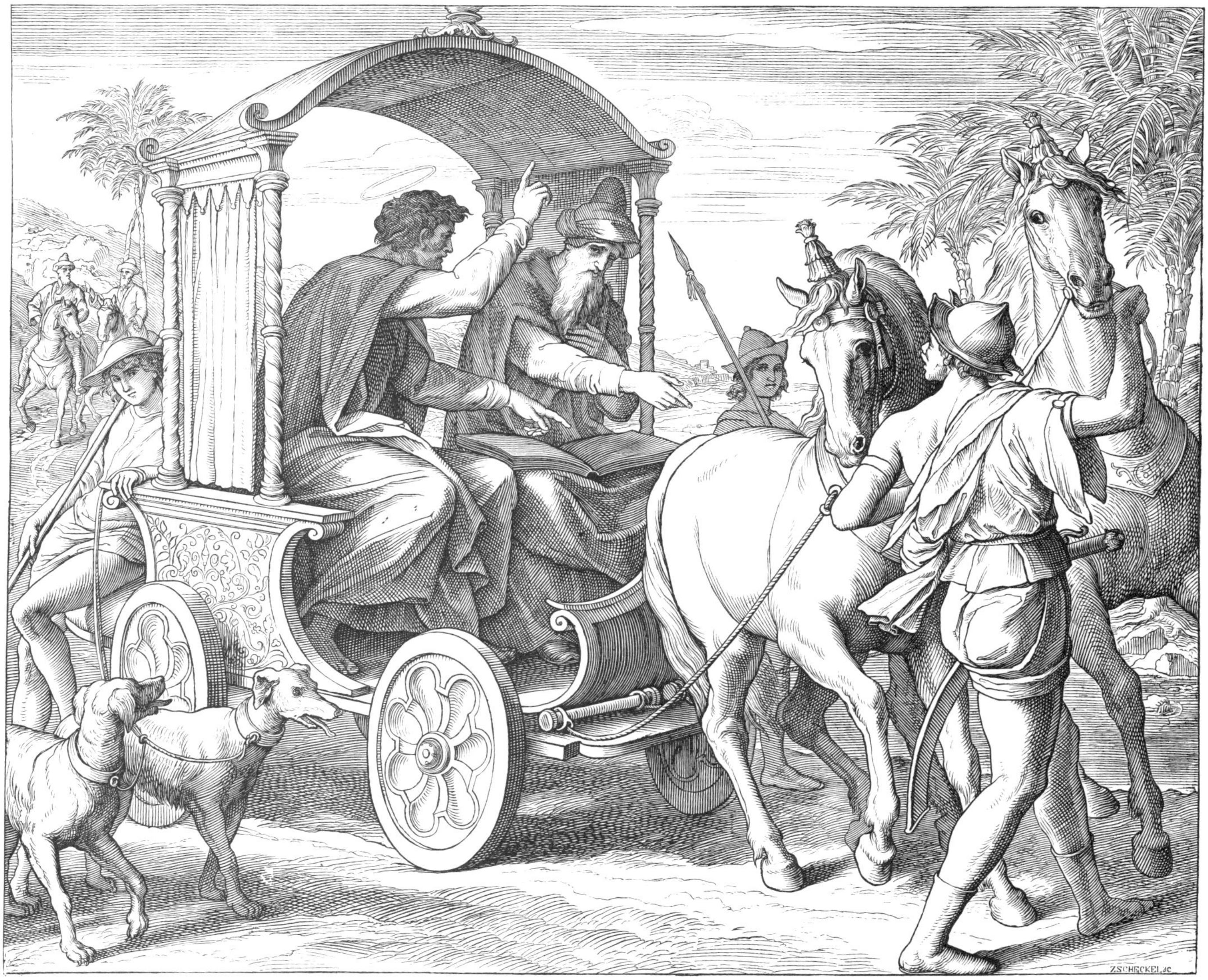

Apostelgeschichte 8. 26–39

Aber der Engel des Herrn redete zu Philippus und sprach: Stehe auf und gehe gen Süden auf die Straße, die von Jerusalem geht hinab nach Gaza, das da wüst ist.
Und er stand auf und ging hin. Und siehe, ein Mann aus dem Mohrenland, ein Kämmerer und Gewaltiger der Kandake, der Königin in Mohrenland, welcher war über ihre ganze Schatzkammer, der war gekommen nach Jerusalem, um anzubeten, und zog wieder heim und saß auf seinem Wagen und las den Propheten Jesaja.
Der Geist aber sprach zu Philippus: Gehe hinzu und halte dich zu diesem Wagen!
Da lief Philippus hinzu und hörte, daß er den Propheten Jesaja las, und sprach: Verstehst du auch, was du liesest?
Er aber sprach: Wie kann ich, wenn mich nicht jemand anleitet? Und er bat Philippus, daß er aufstiege und sich zu ihm setze.
Der Inhalt aber der Schrift, die er las, war dieser: »Er ist wie ein Schaf zur Schlachtung geführt, und wie ein Lamm still ist vor seinem Scherer, so hat er nicht aufgetan seinen Mund.
In seiner Niedrigkeit ward ihm gerechtes Urteil versagt. Wer wird von seinem Geschlecht reden? Denn sein Leben wird von der Erde weggenommen.«
Da antwortete der Kämmerer dem Philippus uend sprach: Ich bitte dich, von wem redet der Prophet solches? von sich selber oder von jemand anders?
Philippus aber tat seinen Mund auf und fing mit diesem Wort der Schrift an und predigte ihm das Evangelium von Jesus.
Und als sie zogen der Straße nach, kamen sie an ein Wasser. Und der Kämmerer sprach: Siehe, da ist Wasser; was hindert's, daß ich mich taufen lasse?
Philippus aber sprach: Wenn du von ganzem Herzen glaubst, so mag es geschehen. Er aber antwortete und sprach: Ich glaube, daß Jesus Christus Gottes Sohn ist.
Und er hieß den Wagen halten, und sie stiegen hinab in das Wasser beide, Philippus und der Kämmerer, und er taufte ihn.
Als sie aber heraufstiegen aus dem Wasser, entrückte der Geist des Herrn den Philippus, und der Kämmerer sah ihn nicht mehr; er aber zog seine Straße fröhlich.

Sauls Bekehrung

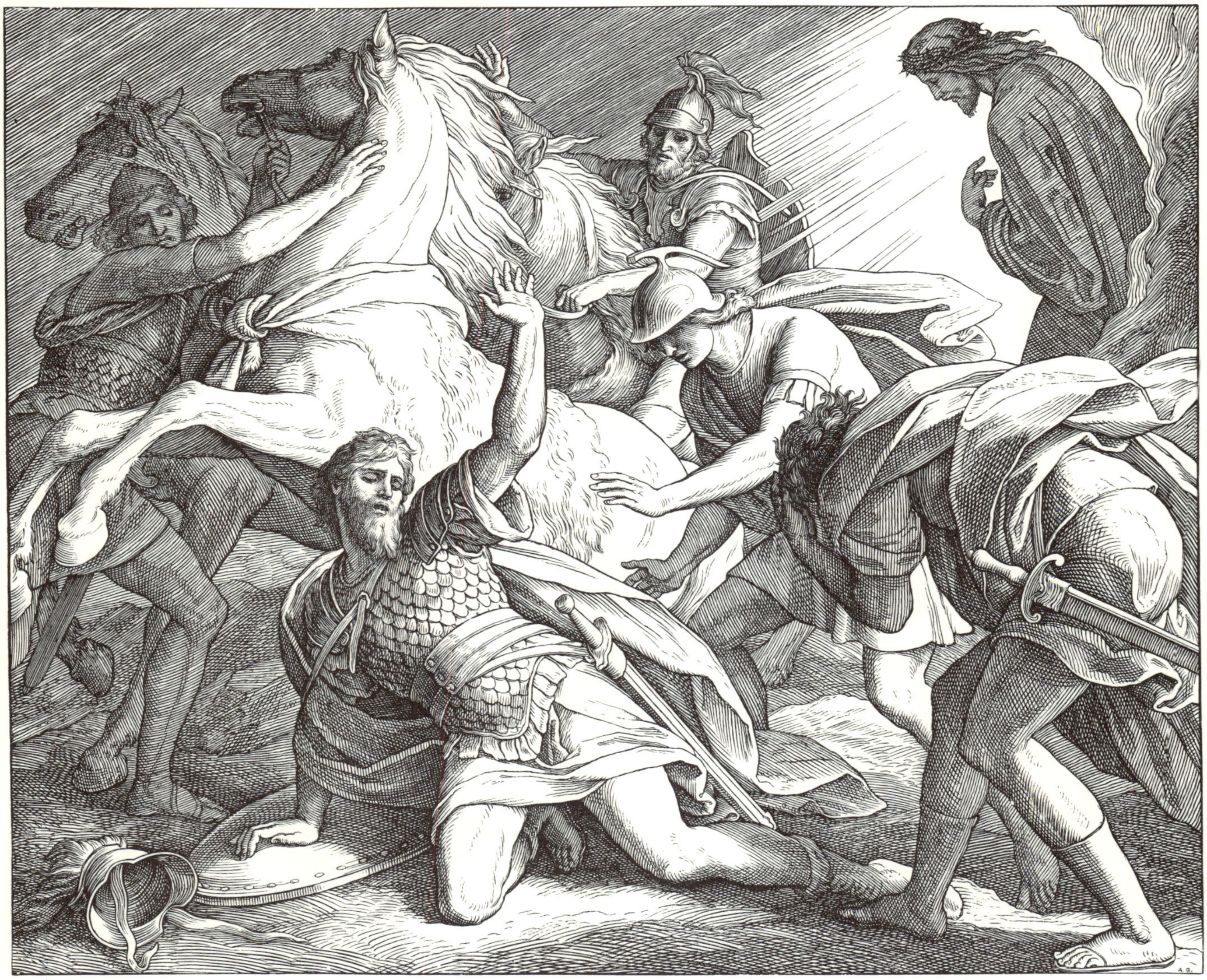

Apostelgeschichte 9. 1–9

Saulus aber schnaubte noch mit Drohen und Morden wider die Jünger des Herrn und ging zum Hohenpriester
und bat ihn um Briefe nach Damaskus an die Synagogen, auf daß, wenn er etliche von der neuen Lehre fände, Männer und Frauen, er sie gebunden führte nach Jerusalem.
Und als er auf dem Wege war und nahe an Damaskus kam, umleuchtete ihn plötzlich ein Licht vom Himmel;
und er fiel auf die Erde und hörte eine Stimme, die sprach zu ihm: Saul, Saul, was verfolgst du mich?
Er aber sprach: Herr, wer bist du? Der Herr sprach: Ich bin Jesus, den du verfolgst.
Stehe auf und gehe in die Stadt; da wird man dir sagen, was du tun sollst.
Die Männer aber, die seine Gefährten waren, standen und waren erstarrt; denn sie hörten die Stimme, aber sahen niemand.
Saulus aber richtete sich auf von der Erde; und als er seine Augen auftat, sah er nichts. Sie nahmen ihn aber bei der Hand und führten ihn nach Damaskus;
und er war drei Tage nicht sehend und aß nicht und trank nicht.

Was Gott gereinigt hat, ist nicht gemein

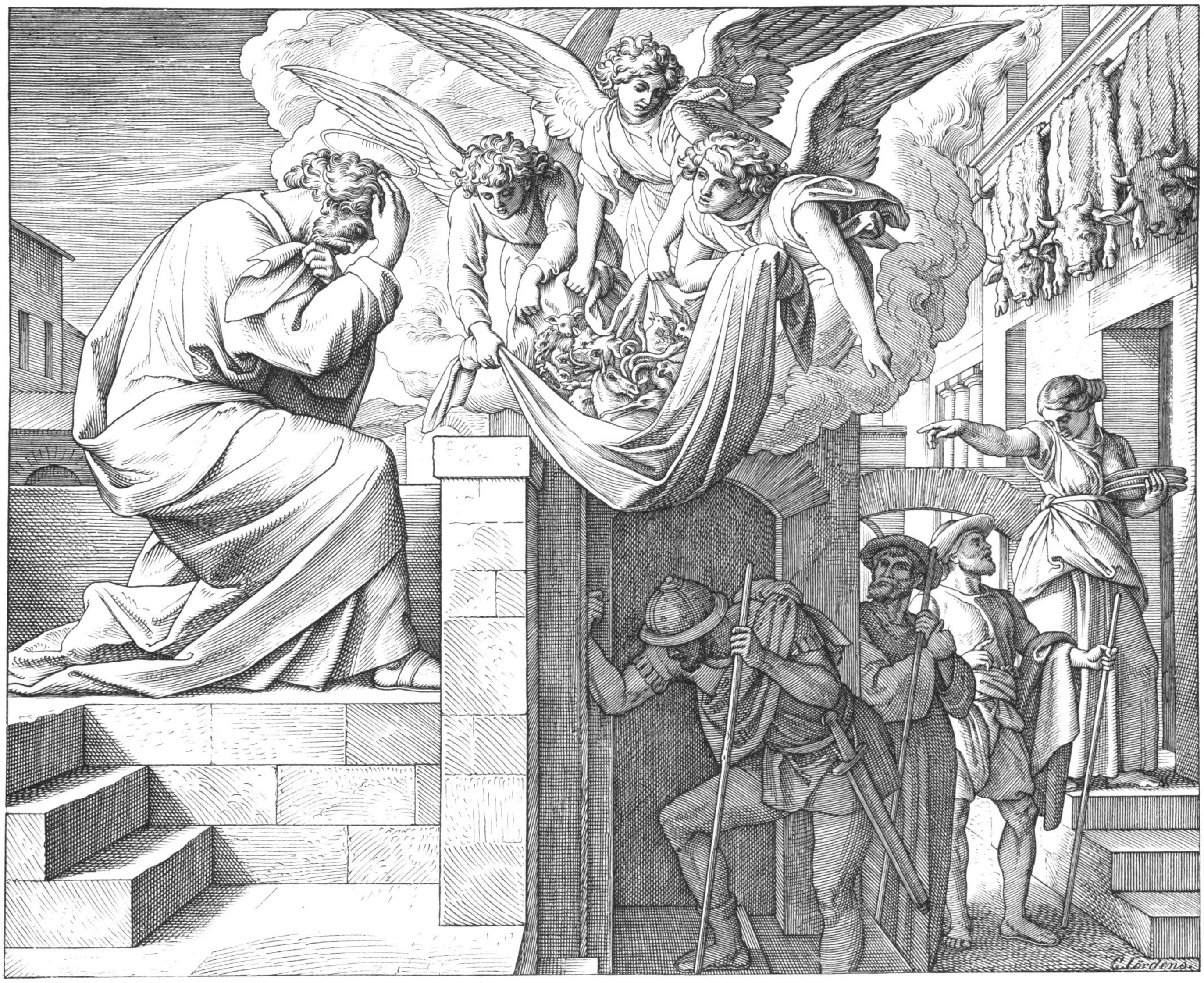

Apostelgeschichte 10. 9–20

Des andern Tages, da diese auf dem Wege waren und nahe zur Stadt kamen, stieg Petrus hinauf auf das Dach, zu beten um die sechste Stunde.
Und da er hungrig ward, wollte er essen. Als sie ihm aber zubereiteten, ward er verzückt
und sah den Himmel aufgetan und herniederfahren ein Gefäß wie ein großes leinenes Tuch, an vier Zipfeln niedergelassen auf die Erde.
Darin waren allerlei vierfüßige und kriechende Tiere der Erde und Vögel des Himmels.
Und es geschah eine Stimme zu ihm: Stehe auf, Petrus, schlachte und iß!
Petrus aber sprach: O nein, Herr; denn ich habe noch nie etwas Gemeines und Unreines gegessen.
Und die Stimme sprach zum zweiten Mal zu ihm: Was Gott gereinigt hat, das heiße du nicht gemein.
Und das geschah zu drei Malen; und das Gefäß ward sogleich wieder aufgenommen gen Himmel.
Als aber Petrus noch in sich selbst unruhig war, was das Gesicht bedeute, das er gesehen hatte, siehe, da hatten die Männer, von Kornelius gesandt, das Haus Simons erfragt und standen an der Tür,
riefen und forschten, ob Simon, mit dem Zunamen Petrus, allda zur Herberge wäre.
Indem aber Petrus sich besann über das Gesicht, sprach der Geist: Siehe, zwei Männer suchen dich,
stehe auf, steig hinab und zieh mit ihnen und zweifle nicht; denn ich habe sie gesandt.

Paulus und Barnabas zu Lystra

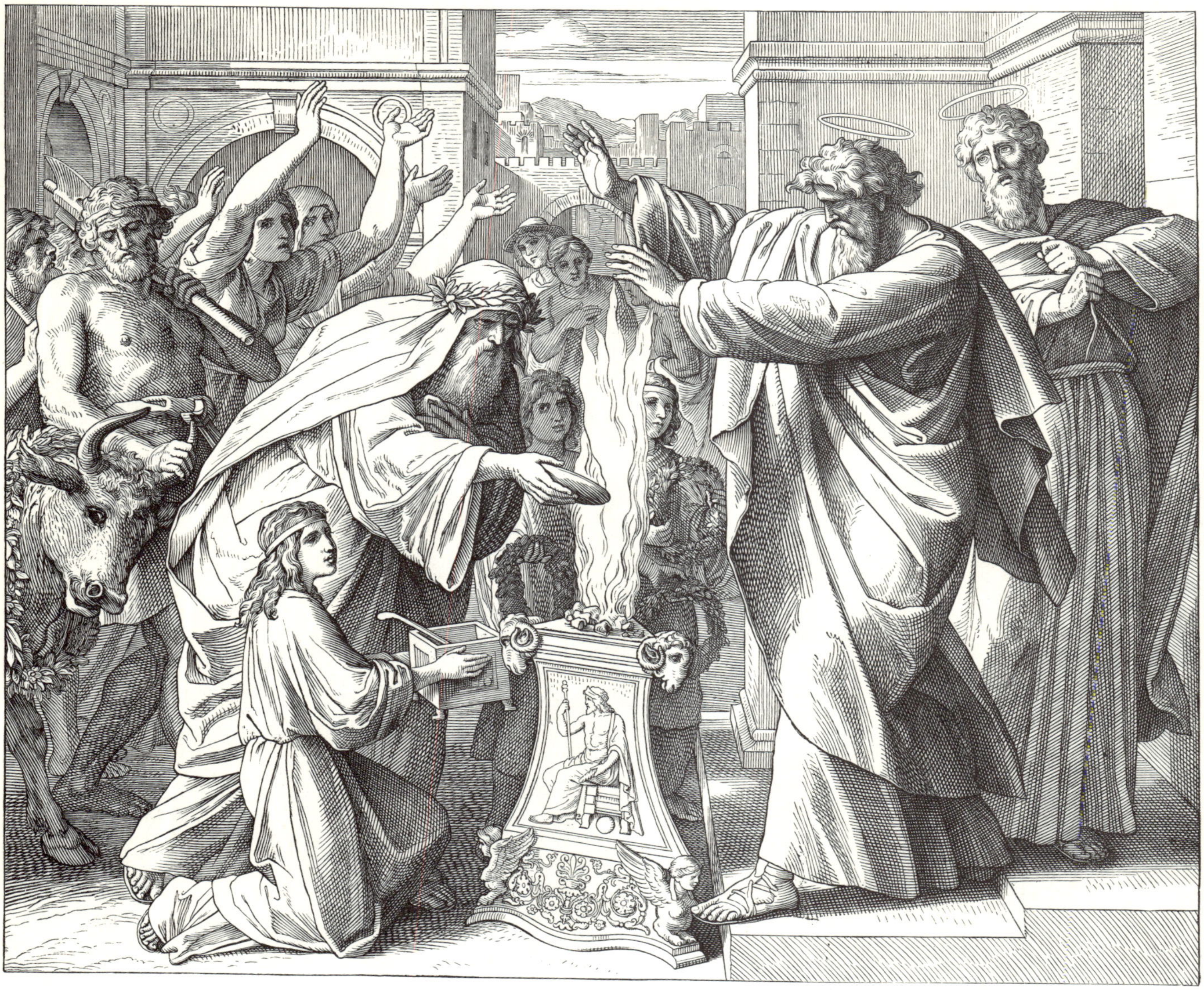

Apostelgeschichte 14. 8–18

Und es war ein Mann zu Lystra, der hatte schwache Füße und konnte nur sitzen; er war lahm von Mutterleibe und hatte noch nie gehen können.
Der hörte Paulus reden. Und als dieser ihn ansah und merkte, daß er glaubte, ihm könnte geholfen werden,
sprach er mit lauter Stimme: Stelle dich aufrecht auf deine Füße! Und er sprang auf und wandelte.
Da aber das Volk sah, was Paulus getan hatte, erhoben sie ihre Stimme und sprachen auf lykaonisch: Die Götter sind den Menschen gleich geworden und zu uns herniedergekommen,
und nannten Barnabas Jupiter und Paulus Merkurius, weil er das Wort führte.
Und der Priester Jupiters aus dem Tempel vor ihrer Stadt brachte Ochsen und Kränze vor das Tor und wollte opfern samt dem Volk.
Da das die Apostel Barnabas und Paulus hörten, zerrissen sie ihre Kleider und sprangen unter das Volk, schrien
und sprachen: Ihr Männer, was macht ihr da? Wir sind auch sterbliche Menschen gleichwie ihr und predigen euch das Evangelium, daß ihr euch bekehren sollt von diesen falschen Göttern zu dem lebendigen Gott, welcher gemacht hat Himmel und Erde und das Meer und alles, was darinnen ist.
Zwar hat er in den vergangenen Zeiten alle Heiden gehen lassen ihre eigenen Wege;
und doch hat er sich selbst nicht unbezeugt gelassen, hat viel Gutes getan und euch vom Himmel Regen und fruchtbare Zeiten gegeben und eure Herzen erfüllt mit Speise und Freude.
Und da sie das sagten, beruhigten sie kaum das Volk, daß sie ihnen nicht opferten.

Paulus lehrt auf dem Richtplatz zu Athen

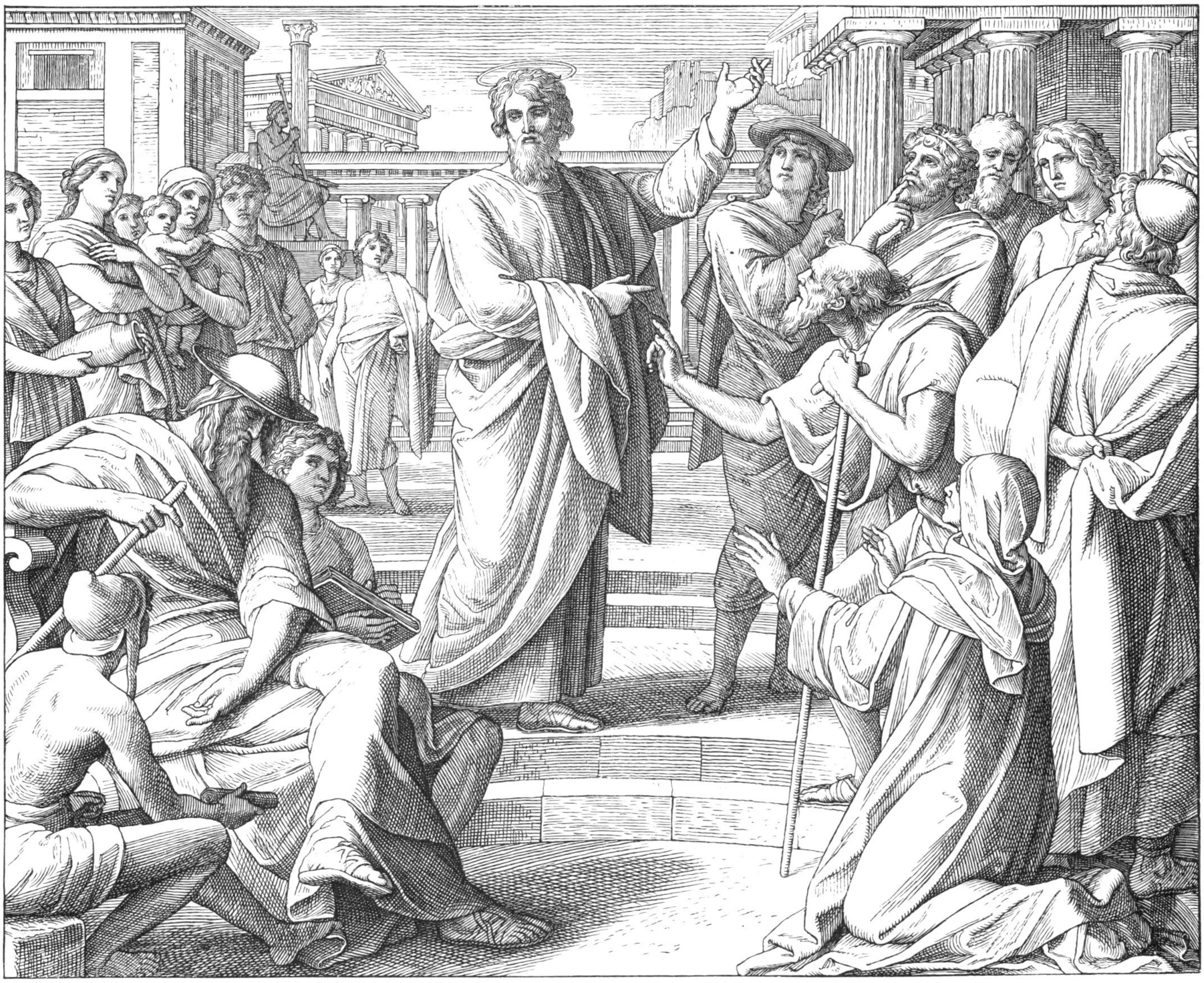

Apostelgeschichte 17. 16–28

Als aber Paulus auf sie zu Athen wartete, ergrimmte sein Geist in ihm, da er sah die Stadt voller Götzenbilder.
Und er redete zu den Juden und Gottesfürchtigen in der Synagoge, auch auf dem Markte alle Tage zu denen, die sich herzufanden.
Etliche Philosophen aber, Epikuräer und Stoiker, stritten mit ihm. Und etliche sprachen: Was will dieser Schwätzer sagen? Etliche aber: Es sieht aus, als wolle er fremde Götter verkündigen. Er hatte ihnen nämlich das Evangelium von Jesus und von der Auferstehung verkündigt.
Sie nahmen ihn aber und führten ihn auf den Areopag und sprachen: Können wir erfahren, was das für eine neue Lehre ist, die du lehrest?
Denn du bringst etwas Neues vor unsere Ohren; so wollen wir gerne wissen, was das sei.
Die Athener aber alle, auch die Fremdlinge, die bei ihnen wohnten, waren gerichtet auf nichts anderes, als etwas Neues zu sagen oder zu hören.

Paulus aber stand mitten auf dem Areopag und sprach: Ihr Männer von Athen, ich sehe, daß ihr in allen Stücken gar sehr die Götter fürchtet.
Ich bin umhergegangen und habe gesehen eure Heiligtümer und fand einen Altar, darauf war geschrieben: Dem unbekannten Gott. Nun verkündige ich euch, was ihr unwissend verehrt.
Gott, der die Welt gemacht hat und alles, was darinnen ist, er, der ein Herr ist Himmels und der Erde, wohnt nicht in Tempeln mit Händen gemacht;
auch läßt er sich nicht von Menschenhänden dienen, als bedürfe er jemandes, da er doch selber jedermann Leben und Odem und alles gibt.
Und er hat gemacht, daß von Einem aller Menschen Geschlechter stammen, die auf dem ganzen Erdboden wohnen, und hat bestimmt, wie lange und wie weit sie wohnen sollen,
damit sie Gott suchen sollten, ob sie wohl ihn fühlen und finden möchten; und fürwahr, er ist nicht ferne von einem jeglichen unter uns.
Denn in ihm leben, weben und sind wir; wie auch etliche Dichter bei euch gesagt haben: Wir sind seines Geschlechts.

Paulus nimmt Abschied von den Ephesern

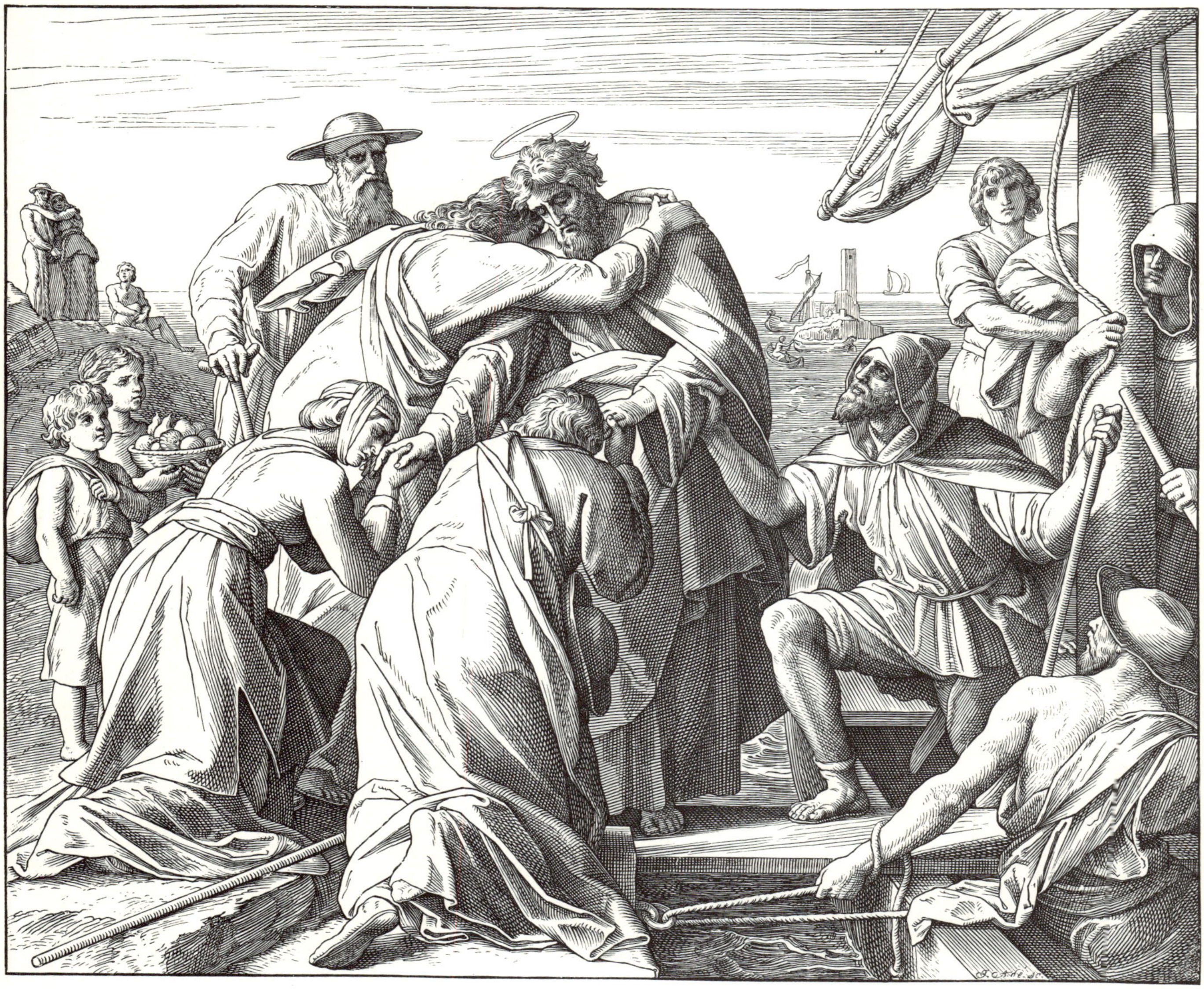

Apostelgeschichte 20. 37, 38

Es ward aber viel Weinen unter ihnen allen, und sie fielen Paulus um den Hals und küßten ihn,

am allermeisten betrübt über das Wort, das er sagte, sie würden sein Angesicht nicht mehr sehen; und geleiteten ihn auf das Schiff.

Pauli Ankunft in Rom

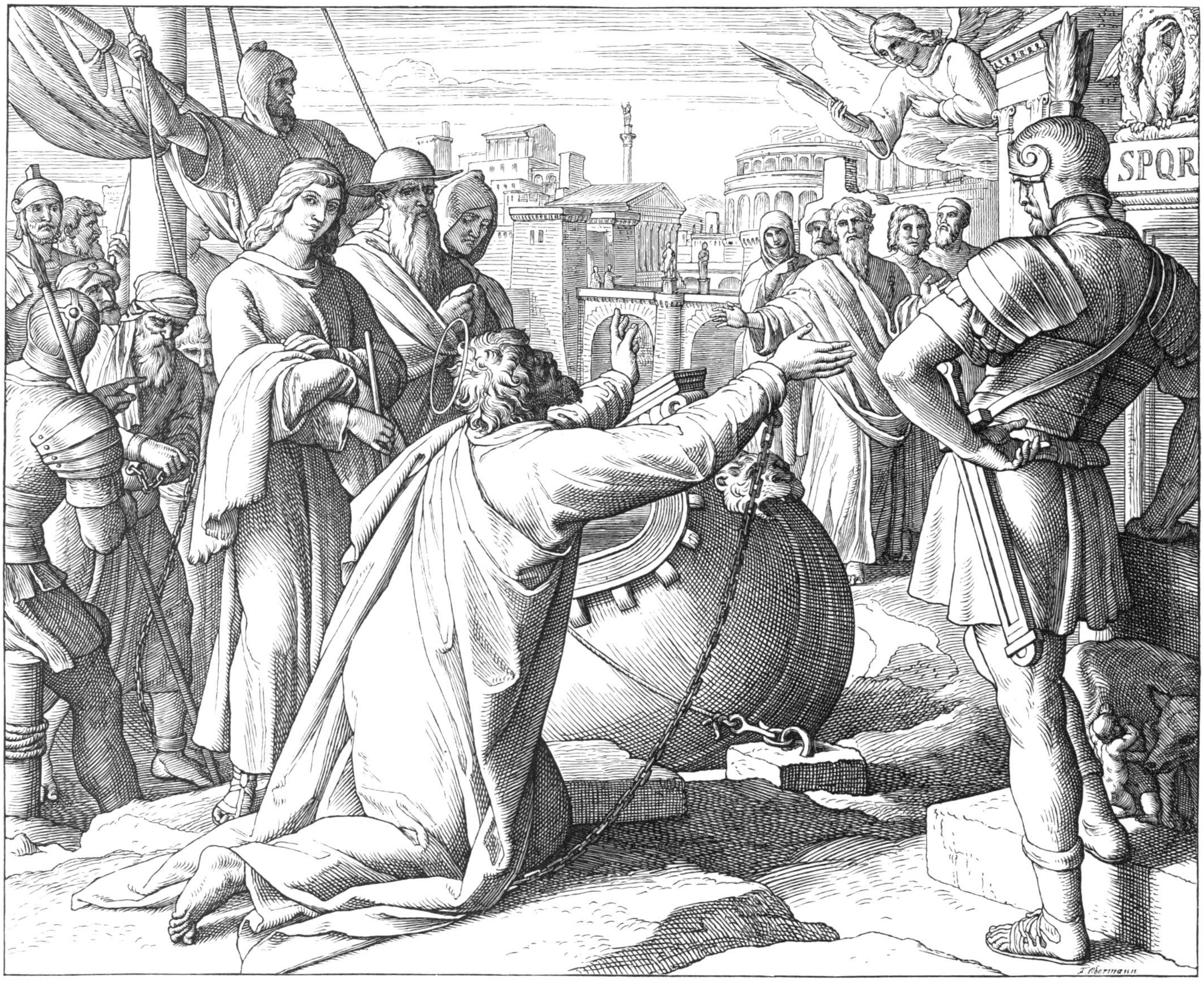

Apostelgeschichte 28. 14–16, 30, 31

Und so kamen wir nach Rom.
Und von dort, da die Brüder von uns hörten, gingen sie uns entgegen bis nach Forum Appii und Tres Tabernä. Da Paulus sie sah, dankte er Gott und gewann Zuversicht.
Als wir aber nach Rom kamen, überantwortete der Unterhauptmann die Gefangenen dem obersten Hauptmann. Aber es ward Paulus erlaubt zu wohnen, wo er wollte, mit einem Kriegsknecht, der ihn bewachte.
Paulus aber blieb zwei volle Jahre in seiner eigenen Wohnung und nahm auf alle, die zu ihm kamen,
predigte das Reich Gottes und lehrte von dem Herrn Jesus Christus mit allem Freimut ungehindert.

Jesus Christus offenbart sich Johannes

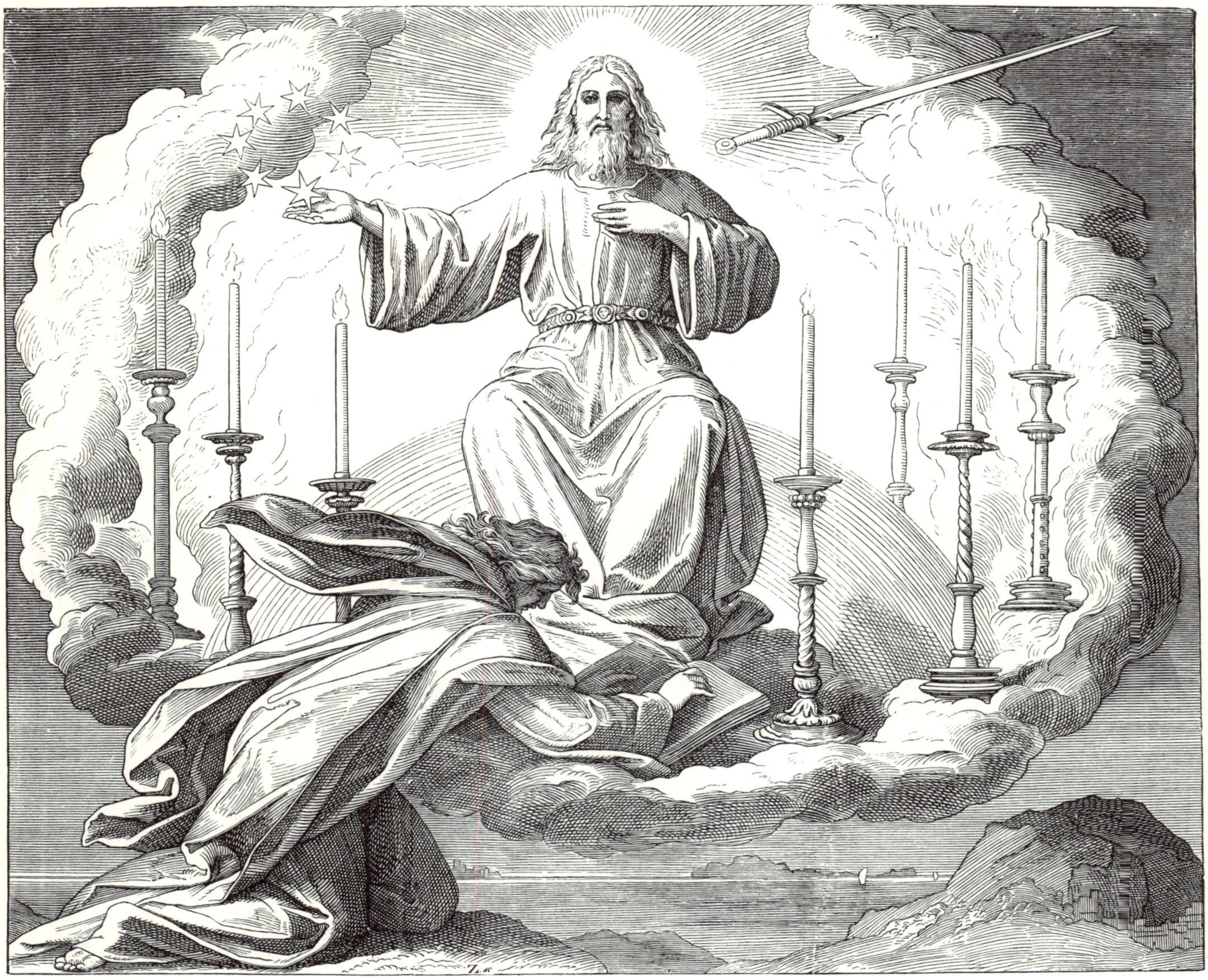

Offenbarung 1. 9–18

Ich, Johannes, euer Bruder und Mitgenosse an der Trübsal und am Reich und im Ausharren bei Jesus, ich war auf der Insel, die da heißt Patmos, um des Wortes Gottes willen und des Zeugnisses von Jesus.
Der Geist kam über mich an des Herrn Tag, und ich hörte hinter mir eine große Stimme wie von einer Posaune,
die sprach: Was du siehst, das schreibe in ein Buch und sende es zu den sieben Gemeinden: nach Ephesus und nach Smyrna und nach Pergamon und nach Thyatira und nach Sardes und nach Philadelphia und nach Laodicea.
Und ich wandte mich um, zu sehen nach der Stimme, die mit mir redete. Und als ich mich wandte, sah ich sieben goldene Leuchter
und mitten unter den Leuchtern einen, der war eines Menschen Sohn gleich, der war angetan mit einem langen Gewand und begürtet um die Brust mit einem goldenen Gürtel.
Sein Haupt aber und sein Haar war weiß wie weiße Wolle, wie der Schnee, und seine Augen wie eine Feuerflamme,
und seine Füße gleichwie goldenes Erz, das im Ofen glüht, und seine Stimme wie großes Wasserrauschen;
und er hatte sieben Sterne in seiner rechten Hand, und aus seinem Munde ging ein scharfes, zweischneidiges Schwert, und sein Angesicht leuchtete, wie die Sonne scheint in ihrer Macht.
Und als ich ihn sah, fiel ich zu seinen Füßen wie ein Toter; und er legte seine rechte Hand auf mich und sprach zu mir: Fürchte dich nicht! Ich bin der Erste und der Letzte
und der Lebendige. Ich war tot, und siehe, ich bin lebendig von Ewigkeit zu Ewigkeit und habe die Schlüssel der Hölle und des Todes.

Eröffnung des siebenmal versiegelten Buchs durch das Lamm

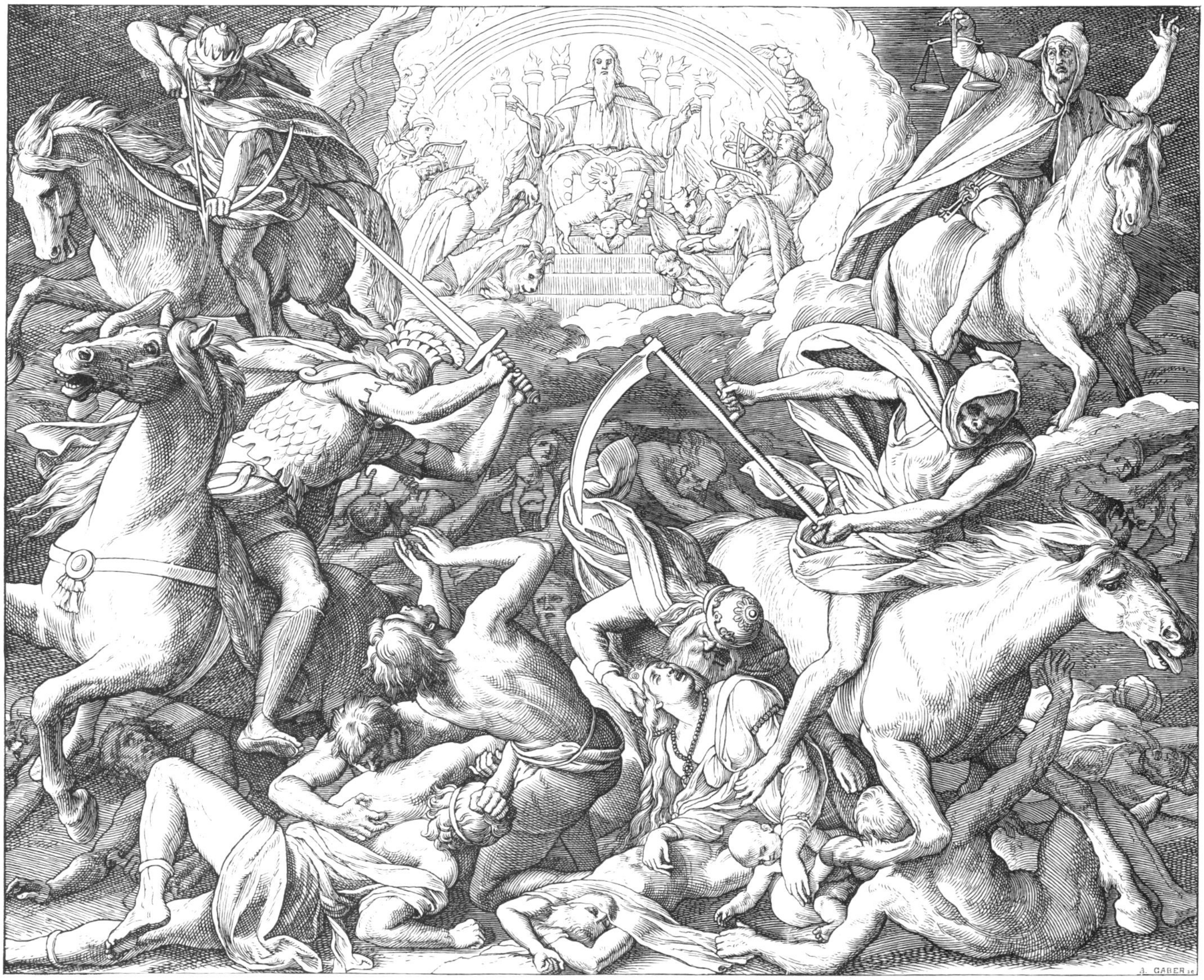

Offenbarung 6. 1–8

Und ich sah, daß das Lamm eines der sieben Siegel auftat, und ich hörte eine der vier Gestalten sagen wie mit einer Donnerstimme: Komm!
Und ich sah, und siehe, ein weißes Pferd. Und der darauf saß, hatte einen Bogen, und ihm ward gegeben eine Krone, und er zog aus sieghaft und daß er siegte.
Und da es das zweite Siegel auftat, hörte ich die zweite Gestalt sagen: Komm!
Und es ging heraus ein anderes Pferd, das war feuerrot. Und dem, der darauf saß, ward gegeben, den Frieden zu nehmen von der Erde, und daß sie sich untereinander erwürgten, und ihm ward ein großes Schwert gegeben.
Und da es das dritte Siegel auftat, hörte ich die dritte Gestalt sagen: Komm! Und ich sah, und siehe, ein schwarzes Pferd. Und der darauf saß, hatte eine Waage in seiner Hand.
Und ich hörte eine Stimme unter den vier Gestalten sagen: Ein Pfund Weizen um ein Silberstück und drei Pfund Gerste um ein Silberstück; aber Öl und Wein taste nicht an!
Und da es das vierte Siegel auftat, hörte ich die Stimme der vierten Gestalt sagen: Komm!
Und ich sah, und siehe, ein fahles Pferd. Und der darauf saß, des Name hieß Tod, und die Hölle folgte ihm nach. Und ihnen ward Macht gegeben über den vierten Teil der Erde, zu töten mit dem Schwert und Hunger und Tod und durch die wilden Tiere auf Erden.

Das siebente Siegel des Buchs wird von dem Lamme aufgetan

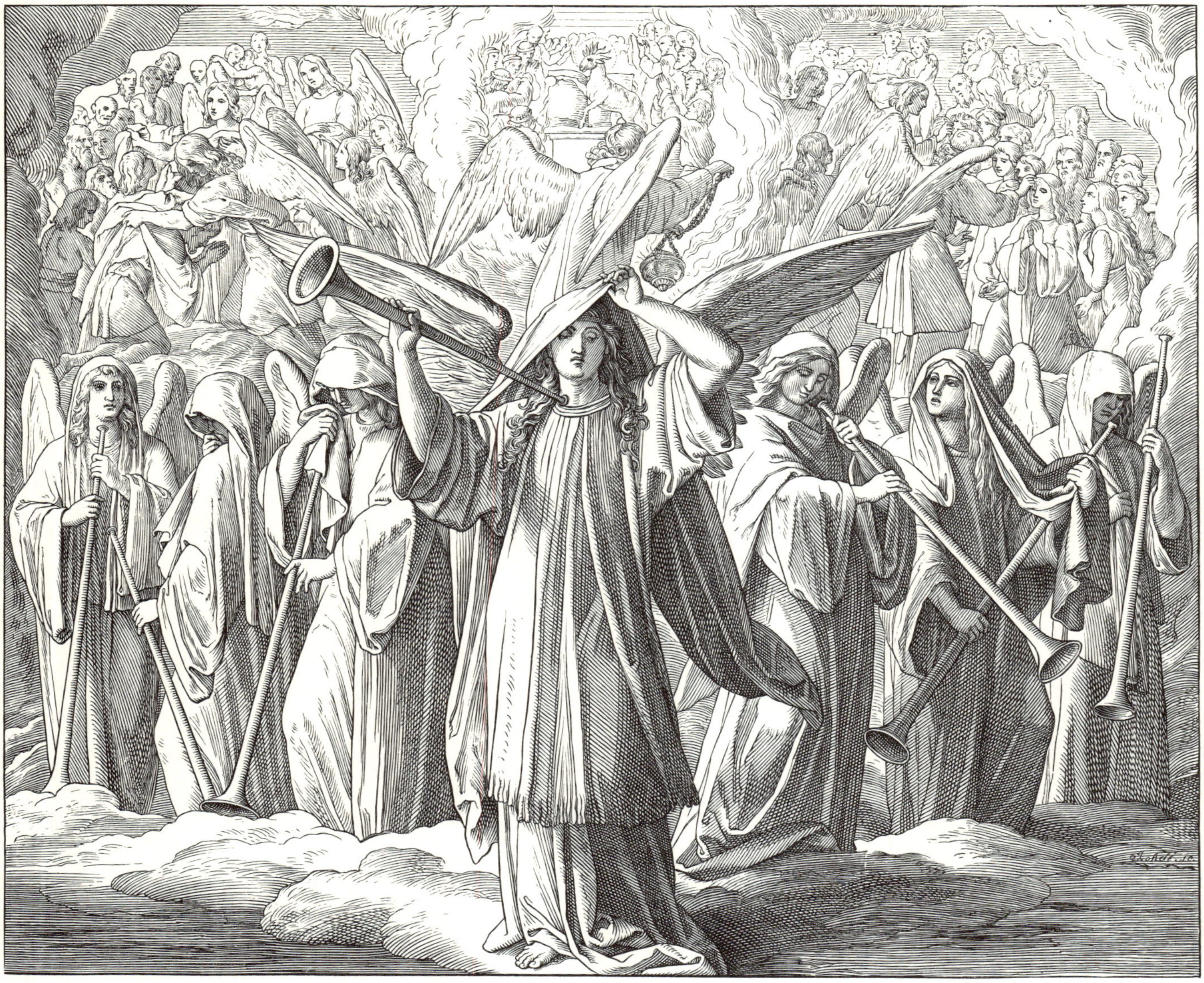

Offenbarung 8. 1–8

Und da das Lamm das siebente Siegel auftat, ward eine Stille in dem Himmel bei einer halben Stunde.
Und ich sah die sieben Engel, die da stehen vor Gott, und ihnen wurden sieben Posaunen gegeben.
Und ein andrer Engel kam und trat an den Altar und hatte ein goldenes Räuchergefäß, und ihm ward viel Räucherwerk gegeben, daß er es gäbe zum Gebet aller Heiligen auf den goldenen Altar vor dem Thron.
Und der Rauch des Räucherwerks stieg auf mit dem Gebet der Heiligen von der Hand des Engels vor Gott.
Und der Engel nahm das Räuchergefäß und füllte es mit Feuer vom Altar und schüttete es auf die Erde. Und da geschahen Donner und Stimmen und Blitze und Erdbeben.
Und die sieben Engel mit den sieben Posaunen hatten sich gerüstet und hoben an.
Und der erste Engel posaunte; und es ward ein Hagel und Feuer, mit Blut gemengt, und fiel auf die Erde; und der dritte Teil der Erde verbrannte, und alles grüne Gras verbrannte.
Und der zweite Engel posaunte; und es fuhr wie ein großer Berg mit Feuer brennend ins Meer, und der dritte Teil des Meeres ward Blut.

Der Sieg Michaels über den Drachen

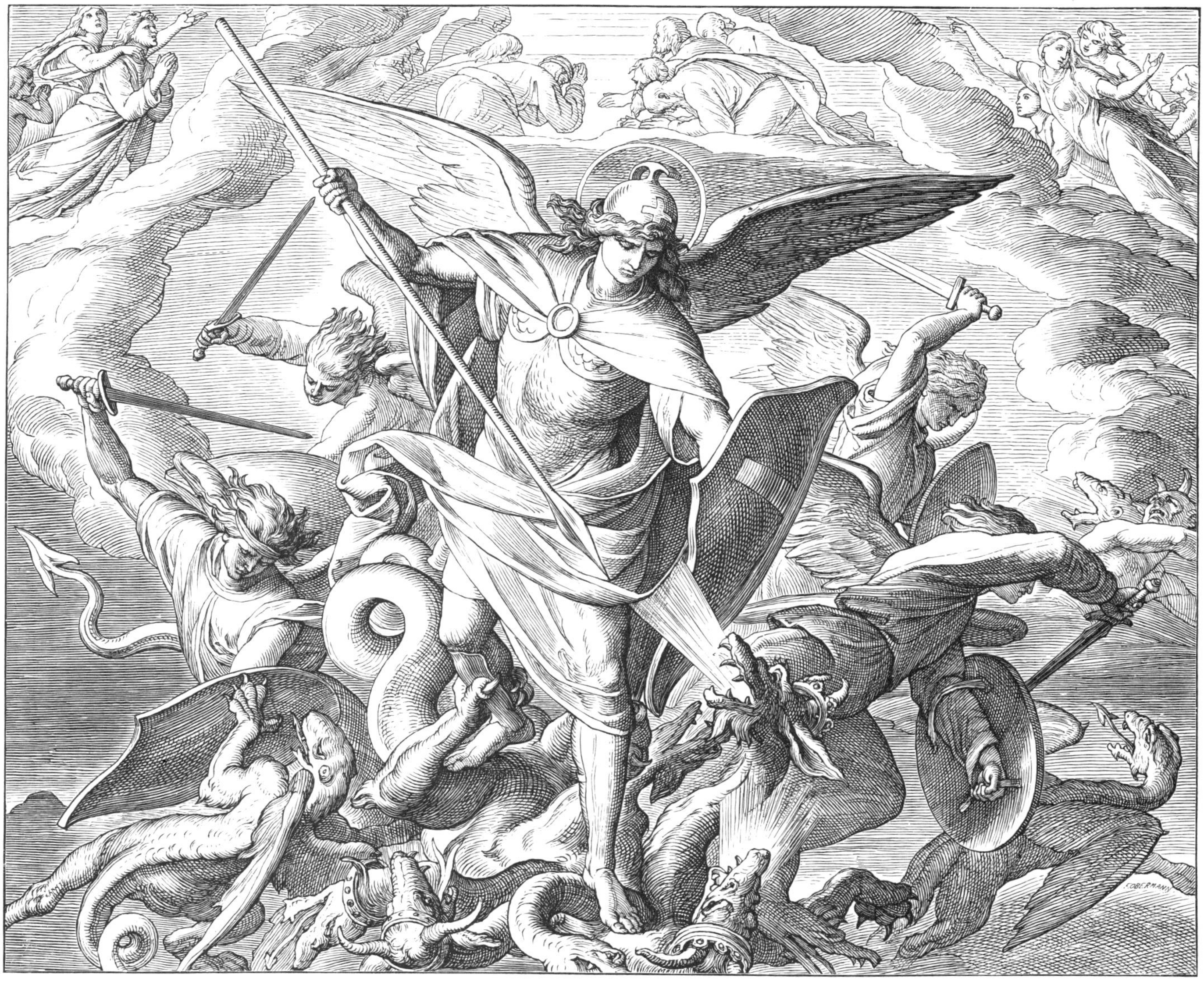

Offenbarung 12. 7–12

Und es erhob sich ein Streit im Himmel: Michael und seine Engel stritten wider den Drachen. Und der Drache stritt und seine Engel
und siegten nicht, auch ward ihre Stätte nicht mehr gefunden im Himmel.
Und es ward gestürzt der große Drache, die alte Schlange, die da heißt Teufel und Satan, der die ganze Welt verführt. Er ward geworfen auf die Erde, und seine Engel wurden mit ihm dahin geworfen.
Und ich hörte eine große Stimme, die sprach im Himmel: Nun ist das Heil und die Kraft und das Reich unsres Gottes geworden und die Macht seines Christus, weil der Verkläger unsrer Brüder verworfen ist, der sie verklagte Tag und Nacht vor unserm Gott.
Und sie haben ihn überwunden durch des Lammes Blut und durch das Wort ihres Zeugnisses und haben ihr Leben nicht geliebt bis an den Tod.
Darum freuet euch, ihr Himmel und die darinnen wohnen!

Johannes erblickt das neue Jerusalem

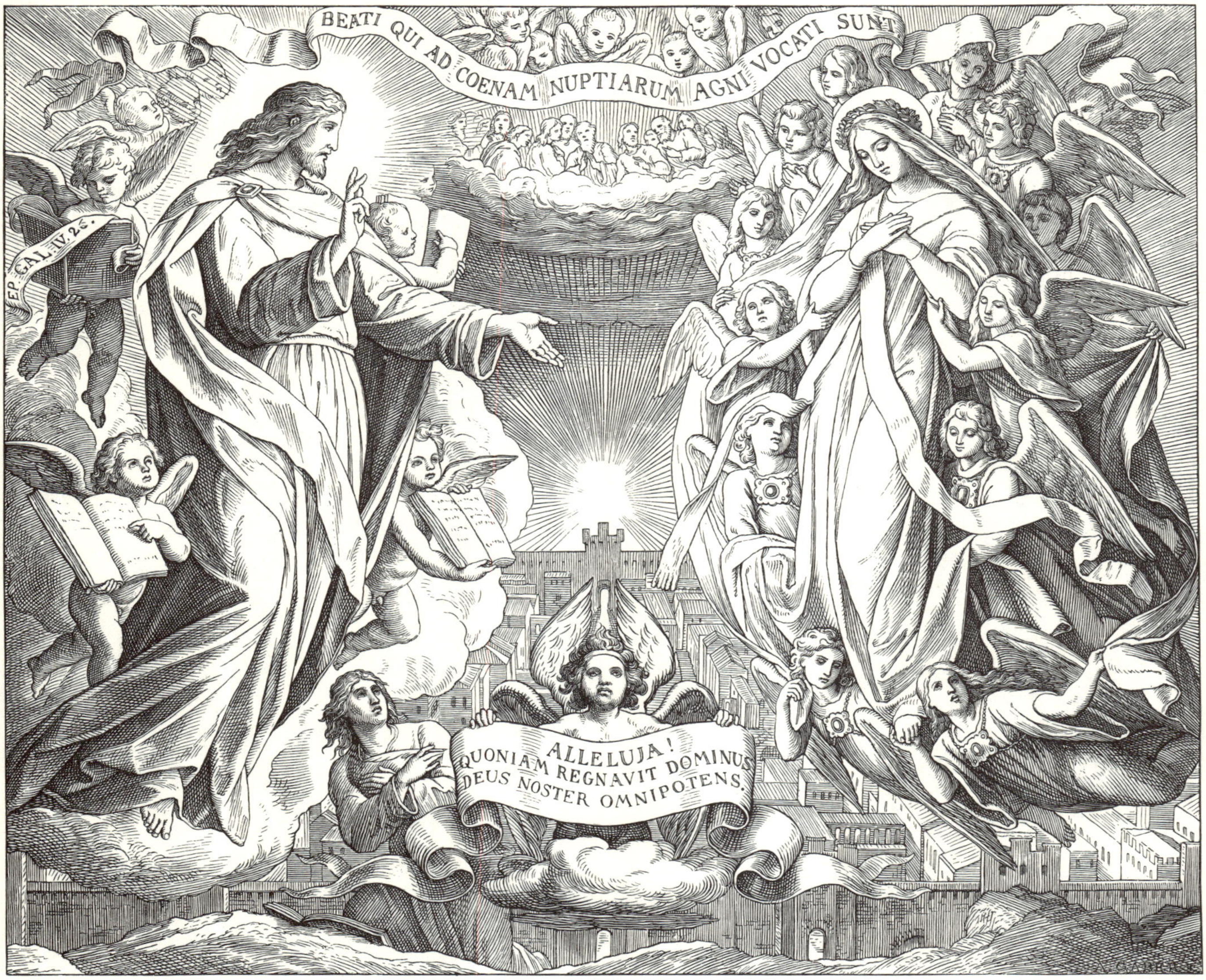
BEATI QUI AD COENAM NUPTIARUM AGNI VOCATI SUNT
EP. GAL. IV. 26.
ALLELUJA!
QUONIAM REGNAVIT DOMINUS
DEUS NOSTER OMNIPOTENS.

Offenbarung 21. 1–7

Und ich sah einen neuen Himmel und eine neue Erde; denn der erste Himmel und die erste Erde vergingen, und das Meer ist nicht mehr.
Und ich sah die heilige Stadt, das neue Jerusalem, von Gott aus dem Himmel herabfahren, bereitet wie eine geschmückte Braut ihrem Mann.
Und ich hörte eine große Stimme von dem Thron, die sprach: Siehe da, die Hütte Gottes bei den Menschen! Und er wird bei ihnen wohnen, und sie werden sein Volk sein, und er selbst, Gott, wird mit ihnen sein;
und Gott wird abwischen alle Tränen von ihren Augen, und der Tod wird nicht mehr sein, noch Leid noch Geschrei noch Schmerz wird mehr sein; denn das Erste ist vergangen.
Und der auf dem Thron saß, sprach: Siehe, ich mache alles neu!
Und er spricht: Schreibe, denn diese Worte sind wahrhaftig und gewiß!
Und er sprach zu mir: Es ist geschehen. Ich bin das A und das O, der Anfang und das Ende. Ich will dem Durstigen geben von dem Brunnen des lebendigen Wassers umsonst.
Wer überwindet, der wird es alles ererben, und ich werde sein Gott sein, und er wird mein Sohn sein.

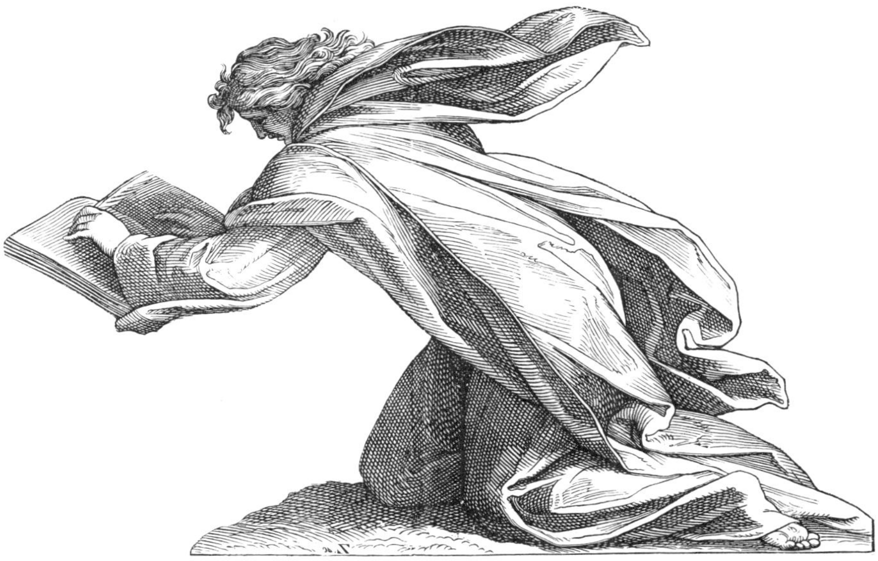

Dies ist der Jünger,
der von diesen Dingen zeugt und dies geschrieben hat,
und wir wissen,
daß sein Zeugnis wahrhaftig ist.

Es sind auch viele andere Dinge,
die Jesus getan hat.
Wenn sie aber sollten eines nach dem andern
geschrieben werden,
achte ich,
die Welt würde die Bücher nicht fassen,
die zu schreiben wären.

Johannes 21. 24–25